Sara Gottfried

10 Jahre jünger!

Sara Gottfried

10 Jahre jünger!

So steuern Sie Ihre Gene und senken Ihr biologisches Alter

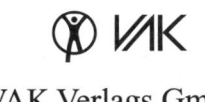

VAK Verlags GmbH
Kirchzarten bei Freiburg

Titel der amerikanischen Originalausgabe:
Younger: A Breakthrough Program to Reset Your Genes, Reverse Aging,
& Turn Back the Clock 10 Years
© 2017 by Sara Gottfried
ISBN der amerikanischen Originalausgabe: 978-0-06-231627-1
Published by arrangement with HarperOne, an imprint of HarperCollins Publishers,
LLC.

Aus Gründen der Lesbarkeit wurde im Text die männliche Form gewählt; alle Angaben
beziehen sich selbstverständlich auf Angehörige beider Geschlechter.

Bibliografische Information der Deutschen Nationalbibliothek
Die Deutsche Nationalbibliothek verzeichnet diese Publikation in der Deutschen
Nationalbibliografie; detaillierte bibliografische Daten sind im Internet über
http://dnb.d-nb.de abrufbar.

VAK Verlags GmbH
Eschbachstraße 5
79199 Kirchzarten
Deutschland
www.vakverlag.de

© VAK Verlags GmbH, Kirchzarten bei Freiburg 2017
Übersetzung: Isolde Seidel
Lektorat: Nadine Britsch
Layout: Karl-Heinz Mundinger
Umschlag: Kathrin Steigerwald, Hamburg
Umschlagfotos: Blatt oben © patpitchaya; Blatt unten © Mariusz Blach,
beide Fotolia.com
Fotos: S. 152 und 256 © Kurhan, www.fotolia.de
Satz & Druck: Friedrich Pustet GmbH & Co. KG, Regensburg,
Printed in Germany
ISBN: 978-3-86731-189-2

Inhalt

Einführung: Frauen, Altern und Genetik 9

1. Entschlüsseln Sie das Geheimnis Ihrer Gene 21

2. Die Zwiesprache zwischen Genen und Lebensstil 28

3. Epigenetik: Gene an- und abschalten 49

4. Das Übel an der Wurzel packen 67

5. Essen – Woche 1 96

6. Schlafen – Woche 2 119

7. Bewegen – Woche 3 146

8. Loslassen – Woche 4 177

9. Umweltgifte meiden und Schutzfaktoren suchen – Woche 5 . 213

10. Beruhigen – Woche 6 251

11. Denken – Woche 7 274

12. Integrieren 307

Rezepte 321

Leitfaden für Gene 348

Die sieben wichtigsten Gene: Was Sie tun können 357

Glossar 363

Ressourcen 369

Literaturverzeichnis 383

Stichwortverzeichnis 425

Über die Autorin 432

Für meine geliebten Patienten und für meine Gemeinschaft.

Danke, dass Ihr mich die Geheimnisse
des menschlichen Körpers lehrt.

Frauen, Altern und Genetik

„Die Gesetze der Genetik gelten auch dann,
wenn Sie sich weigern, sie zu lernen."

Alison Plowden

Ich bin kein Supermodel. Ja, Fettleibigkeit, Haarausfall, Angstzustände und Alzheimer liegen bei mir in der Familie – kein schönes genetisches Bild für das mittlere Lebensalter und spätere Leben. Als meine Mutter mit mir schwanger war, aß sie nur wenig, wie es 1967 die Mode war in der Ära von Twiggy und Miniröcken. Die Essgewohnheiten meiner Mutter schalteten meine Hungergene an, während meine Chromosomen in ihrem Schoß zusammengefügt wurden; das heißt, dass ich mich schon mein ganzes Leben lang mit Blutzuckerproblemen und schneller Gewichtszunahme herumschlage (viel mehr zu diesen Themen später). In meiner Jugend waren meine Idole Schauspielerinnen wie Katharine Hepburn, Sigourney Weaver, Diane Keaton und Julia Roberts. Sie waren schlank und groß, ich aber war pummelig und klein.

Wenn ich mich jetzt zu fragen beginne, warum es so wahnsinnig schwer ist, mit fünfzig mental und körperlich fit zu bleiben, erinnere ich mich selbst daran, dass mich meine Gene eigentlich darauf programmieren, eine 90 Kilo schwere, ängstliche Diabetikerin mit dünner werdendem Haar zu sein. Wenn ich es mir also recht überlege, dann mache ich meine Sache vielleicht gar nicht so schlecht.

Denken Sie an Angeline Jolie, Jennifer Lopez, Julianne Moore, Gisele Bündchen und Helen Mirren. Man könnte leicht glauben, sie hätten im Gen-Lotto gewonnen. Vielleicht stammen sie aus einer langen Reihe von Superfrauen mit makelloser Haut, flachem Bauch, vollkommenem Hormongleichgewicht und schnellem Stoffwechsel.

Es ist ihr Job, fantastisch auszusehen, und sie sind extrem motiviert, so lange wie möglich gut auszusehen, während sie älter werden. Ihr straffer

9

Bauch und ihr der Schwerkraft trotzender Hintern zieren Plakatwände, die Kataloge von Victoria's Secret und die Titelblätter von *Sports Illustrated*. Sie haben von ihren Proportionen her ähnliche Maße. Gisele Bündchen, das bestbezahlte Model der Welt, ist 1,80 Meter groß und wiegt 57 Kilo; ihr Umfang an Brust, Taille, Hüfte sind (in cm) 89-58-89. Angelina Jolie ist 1,72 Meter, wiegt 58 Kilo und ihre Maße sind 91-69-91. Ihre Gehaltsschecks und Fotostrecken in Zeitschriften hängen von beneidenswerten Maßen ab. Selbst in ihren Sechzigern brillierte Helen Mirren mit 1,63 Meter und den Maßen 94-69-96 in einem korallenroten Bikini an einem italienischen Strand, und sie sah besser aus als ich und die meisten meiner Freundinnen.

Das ist toll für diese Frauen, aber wir übrigen strampeln uns ab. Ich weiß nicht, wie es Ihnen geht, aber ich habe manchmal das Gefühl, ich bin zu einem Kampf mit meinem Gewicht, meiner Haut, meiner Energie und meinem Sexualtrieb bestimmt. Im College schnellte mein Gewicht in die Höhe. Im Medizinstudium blühte meine Haut und meine Nebennieren machten wegen des Stresses schlapp. Ich hatte Heißhunger auf Zucker und Kohlenhydrate und aß kaum Gemüse. Ich trank literweise Kaffee, schlief fast zehn Jahre lang viel zu wenig und kaufte Jeans in Riesengrößen. Dann bekam ich zwei Kinder. Muss ich noch mehr sagen?

Vielleicht hat man Ihnen gesagt, gegen Ihren Rettungsring oder Ihre Gedächtnisprobleme könnten Sie nichts tun; Ihre Gene seien eben einfach so programmiert. Das scheint nicht fair. Als ich in meinen Vierzigern war, schien mein Kampf nur mühsamer zu werden, als ich mich durch die Herausforderungen aberwitziger Arbeitszeiten, Perimenopause, Trauer, Knoten in der Brust, alternde Eltern, enge Kleidung, Reisen und Stress manövrierte. Irgendwann begriff ich, dass mein Kampf mit dem Alter eine spirituelle Lektion enthielt – das Chaos (engl. *mess*) war meine Botschaft (engl. *message*).

Der weibliche Körper ist großartig, aber er wird nicht mit lebenslanger Garantie oder Bedienungsanleitung ausgeliefert. Sie sind das Ergebnis der Evolution von Jahrmillionen, doch viele Anpassungen, die Ihren Vorfahren das Überleben sicherten, machen Sie jetzt dick und faltig und werden eigentlich nicht mehr gebraucht. Aber Ihr genetischer Code – die

DNA-Sequenz, die die biochemische Grundlage des Erbguts in allen Organismen darstellt –, ist nur ein kleiner Teil der Geschichte. Ihre DNA ist eine eindeutige, einzigartige Blaupause, die nur Ihnen eigen ist. Selbst wenn Sie nicht mit Platingenen ausgestattet sind, können Sie dennoch hervorragend aussehen und langsamer altern.

Tatsache ist, dass Wissenschaftler neue Möglichkeiten entdeckt haben, wie wir unsere Gene steuern können. Diese ärgerlichen Alterungsgene, die für gewöhnlich mit Fett und Falten in Verbindung gebracht werden, lassen sich mit Ernährung, Bewegung und anderen Entscheidungen im Lebensstil verändern. Einfach ausgedrückt, können Sie tatsächlich die Alterung verzögern, indem Sie Ihre guten Gene anschalten und Ihre schlechten Gene abschalten – ganz unabhängig davon, wie alt Sie sind.

Gisele Bündchens Maße sind für die durchschnittliche Amerikanerin unerreichbar – denn diese ist durchschnittlich 1,63 Meter groß, wiegt 74 Kilo und hat einen Taillenumfang von 96 cm –, doch selbst wenn Sie weniger von den guten und mehr von den schlechten Genen haben, können Sie dennoch abnehmen, Ihr Hautbild verbessern und beeinflussen, wie Ihre DNA Körper und Geist steuert. Dafür brauchen Sie nicht einmal eine große Schar von Trainern und Köchen, die Sie in puncto Trainingsplan und Ernährung bei der Stange halten; Sie können einfach so tun, als hätten Sie gute Gene, ob Sie es nun so ist oder auch nicht.

Wahr ist, dass rund 90 Prozent der Anzeichen von Alterung und Krankheiten durch den Lebensstil bedingt sind (und die Umgebung, die wir uns durch unseren Lebensstil erschaffen), und nicht durch die Gene.[1] Die *Nachbarschaft* Ihres Körpers – wie Sie leben und welche Welt Sie sich erschaffen, innerlich und äußerlich – ist wichtiger als Ihre DNA, wenn es darauf ankommt, wie Sie jetzt und in den nächsten 25 bis 50 Jahren aussehen und sich fühlen. Lassen Sie uns also in Ihrer Nachbarschaft aufräumen.

Wissenschaftliche Durchbrüche ermöglichen das Jungbleiben

Ich bin Ärztin und habe meine Ausbildung in Harvard und am MIT (Massachusetts Institute of Technology; Anm. d. Ü.) absolviert, aber mir wurde nie etwas über die Geheimnisse des Jungbleibens beigebracht. Ich habe nichts über diese Geheimnisse im Medizinstudium gelernt, weil viele davon damals noch gar nicht entdeckt waren. Mehrere Faktoren mussten zusammenkommen, um ein neues Programm für verlangsamtes Altern zu entwickeln. Das Humangenomprojekt war dafür notwendig, das erst im Jahr 2003 abgeschlossen wurde. Es brauchte erschwingliche genetische Untersuchungen, Tests, die bis vor fünf Jahren noch ungefähr 10 000 Dollar kosteten und die jetzt etwa 200 Dollar kosten. Außerdem benötigte man dafür größere und bessere Computer, die mit der Datenmenge umgehen können, die das Genom darstellt – Datensätze, die so umfangreich und komplex sind, dass dafür neuartige Datenverarbeitungs-Anwendungen erfunden werden mussten. Ich musste mich selbst untersuchen lassen und durch „Versuch und Irrtum" jene genetischen Schalter finden, die Stoffwechsel, Gewicht, Krankheiten und Alterungsprozess steuern. Und ich musste meinen Behandlungsplan für Tausende Patienten und Frauen weiterentwickeln, die online mit mir zusammenarbeiten, bis ich die am besten wissenschaftlich fundierten Methoden gefunden hatte, um Gene mit speziellen Veränderungen in Lebensstil und Denkweise umzuprogrammieren.

Dabei entdeckte ich, was Menschen hilft, nicht nur jung auszusehen, sondern sich auch jung zu *fühlen*, und, noch faszinierender, ich erkannte, welche Rolle die DNA für den gesamten Alterungsprozess spielt und was wir tun können, um die Art und Weise zu ändern, wie unsere DNA exprimiert wird. Wer würde sich nicht wünschen, die eigenen Gene zum Besseren hin beeinflussen zu können?

Einige Frauen fragten mich, worin sich dieses Buch von meinen anderen beiden Büchern unterscheidet, *Die Hormonkur* und *Die Hormondiät*. Die ersten beiden Bücher konzentrieren sich auf die Hormone, doch dieses Buch zeigt Ihnen, wie Sie Ihre genetische Geschichte und Veranlagung hinter sich lassen und transformieren können, insbesondere was den Alterungsprozess anbelangt. Fühlen Sie sich, als wären Sie vorherbestimmt für Cellulitis, Reiterhosen und Bauchfett? Nichts scheint Ihrer alternden Haut, schwindenden Libido oder nachlassenden Energie zu helfen? Sind in Ihrer Familie immer wieder Alzheimer, Krebs oder Herzerkrankungen aufgetreten? Dann ist dieses Buch für Sie. Lassen Sie uns nicht nur Ihre Lebensspanne verlängern, sondern auch Ihre *Gesundheitsspanne* – die Zeit, in der Sie frei von Krankheiten und in einem Hormongleichgewicht gut und erfolgreich leben können. Egal, ob Sie 35 oder 65 sind, dieses Programm hilft Ihnen, Alterungsanzeichen vorzubeugen und sich gesünder und stärker zu fühlen als jemals zuvor.

Die Strategie des Programms besteht darin, die Warnzeichen für das Altern in Ihrem Körper zu interpretieren – nachlassende Sehfähigkeit, dünnere Haut, schwächere Lungen, Gedächtnislücken – und sie umzukehren. Es geht nicht darum, sich eine einzelne Krankheit „herauszupicken" (etwa Alzheimer, Diabetes oder altersbedingter Krebs), sondern sie alle hinauszuzögern oder zu verhindern, weil sie eine ähnliche Grundursache haben: Altern in jeglicher Form. Das heißt, indem Sie *eine* Beschwerde aufhalten, halten Sie sie *alle* auf. Das ist die Grundlage der *funktionellen Medizin*, dem aufkommenden Medizinsystem, das den ganzen Menschen einbezieht, nicht nur einzelne Symptome, und das von innen nach außen vorgeht, um die Grundursache von Krankheit und beschleunigter Alterung zu behandeln.

Runde Bäckchen

Im Alter von 39 Jahren begann ich, mich für meinen genetischen Vertrag zu interessieren – die Klauseln meiner DNA und wie sie in meinem Körper umgesetzt werden. Da geschah etwas, was ich nicht erwartet hatte: Meine Zellen begannen, mich im Stich zu lassen.

Lassen Sie es mich erklären. Ich hatte ein vernünftiges Gewicht mit einem Body-Maß-Index (BMI) von 25, knapp unter der Grenze zwischen Normalgewicht und Übergewicht. Ich hatte mich nie für „in den mittleren Jahren" gehalten, aber da befand ich mich nun einmal, auf die 40 blickend, die offizielle Schwelle. (Das *mittlere Alter* ist definiert als die Jahre von 40 bis 65.) Ich hörte von Freunden und der Familie, ich müsse mein Idealgewicht vor meinem 40. Geburtstag erreichen, denn danach würde sich mein Stoffwechsel jäh verlangsamen und künftig würde ich nur noch im Gesicht, nicht aber am Bauch abnehmen.

In der Physik des Alterns ist Volumen im Gesicht offensichtlich gleichbedeutend mit jugendlicher Frische. Hautärzte haben sogar eine Bezeichnung dafür: das *Dreieck der Schönheit.* Wenn Sie von einem Ohr zum anderen eine Linie über die Wangen ziehen und dann das Dreieck mit einer Linie von jedem Ohr zum Kinn schließen, ist der breiteste Teil des Gesichts auf Höhe der Wangen. Doch wenn Sie älter werden, fallen die Wangen ein und das Fett sackt dank der Schwerkraft nach unten. Ihr Körper bildet weniger Kollagen und das bisschen Kollagen, das er noch bildet, ist weniger elastisch, deshalb ist Ihre Haut nicht mehr so dick und straff wie früher. Ihre Knochen werden dünner, deshalb fallen die Wangenknochen ein. Überschüssige Haut sinkt zum Kiefer hinunter und jetzt ist der breiteste Teil des Gesichts die Kieferpartie, damit steht das Dreieck der Schönheit auf dem Kopf.

Stimmte das? Ich beschloss, Fakten von Fiktion zu trennen und mein medizinisches Wissen einzusetzen, genau wie ich es auch schon bei den Hormonen getan hatte.

In dieser Zeit des Forschens lernte ich viele überraschende Wahrheiten über das Altern. Zu meinem größten Entsetzen stellte ich fest, dass der Fettabbau ab einem bestimmten Alter tatsächlich im Gesicht einer Frau auftritt und nicht am Bauch, weil der Aufbau der Gesichtshaut und Gesichtsknochen nicht mehr von Kollagen gestützt wird. Doch ich brachte auch in Erfahrung, dass ein Regulieren des Östrogenspiegels mit gezielten Änderungen im Lebensstil den Kollagenverlust verlangsamen kann. Sie können beispielsweise einen Kollagen-Kaffee (siehe Kapitel 5) trinken, um die Bildung von Kollagen Typ III anzukurbeln. Was das Altern betrifft, ist also nicht alles unvermeidlich. Ich kann Ihnen versprechen, dass wir durchaus Einfluss auf diesen Prozess nehmen können.

Der Alterungsprozess beschleunigt sich mit 40

Lassen Sie uns anschauen, was tatsächlich in Ihrem Körper vor sich geht. Wenn Sie das mittlere Lebensalter erreichen, findet schon seit 25 Jahren unbemerkt und vorbestimmt ein Zellabbau statt. (Flippen Sie nicht aus – ich zeige Ihnen, wie Sie dieses Problem umgehen können, unabhängig davon, wie nah oder fern Sie der 40 sind.) Der Zellabbau schreitet heimtückisch voran, von den meisten unbemerkt, vielleicht auch von Ihnen und Ihrem wohlmeinenden Arzt. Sie bemerken ihn vielleicht als Muskelverspannungen, Rettungsring, Durchhänger oder die Schwierigkeit, klein gedruckte Etiketten zu lesen; vielleicht erkennen Sie ihn an der Tatsache, dass es Sie zehnmal so viel Anstrengung kostet, in Form zu bleiben. Ihre endokrinen Drüsen, von den Eierstöcken bis zur Schilddrüse, beginnen bei der Hormonproduktion zu stottern und zu keuchen. Dann nimmt die Muskelmasse ab und wird durch Fett ersetzt und plötzlich merken Sie – wie ich neulich bei einer etwas ausufernden Fitness-Stunde –, dass Hüpfen keine Option mehr ist. Sie fangen an, grundlos um vier Uhr morgens aufzuwachen. Wörter, die Sie jahrzehntelang verwendet haben, fallen Ihnen nicht mehr ein.

Im Gegensatz zu einem guten Bordeaux wird Ihr Körper mit zunehmendem Alter nicht besser. Doch bevor Sie sich noch ein Glas Wein einschenken und über die Fakten des mittleren Lebensalters lamentieren, gestatten Sie mir, Ihnen einige gute Nachrichten mitzuteilen. Dank neuer wissenschaftlicher Durchbrüche bietet Ihnen das mittlere Lebensalter jetzt eine umfassende Gelegenheit, Ihre Gene und Ihren Körper neu zu programmieren. Ich rate Ihnen dringend, das ernst zu nehmen, bevor der Abbau oder das, was wir als *beschleunigtes Altern* bezeichnen, einsetzt, was nicht nur zu unbedeutenden Ärgernissen wie Haarausfall führt, sondern auch zu besorgniserregenden Krankheiten wie Alzheimer und Brustkrebs. Ja, die Centers for Disease Control (Zentren für Krankheitskontrolle und Prävention) meldeten, dass die Lebenserwartung 2015 erstmals seit mehreren Jahren zurückging, weil Herzerkrankungen, Diabetes, Schlaganfall und Alzheimer zugenommen haben.[2] Falls Ihnen diese Diagnosen abstrakt und irrelevant vorkommen, bedenken Sie, im Jahr 2030 werden 20 Prozent der Bevölkerung 65 Jahre oder älter sein (verglichen mit 13 Prozent im Jahr 2010).[3] Neuerkrankungen an Alzheimer werden um 35 Prozent ansteigen[4], bei Neuerkrankungen an Brustkrebs wird ein Anstieg um 50 Prozent erwartet. In diesen Statistiken sollten Sie sich nicht wiederfinden.

Ich habe meine medizinische Ausbildung und Erfahrung sowie mein persönliches Ringen als Frau in einem Körper in den mittleren Jahren genutzt, um ein Sieben-Wochen-Programm zu entwickeln, mit dessen Hilfe Sie den Kurs Ihres alternden Körpers wechseln und Ihre Gesundheitsspanne verlängern können.

Fünf Faktoren des Alterns, die in die falsche Richtung laufen

Nach dem 40. Geburtstag beginnen Sie, die Auswirkungen des Älterwerdens zu spüren. Sie können sich nicht mehr Pommes, Zuckercocktails und Eis genehmigen – und wenn, dann kommen Sie nicht ungestraft davon. Graue Haare tauchen auf. Wenn Sie einen Großteil des Tages auf den Beinen sind, schließen die Beinvenen nicht mehr richtig und es sammelt sich eine unübersehbare Flüssigkeitsmenge rund um Ihre Knöchel. Sie können Ihre Smartwatch nicht mehr ohne Brille lesen (ist mir letzte Woche passiert!). Ihre Hormone sind plötzlich aus dem Gleichgewicht und Sie erleben sich aus unklaren Gründen traurig, schlecht gelaunt, müde oder mollig. Wenn Sie reisen, haben Sie Kreuzschmerzen. Sie sind nicht mehr so widerstandsfähig gegen Stress, und wenn Sie nachts einmal miserabel schlafen, kommen Sie nicht mehr so schnell auf die Beine wie früher. Warum? Fünf Schlüsselfaktoren lassen das Altern ab Vierzig stärker hervortreten und führen zum sogenannten Entzündungsaltern (man spricht auch im Deutschen von *inflammaging*) – es ist eine unerfreuliche Kombination aus Entzündung, Steifheit und beschleunigtem Altern. Beachten Sie, nicht Ihr Alter ist der Feind, sondern der Funktionsverlust, und das sind die Übeltäter:

1. *Der Muskelfaktor*: Ihr Stoffwechsel wird mit zunehmendem Alter langsamer, was bedeutet, Sie sammeln mehr Fett an und büßen Muskelmasse ein. Sie können es sich so vorstellen, dass das Altern in den Muskeln beginnt. Anfangs mag der Abbau nicht wahrnehmbar sein,

doch im Durchschnitt verlieren Sie jedes Jahrzehnt rund 2,3 Kilo an Muskelmasse. Deshalb fällt Ihnen die Veränderung auf jeden Fall im Laufe Ihrer mittleren Lebensjahre auf. Auf der Zellebene werden Ihre Mitochondrien müde, ein Prozess, der als mitochondriale Dysfunktion bekannt ist, weshalb Sie sich vielleicht während oder nach dem Sport erschöpfter fühlen oder Muskelschmerzen haben. Ihre Mitochondrien sind die winzigen Kraftwerke in Ihren Zellen, die Nahrung und Sauerstoff in Energie umwandeln. Hunderttausende Mitochondrien befinden sich in Ihrem Körper, nahezu jede Zelle besitzt solch ein kleines Kraftwerk, und wenn diese verunreinigt sind mit Ablagerungen und Schädigungen, fühlen Sie sich müde und haben Schmerzen. Die Ursachen reichen vom Verzehr leerer Kalorien wie Zucker, Mehl und übermäßig stark verarbeiteter Nahrungsmittel bis hin zur Belastung durch Giftstoffe. Kurz gesagt, werden Ihre Muskeln teigiger, wenn sie sich selbst überlassen bleiben oder ignoriert werden, weil Fett an ihre Stelle tritt, und Ihre körperliche Kraft nimmt ab. Wenn Sie über 40 sind, ist es wesentlich, darauf zu achten, dass Sie die Muskelmasse erhalten und aufbauen.

2. *Der Gehirnfaktor*: Ihre Neuronen (Nervenzellen) verlieren an Geschwindigkeit und Flexibilität. Alkohol vernebelt Ihnen stärker den Kopf als früher und Sie büßen Schlaf ein. Die Verbindungen zwischen den Neuronen, Synapsen genannt, sind auch nicht mehr das, was sie einmal waren, deshalb kann es zu Wortfindungsstörungen kommen. Das Gleichgewicht verschiebt sich in Richtung Vergessen, zulasten der Merkfähigkeit. Ein Teil des Problems ist, dass Ihr Gehirn Rost ansammelt wie ein alter Lkw im Regen. Freie Radikale schädigen die Zellen, die DNA und die Proteine in einem Prozess, den man als oxidativen Stress bezeichnet, wenn Sie nicht mit antioxidativen Gegenmaßnahmen eingreifen (wie Vitamin A, C und E). Forschungsergebnisse zeigen, dass das weibliche Gehirn ab einem Alter von 43 Jahren (also in der Perimenopause) resistent gegen den lubrifizierenden und stimmungshebenden Nutzen des Östrogens wird. Gluten, das in Weizen und anderen Mehlprodukten vorkommt, kann das Problem verschlimmern. Ihr Hippocampus – der Teil Ihres

Gehirns, der mit der Gedächtnisbildung und Gefühlskontrolle zu tun hat –, kann schrumpfen, besonders, wenn Sie gestresst sind. Als wäre das nicht schon schlimm genug, tötet übermäßiger Stress Gehirnzellen, weil er die Bildung von Beta-Amyloid erhöht; diese bilden dann die schädigenden Plaques, die den Synapsen weiteren Schaden zufügen, was das Gehirn anfällig macht für Alzheimer. Wesentlich ist also, darauf zu achten, dass Ihr Gehirn sich regeneriert und formbar (oder „plastisch") bleibt, wenn Sie älter werden.

3. *Der Hormonfaktor*: Auch die Hormonwaage kippt. Mit zunehmendem Alter produzieren Männer wie Frauen weniger Testosteron, was zu mehr Fettablagerungen an Brust, Hüften und Gesäß führt. Frauen produzieren weniger Östrogen, das normalerweise die Haarfollikel und die Haut schützt. Weniger Östrogen im Verhältnis zu Testosteron kann Haarausfall und Herzkrankheiten hervorrufen. Unglücklicherweise arbeitet Ihre Schilddrüse langsamer und damit einhergehend Ihr Stoffwechsel, deshalb klettert die Waage im Badezimmer jedes Jahr (oder sogar jeden Monat) einige Pfund nach oben. Sie erkälten sich leichter. Ihre Schilddrüse kann Knoten entwickeln oder sich selbst angreifen. Ihre Zellen sprechen zunehmend weniger auf das Hormon Insulin an, was zu einem Blutzuckeranstieg am Morgen führt. (Wenn Sie 50 sind, steigt der Blutzuckerspiegel ungefähr um 10 mg/dl pro kommendes Lebensjahrzehnt.) Infolge des höheren Blutzuckers fühlen Sie sich vielleicht benommener und Sie haben häufiger Heißhunger auf Kohlenhydrate, und stellen dann fest, dass Ihre Haut faltiger wird und Sie im Gesicht älter aussehen.[6] Ältere Menschen können weniger gut durchschlafen, was zu chronischem Schlafmangel führt. Das wiederum führt zur verstärkten Bildung von „Verschleißhormonen" (z. B. Cortisol) und zu einem Rückgang der Wachstums- und Reparaturhormone (z. B. Wachstumshormon). Mehr Cortisol und weniger Wachstumshormon verwandeln sich in noch mehr Hautfalten, Gesichtsalterung sowie höhere Erkrankungs- und Sterblichkeitsraten.[7] Ein niedrigerer Östrogen- und Testosteronspiegel kann Ihre Knochen schwächen *und* Ihren Sexualtrieb hemmen. Ganz wesentlich ist hier, dass die richtigen Nahrungsmittel,

Schlaf, Bewegung und Unterstützung zur Entgiftung viele Hormonprobleme, die mit der Alterung assoziiert sind, umkehren können.

4. *Der Darmfaktor*: Natürlich überschneiden sich diese verschiedenen Faktoren. Ungefähr 70 Prozent Ihres Immunsystems befindet sich in der Darmschleimhaut, darum kann hier Ihr Immunsystem überstimuliert werden, was zu übermäßigen Entzündungen und sogar zu Autoimmunerkrankungen führt. Ihr Magen-Darm-Trakt enthält Milliarden von Mikroben, meist Bakterien und eine kleine Menge Hefe, die in der Schleimhaut vom Mund bis zum After vorhanden sind. Die DNA Ihrer Mikroben übertrifft Ihre menschliche DNA um das Hundertfache, und diese Mikroben-DNA insgesamt ist als *Mikrobiom* bekannt. Wie mehrere Studien belegen, kann Ihr Mikrobiom Ihre Hormone beeinflussen, auch Östrogen und Testosteron. Ein Ungleichgewicht der Mikroben und ihrer DNA kann dazu führen, dass Sie mehr Enzyme wie β-Glucuronidase bilden, die schlechte Östrogene erhöhen und schützende Östrogene reduzieren. Ferner erhöht übermäßiger Stress das sogenannte Corticotropin-Releasing-Hormon, das Löcher in Ihren Darm bohrt, was zu Nahrungsmittelintoleranzen, weiterem Stress und einem niedrigeren Vagotonus führt; ein Anzeichen dafür, dass Ihr Nervensystem aus dem Gleichgewicht geraten ist. Und zu guter Letzt kann starker Stress daran schuld sein, dass Sie Nährstoffe schlecht resorbieren, vor allem die B-Vitamine. Das ist so, als würden in einem Orchester verschiedene Musiker bzw. Stimmen fehlen (die B-Vitamine), weshalb der Klang nicht das ist, was er sein könnte. Aber verlieren Sie sich nicht in den Details; seien Sie sich einfach im Klaren darüber, dass Ihr Darm die Uhr schneller oder langsamer ticken lassen kann.

5. *Der Faktor toxische Fettablagerungen*: Während Sie versuchen, Ihre Jugendlichkeit und Gesundheit zu erhalten, sammeln sich Giftstoffe aus der Umgebung in Ihrem Fettgewebe an; Wissenschaftler nennen sie „Gerontogene". Ähnlich wie Karzinogene das Krebsrisiko erhöhen, können diese gerontogenen Stoffe gegen Sie arbeiten und zu vorzeitiger Alterung führen. Umweltverschmutzung, Zigarettenrauch, Schwermetalle, UV-Strahlen, Chemotherapie, verunreinigtes

Trinkwasser, Konservierungsstoffe und Schädlingsbekämpfungsmittel können sich alle gegen Sie verschwören. Nehmen Sie als Beispiel die Chemotherapie bei Brustkrebs – sie kann Ihrem chronologischen Alter fünfzehn Jahre hinzufügen, sodass Sie früher sterben, aber eben ohne Krebs. Außerdem unterscheidet sich das Fett, das sich in und an Ihrem Bauch ablagert, biochemisch von dem Fett an anderen Stellen; das Bauchfett bildet ein entzündliches Gebräu abträglicher chemischer Substanzen, das Sie schneller altern lässt als jemanden mit nur minimalem Bauchfett. Bestimmten Giften ausgesetzt zu sein, ist zwar unvermeidlich, doch wir können gegen die genetischen Schwächen vorgehen, die dafür sorgen, dass diese Gifte sich ansammeln.

Fünf Faktoren, die Ihnen Ihre Jugend stehlen

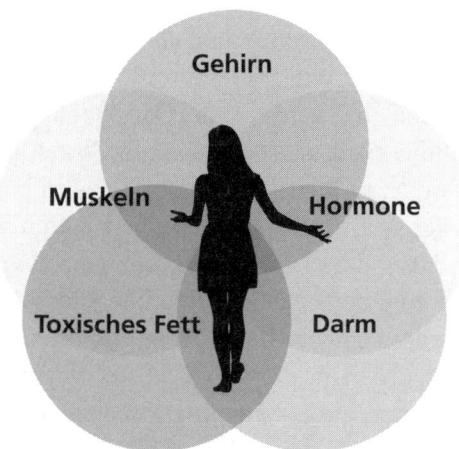

Das Endergebnis dieser fünf Faktoren ist ein Teufelskreis aus mehr Entzündung, einem überaktiven Immunsystem, das bereit ist, gesundes Gewebe anzugreifen, und schnellerem Altern. In den folgenden Kapiteln erfahren Sie, wie Sie diese fünf Faktoren entschärfen, verhindern und umkehren und die von ihnen beeinflusste Genexpression verändern können. Wenn Sie es satthaben, jeden Tag älter, langsamer und dicker zu werden, dann blättern Sie um und erfahren Sie, wie Sie das Geheimnis Ihrer Gene entschlüsseln und länger, stärker und besser leben können als je zuvor.

KAPITEL 1

Entschlüsseln Sie das Geheimnis Ihrer Gene

„Ich wurde erwachsen und älter."

Alice Munro, „Manche Frauen" (aus: *Zu viel Glück*)

In Ihre Gene sind wichtige Wahrheiten eingeschlossen. Sobald sie entschlüsselt werden, wird sich Ihre Sichtweise darüber, wie Ihr Körper altert, für immer ändern. Ich begann, meinen Lebensstil mit 39 Jahren zu verbessern, und ich profitierte davon meine ganzen Vierziger hindurch, wie ich es nie für möglich gehalten hätte. Mehr Energie – nehme ich! Weniger Stress – versteht sich von selbst! Strahlende, kräftigere Haut – *ja, bitte!*

Ich will ganz klar sein: Ich interessiere mich nicht für Quacksalberei oder unerprobte Zaubertränke, die Ihnen Gerüchten zufolge dabei helfen, die Sterblichkeit abzuwenden. Ich will Ihnen nicht vorschlagen, sich ab jetzt Anti-Aging-Hormone zu spritzen. Vielmehr richte ich mein Augenmerk auf die konsequenten Methoden kluger, unvoreingenommener Forscher, die optimistisch einschätzen, welche natürlichen Bemühungen zu längerer Vitalität führen können; und ich richte mein Augenmerk auf die kulturellen Erkenntnisse von Bevölkerungen mit Hochbetagten weltweit. Besonders fasziniert mich die praktische Erfahrung meiner eigenen Patientinnen und Patienten, und ich habe verfolgt, welche Gewohnheiten man sich am leichtesten aneignen kann und welche daher die erfolgreichsten sind.

Ja, das Altern ist unvermeidlich. Doch Sie können ein beschleunigtes und unnötiges Altern hinausschieben, sodass der Alterungsprozess eine viel langsamere und erfülltere Reise ist als der kontinuierliche Marsch des Abbaus, den zu viele Frauen erleben. Ich weiß jetzt, wie man die Regeln des Alterns umgeht, und Sie können das auch.

Lernen Sie Heather kennen:
Keine Faltenunterspritzung mehr notwendig

Heather, eine 45-jährige Lehrerin, kam zu mir aufgrund von vorzeitigem Knochenabbau und sehr hartnäckigen fünf Kilos, die sie nicht abnehmen konnte. Außerdem bat sie mich, auch ihre Falten „auszubügeln", denn als Single hatte sie beim Online-Dating Schwierigkeiten, wenn sie mit der strahlenden Haut von Frauen in ihren Dreißigern konkurrierte. Ermuntert von einigen Freundinnen, suchte sie einen Augenarzt auf, der keine Augenheilkunde mehr praktizierte, sondern stattdessen alternden Frauen die Falten unterspritzte. Nach der ersten Sitzung war sie ziemlich entsetzt darüber, wie malträtiert sie tagelang aussehen würde, ganz zu schweigen von ihrem Entsetzen über die enormen Ausgaben von 500 bis 1000 Dollar pro behandeltem Bereich.

„Läuft es darauf hinaus, Dr. Gottfried? Gibt es keine Alternative zu den Spritzen?", fragte sie.

Ich nahm einige kleine Änderungen an Heathers Lebensstil vor: Ich bat sie, mehr Seetierfett zu sich zu nehmen – von Kaltwasserfischen aus Wildfang und Meeresfrüchten – und sich die Zähne zweimal täglich mit Zahnseide zu reinigen. Zwischen den Unterrichtsstunden trank sie Knochenbrühe und verwendete sie als Grundlage für Suppen. Wir ergänzten ihren täglichen Gesundheitsplan um Vitamin D und DHEA. Sie plante zwei Yogakurse pro Woche ein und häufige flotte Spaziergänge. Nach acht Wochen kam sie wieder und war begeistert von den Ergebnissen. Ihr Gewicht ging nach unten. Ihre Haut war glatter, Heather strahlte Selbstvertrauen aus. Sie sah erheblich jünger aus – und zwar ohne Faltenunterspritzung.

Seit vielen Jahren nutze ich die funktionelle Medizin bei meinen Klienten und mir selbst. Es ist ein außerordentlich gesundheitsfördernder Ansatz, bei dem zwischen Patient und Behandler eine Partnerschaft für Heilung entsteht. Aus meiner beruflichen Sicht ist die funktionelle Medizin das fehlende Glied in der modernen Medizin. Krankheiten resultieren aus einem Zuviel oder Zuwenig von allem im Leben. Die funktionelle Medizin betrachtet die Wechselbeziehungen zwischen genetischen, umwelt- und lebensstilbedingten Faktoren, die die langfristige Gesundheit und Krankheit beeinflussen können. Aufgrund meiner Ausbildung in beiden Medizinmodellen bin ich folgender Meinung: Die klassische Schulmedizin ist unerlässlich, wenn Sie einen Knochenbruch oder eine Lungenentzündung haben, doch die funktionelle Medizin kann ein besserer Ansatz sein, wenn es darum geht, chronische Erkrankungen zu verhindern und umzukehren. Ob die funktionelle Medizin besser wirkt oder nicht, wenn man sie vor dem Hintergrund der Schulmedizin analysiert, wird sich zeigen müssen. Die Cleveland Clinic testet jetzt in klinischen Versuchen standardisierte schulmedizinische Verfahren im direkten Vergleich zur ärztlichen Betreuung mittels funktioneller Medizin bei Asthma, entzündlichen Darmerkrankungen, Migräne und Typ-2-Diabetes – achten Sie in den kommenden Jahren auf die Ergebnisse.[1]

Wir zäumen das Pferd von hinten auf

Hier kommt eine ernüchternde Statistik, die ich von Bill Gifford habe, dem Wissenschaftsautor und Verfasser von *Jung bleiben: Warum wir altern und was wir wirklich dagegen tun können* (Heyne 2016): Die Verbraucher geben mehr Geld für Schönheitsoperationen aus als die Regierung für Alternsforschung.[2] Ich bewerte das nicht – das liegt mir völlig fern. Obwohl ich Frau Dr. Natürlich bin, ertappe ich mich manchmal dabei, dass ich ein wenig zu lange auf die nichtinvasiven oder chirurgischen kosmetischen Lösungen starre, die auf Plakaten und im Fernsehen beworben werden. Wie ist das bei Ihnen?

Zwei der häufigsten Schönheitsoperationen, die Lidchirurgie und Gesichtsstraffung, werden immer beliebter.[3] Warum sind Anti-Aging-Eingriffe auf dem Vormarsch? Was motiviert Menschen, sich Schönheitsoperationen zu unterziehen, wenn sie älter werden?[4] Wissenschaftlichen Studien zufolge sind jene Menschen, die sich mit höchster Wahrscheinlichkeit unters Messer begeben, wohlhabende Frauen mit niedrigem Selbstwertgefühl, geringer Lebenszufriedenheit, die sich selbst für nicht besonders attraktiv halten und nicht besonders religiös sind. Diese Frauen schauen auch viel Fernsehen (und sehen im TV vielleicht wunderschöne Körper, denen sie nacheifern wollen). Die häufigste Motivation? Probleme mit dem Körperbild und eine Abneigung gegen das Altern. Doch wenn Sie glauben, Liften und Absaugen und Füllen seien Ihre einzigen Optionen, dann würde ich Ihnen gern eine weitaus sicherere und angenehmere Lösung anbieten.

Als Ärztin weiß ich, dass viele Patienten, die sich in den mittleren Lebensjahren Schönheitsoperationen unterziehen wollen, vielleicht nicht die minimale Selbstpflege bekommen, um mental, körperlich und emotional gesund zu bleiben. Patienten mit hohem Selbstwertgefühl sorgen tendenziell gut für sich selbst, indem sie sich bewegen und Sport treiben, keine Drogen nehmen, nicht rauchen, sich gut ernähren und viel Wasser trinken – alles Präventivmaßnahmen, die ein langes und gesundes Leben begünstigen. Wenn Sie sich bislang nur wenig um Ihre Gesundheit gekümmert haben, dann würde ich Sie ermuntern, sich selbst nach dem Grund dafür zu fragen. Vielleicht liegt Ihr Augenmerk auf Ihren Kindern, Ihrem Partner oder der Arbeit. Selbstpflege erfordert gedankliches Innehalten und Selbstreflexion. Wird das vernachlässigt, ist es schwierig, gesund zu werden, innerlich wie äußerlich. Eines weiß ich absolut sicher: Selbstpflege ist wirksamer als Schönheitsoperationen.

„Das Alter ist keine Entschuldigung"

Ich sah Ida Keeling zum ersten Mal auf Facebook. Dort entdeckte ich ein Foto von ihr, als sie gerade mit breitem Grinsen und eindrucksvollen Deltamuskeln Liegestütze machte. Sie ist bekannt für ihr Bonmot: „Das Alter ist keine Entschuldigung." Ich war schockiert, als ich herausfand, dass sie hundert Jahre alt ist. Neben dem Foto las ich, dass sie in Leichtathletik den Rekord im Hundertmeterlauf hält.[5] Das sind ganz schön viele Hunderter. Ihre Augen funkeln trotz ihres dreistelligen Alters. Sie kennt die Wahrheiten zum Thema Bewegung: Es ist nie zu spät, anzufangen (sie begann im Alter von 67 Jahren mit dem Laufen), und die meisten Menschen bewegen sich nicht ausreichend (Ida läuft nicht nur, sie fährt auch Rad, springt Seil und geht zweimal in der Woche zum Yoga, obwohl sie sich mit Arthritis herumplagt).

24

„Manche Menschen, die sich selbst für ‚alt' halten, sitzen nur zu Hause herum und warten auf den Tod – das ist einfach dumm", sagt Ida. „Wenn ich könnte, würde ich ihnen sagen, sie sollen aufhören, sich selbst zu bemitleiden, und sollen aktiv werden, aber es ist auch kein Fehler, sich zu regenerieren, wenn man es braucht."

„Bewegung ist eine der tollsten Arzneien der Welt", erklärt Ida.[6] Ja, Ihnen ist möglicherweise nicht bewusst, dass sich die Dosis dieser „Medizin" auf Ihre Lebenserwartung auswirkt. Wahrscheinlich kennen Sie die derzeitige Empfehlung von 150 Minuten Bewegung pro Woche (das sind rund 30 Minuten an fünf Tagen pro Woche). Einer neuen Studie des National Cancer Institute und der Harvard University zufolge, in der 661 000 Menschen mittleren Alters vierzehn Jahre lang beobachtet wurden, senkt sogar Bewegung in niedriger Dosis, also sogar *weniger* als derzeit empfohlen, die Sterblichkeit um 20 Prozent. Noch bessere Neuigkeiten? Erhöhen Sie die Bewegung auf ein bis zwei Stunden pro Tag bei mäßiger Intensität, dann verdoppeln Sie den Nutzen.[7] Das heißt, Sie sollten aktiv bleiben, wenn Sie älter werden. In Kapitel 7 zeige ich Ihnen die wissenschaftlich am besten untermauerten Übungen, mit denen Sie Ihre Gelenkigkeit erhalten können, und ich erkläre Ihnen, wie Sie für sich die richtige Dosis ermitteln.

Sie sind kein Sklave Ihrer Gene

Nach der gängigen Meinung haben sich unsere Gene seit dem großen Sprung nach vorn vor rund 50 000 Jahren nicht mehr sonderlich weiterentwickelt, als ein verhaltensbezogener, genetischer und kognitiver Sprung die erhebliche biologische Evolution des Menschen beendete. Genetische Anpassungen sind seitdem relativ oberflächlich; beispielsweise sind Menschen nun in der Lage, Körner und Milchprodukte zu verdauen, im Gegensatz zur überwiegenden Verdauung von Samen, Nüssen, Wurzelknollen, Fisch, Gemüse und tierischem Eiweiß.

Derzeit befinden wir uns mitten in einer Epoche, in der sich die Art und Weise, wie Medizin praktiziert wird, revolutioniert. Wir befinden uns im Zeitalter der biologischen Gestaltung. Bevor die Wissenschaftler im Jahr

2003 das gesamte menschliche Genom sequenziert hatten, nahmen die Menschen an, die DNA sei die Blaupause für alle Krankheitsursachen. Ganz im Gegenteil – Forscher haben festgestellt, dass Krankheiten nicht fest in unserer DNA verankert sind, dass sie viel veränderbarer sind, ein Ergebnis komplexer Wechselwirkungen aus DNA, Lebensstil und Umwelt. Im Wesentlichen haben Sie die Macht und Kraft, die Art, wie Ihre DNA mit Ihrem Körper spricht, umzugestalten, dieser Vorgang ist als Genexpression bekannt.

Die DNA kann zwar nicht alle Ihre biologischen Merkmale erklären, doch dieses Buch geht auf die entscheidenden Gene ein, auf die Sie Einfluss nehmen können, die Gene, die sich auf Gewicht, Alterungsprozess, Aussehen, Stressresilienz, geistige Klarheit und Gesundheitsspanne auswirken.

Wie Sie dieses Buch nutzen können

Wenn Sie die Hintergründe zu Ihren wichtigsten Genen kennen und ihre Wechselwirkung mit Ihrem Lebensstil, werden Sie in der Lage sein, die guten Aspekte Ihrer Genexpression an- und die schlechten Aspekte abzuschalten. Ich zeige Ihnen verschiedene Ansätze, um Ernährung, Schlaf und Bewegung zu verbessern, um den Stress zu vertreiben und die Gehirnleistung zu steigern, damit Sie lernen, wie Sie Ihren Alterungsprozess effektiv verlangsamen können. Jede Woche stelle ich Ihnen praktische Ansätze vor, die nach Themen unterteilt sind.

Woche 1: Essen

Woche 2: Schlafen

Woche 3: Bewegen

Woche 4: Loslassen

Woche 5: Umweltgifte meiden und Schutzfaktoren suchen

Woche 6: Beruhigen

Woche 7: Denken

Nach sieben Wochen wirkt das *10-Jahre-jünger*-Programm dauerhaft, sodass sich die Zellen weiterhin fröhlich teilen, die DNA-Reparaturmechanismen erhalten bleiben, das Risiko sinkt, eine beängstigende Diagnose wie Krebs oder Demenz gestellt zu bekommen, und sich die Wahrscheinlichkeit verringert, dass Sie sich das Gesicht liften lassen müssen oder eine Gehhilfe brauchen. Vielleicht sollten Sie das Programm ein bis zwei Mal pro Jahr wiederholen, falls Ihre neuen Verhaltensweisen dem alten Schlendrian zum Opfer fallen.

Sind Sie bereit, jünger zu werden?

KAPITEL 2

Die Zwiesprache zwischen Genen und Lebensstil

„Am nachhaltigsten beeinflussen Ihre Gesundheit, Vitalität und Funktion ein Leben lang nicht die Ärzte, zu denen Sie gehen, nicht die Medikamente, die Sie einnehmen, und nicht die Operationen oder anderen Therapien, denen Sie sich unterziehen. Am nachhaltigsten beeinflussen die kumulativen Auswirkungen Ihrer Entscheidungen in puncto Ernährung und Lebensweise die Expression Ihrer Gene. "

Jeffrey Bland, *Jünger in nur 20 Tagen durch die Phytonährstoffdiät*

Keuchend folgte ich Justinas Fußspuren im Sand, fest entschlossen, mich nicht abhängen zu lassen. Wir besuchten meine Eltern in ihrem Haus an der Küste Oregons, und meine Schwestern und ich waren am Strand Laufen gegangen. Es war ein typischer Februartag im Nordwesten: ungefähr 10 Grad Celsius, stürmisch und Nieselregen. Justina, meine jüngste Schwester, sauste in einem Sprint davon. Sie rennt sehr gern schnell und hat die Art Körper, der einfach in allem gut aussieht. Sie könnte sich einen Müllsack überziehen und würde darin immer noch heiß aussehen. In der Zwischenzeit versuchten meine mittlere Schwester, Anna, und ich, mit ihr Schritt zu halten, während wir beide an das köstliche Essen dachten, das meine Mutter im Strandhaus kochte. Die Salzluft befeuchtete unsere Haut, aber wir konnten nicht reden und fanden uns still damit ab, zu beobachten, wie Justina das Wettrennen gewinnen würde.

Anna, jetzt 42, und Justina, 37 Jahre alt, sind Frauen, mit denen ich ungefähr die gleichen Erbanlagen teile, doch unsere Lebensweise und deshalb das Umfeld, dem wir ausgesetzt sind, mit seiner Wirkung auf unsere DNA, unterscheiden sich stark. Wir altern unterschiedlich schnell, weil die Genetik eben nicht der Weisheit letzter Schluss ist.

Beachten Sie die folgenden Begriffe, mit denen wir die Zwiesprache zwischen Genen und Lebensstil beschreiben:

Genetik bezieht sich auf Ihre DNA – die Erbanlagen und die kleinen Variationen in Genen, die zu den vererbten Merkmalen führen.

Epigenetik bezieht sich auf die Wechselbeziehung der Gene mit der Umgebung, die zu vererbbaren Veränderungen darin führt, wie die DNA in Ihrem Körper exprimiert wird. Der Hauptunterschied zwischen Genetik und Epigenetik ist, dass die Änderungen die Genexpression betreffen, nicht jedoch die DNA-Sequenz selbst.

Genomik bezeichnet die Struktur, Funktion, Evolution und die Kartierung des gesamten Genoms. Die Genomik befasst sich mit allen Genen und ihren Wechselbeziehungen, um deren Gesamteinfluss auf einen Menschen zu verstehen.

Auch wenn die Wissenschaft von der DNA wie eine Fremdsprache klingen mag, denken Sie bitte daran, dass es am einfachsten ist, mit der Genetik zu beginnen, um die wesentlichen Elemente im Lebensstil für das Jung- und Fit-Bleiben zu ermitteln.

Wie das *10-Jahre-jünger*-Programm entstand

Als ich mit dem Gedanken spielte, schwanger zu werden, begann ich 2003, meine eigene DNA und die meines Mannes zu testen. Wir schauten nach genetischen Problemen, die unser Kind erben könnte, und gingen dabei glücklicherweise leer aus. 2005 begann ich, weitere Gene bei mir selbst zu untersuchen. Warum? Ich wollte herausfinden, wie der ideale Ernährungsplan für meinen Körper aussah, welches die zweckmäßigsten Methoden zum Abnehmen waren, die besten Nahrungsergänzungsmittel zum Einnehmen, die wirksamsten Bewegungspläne und was ich sonst meinen Kindern noch alles mitgegeben hatte. Unsere Gene steuern hauptsächlich Enzyme, die wiederum Mikronährstoffe, Entgiftung und Stoffwechsel beeinflussen. Auf der Grundlage dieser Tests nahm ich zu meinen täglichen Ergänzungen die B-Vitamine mit hinzu, methylierte Folsäure und Vitamin D. Dann begann ich mit hochintensivem Intervalltraining. *Halleluja!* Meine schon lange bestehende Depression verschwand beinahe über Nacht, mein Gewicht ging nach unten und meine Energie steil nach oben. Ich wusste, dass ich auf etwas Wichtiges gestoßen war.

Wenige Monate später, nachdem ich meine zweite Tochter auf die Welt gebracht hatte, ging ich an einem Wochenende allein zu einem Yogakurs; mein Mann blieb zu Hause und kümmerte sich um unsere Mädchen. In dem Kurs waren wir gerade dabei, in die Hauptasana hineinzugehen, eine schwierige Armbalance mit dem Namen Seitkrähe. Wenn ich mich daran versuchte, kippte ich gewöhnlich zur einen oder anderen Seite über. Ich schaute an meinem Post-partum-Bauch hinunter, der immer noch größer war, als ich ihn gern gehabt hätte. Ich spürte, wie sich meine Brüste mit Milch füllten; seitdem ich mein Baby das letzte Mal gestillt hatte, waren einige Stunden vergangen. Ich befolgte die ausführliche Anleitung der Lehrerin und stützte meine Hände vor mir auf die Matte, drehte meine Beine nach rechts, konzentrierte mich auf meine Mitte und schwupp! Meine Beine gingen nach oben – und sie blieben dort an einer Stelle knapp über meinem rechten Ellenbogen.

Meine Beine verharrten in dieser Position und ich war in vollkommenem Gleichgewicht. Ich war stabil – und stark. Ich atmete langsam und sanft. Ich konnte mir nicht vorstellen, was anders war, und in diesem Moment war mir das auch egal. Ich wunderte mich, wie mein Körper es geschafft hatte, einen Rest an Grundstärke zu bewahren, obwohl ich kurz vorher ein Baby von der Größe eines kleinen Basketballs durch mein Becken gepresst hatte. Als die Lehrerin uns aufforderte, aus der Haltung wieder herauszugehen, kam ich widerwillig herunter.

Nach dem Kurs sauste ich nach Hause, um es meinem Mann mitzuteilen: „Schatz, es war faszinierend – Seitkrähe! Mein Gleichgewichtszentrum hat sich verändert, als wäre mein Körper nach zwei Geburten besser geworden. Ich hätte ewig in der Haltung bleiben können." Ich hielt inne und sagte dann: „Wow, mein Körper ist älter, besser und weiser als je zuvor!"

David antwortete nur: „Das ist ja toll; hier, still das Kind!", aber ich wusste, ich konnte diese drastische Veränderung nicht einfach übergehen. Selbst nach all den Jahrzehnten medizinischer Ausbildung hätte ich nie gedacht, dass der Körper mit dem Alter leistungsfähiger werden könnte. Doch nun hatte ich den Beweis. Das war der Funke, den ich brauchte, um über die Möglichkeiten nachzudenken, dass meine *Umgebung*, die Summe all meiner Lebensstilentscheidungen, die Art und Weise beeinflusste, wie meine DNA in meinem Körper kommuniziert. Genau wie ich – durch das Gebären eines Kindes, durch den Versuch, mit Yogaübungen für die Mitte meinen Körper wieder in Besitz zu nehmen, und durch eine Veränderung in meinem Schwerpunkt – auf einmal eine schwierige Yogahaltung meistern konnte, so können meine Patienten in der Zusammenarbeit mit mir vielleicht herausfinden, wie sie die angestrebten Lebensstilentscheidungen erfolgreich meistern könnten, die ihre DNA am besten exprimieren würden.

Die „Super-Sieben" – sieben Gene, die den Alterungsprozess beeinflussen

Sie haben ungefähr 24 000 Gene in Ihrem Körper. Um das Altern von Körper und Geist zu verhindern oder umzukehren, sind zwar viele Gene wichtig, doch nachdem ich meine Patienten jahrelang untersucht und viele individuelle Programme erstellt hatte, habe ich festgestellt, dass wir die lange Liste von Genen auf die wichtigsten sieben beschränken können, auf die es hauptsächlich ankommt. Ich weiß, Ihre letzte Biologiestudie liegt wahrscheinlich eine Weile zurück, deshalb wollen wir mit etwas Hintergrundwissen beginnen. Wir alle besitzen 23 Chromosomenpaare, dieses Paket enthält den Großteil der DNA in Ihrem Körper (in den Mitochondrien, die Sie nur von Ihrer Mutter mitbekommen haben, befindet sich noch ein winziges Bisschen zusätzlicher DNA). Bevor sich eine Zelle teilt, verdoppeln sich die Chromosomen im Kern, dann teilt sich die Zelle und teilt den Chromosomensatz gleichmäßig zwischen den Tochterzellen auf. Durch diesen Zellteilungsprozess können Zellen wachsen, repariert oder ersetzt werden. Siehe die Abbildung auf S. 37 zum jeweiligen Ort dieser sieben Gene.

Insgesamt ist das Genom bei allen Menschen zu etwa 99,5 Prozent gleich, doch die 0,5 Prozent Unterschied erklären Merkmale wie Augenfarbe und Körperform. Jeder Mensch ist einzigartig, weil manche Gene in unterschiedlichen Formen vorkommen, genetische Varianten genannt. Tritt eine Variation bei mehr als 1 Prozent der Bevölkerung auf, wird das als Polymorphismus bezeichnet. Diese Varianten kann man anhand ihrer Funktion einteilen; sie sind auf kleine Unterschiede im DNA-Code zurückzuführen, die das Gen positiv oder negativ verändern. Variationen rühren von der Evolution her, manchmal resultieren sie aus Mutationen, die in einem Menschen zufällig auftreten und als abnorme Veränderung in dem Gen betrachtet werden. Bestimmte Faktoren – was Sie essen und trinken, wie viel Sie schlafen, wie Sie mit Stress umgehen – können diese genetischen Varianten an- oder abschalten.

Wenn ich Ihnen die Namen der sieben wichtigsten Gene mitteile, klingen diese bizarr. Die meisten erscheinen wie eine sinnlose Aneinanderreihung von Buchstaben und manchmal Zahlen. Ein für die Lebenserwartung wichtiges Gen, das ich im Folgenden beschreibe, trägt die Bezeichnung *Forkhead-Box-Protein / Winged-Helix-Box-Protein, Gruppe O3* (mit der Kurzbezeichnung FOXO3, ausgesprochen „Fox-O-drei"). Also wirklich, ist das der beste Name, den man dafür finden konnte? Da möchte man die Wissenschaftler doch an den Schultern packen und schütteln. Sehen Sie die Bezeichnungen einfach als eine Art Nummernschild – wichtig, aber schwer zu merken. Verwenden Sie, wann immer möglich, die einfacheren Umgangsnamen.

Natürlich gibt es neben den Super-Sieben noch andere wichtige Gene. Ich habe zum Beispiel eine Genvariante, die dafür sorgt, dass ich mit höherer Wahrscheinlichkeit abnehme, wenn ich mehr Fisch als Fleisch esse. Sie wird als PPARγ bezeichnet, die Abkürzung für „Peroxisom-Proliferator-aktivierter γ-Rezeptor". Diese Variante steuert, wie der Körper auf bestimmte Fettarten reagiert. Wie eine Studie nachweisen konnte, nehmen Frauen, die dieses Gen haben, ab, wenn sie mehr als 50 Prozent des Fetts in ihrer Ernährung aus Omega-3- und Omega-6-Fettsäuren aufnehmen, die in Fisch, Schalentieren und Nüssen vorkommen.[1] Indem ich also mehr Fisch und Nüsse aß, nahm ich ab, und Sie können das auch (falls Sie auch dieses Gen haben). Mehr hierüber erfahren Sie in Kapitel 5.

In die Super-Sieben habe ich die Gene aufgenommen, die wiederholt vorkommen und sich am stärksten auf Ihre Gesundheitsspanne auswirken, wenn mit Änderungen in der Lebensweise auf sie eingewirkt wird. Anders ausgedrückt, sie treten am stärksten mit der Umwelt in Wechselwirkung. Ich habe zum Beispiel das Glück, die normalen Varianten der Gene BRCA1 und BRCA2 geerbt zu haben; die abnormen oder abweichenden Varianten können ein höheres Brustkrebsrisiko verursachen. (Andere Frauen in meiner Familie hatten weniger Glück als ich.) Ein Beispiel eines meiner *abweichenden* Gene ist Fatso, weiter unten beschrieben, was dafür sorgt, dass ich häufiger Hunger habe, nicht satt werde und das Essen mich dick macht im Vergleich zu jemandem mit einem normalen Fatso-Gen.

Ich werde Ihnen dabei helfen herauszufinden, ob diese sieben Gene für oder gegen Sie arbeiten. Im Lauf dieses Programms erfahren Sie, von Woche zu Woche, wie Sie jedes Gen entsprechend an- und abschalten können, um die Art der Genexpression ins Gleichgewicht zu bringen, was wiederum helfen kann, den Alterungsprozess auszubremsen.

1. Fatso-Gen

Offizielle Bezeichnung:
Fettmasse- und Übergewichts-assoziiertes Gen (FTO)
Ort: Chromosom 16
Funktion: Dieses Gen hängt eng mit Ihrem Body-Mass-Index und folglich mit Ihrem Risiko für Fettleibigkeit und Diabetes zusammen. Wenn Sie die Variante haben, können Sie Leptin nur nachlässig kontrollieren, ein für das Sättigungsgefühl zuständiges Hormon. Mit anderen Worten, Sie haben ständig Hunger.
Ihre Aufgabe: Sie können das Fatso-Gen mit Bewegung und einer kohlenhydratarmen und ballaststoffreichen Ernährung abschalten.

2. Methylierungs-Gen

Offizielle Bezeichnung:
Methylen-Tetrahydrofolat-Reduktase-Gen (MTHFR)
Ort: Chromosom 1
Funktion: Das Methylierungs-Gen liefert die Anleitung zur Herstellung eines Enzyms, das eine wichtige Rolle spielt bei der Verarbeitung von Vitamin B_9 und Aminosäuren, den Bausteinen der Proteine. Das Gen unterstützt Sie auch beim Abbau von Alkohol.
Ihre Aufgabe: Gleichen Sie einen Defekt des Methylierungs-Gens aus, indem Sie ausreichend Folat zu sich nehmen – und zwar nicht zu knapp, denn ein Mangel kann zu Depressionen führen, zu Bluthochdruck, Herzkrankheiten, Schlaganfall, Süchten und Krebs.

3. Alzheimer- und Herzschwäche-Gen

Offizielle Bezeichnung:
Apolipoprotein E-Gen
Ort: Chromosom 19
Funktion: Das APOE-Gen weist die Zellen an, ein Lipoprotein herzustellen, das sich mit Fett verbindet und Cholesterin-Partikel im Blut und Gehirn transportiert. Menschen mit der schlechten Variante dieses Gens, APOE4 (oder manchmal APO-e4), verwerten Cholesterin nicht, was die Low-Density-Lipoprotein-Werte (also das LDL oder schlechte Cholesterin) im Blut erhöht. Frauen mit APOE4 haben ein dreifach erhöhtes Risiko, an Alzheimer zu erkranken.
Ihre Aufgabe: Wenn die gute Variante (APOE2 oder APOE3) angeschaltet ist, können Sie Ihr Risiko für Herzinfarkt, Schlaganfall und Alzheimer senken. Wenn Sie eine oder zwei Kopien der schlechten Variante (APOE4) haben, sollten Sie diese mit den hier genannten Strategien abschalten, etwa indem Sie sich an eine entzündungshemmende Ernährung halten, sich bewegen, Ihren Blutzucker stabil halten und für erholsamen Schlaf sorgen.

4. Brustkrebs-Gene

Offizielle Bezeichnungen:
BRCA1 (aus „BReast CAncer gene 1, also Brustkrebs-Gen 1) und
BRCA2 (aus Brustkrebs-Gen 2)
Orte: Chromosom 17 (BRCA1) und Chromosom 13 (BRCA2)
Funktion: Die BRCA-Gene gehören zu einer Gruppe der Tumorsuppressor-Gene, die Zellschäden und Brüche in der DNA reparieren und Brustzellen normal wachsen lassen. Wenn Sie die Variante geerbt haben, können Sie möglicherweise nicht verhindern, dass sich Brusttumoren bilden. Insgesamt weist jede vierte Frau mit Brustkrebs eine Genvariante auf, wie man weiß. Es gibt Tausende Varianten dieser Brustkrebs-Gene und es gibt wahrscheinlich weitere hundert andere Brustkrebs-Gene (wie TP53, PTEN, CHEK2, ATM und PALB2).[2] Selbst für Frauen mit BRCA1 und BRCA2 ist Risikospanne groß: bei manchen liegt sie bei 20 Prozent und bei anderen bei 90 Prozent. Das heißt, von 100 Frauen mit der BRCA1- oder der BRCA2-Mutation werden zwischen 20 und 90 Prozent im Laufe ihres Lebens Brustkrebs entwickeln. Ohne Intervention erkrankt eine Frau mit einer BRCA-Gen-*Mutation* mit sieben Mal höherer Wahrscheinlichkeit an Brustkrebs als andere Frauen (und mit 30-fach höherer Wahrscheinlichkeit an Eierstockkrebs) bis zum Alter von 70.
Ihre Aufgabe: Schalten Sie die Brustkrebs-Gene ab, indem Sie mehr Gemüse und weniger Fleisch essen, das Entzündungen begünstigt, weniger Alkohol trinken (nicht mehr als ein Getränk zweimal pro Woche) und indem Sie Ihre innere Uhr in normalem Tempo ticken lassen.

5. Vitamin-D-Gen

Offizielle Bezeichnung:
Vitamin-D-Rezeptor (VDR)-Gen
Ort: Chromosom 12
Funktion: VDR codiert für den nukleären Hormonrezeptor für Vitamin D_3, der Ihre Zellen in die Lage versetzt, Vitamin D zu resorbieren. Wenn Sie die Variante geerbt haben, leiden Sie mit höherer Wahrscheinlichkeit an Knochenschwund.

Ihre Aufgabe: Falls Sie eine schlechte Variante haben, wie ich, müssen Sie den Vitamin-D-Rezeptor öffnen, indem Sie Ihren Vitamin-D-Spiegel im Blut sogar noch höher halten als auf dem von der Schulmedizin empfohlenen Level, in einem Zielbereich zwischen 60 und 90 ng/ml. Mein Vitamin-D-Rezeptor erbringt nur die halbe Leistung eines normalen VDR, deshalb halte ich meinen Vitamin-D-Spiegel im Blut etwa auf dem Doppelten des empfohlenen Wertes, um meine schlechte Variante auszugleichen. Anders ausgedrückt, Ihre Aufgabe kann darin bestehen, Ihre Vitamin-D-Einnahme über die herkömmliche Empfehlung von 1 000 bis 2 000 IE pro Tag zu erhöhen.

6. Uhren-Gen

Offizielle Bezeichnung:
„Circadian Locomotor Output Cycles Kaput"-Gen
Ort: Chromosom 12
Funktion: Dieses Gen reguliert den Tagesrhythmus oder den natürlichen biologischen Schlaf-Wach-Rhythmus. Wenn Sie die schlechte Variante haben, haben Sie auch einen höheren Ghrelin-Wert im Blut (das Hormon, das Sie Hunger haben lässt) und Schwierigkeiten mit der Gewichtsabnahme. Betroffen sind davon auch andere Hormone, die im Tagesrhythmus ausgeschüttet werden.
Ihre Aufgabe: Halten Sie Ihren Tagesrhythmus mit einem normalen Schlaf-Wach-Rhythmus für den Körper aufrecht, der die Hormonproduktion maßgeblich steuert. Falls Sie die schlechte Variante dieses Gens haben, müssen Sie ausreichend schlafen, um abzunehmen.

7. Langlebigkeits-Gene

Offizielle Bezeichnungen:

- Mechanistisches (oder Säugetier-)Ziel von Rapamycin (mTOR)-Gen, oder, falls Ihnen das lieber ist, FK506-Bindungsprotein 12-Rapamycin-assoziiertes Protein 1 (FRAP1)-Gen

- Forkhead-Box-Proteine / Winged-Helix-Box-Proteine-Gen, Gruppe O3 (FOXO3)

– Sirtuin (SIRT1), das Sie vor Alterskrankheiten schützt, indem es die Mitochondrien ankurbelt, die Kraftwerke in den Zellen, die deren Funktion mit steigendem Alter nachlässt.

Orte: Chromosom 1 (mTOR), Chromosom 6 (FOXO3) und Chromosom 10 (SIRT1)

Funktion: Ihre Langlebigkeits-Gene regulieren Zellwachstum, Zellteilung, Beweglichkeit, Überleben und Proteinsynthese. Manche Varianten werden mit einem kürzeren Leben in Verbindung gebracht, andere mit einem längeren.

Ihre Aufgabe: Schalten Sie die Langlebigkeits-Gene auf eine längere Gesundheitsspanne um, was manchmal für jedes Gen anders funktioniert. Zwanzig Minuten in der Sauna zu sitzen, schaltet zum Beispiel das FOXO3-Langlebigkeits-Gen an. Intermittierendes Fasten schaltet SIRT1 an und schaltet das mTOR-Gen ab; wenn mTOR hyperaktiv ist, wird das mit Alzheimer, Krebs und frühem Tod in Zusammenhang gebracht.

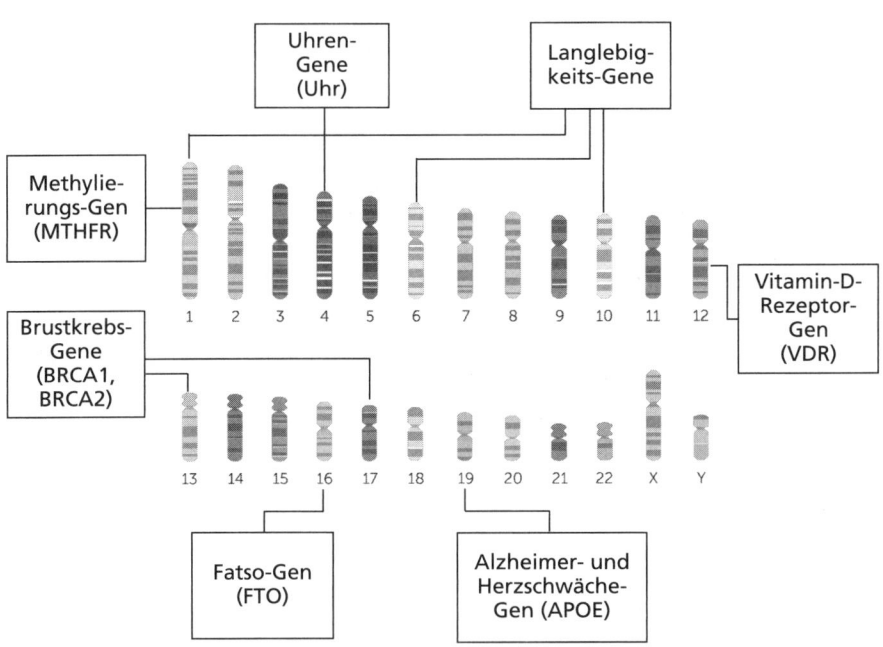

Telomere als Zeitmesser

Wenn Ihr Körper schneller altert, gibt es dafür mehrere Anzeichen:

- Die Waage klettert jedes Jahr nach oben.
- Wenn Sie mit jemandem eine Flasche Wein getrunken haben, sind Sie benebelt.
- Ihre Stirnfalten verschwinden nach dem Lächeln nicht mehr.
- Sie suchen Ihre Schlüssel länger als früher.
- Die Bandscheiben zwischen Ihren Wirbeln schrumpfen, Sie entwickeln möglicherweise Kreuzschmerzen und werden unbeweglich.
- Noch schlimmer, bei Ihnen wird vielleicht eine Krankheit diagnostiziert.

Das Ausmaß dieser Veränderungen lässt sich tatsächlich in Ihrem Blut nachweisen, wenn Sie die *Länge der Telomere* messen lassen. Ihre Zellen enthalten Zeitmesser, die Telomere genannt werden. Ein Telomer ist eine Ansammlung von DNA am Ende des Chromosoms, die wie ein Knoten am Ende eines Fadens wirkt. Ein Telomer gibt den Enzymen, die die DNA duplizieren, ein Signal, dass sie fast am Ende des Strangs sind und es Zeit ist, anzuhalten, genau wie ein Knoten Ihnen mitteilt, an einem Stück Faden mit einer Nadel nicht weiterzuziehen. Bei fast allen normalen Zellen wird das Telomer mit jeder Zellteilung etwas kürzer. Ab einem bestimmten Punkt stirbt die Zelle, weil die Telomere „aufgebraucht" und die Enden der Chromosomen nicht mehr geschützt sind. Es ist normal, dass die Telomere an Länge einbüßen, wenn Sie älter werden, doch nur in einem bestimmten gesunden Tempo. Bei manchen Menschen nimmt die Länge der Telomere schneller ab als beim Durchschnitt.

Sie brauchen Ihre Gene nicht testen zu lassen

Bei all diesen langatmigen Ausführungen zur DNA fragen Sie sich vielleicht, ob Sie sich testen lassen müssen, um überhaupt von diesem Buch zu profitieren. Mit einem Wort: Nein. Wie erwähnt, sind 99,5 Prozent der DNA bei allen Menschen identisch, deshalb ist, was den Alterungsprozess betrifft, das Optimieren der DNA-Funktion für uns alle praktisch gleich. Außerdem haben Sie jede Menge Gene! In einer Studie, in der bei 320 485 Personen 2,8 Millionen Gene untersucht wurden, wurde festgestellt: Am Body-Maß-Index wirken 100 Genvarianten mit, und die verändern sich nicht, wenn Sie älter werden.[3] Ich habe mich für das Fatso-Gen (FTO) entschieden, weil es von hundert Genvarianten am stärksten wirkt – mit anderen Worten, das Fatso-Gen birgt das größte Potenzial für Veränderung im Körper.

Ein weiterer wichtiger Faktor ist, dass nur 10 Prozent der Krankheiten von Ihren Genen verursacht werden; 90 Prozent werden von Umweltfaktoren hervorgerufen, die Ihre Gene an- und abschalten. Darum konzentrieren wir uns in diesen sieben Wochen darauf, wie wir diese 90 Prozent so verbessern können, dass sie auf die genetischen 10 Prozent einwirken. Dieses Programm basiert auf den bewährtesten Maßnahmen, mit denen Sie Ihre Umgebung verbessern und die Expression Ihrer DNA verändern können – also buchstäblich, wie Ihre Gene an- und abgeschaltet werden.

Der vielleicht wichtigste Grund, warum Sie Ihre Gene nicht untersuchen lassen müssen, ist die fehlende Genauigkeit der genetischen Tests – sie stimmen nicht zu 100 Prozent. Selbst die am häufigsten durchgeführten Untersuchungen können falsch sein. Der Grund ist die Ausrichtung des Gens, das manchmal vorwärts und manchmal rückwärts auf dem Chromosom gelesen wird.[4] Das heißt, die Ergebnisse von Gentests sollten im Kontext Ihrer konkreten Risiken betrachtet und mit einem erfahrenen Mediziner bewertet werden, der das Zusammenspiel zwischen Erbanlagen und Umgebung versteht und sich über die Grenzen der spezifischen Untersuchungen im Klaren ist.

Falls Sie entscheiden, sich doch testen zu lassen, wird das zunehmend preiswerter. Derzeit (Stand: 2017) kostet das Kartieren wichtiger Gene etwa 200 Dollar (siehe Ressourcen). In Zukunft werden nach meiner Vorhersage die meisten von uns mit dem eigenen Genom herumlaufen, das auf einer Chipkarte ausgedruckt im Portemonnaie getragen wird. Damit wird ein persönlicherer Ansatz möglich, um Krankheiten und unnötigem Altern vorzubeugen. Bis dahin kann dieses Programm aber auch ohne Gentests Anti-Aging-Ergebnisse liefern.

Kurze Telomere machen Sie nicht nur anfälliger für Falten, sondern auch für Herzkrankheiten, Krebs und frühen Tod. Insgesamt haben Menschen mit kurzen Telomeren ein bis zu 300-fach erhöhtes Risiko für Bauchspeicheldrüsen-, Knochen-, Blasen-, Prostata-, Nieren- und Gebärmutterhalskrebs. Glücklicherweise können Sie den Erhalt Ihrer Telomere verbessern. Wenn Sie das tun, sehen Sie um viele Jahre jünger aus und fühlen sich auch so. In den folgenden Kapiteln erfahren Sie die Geheimnisse meiner Patientinnen, die die Telomere 10 bis 20 Jahre jüngerer Frauen haben – trotz eines stressigen Lebens.

Denken Sie noch einmal an jene Prominenten, die wir bewundern; diese Menschen sind sich der 90/10-Regel vollkommen bewusst. Gene sind nur 10 Prozent der Geschichte, warum diese Frauen sich ihre beneidenswerte Körperstruktur erhalten, wenn sie älter werden; die übrigen 90 Prozent werden von ihrem Lebensstil bestimmt und dessen Auswirkungen auf ihre Biochemie und dann auf ihre Genexpression, eine Wechselwirkung, die als Epigenetik bekannt ist. Diese Frauen verwenden ihr Vermögen darauf, ihre Gene zu unterstützen, indem sie die besten Privattrainer, Privatköche und Ernährungsberater bezahlen, um ihre guten Gene an- und ihre schlechten Gene abgeschaltet zu lassen, etwa die für Gewichtszunahme und Brustkrebs. Die meisten erarbeiten es sich hart, ihren Körper in der A-Liste zu halten: Sie essen fast täglich Fisch, nehmen Bio-Eier von ihren eigenen Hühnern zu sich und kauen liebend gern dunkles Blattgemüse. Wenn sie einen Schokoladenkeks essen oder ein Glas Wein trinken, belassen sie es bei einem. Viele machen dreimal in der Woche Yoga, gehen zum Kickboxen und absolvieren gewissenhaft ihr Cardiotraining. Statt ihrer hervorragenden Erbanlagen sollten wir also ihre hervorragende Epigenetik loben!

Stellen Sie sich die Epigenetik wie den Bauplan eines Hauses vor. Wenn Sie ein Haus gebaut oder umgebaut haben, wissen Sie, dass es einen ursprünglichen Bauplan gibt, doch der wird während der Planung und des Bauens überarbeitet. Letztlich sieht das Haus am Ende selten genau so aus, wie es der ursprüngliche Bauplan vorgesehen hatte. Und so ist es auch bei Ihrem Körper: Sie wurden mit Ihrer ursprünglichen Blaupause oder DNA gezeugt, doch diese wurde wahrscheinlich schon modifiziert, bevor Sie auf die Welt kamen, und zwar durch die Ernährung Ihrer Mutter, ja, sogar die Ihrer Großmutter. Danach wurde die DNA dadurch beeinflusst, ob Sie via natürlicher Geburt oder durch Kaiserschnitt auf die Welt kamen, ob Sie gestillt wurden, wann und wie häufig Sie Antibiotika einnehmen mussten und durch andere Umweltfaktoren. Die Modifikationen an Ihrer Blaupause sind Epigenetik – das heißt, die nicht in der DNA begründeten biochemischen Reaktionen, die die Art Ihrer DNA-Expression ändern.

Ungleiche Schwesternschaft

Werfen wir einen Blick auf meine eigene Familie, um die Rolle der Epigenetik besser zu verstehen.

Ich bin das älteste Kind und kam 1967 zur Welt. Meine Mutter war sehr dünn; sie wog bei einer Größe von 1,70 m ungefähr 54 Kilo. Frühstück war für sie ein Kaffee unterwegs, ein schnelles Sandwich war das Mittagessen und vielleicht gab es eine kleine Portion Fleisch und Kartoffeln als Abendessen. Wahrscheinlich aß sie zu wenig, als sie mit mir schwanger war, und nahm neun Kilo zu, die mich ironischerweise als dick programmierten und mit Blutzuckerproblemen als Erwachsene (darauf komme ich später noch zurück).

Das Verhalten meiner Mutter verpasste meinen Genen bereits im Mutterleib und bis in meine frühe Kindheit hinein ein Etikett (wie eine Haftnotiz) an jenen Genorten, die über Gewicht und Blutzuckerkontrolle bestimmen. Es ist, als wäre ich gegen eine Hungersnot gefeit: Ich nehme nicht ab, nicht einmal dann, wenn ich hungere und kaum noch Kalorien zu mir nehme. Die Haftnotiz auf meinen Genen teilt dem übrigen Körper Folgendes mit: „An alle, sie nimmt uns Nahrung, sorgen wir also dafür, dass sie nicht verhungert. Gehirn, bring sie dazu, ständig an Essen zu denken, und lasse sie, wann immer möglich, mehr als nötig essen. Schilddrüse, drossle das Tempo, mit dem du Kalorien verbrennst, und speichere sie überall im Körper, für den Fall, dass wir sie brauchen. Bauchfett, bleib, wo du bist – es könnte ein langer Weg werden, verbrenne bloß keine Fettzellen, was auch immer passiert." Die Fähigkeit, mit wenig aufgenommener Nahrung eine Hungersnot zu überleben, ist wunderbar für die menschliche Evolution und dafür, mich am Leben zu halten – aber nicht so toll dafür, in meinem kleinen Schwarzen hinreißend auszusehen.

Als ich zur Welt kam, war Stillen nicht in Mode, und weil meine Mutter Vollzeit arbeitete, stillte sie mich nur zwei Monate. (Was Ihre Mutter in der Schwangerschaft mit Ihnen aß und wie lange Sie gestillt wurden, wirkt sich auf den Aufbau Ihrer Darmflora und auf deren DNA aus, die unter anderem Schlüsselfaktoren für Ihre allgemeine Gesundheit sind.) Meine Großmutter holte mich von der Schule ab und nahm mich mit zu sich nach Hause. Dort naschte ich jeden Tag Kekse, und während ich meine Hausaufgaben machte, schaute ich Zeichentrickfilme an und trank Milch.

Falls Sie meine ersten beiden Bücher kennen, dann wissen Sie bereits, dass ich nie wirklich sportlich und bis in meine Dreißiger tendenziell übergewichtig war. Seit ich weiß, wie sich die Stoffwechselhormone neu einstellen lassen, halte ich ein relativ gesundes Gewicht bei einer Körpergröße von 1,68 m. Mein Gewicht im Idealbereich zu halten, ist, um es vorsichtig auszudrücken, mit zunehmendem Alter schwieriger geworden; und manchmal ist das ein unglaubliches Mammutprojekt. Als genesende Stress-Geplagte mit verspanntem Nacken und verspannten Schultern arbeite ich gewissenhaft daran, meinen Blutzucker, meine Gedanken und mein Gewicht unter Kontrolle zu halten, auch wenn die Zahl auf der Badezimmerwaage meinen Stress manchmal erhöht – und bei Ihnen könnte das genauso sein!

Meine mittlere Schwester, Anna, nimmt leicht ab, wenn sie sich dafür entscheidet, wie nach der Geburt ihres Sohnes. Glücklicherweise ist sie so groß wie meine Mutter und hat lange Beine. Unsere Mutter nahm ungefähr 18 Kilo zu, als sie mit Anna schwanger war. Sie hatte auch Zeit, Anna länger zu stillen – rund dreizehn Monate. Sie blieb sechs Monate im Mutterschutz und arbeitete anschließend Teilzeit. Anna war ein aktives Kind, spielte Volleyball und machte während der Schulzeit Leichtathletik, obwohl sie es jetzt als Lehrerin und arbeitende Mutter schwierig findet, Bewegung in ihr Leben zu integrieren.

Wie ich ist sie eine genesende Stress-Geplagte, aber bei ihr sind die Hunger-Gene nicht so eingeschaltet wie bei mir. Wir haben beide helfende Berufe, die uns gelegentlich emotional auslaugen. Früher reagierte sie auf Stress mit ein bis zwei Gläsern Wein und vielleicht Chips und Guacamole, doch jetzt telefoniert sie mit Freunden und trinkt keinen Alkohol mehr. Ich habe meinen Stress in Yoga kanalisiert und bin mittlerweile Yogalehrerin, so kann ich mein Leben besser im Gleichgewicht halten. Kürzlich hat Anna 20 Kilo abgenommen, als sie sich an die Grundsätze meines zweiten Buches *Die Hormondiät* hielt und sie hält dieses Gewicht auch leicht. War es die Programmierung meiner Mutter im Mutterleib und das Stillen nach der Geburt, wodurch sie leichter schlank bleiben kann als ich? Vielleicht.

Meine jüngste Schwester, Justina, ist die hübscheste und am meisten ausgeglichene. Justina kam 1979 auf die Welt, etwa zu der Zeit, als meine Mutter sich zu einer wirklichen Feinschmeckerin entwickelte. Mutter war eine Anhängerin von Alice Waters und der Locavore-Bewegung in der San Francisco Bay Area geworden, die eine Ernährung mit regionalen Produkten empfiehlt. Zum Frühstück aßen wir Omeletts aus Eiern von Hühnern aus Freilandhaltung mit Grüngemüse aus unserem Biogarten.

Mutter nahm bei Justina elf Kilo zu und stillte sie sechs Monate lang, bis Justina streikte und trotz intensivem Engagement seitens meiner Mutter nicht mehr mitmachte. Mutter ging mehrere Jahre nicht arbeiten, um bei Justina zu Hause zu sein. Sie war ein gesundes und süßes Baby, und sie muss das Sportgen meines Vaters mitbekommen haben, denn sie begann sich schon mit fünf Jahren zu einem Fußball-Wunderkind zu entwickeln und spielte später gut genug für die College-Mannschaft. Das Muskelgedächtnis ihres frühen und konsequenten sportlichen Trainings hat sich ihr gesamtes Erwachsenenleben hindurch erhalten, und sie hat seit der

High School immer nur wenige Kilos zu- oder abgenommen. Klugerweise hat sie sich für ein einfacheres Leben im ländlichen Oregon mit ihrem Mann und ihrem Hund, einem riesigen Mastiff, entschieden, das nur wenig Raum dafür lässt, dass Stress sie so einholt wie Anna und mich. Während Anna und ich uns wegen unserer neuesten Stressoren gegenseitig bedauern, versteht Justina den ganzen Wirbel im Grunde nicht. Sie wehrt Stress mit täglichem Laufen am Strand ab und einer wirkungsvollen Fähigkeit, den Kleinkram mit Humor, Anmut und Zeit mit dem Hund abzuschütteln.

Sie fragen sich vielleicht, ob die Ungleichheit zwischen meinen Schwestern und mir nur ein Unterschied im Körpertyp ist, doch oftmals hatten sowohl Anna als auch ich Justinas Gewicht und die gleiche Körperform. Die Erklärung läuft auf unseren unterschiedlichen *Input aus der Umwelt* hinaus, angefangen von Mutters gesunder Art zu kochen während ihrer Schwangerschaft mit Justina, über deren regelmäßiges sportliches Training (das vielleicht auch zu einem Maß an Stressresilienz beitrug, das mir manchmal abgeht), bis hin zu ihrer Fähigkeit, Stress abzuwehren.

Vielleicht unterscheiden Sie sich viel erkennbarer und drastischer von Ihren Geschwistern, doch es läuft auf das Gleiche hinaus: Sie können das Handeln Ihrer Mutter, als Sie im Mutterleib und ein kleines Kind waren, nicht ändern. Aber Sie können Ihren derzeitigen und künftigen Input aus der Umwelt ändern. Sie können Muskeln aufbauen und Stress zu einem Verbündeten machen. Sie können Ihr Denken und Ihre Essgewohnheiten umschulen; machen Sie das ohne Entbehrungen, damit Ihre Hunger-Gene abgeschaltet bleiben. Sie können lernen, Matcha oder Wein aus organischem Anbau zu lieben, damit Ihre Langlebigkeits-Gene angeschaltet bleiben.

Das Paradox des Überlebens

Ihr Körper hat begrenzte Ressourcen, das bedeutet, Sie treffen in jeder Minute Ermessensentscheidungen, ohne es zu merken. Das Erhalten der Körperstruktur – also mutierte DNA zu beseitigen, die Enzymproduktion zu verbessern, wenn sie träge wird, beschädigte Proteine auszuscheiden, äußerst reaktionsfreudige Moleküle, sogenannte freie Radikale, zu neutralisieren – all das ist Arbeit, aber es ist der Weg, den Alterungsprozess zu verlangsamen. Wie schnell oder langsam Sie altern, resultiert daraus, wie gut Ihr Körper die Alltagsschäden beseitigen kann. Letztlich muss Ihr Körper entscheiden, wohin er seine begrenzten Ressourcen schickt: Fortpflanzung, Wachstum, körperliche Arbeit und Bewegung und/oder Reparatur und Erhaltung.

Ein wichtiges Beispiel sind die erwähnten Hunger-Gene; sie haben sich vielleicht entwickelt, damit die Menschen lange Zeiträume ohne Nahrung leichter überleben. Menschen, deren Hunger-Gene angeschaltet sind, wie die Iren, die die Große Hungersnot überlebten, oder die aschkenasischen Juden, die die Pogrome in Osteuropa überlebten, sind begnadet im Speichern von Fett. Sie bleiben in Notzeiten am Leben, wenn Nahrung knapp ist. Und jetzt im Schnellvorlauf zu unserem modernen Leben und unserem Nahrungsüberschuss: Die genetische Veranlagung, Fett zu speichern, beginnt, gegen uns zu arbeiten. Genau die Gene für Insulinresistenz, die diese Bevölkerungsgruppen eine Hungersnot überleben ließen, machen sie jetzt rundlich, ganz egal, was sie ausprobieren. Nur weil die Hungersnot zu Ende ist, heißt das nicht, dass auch die Gene abschalten. Es ist wesentlich, die Funktionsweise der Hunger-Gene zu verstehen (falls Sie sie haben, denn nicht jeder hat sie) und sich über sie hinwegzusetzen (also sie abzuschalten), damit Sie auch schlank bleiben können, wenn es reichlich Nahrung gibt.

Ein weiteres Beispiel sind die Fortpflanzungs-Gene. Die Gene, die Ihnen helfen, zu wachsen und sich fortzupflanzen, vertragen sich nicht mit den Genen, die zum Erhalt und zur Reparatur Ihrer Zellen beitragen – das ist im späteren Leben fast wie ein gegenläufiges Spiel. Nehmen wir als Beispiel einen 30-jährigen Mann mit hohem Testosteronspiegel. Er hat bessere Chancen, sich mit einer Frau fortzupflanzen, als ein Mann mit einem niedrigen Testosteronspiegel – doch der Mann mit den niedrigen Werten lebt länger. Bei unserem Weg durch das hier vorgestellte Programm müssen wir uns dieser Paradoxa bewusst sein. Das Ziel besteht darin, einen frühen Tod zu vermeiden und die Gesundheitsspanne zu verlängern. Wesentlich ist also, die richtigen Gene zur richtigen Zeit und

45

in der richtigen Reihenfolge anzuschalten. Dabei gehen wir auf folgende Themen ein:

Woche 1 – Essen: Sie beginnen damit, sich an die kontraintuitiven, aber leicht zu befolgenden Anweisungen zu halten, die das Zusammenspiel steuern zwischen den Genen und all dem, was Sie sich in den Mund stecken: Nahrung, Getränke und Nahrungsergänzungsmittel. Wir gehen auf Langlebigkeits-Gene und das Vitamin-D-Gen ein, schalten das Alzheimer- und Herzschwäche-Gen ab, wir regulieren das Fatso-Gen und Ihren Stoffwechsel. Das Augenmerk liegt dabei auf den Maßnahmen, durch die Ihr Körper die entscheidenden Enzyme, Hormone und anderen Substanzen herstellen kann, um die tickenden Zeitbomben in Ihren Zellen zu entschärfen.

Woche 2 – Schlafen: In diesem Kapitel erfahren Sie, wie Sie Ihr Uhren-Gen dazu bringen, für Sie zu arbeiten, auch wenn Sie sehr viel zu tun haben, grübeln oder nachts nicht durchschlafen können. Falls Sie so „ticken" wie ich und die Variante des Uhren-Gens haben, benötigen Sie nachts acht Stunden Schlaf, um abzunehmen, denn die Genvariante kann Ihren Ghrelinspiegel tagsüber erhöhen, ein Hormon, das Sie hungrig macht.

Woche 3 – Bewegen: Haben Sie schon einmal von der Sitzkrankheit gehört? Sie erfahren, wie Sie diese bekämpfen, indem Sie mittels Bewegung Tausende gute Gene anschalten. Bewegung schaltet auch den Wachstumsfaktor BDNF (Brain Derived Neurotrophic Factor), also den gehirnstämmigen, die Nerven ernährenden Faktor, ein, der wie ein Dünger fürs Gehirn wirkt. Sie entdecken, welche Bewegungsformen sich am besten eignen, um den Alterungsprozess zu überlisten, Krebs zu verhindern, die mentale Gesundheit zu verbessern und das Alzheimer- und Herzschwäche-Gen abzuschalten. So lernen Sie, mithilfe Ihres individuellen Trainingsplans, immer geschickter mit einer Überlastung umzugehen. Hier helfe ich Ihnen, die richtige Dosierung zu ermitteln.

Woche 4 – Loslassen: Anspannung und chronische Verspannungen im Körper festzuhalten, sind das Frühstadium steifer Gelenke und Muskeln, was später zu eingeschränkter Beweglichkeit und einem langsameren Gang führt. In der altehrwürdigen Tradition des Yoga können bestimmte Energielenkungsübungen – man spricht auch vom Aktivieren der *Bandhas* – im Körper das Altern hinauszögern. Lernen Sie diese bewusst herbeigeführten Muskelkontraktionen und andere Techniken, um Energien an einem bestimmten Punkt im Körper zu konzentrieren, und verbessern Sie so Ihre Beweglichkeit, damit Ihre Muskeln weiterhin für Sie arbeiten können. Sie schalten die Gene ab, die Sie anfällig machen für Verletzungen, etwa das Achilles-Gen, und aktivieren die Langlebigkeits-Gene.

Woche 5 – Umweltgifte meiden und Schutzfaktoren suchen: Sie erfahren etwas über die Gene, die die Biochemie Ihres Körpers entgleisen lassen, etwa jene, die für Methylierung, Brustkrebs, Vitamin D, Haut, Falten und für das Immunsystem zuständig sind, sowie Gene, die Sie anfällig machen für Umweltbelastungen wie Schimmel. Sie lernen die bewährtesten positiven Umwelteinflüsse kennen, die Ihre Langlebigkeits-Gene einschalten, Ihr Hautbild verbessern und Ihre Immunfunktion optimieren können.

Woche 6 – Beruhigen: In dieser Woche erfahren Sie, wie Sie jene Gene abschalten können, die Sie leicht auf Stress reagieren lassen und/oder es Ihnen erschweren, wieder in Ihren Normalbereich zurückzukehren. Sie lernen bewährte Methoden kennen, um Ihre Zeitmesser, die Telomere, auszubessern. Und Sie erfahren auch, wie Sie das Glücksgen anschalten – wer will das nicht?

Woche 7 – Denken: Sie richten Ihr Augenmerk darauf, mit bewährten Strategien der funktionellen Medizin das Gleichgewicht stärker in Richtung Erinnerungsvermögen zu verschieben und weg vom Vergessen. Sie schalten das Alzheimer-Gen ab und verbessern Ihren Umgang mit sich selbst, hin zu einer liebevolleren Selbstfürsorge. Außerdem schulen Sie Ihren Geist so, dass kognitive Verzerrungen minimiert werden. Sie entdecken, welche Nahrungsergänzungsmittel Ihr Denken verbessern. Wussten Sie, dass ein niedriger Vitamin-D-Spiegel das Demenzrisiko (manchmal als „Vitamin-D-Menz" bezeichnet) mehr als verdoppelt?[5] Wenn Ihr Vitamin-D-Spiegel im optimalen Bereich liegt, können Sie sich ein gut funktionierendes Gehirn erhalten.

Am Ende des siebenwöchigen Programms lernen Sie, wie Sie Ihre Gesundheitsspanne *erhalten*, indem Sie die erzielten Fortschritte auch beibehalten. Machen Sie das Programm zu Ihrem neuen Goldstandard, wie Sie sich selbst pflegen und das mittlere oder höhere Alter bestmöglich verlängern.

Die Epigenetik könnte entscheidend für die Verlängerung Ihrer Gesundheitsspanne sein. Sie ist das Versprechen der Medizin eines individuell abgestimmten Lebensstils. Der Tod ist unausweichlich, aber Ihre Gesundheitsspanne – wie lange Sie gesund leben – hängt von Ihnen selbst ab.

KAPITEL 3

Epigenetik: Gene an- und abschalten

„Wir wissen jetzt, dass das Abschalten und Aktivieren von Genen mit verschiedenen chemischen Kennzeichnungen und Markern ein tief greifender und wirkungsvoller Mechanismus der Genregulation ist. Das vorübergehende An- und Abschalten der Gene ist seit Jahrzehnten bekannt. Doch dieses System ist nicht vorübergehend; es hinterlässt eine dauerhafte chemische Prägung auf den Genen. Die Kennzeichnungen können hinzugefügt, getilgt, vergrößert, verkleinert sowie an- und abgeschaltet werden."

Siddhartha Mukherjee, *Die Gene: Eine sehr persönliche Geschichte*

Natalie, meine beste Freundin aus der High School, ist Französin. Nach unserem letzten Schuljahr fuhren wir beide nach Frankreich und besuchten ihre elf Tanten und Onkels an verschiedenen Orten, von Paris bis hinunter nach Toulouse und Nizza. Ich erwähne das nicht, weil ich Sie jetzt mit Geschichten über köstliches Essen oder zauberhafte Landschaften unterhalten will; am lebhaftesten erinnere ich mich daran, wie dünn die Frauen waren, obwohl sie flaschenweise Wein tranken und Schoko-Croissants aßen, jede Menge Käse mit Baguette und in Entenfett gebratene Kartoffeln. Ich stamme von irischen und deutschen Bauern ab, deshalb habe ich nicht den schlanken französischen Körperbau. Doch später stellte ich fest: Worauf es ankommt, ist nicht wirklich der Körperbau oder das, was die Franzosen essen; worauf es ankommt, ist ein bestimmter Gentyp kombiniert mit einem bestimmten Lebensstil.

Selbst jetzt, wo wir beide 50 sind, ist meine Freundin Natalie nicht dick und sie ist es auch nie gewesen. Wie ich, ist auch sie Mutter und Vollzeit berufstätig, doch sie isst normal und ein zusätzliches Glas Wein zeigt sich nicht an ihren Hüften wie bei mir. Wir bewegen uns in etwa gleich viel, nehmen ungefähr die gleiche Menge an Kalorien und Chardonnay zu uns, doch Natalie sieht besser aus.

Es stimmt, weitaus weniger Französinnen werden dick, doch der Grund dafür hängt weniger mit der Flasche Wein zusammen, die sie beim Abendessen mit anderen trinken, sondern mehr mit deren Wechselwirkung mit dem Methylierungs-Gen MTHFR (Methylen-Tetra-Hydrofolat-Reduktase-Gen). Dieses Gen bestimmt, wie chemische Stoffe im Körper gekennzeichnet oder methyliert werden, und es bestimmt auch, wie Sie Alkohol in Ihrem System abbauen (Alkohol blockiert die Methylierung). In seinem Buch *Die Gene: Eine sehr persönliche Geschichte* bezeichnet Siddhartha Mukherjee die Methyl-Markierungen als Schmuck an den DNA-Strängen, wie Anhänger an einer Halskette, wodurch sie das Gen deaktivieren.[1] Auf unser Thema bezogen, codiert das MTHFR-Gen für das MTHFR-Enzym, das Anweisungen gibt, wie der Körper Vitamin B_9 verwerten kann. Bei mir ist die Aktivität des MTHFR-Enzyms um etwa 35 bis 40 Prozent reduziert, weil ich über eine Variante des MTHFR-Gens verfüge – ich habe ein normales Gen von einem Elternteil mitbekommen und eine Kopie der Variante vom anderen. Mit meinem mutierten Gen sind drei potenziell ernste Probleme verbunden: Ich kann nicht genügend Vitamin B_9 bilden, ich kann Alkohol nicht gut abbauen und ich verwandle die Aminosäure Homocystein nicht in Methionin, einen wichtigen Bestandteil unter anderem für den Muskelaufbau.

Ich merkte schon bald, dass ich weniger Alkohol trinken darf als Natalie und mehr Folat zu mir nehmen muss, die in dunkelgrünem Blattgemüse vorkommt (in Rüben bzw. Steckrüben, Kohl, Senf) und anderen Gemüsen (Spargel, Spinat, Romanasalat, Brokkoli, Blumenkohl, Rote Bete). Wenn Sie wissen, dass die Methylierung bei Ihnen tendenziell schlecht funktioniert und Sie Alkohol nicht gut abbauen, können Sie Ihr Essverhalten ändern, um ein Gleichgewicht im Körper herzustellen. Sie können mehr Grüngemüse essen und weniger Wein trinken zum *genetischen Ausgleich*. Wie Sie in diesem Kapitel erfahren, können die Einflüsse aus der Umwelt wie Alkohol und Folsäure aus dunkelgrünem Blattgemüse sich stärker auf Ihren Körper auswirken als Ihre Gene.

Auch Sie haben sicherlich Genvarianten – so haben sich Ihre Vorfahren entwickelt und es geschafft, ihre Gene an Sie weiterzugeben. Ich habe bei Tausenden meiner Patienten Gentests durchgeführt und jeder hat mindestens drei beunruhigende genetische Mutationen. Andererseits bedeutet Mutation nicht gleich Funktionsstörung. Gene codieren meistens für Proteine (gewöhnlich Enzyme), und eine Mutation bedeutet einfach, dass Sie mehr oder weniger von diesem Protein produzieren. Sie brauchen nicht kapitulierend die Hände über dem Kopf zusammenschlagen; Sie sollten lediglich wissen, wie Sie Ihre speziellen genetischen Mutationen ausgleichen können – das heißt, wie Sie Ihre Umgebung ändern, damit Sie lange gesund leben können.

Ihre Umgebung ändern

Ich liebe den Grundsatz, dass die Genetik die Waffe lädt und die Umgebung abdrückt. Genetische Faktoren und Umweltfaktoren wirken nicht unabhängig voneinander – sie beeinflussen sich gegenseitig. Selbst wenn Sie miese Gene haben, können Sie Ihr gesundheitliches Schicksal ändern, wenn Sie die Einflüsse steuern, denen Sie sich aussetzen. Das heißt, Sie haben die Macht, Ihren Körper dazu zu bringen, für Sie, statt gegen Sie zu arbeiten. Sie können tatsächlich die Epigenetik nach oben oder nach unten anpassen, indem Sie an Ihrem sogenannten *Exposom* feilen, einem Bündel von Umweltfaktoren, die sich direkt oder indirekt auf Ihre Gesundheit auswirken. Sie steuern Ihr Exposom durch Ihre – bewussten und unbewussten – körperlichen und seelischen Alltagsgewohnheiten. Dazu zählen etwa, wie häufig und in welcher Form Sie sich bewegen, welchen Umwelteinflüssen Sie zu Hause und am Arbeitsplatz ausgesetzt sind, was Sie essen und trinken und wie gut oder schlecht Sie Ihre Hormone modulieren. Wenn ein Gen durch einen bestimmten Faktor angeschaltet wird, kann ein anderes Gen dadurch abgeschaltet werden. Mithilfe der hier vorgestellten Methode wollen wir die Gesamtwirkung optimieren, indem wir das Immunsystem (und andere Körpersysteme) auf das individuell richtige Niveau einstellen, damit Ihr Körper auf ein ausgezeichnetes Abwehrteam zurückgreifen kann.

Stellen Sie sich folgende Aspekte Ihrer Gesundheit und den Alterungsprozess als konzentrische Kreise vor:

- Im Zentrum befindet sich Ihre DNA, die Blaupause, die durch Ihre Eltern festgelegt ist.

- Als Nächstes kommt Ihr Exposom, die nicht von der DNA gesteuerten Umwelteinflüsse, die festlegen, ob Gene an- oder abgeschaltet werden.

- Welche Gene an- und abgeschaltet werden, das bestimmt Ihren Gesundheitszustand, und sie sind ursächlich dafür, womit Sie mit zunehmendem Alter zu kämpfen haben, wie Gewichtszunahme, Falten und Energiemangel.

- Wird dagegen nichts unternommen, verschlechtert sich Ihr Gesundheitszustand und es können sich daraus Krankheiten entwickeln, etwa Diabetes, Alzheimer und Fettleibigkeit, die zu vorzeitigem Tod führen können.

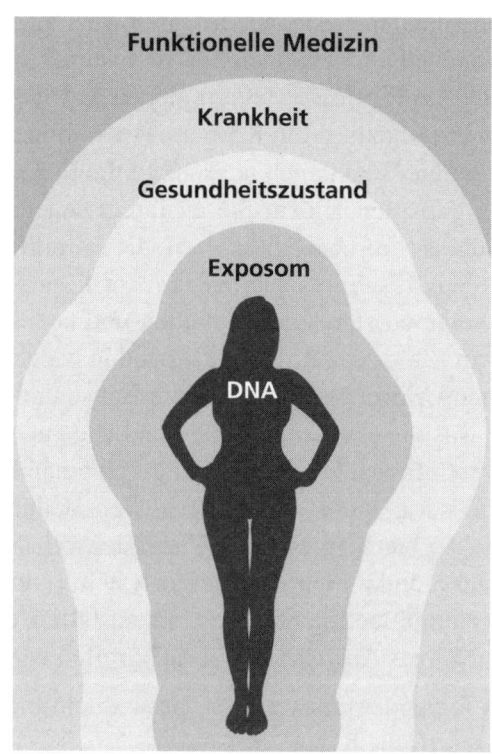

Die DNA verändert sich langsam, aber die Genregulation kann sich rasch ändern

Neue wissenschaftliche Durchbrüche liefern wichtige Hinweise darauf, wie wir länger leben und jung bleiben können; empfohlen wird, sich bestimmte Verhaltensweisen anzueignen, um die positiven Umweltfaktoren zu erhöhen. Während sich die DNA nur langsam verändert, kann sich die Regulation der Genexpression schneller ändern – manchmal vorübergehend und manchmal dauerhaft. Modifikationen der Genregulation, die aktivieren oder deaktivieren, wie ein Gen exprimiert wird, können erblich sein, man spricht hier von sogenannten epigenetischen Veränderungen, sodass Sie Ihre guten oder schlechten Einflüsse an Ihre Nachkommen weitergeben können.[2] Kurz gesagt, Sie sollten Ihre Genregulation nicht nur für sich selbst, sondern auch für Ihren Nachwuchs steuern.

Stellen Sie sich eineiige Zwillingsbrüder mit derselben genetischen Blaupause vor. Der eine wird eine Typ-A-Persönlichkeit – Investmentbanker und Ultramarathonläufer –, trinkt jeden Morgen Kaffee und jeden Abend Whiskey, und schläft kaum, obwohl er Schlaftabletten nimmt. Der andere geht nach Tibet, wird Mönch und meditiert jeden Tag fünf Stunden oder länger. Der erste Zwilling hat einen schnelleren Stoffwechsel, eine höhere Stressbelastung, sein Gehirn schrumpft durch den Alkohol und aufgrund seines Schlafmangels regeneriert er sich schlecht. Er stirbt höchstwahrscheinlich früher. Sie brauchen zwar nicht nach Tibet ins Kloster zu gehen, um den Alterungsprozess zu verlangsamen, doch die wissenschaftlichen Wahrheiten dieser beiden Extreme lassen sich in sinnvolle Programme für langsameres Altern übersetzen. Jeder Tag ist eine neue Chance, jünger zu sein. Das ist das faszinierende Versprechen der Epigenetik und es geht weit über die bereits bekannten vernünftigen Strategien hinaus, mehr Gemüse zu essen und in der Natur spazieren zu gehen.

Die meisten Ihrer Entscheidungen und Gewohnheiten stellen eine unglaubliche Gelegenheit für Wissenschaftler – und für Sie selbst – dar, Krankheiten zu verhindern und umzukehren. Beispielsweise liegt bei Ihnen kein erhöhtes familiäres Brustkrebsrisiko vor, doch falls Ihre guten und schlechten Darmbakterien im Ungleichgewicht sind, produzieren Sie vielleicht mehr von den gefährlichen Östrogenen, die Ihr Risiko erhöhen, und vielleicht weniger von den schützenden Östrogenen, die Ihr Risiko senken. Infolgedessen zirkulieren andauernd „schlechte" Östrogene und stimulieren die Östrogenrezeptoren übermäßig, was potenziell Ihr Risiko erhöht, Brustkrebs zu entwickeln.[3] Denken Sie daran, dass 85 Prozent der Brustkrebsfälle bei Frauen auftreten, in deren Familie diese Erkrankung bislang nicht vorkam; wiegen Sie sich also nicht in falscher Sicherheit, wenn Ihre Mutter, Großmutter und Tante davon nicht betroffen sind oder waren. Ihr Darm könnte gegen Sie arbeiten, und Sie wissen es vielleicht nicht einmal.

Indem Sie Änderungen an Ihrem Lebensstil vornehmen, etwa Ihren Alkoholkonsum reduzieren, sich mehr bewegen und abnehmen, können Sie potenziell ein Gen umprogrammieren, sodass es Ihrem Körper mitteilt, er soll mehr „gute" Östrogene anstelle der „schlechten" Östrogene herstellen.[4] Insgesamt ändert sich so nichts in Ihrer DNA-Sequenz, doch nicht-genetische Auslöser können Ihre Gene zu einem anderen Verhalten anregen.

Brustkrebs auf zweierlei Arten verhindern

Im Jahr 2013 beschrieb Angelina Jolie in einem in der *New York Times* veröffentlichten Gastbeitrag, was sie unternahm, als sie erfuhr, dass sie ein fehlerhaftes Gen mit dem Namen BRCA1 hatte, wodurch ihr Risiko, Brustkrebs zu entwickeln, bei 87 Prozent lag und das Risiko für Eierstockkrebs bei 50 Prozent.[5] Ihre Mutter, Großmutter und Tante hatten dieses Gen vermutlich auch und hatten bedauerlicherweise ihren Kampf gegen den Krebs verloren. Deshalb entschied Angelina Jolie im Alter von 37 Jahren, sich vorbeugend beide Brüste entfernen zu lassen. Zwei Jahre später beschloss sie, sich prophylaktisch auch die Eierstöcke entfernen zu lassen.[6] Das ist eine ziemlich kostspielige und extreme Art, Brust- und Eierstockkrebs zu verhindern, und weil nur 15 Prozent der Frauen eine Familiengeschichte wie die von Angelina Jolie haben, müssen wir übrigen uns andere Vermeidungsstrategien überlegen, die weniger teuer und etwa angenehmer sind – genau wie Marie.

Mit 66 Jahren entdeckte Marie einen Tropfen Blut an ihrem weißen BH. Obwohl niemand in ihrer Familie jemals an Brustkrebs erkrankt war, rief sie ihren Gynäkologen an, der sie zum Ultraschall schickte. Es dauerte ewig, aber der Radiologe fand ein winziges Knötchen. Sie beschlossen, das Knötchen zu entfernen, und die Biopsie ergab eine *atypische Hyperplasie* der Brust. Mit anderen Worten, Marie hatte eine Anhäufung abnormer Zellen in der Brust. Diese war zwar nicht bösartig, bedeutete aber, dass sich ihr Brustkrebsrisiko vervierfacht hatte – das genügt, um jede Frau zu Tode zu erschrecken.

Ihre Brustchirurgin sagte, die Einnahme des Anti-Östrogen-Medikaments Tamoxifen werde ihr helfen, dem Brustkrebs vorzubeugen; daraufhin wog sie Risiken und Nutzen des Medikaments ab. Es erhöht unter anderem das Risiko für Gebärmutterschleimhautkrebs, was kaum wie ein guter Tausch erscheint. Dann kam Marie zu mir, um sich eine zweite Meinung einzuholen. Mein Vorschlag? „Beginnen Sie damit, mehr Gemüse zu essen – ungefähr ein Kilo oder zehn Tassen pro Tag –, fangen Sie an, täglich pulverisierte Gräser, Grüngemüse und Algen zu sich zu nehmen, beschränken Sie den Weinkonsum auf zwei Gläser Wein pro Woche, nehmen Sie zehn Kilo ab und essen Sie weniger herkömmliches rotes Fleisch. Meiden Sie entzündungsfördernde Lebensmittel wie Milchprodukte, Zucker und Gluten. In der Zwischenzeit müssen wir untersuchen, wie Ihr Körper Östrogen produziert und ausscheidet, um festzustellen, wie wir das Ganze in eine bessere Richtung lenken können."

Sechs Monate später und zwölf Kilo leichter suchte Marie wieder ihre Brustchirurgin auf. Diese war beeindruckt: „Keine meiner Patientinnen hat geschafft, was Sie geschafft haben. Wie haben Sie das gemacht?" Die Chirurgin berichtete ihr von anderen Patientinnen, die adipös waren und bei denen erneut Brustkrebs auftrat, und sagte ihr, wie herzzerreißend es sei, ihnen die schlimme Nachricht mitteilen zu müssen. Sie erwähnte, wie frustrierend der Versuch sei, Frauen bei Änderungen ihres Lebensstils zu unterstützen, die für eine Gewichtsabnahme notwendig seien und die ihr Brustkrebsrisiko und das Risiko eines frühen Todes reduzieren würden.

Weitere Vorbehalte gegen Gentests

DNA-Tests sind (in den USA, siehe Anm. d. Verlages auf S. 369) fast so leicht verfügbar wie Blutuntersuchungen. Doch nur weil Sie sie bekommen können, heißt das nicht, dass Sie das auch sollten – zumindest noch nicht.

Als dieses Buch entstand, durften US-Firmen, die Gentests für Endverbraucher anboten, aufgrund einer behördlichen Anordnung der amerikanischen Gesundheitsbörde FDA, keine Interpretation der Testergebnisse mehr an ihre Kunden weitergeben. Grund waren Zweifel an validen, also zuverlässigen, Testergebnissen, da diese auch falsch-positiv oder falsch-negativ ausfallen konnten, und Informationen über den Trägerstatus zu 36 Krankheiten von den Verbrauchern unter Umständen missinterpretiert oder anderweitig missbraucht würden. Menschen sollten nicht ihre BRCA-Gene untersuchen lassen und sich voreilig für eine prophylaktische Operation entscheiden (was als „Angelina-Effekt" bekannt ist).

Ein weiteres Problem ist, dass die meisten Ärzte die Ergebnisse von Gentests nicht deuten und damit auch keinen sinnvollen Rat geben können. Darum ist es wichtig, im Kontext zu sehen, was DNA-Tests sind und was nicht. Ein DNA-Test gibt Ihnen keine Auskunft darüber, woran Sie sterben werden, oder auch nur darüber, was Sie krank machen wird. Er gibt Ihnen Hinweise, wie Sie Ihren Lebensstil gestalten und das Ergebnis optimieren können, um die Wahrscheinlichkeit einer Erkrankung zu reduzieren und Ihre Gesundheitsspanne zu verlängern. An irgendeinem Punkt in der Zukunft wird sich das Blatt wenden und genetische Tests werden wesentlicher werden.

Manche Menschen betrachten die regulatorische Maßnahme der FDA als Beschränkung ihrer persönlichen Freiheit. Falls das auch Ihre Sichtweise ist und Sie sich testen lassen wollen, dann rate ich Ihnen, eine humangenetische Beratungsstelle aufzusuchen (siehe Ressourcen, in Deutschland verpflichtend), deren Experten die Ergebnisse qualitativ richtig interpretieren können.

Haben wir dieses Problem nicht alle? Wir stellen die Verbindung nicht her zwischen dem allabendlichen Glas Wein, den entzündungsfördernden Fetten, die wir in Restaurants essen, dem wenig beachteten Schlaf und wie all das eine Umgebung schafft, die Brustkrebs begünstigen kann.

Nachdem ich die Östrogenwerte im Maries Urin überprüft hatte, schlug ich ihr vor, ein neues Nahrungsergänzungsmittel hinzuzunehmen, Diindolmethan (DIM), ein Extrakt aus Kreuzblütler-Gemüse. Die Einnahme einer Tablette entspricht dem Verzehr von etwa elf Kilo Brokkoli. Dadurch konnte Marie mehr protektive Östrogene produzieren, die sie vor Brustkrebs schützen, und weniger von den schlechten, die dieses Risiko erhöhen.

Jetzt denkt Marie bewusster daran, in allen Lebensbereichen gesündere Entscheidungen zu treffen. Nichts Verrücktes – sie isst einfach mehr Gemüse, macht dreimal pro Woche einen flotten Spaziergang, hat einen Schrittzähler bei sich, der die zurückgelegten Schritte ermittelt, sie geht einmal in der Woche zum Yoga und lässt sich einmal im Monat massieren. Da überraschte es nicht, dass ihre Brüste bei der nächsten Untersuchung gesünder aussahen als je zuvor – weniger dicht, keine Anzeichen einer atypischen Hyperplasie bei der Brust-MRT, die alle sechs Monate durchgeführt wird. Das niedrigere Gewicht hält sie jetzt schon seit sieben Jahren. Sowohl Angelina als auch Marie waren mit einem erhöhten Brustkrebsrisiko konfrontiert, doch beide entschieden sich für Vorsorgemaßnahmen, die sehr persönlich und höchst unterschiedlich waren. Diese beiden Fälle veranschaulichen, wie die bahnbrechende Wissenschaft der Genetik und Epigenetik uns mehr Wahlmöglichkeiten bietet, Krankheiten zu verhindern und die Gesundheitsspanne zu erweitern.

Die genetischen Fachbegriffe, die Sie kennen sollten

Wie Ihre genetischen Variationen exprimiert werden – genau darauf wollen wir mit diesem Programm einwirken: Wir wollen die schlechten Genvarianten ab- und die guten anschalten. Ich habe nachstehend eine kurze Liste mit Begriffen aufgenommen, die Sie kennen sollten, um dieses Buch zu verstehen (und ich habe eine Liste in das Glossar im Anhang aufgenommen). Die wichtigsten Begriffe sind *Gen, DNA, Allel* und *Variante*. Und wenn Sie bei einem Begriff unsicher sind, können Sie jederzeit im Glossar nachschlagen.

DNA in Zahlen[7]

– Sie haben 46 Chromosomen – 23 von jedem Elternteil –, und jedes Chromosom enthält eine eng aufgewickelte DNA.

– Sie haben ungefähr 24 000 Gene, denken Sie bitte daran, wenn ich mich auf die Super-Sieben beziehe. Viele Gene überlappen sich oder haben entgegengesetzte Funktionen; was zählt, ist nur das Gesamtergebnis.

– Der größte Teil Ihrer DNA (99,9 Prozent) befindet sich im Zellkern, aber Sie haben auch ein wenig DNA (0,1 Prozent) in Ihren Mitochondrien, den eigenständigen Organellen in jeder Zelle. (Ihr Körper besteht aus 50 Billionen Zellen.) Das ist wichtig zu wissen, denn Mitochondrien neigen dazu, erschöpft aufzugeben, und das macht Sie im Laufe der Jahre müde.

– Ihre DNA, eine Abkürzung für Desoxyribonukleinsäure (engl. *Desoxyribonuclei acid*, daher das „A" in der Abkürzung; Anm. d. Ü.), besteht aus sich wiederholenden Mustern von vier chemischen Basen: Adenin (A), Cytosin (C), Guanin (G) und Thymin (T). Diese Basen sind das Alphabet Ihres genetischen Codes oder Genotyps. Ihre DNA gleicht einer Leiter, wobei die Basenpaare deren Sprossen bilden. (Die Holme der Leiter setzen sich aus Zucker und Phosphat zusammen.)

– Die Leiter windet sich in einer sogenannten Doppelhelix, sodass sie bei der Zellteilung effizient kopiert werden kann. Würden Sie Ihre DNA abwickeln, dann wäre die ganze Leiter ungefähr 1,80 m lang.

- Etwa eines von 300 Nukleotiden (ein Grundbaustein der DNA, bestehend aus einer Base, einem Phosphat- und einem Zuckerbestandteil; Anm. d. Ü.) hat eine Variation (bekannt als Polymorphismus). Insgesamt haben Sie ungefähr 10 Millionen Polymorphismen.
- Sie erben eine Kopie eines Gens von Ihrer Mutter und eine Kopie von Ihrem Vater. Die einzelnen Kopien bezeichnet man als Allele. Wenn Sie die normale Kopie des Gens von jedem Elternteil mitbekommen, gilt das als „Wildtyp" oder normal. Falls Sie eine Kopie des normalen Gens und eine Kopie der Genvariante mitbekommen, sind Sie bei dem Gen heterozygot, mischerbig. Falls Sie zwei Kopien des gleichen Polymorphismus erben, sind Sie bei diesem Gen homozygot oder reinerbig. Zu Problemen kommt es, wenn jemand misch- oder reinerbig ist.

Das Flüstern der Gene

Fünf Kulturen weltweit sind dafür berühmt, dass ihre Vertreter besonders alt werden. Sie haben, was den Alterungsprozess betrifft, bestimmte Gewohnheiten gemeinsam, die die richtigen Gene an- und die falschen Gene abschalten. Das führt dazu, dass die Menschen in diesen Kulturen durchschnittlich zwölf Jahre länger leben als alle anderen Menschen auf der Welt. Stellen Sie sich das als eine Art als DNA-Flüstern vor. All diese Menschen leben an der Küste oder in den Bergen. Sie essen Fisch. Sie konsumieren frische, saisonale Lebensmittel. Sie nehmen ein bestimmtes Superfood mit stark antioxidativer Wirkung zu sich, etwa Seealgen in Okinawa, Japan, wo die weltweit ältesten Frauen leben, oder Olivenöl und Rotwein auf der italienischen Insel Sardinien, wo die weltweit ältesten Männer leben. Diese Kulturen haben zu einer bestimmten Kombination aus Genen und Lebensstil gefunden, die sie vor den Übeln des Alters schützt. Und das können Sie auch.

Sie wissen bereits, dass Sie Ihre DNA nicht im Detail kennen müssen, um Ihre Epigenetik zu verbessern. Viele Techniken zur Verlangsamung des Alterungsprozesses funktionieren bei Ihnen auch, wenn Sie sich an das Sieben-Wochen-Programm halten und ein Exposom rund um Ihre DNA entwickeln, das Ihre beste Gesundheitsspanne aktiviert.

Die Kommunikation zwischen den Genen verändern

Das An- und Abschalten von Genen wird als Genregulation bezeichnet und unser Verständnis der verschiedenen Prozesse und ihres Zusammenwirkens ist noch in der Entwicklung begriffen. Ihre Lebensstilentscheidungen beeinflussen die Genregulation – Sie steuern sie indirekt, indem Sie, neben anderen Maßnahmen, bestimmte Nahrungsmittel essen, wie Sie in den Kapiteln 5 bis 11 erfahren. Ihr Ziel ist es, sicherzustellen, dass diese Prozesse bestmöglich ablaufen. In diesem Buch konzentrieren wir uns auf die Rolle der Transkriptionsfaktoren, die Methylierung, und neuere, aber weniger bewiesene Methoden wie die Histonmodifikation und die Chromatin-Remodellierung. Andere Wissenschaftler stellen die Rangfolge epigenetischer Mechanismen vielleicht anders dar, wenn sich dieses junge Fachgebiet weiter entwickelt.

Während jene Begriffe nach Nobelpreis-verdächtiger Forschung klingen, möchte ich einige wenige Regulationsprozesse leicht verständlich beschreiben. Es folgt also eine kurze Zusammenfassung, damit wir alle auf demselben Stand sind. Wichtig ist jedoch, dass Sie diese Prozesse nicht verstehen müssen, um von dem Programm zu profitieren.

Transkriptionsfaktoren: Transkriptionsfaktoren sind Proteine, die spezifische Gene an- oder abschalten können, indem sie sich an eine DNA-Sequenz binden und die Geschwindigkeit kontrollieren, mit der DNA in Messenger-RNA transkribiert wird. Beispiele hierfür sind Hitzeschock-Faktoren, die durch einen Saunabesuch freigesetzt werden, die jene Gene hochregulieren, dank derer Sie große Hitze überleben können[8]; an der Blutzuckerkontrolle beteiligte Transkriptionsfaktoren, die Kohlenhydrate erkennen[9]; oder der Transkriptionsfaktor für den Östrogenrezeptor.[10]

Methylierung: Die Methylierung ist eine einfache biochemische Reaktion, die Ihren Zellen mitteilt, was sie tun sollen, in der Regel durch das Abschalten eines Gens. Dieser Vorgang läuft in jeder Ihrer Körperzellen eine Milliarde Mal pro Sekunde ab; das bedeutet, er ist wichtig und eng reguliert. Methylierung liegt vor, wenn Ihr Körper einen DNA-Strang oder ein Vitamin mit einem Arbeitsauftrag markiert, ein Gen oder einen Teil eines Gens abzuschalten. Dabei wird eine Methylgruppe (die aus

60

einem Kohlenstoffatom und drei Wasserstoffatomen besteht) an ein Molekül angehängt, meist an ein Protein oder ein Enzym. Die Methylierung brauchen Sie, um Östrogen zu deaktivieren, damit es nicht fortwährend zirkuliert und Schaden anrichtet. Die Methylierung trägt zur Bildung von Glutathion bei, einer treibenden Kraft Ihrer Entgiftung und wohl das wirkungsvollste Antioxidans. Glutathion benötigen Sie, um Quecksilber aus dem Körper auszuscheiden, wenn Sie Sushi gegessen haben, und um Ihr Immunsystem vor Schimmelsporen zu schützen, wenn Sie in einem von Feuchtigkeit geschädigten Gebäude leben. Wenn Ihr Körper nicht gut methyliert, entgiften Sie nicht gut – was Sie potenziell anfälliger macht für eine Schwermetallvergiftung und auch anfälliger für Schäden durch andere Gifte, wie Schädlingsbekämpfungsmittel, Umweltgifte und Schadstoffe sowie Lipopolysaccharide (ein Toxin, das Sie belastet, wenn schlechte Bakterien Ihren Darm überwuchern). Im Allgemeinen erhöht sich die Anfälligkeit für eine toxische Überlastung, weil der Körper nicht richtig entgiften kann. Zusatzinformation entnehmen Sie bitte dem folgenden Kasten für Anzeichen, die darauf hinweisen, dass Ihre Methylierung beeinträchtigt ist, was ich bei etwa 70 Prozent meiner Patienten feststelle. Ein Beispiel hierzu: Meine Methylierung funktioniert nicht gut, deshalb sammeln sich tendenziell toxische Östrogene in meinem Körper an. Als ich begann, täglich grünes Gemüse zu essen und Nahrungsergänzungsmittel einzunehmen, die meine Methylierung fördern, deaktivierte ich einen Großteil meiner schlechten Östrogene und jetzt kann mein Körper sie via Urin und Kot ausscheiden. (Unfein, aber wahr!)

Anzeichen beeinträchtigter Methylierung

- Erschöpfung – entweder wenig Energie oder starke Energieschwankungen
- Geringe Belastungstoleranz
- Fettleibigkeit und Gewichtszunahme
- Schmerzen, wie chronische Muskelschmerzen

- Stimmungsstörungen, etwa Depressionen, bipolare Störung und Ängste
- Funktionsstörung des Immunsystems wie Autoimmunerkrankungen oder Infektanfälligkeit
- Probleme mit der Entgiftung, etwa Schwermetallvergiftung oder übermäßiger Hefebefall
- Unfruchtbarkeit
- Wiederholte Fehlgeburten
- Schlaflosigkeit

Histonmodifikation: Bestimmte als Histone bezeichnete Proteine an den Chromosomen sind nicht Teil des genetischen Codes, sondern fungieren als Spulen, um die sich die DNA wickelt. Histone kontrollieren in einem gewissen Maß, ob Gene angeschaltet werden. Allgemein gibt es mehrere Möglichkeiten, Histone zu modifizieren: unter anderem durch Methylierung, durch das Anfügen einer Acetylgruppe und durch Phosphorylierung. Das Hinzufügen einer Acetylgruppe schaltet ein Gen an; die Acetylgruppe gleicht einem *Aktivierungsschalter*, der einschaltet, wenn sie an ein Histon angehängt wird (biochemisch ist eine Acetylgruppe C_2H_3O).[11] Angehängt wird die Acetylgruppe mittels Histon-Acetyl-Transferase, die wie ein kleines Taxi die Acetylgruppe absetzt, damit sie an das Histon angefügt werden kann. Wie Forscher feststellten, können natürlich auftretende Veränderungen an diesen Proteinen, die sich auf ihre Gensteuerung auswirken, von einer Generation an die nächste weitergegeben werden und so beeinflussen, welche Merkmale vererbt werden. Die Ergebnisse belegen, dass die DNA nicht allein dafür verantwortlich ist, wie Merkmale vererbt werden. Diese Entdeckung ebnet den Weg für Untersuchungen dazu, wie und wann dieser Weg der Vererbung auftritt und ob er mit bestimmten Merkmalen oder Krankheiten zusammenhängt.

Wie ich bereits in der Einleitung erwähnte, besteht einer der fünf Faktoren, die zum Altern beitragen, dass Sie mit zunehmendem Alter mehr

Fett ansammeln und Muskeln einbüßen. Die Ansammlung von Fett tritt häufig in der Leber auf, was zu einer Erkrankung führt, die als Fettleber bekannt ist, oder, fachspezifischer, als nichtalkoholische Fettlebererkrankung, und diese wird mit einer Histon-Acetylierung in Verbindung gebracht. Auslöser ist der Verzehr von Zucker, der die Acetylgruppen anregt, jene Gene anzuschalten, die Fett speichern.[12]

Chromatin-Remodellierung: Chromatin ist ein Komplex aus DNA, Proteinen und RNA, der in Zellen zu finden ist. Es dient dazu, die DNA auf einen winzigen Rauminhalt zusammenzupacken, der in die Zelle passt, wenn alle Zellgrenzen wiederhergestellt sind und die DNA um Histone gewickelt ist. Durch das Chromatin können außerdem Genexpression und DNA-Replikation auf eine weitere Art gesteuert werden. Halten Sie sich dabei nicht mit den Einzelheiten auf. Der wichtigste Punkt ist, dass es eine andere Möglichkeit ist, über die Ihr Körper die Genexpression steuern kann, indem er die Nukleosomen (ein Komplex aus DNA und Histonen, Grundbausteinen des Chromatins, Anm. d. Ü.) abändert, die spezielle Enzyme verwenden. Bestimmte neurologische Erkrankungen, darunter die Autismus-Spektrum-Störung, hängen mit Problemen bei der Chromatin-Remodellierung zusammen (die auch als Nukleosom-Remodellierung bezeichnet wird). Spezifische Enzyme steuern die Genexpression, indem sie Nukleosomen verschieben oder umgestalten. Eine Gruppe von Enzymen, die Chromatin umbauen, sind Tumorsuppressoren. Frauen, die über diese Enzyme in ausreichender Anzahl verfügen, haben ein geringeres Risiko für Eierstockkrebs.[13]

Ihre Gene und Ihr Lebensstil steuern Ihre Fähigkeit zur Methylierung. Es ist ein wenig wie bei der Frage von Henne und Ei. Betrachten Sie beispielsweise folgende Szenarien, die ich in meiner Praxis für funktionelle Medizin erlebt habe:

— Sie können über vollkommen normale Methylierungs-Gene verfügen, aber so viel Zucker essen, dass eine Dysbiose vorliegt, ein Ungleichgewicht zwischen guten und schlechten Darmbakterien. Die Dysbiose könnte Sie daran hindern, die zentralen B-Vitamine zu resorbieren und so für eine schlechte Methylierung sorgen.

63

- Sie könnten fehlerhafte Methylierungs-Gene haben, sich aber so gut ernähren und sich so gewissenhaft um Ihren Darm kümmern, dass Ihre Methylierung normal abläuft.

- Eine Zeit lang fand möglicherweise eine schlechte Methylierung statt, nach einer entsprechenden Änderung der Lebensumstände methyliert Ihr Körper jetzt aber im Übermaß. Das erscheint positiv, und dennoch fühlen Sie sich erst einmal so elend, als wäre eine Erkältung im Anmarsch, weil Ihr Körper gerade die bislang aufgestauten Toxine verarbeiten muss. Das Gefühl ist nur vorübergehend, doch es kann dazu führen, dass Sie unter einer sogenannten Erstverschlechterung leiden, bevor es Ihnen dann besser geht.

Ich kann zwar den meisten Menschen allgemeine Tipps zur Unterstützung einer besseren Methylierung geben, doch ich möchte auch eine Warnung aussprechen: Manche Patientinnen und Patienten, deren Gesundheitsprobleme vielschichtiger sind oder die nicht auf die erwartete Art und Weise auf das hier vorgestellte Programm ansprechen, könnten von einer individuellen Betreuung durch einen Experten für funktionelle Medizin profitieren. Wie sich die Arbeit mit einem professionellen Therapeuten gestaltet, der sich mit dem Wechselspiel zwischen Genen und Umwelt auskennt, erfahren Sie ausführlicher auf der Website *www.functionalmedicine.org*; dort finden Sie eine Liste zertifizierter Behandler, die in Ihrer Gegend funktionelle Medizin praktizieren (auch zwei Behandler in Deutschland; ansonsten im Internet nach „funktionelle Medizin" + Wohnort suchen; Anm. d. Übers.).

Haftnotizen auf der DNA

Wie in Kapitel 2 erklärt, beginnt die Genregulation schon früh mit der genomischen Prägung Ihrer Mutter (oder Großmutter). Von Jeffrey Bland, Ph. D., dem Gründer des Institute for Functional Medicine und Autor von *Disease Delusion*, erfuhr ich, dass wir uns die genomische Prägung vorstellen können wie eine Haftnotiz, die in bestimmten wesentlichen Entwicklungsphasen an unseren Chromosomen angebracht wurde. Ein Beispiel ist das erste Trimester des Lebens. Wenn Ihre

Mutter während ihrer Schwangerschaft mit Ihnen eine Hungersnot über-lebte oder einem bestimmten Toxin ausgesetzt war, wurde an Ihrer DNA eine kleine „Haftnotiz" angebracht, die Ihrer DNA als visueller Hinweis dient, auf diese spezielle Stelle später zu achten.

Ein weiteres Beispiel einer genomischen Prägung ist das Folgende: 1998 kam es während des großen Eissturms von Ontario nach Nova Scotia zu einer schlimmen Kältewelle. Das Wetter mit starken Minusgraden führte mehrere Wochen zu Stromausfällen und extremer Kälte in den Haushal-ten. Forscher machten damals schwangere Frauen und ihre Kinder aus-findig, um festzustellen, welche genetischen Kennzeichnungen durch den massiven pränatalen Stress angebracht worden waren. Diese Ergeb-nisse wurden dann mit denen von Frauen verglichen, die diesem Stress nicht ausgesetzt waren.

Die Signaturen für die DNA-Methylierung waren bei den Kindern anders, die während des Eissturms und der Kältewelle im Mutterleib waren. Als Forscher die Immunzellen dieser Kinder untersuchten, stell-ten sie tief greifende Unterschiede in der Methylierung bestimmter Gen-abschnitte fest, die als Promotoren bezeichnet werden oder als Schalter für das An- und Abschalten von Genen. Die betroffenen Gene steuern Insulin und Blutzucker. Es sieht so aus, als würde bei diesen Kindern in den nächsten Jahrzehnten häufiger Diabetes auftreten. Das ist ein ein-drucksvolles Beispiel für die *epigenetische Änderung*, die bei massivem Stress auftreten kann.[14]

Manche Formen der genomischen Prägung sind weniger dauerhaft als andere, das heißt, die „Haftnotizen" können leicht an die Chromosomen angeheftet oder auch wieder entfernt werden. Beispiele für Verhaltens-weisen, die diese flexiblen Prägungen beeinflussen können, sind der Verzehr nährstoffreicher Nahrungsmittel anstelle von Transfetten, fast tägliche flotte Spaziergänge und nicht länger als täglich drei Stunden am Stück am Schreibtisch zu sitzen. Kurz gesagt, selbst wenn Sie erheb-lichen Stress oder ein Trauma erlebt oder in jungen Jahren schlechte Ent-scheidungen im Hinblick auf Ihren Lebensstil getroffen haben, haben Sie Einfluss auf diese genetische Kennzeichnung und können dadurch die Art und Weise ändern, wie Ihre genetische Blaupause gelesen wird.

Obwohl wir in unserem Verständnis, wie die DNA eines Menschen mit seinem Exposom in Wechselwirkung tritt, noch am Anfang stehen, beginnen wir im nächsten Kapitel mit den bewährten Lösungen dieses Programms. Teile davon mögen sich nicht quantitativ bestimmen lassen aufgrund der Anzahl und der Komplexität der Einflüsse; dennoch stehen wir an einem Wendepunkt, an dem wir genügend wissen, um Ihr Exposom zu verbessern. Genexpression, wie sie durch das Exposom vermittelt wird, findet ununterbrochen statt. Verbessern Sie Ihre Lebensstilentscheidungen wie in diesem Buch beschrieben, dann ändern sich auch Umwelt- und andere Einflüsse von außen – und als Ergebnis Ihre Genexpression und Gesundheit. Denken Sie daran, dass Ihre täglichen Entscheidungen sich mit ziemlich großer Wahrscheinlichkeit enorm auf Ihre eigene Gesundheit und die künftiger Generationen auswirken werden. Es ist an der Zeit, der Blaupause Ihres Körpers einen Änderungsauftrag zu erteilen.

KAPITEL 4

Das Übel an der Wurzel packen

*„Alle Körperteile mit einer Funktion, werden – in Maßen ein-
gesetzt und in ihrer jeweils gewohnten Anstrengung trainiert –
dadurch gesünder, gut entwickelt und sie altern langsamer;
wenn sie jedoch nicht genutzt und inaktiv werden, neigen sie zu
Krankheit, entwickeln sich mangelhaft und altern schnell."*

Hippokrates

Als ich heute Morgen ins Fitnessstudio ging, sah ich eine Frau mit dem Körper einer Dreißigjährigen, einem Gesicht, das ungefähr aussah wie 50, und mit vollem grauem Haar. *Was?* Ich konnte meinen Blick nicht abwenden. Sie saß auf einem Fahrrad, mit dem sie so selbstbewusst umging, als wäre es ihr Lieblingskleidungsstück; dann schloss sie es lässig an einen Fahrradständer mit der Miene einer erfahrenen Radlerin. Den Helm noch auf dem Kopf, lief diese Frau mit eiligem Schritt vor mir ins Studio.

Ich weiß, ich sollte meinen Körper nicht mit dem eines anderen Menschen vergleichen, aber ich konnte nicht anders. Sie war so groß wie ich, aber schlanker mit einer besseren Muskeldefinition, und sie hatte auch keine „Henkel". (Meine Töchter sagen mir, Hinterteil und Oberschenkel sollten deutlich getrennt sein. Wenn sie nahtlos ineinander übergehen, hätte man einen „Henkel", das ist ein Anzeichen von Alterung. „Henkel" ist die Verbindung der Wörter Hintern und Schenkel). Sie steuerte auf den vorderen Teil des Raumes zu (ich bevorzuge die hintere Reihe). Während des Kurses bemerkte ich, dass die Handgewichte, die sie hielt, schwerer waren als meine, und ihre Unterarmstütze und Liegestütze waren „vollständig" (das ist im Studio der Ausdruck dafür, dass sie sie auf Händen und Füßen machte, es ist nicht die abgewandelte Form auf den Knien). Sie nahm jede Herausforderung an, die die Kursleiterin in den Raum warf. Beeindruckt und inspiriert musste ich nachforschen.

67

Sylvia ist 71. Ihre Gesundheitsspannen-Punktzahl liegt bei 74, und damit über dem Durchschnitt. Sie war schon immer sportlich, obwohl sich der Rest ihrer Familie nur wenig für Fitness interessiert. Ihr Ruhepuls liegt zwischen 50 und 60. Sie isst alles, jedoch viel Obst und Gemüse, und sie isst fast immer zu Hause. Wenn Sie im Restaurant isst, bestellt sie einen Salat, eine Suppe oder Fisch. Sie verabscheut Autos und besitzt auch keines, sie geht lieber überall zu Fuß hin oder fährt mit dem Fahrrad. Am vorherigen Wochenende hatte sie an einer 100-Kilometer-Fahrradtour teilgenommen – und viereinhalb Stunden gebraucht. Vor und nach einer langen Radtour oder einem Work-out schläft sie nachts neun Stunden. Wenn sie an einem Tag weniger als zwei Stunden trainiert, schläft sie mindestens acht Stunden und macht noch ein Nickerchen von 15 bis 30 Minuten, wenn es ihre Zeit erlaubt.

Sylvia ist Publizistin und frühere Marketingleiterin, sie arbeitet immer noch Vollzeit. Und sie erfand den Slogan „A woman's place is on top" (Der Platz einer Frau ist auf dem Gipfel) für ein T-Shirt, das verkauft wurde, um 1978 die erste Besteigung der Annapurna im Himalaja durch eine Frau zu finanzieren. Die unerschrockenen Bergsteigerinnen verkauften mehr als 10 000 T-Shirts, so konnten sie die Besteigung durchführen. (Sylvia war eingeladen, sich ihnen anzuschließen, doch sie musste ablehnen.) Der Slogan bleibt eine passende Beschreibung für Sylvia und ihre persönliche Art, langsam zu altern.

Ich erklärte ihr, ich würde ein Buch über das Altern schreiben, und daraufhin begann sie mich mit Fragen zu löchern. Ihre hellen, wachen Augen durchbohrten mich dabei. Sie sagte mir, das Geheimnis des Jungbleibens bestehe darin, neuen Ideen gegenüber aufgeschlossen zu bleiben und neugierig zu sein. Wie es Sylvia mehrere Jahrzehnte gelungen ist, so können auch Sie langsamer altern, wenn Sie die 90/10-Regel zu Ihrem genetischen Code verstehen. Bereiten wir uns also auf die bestmögliche Epigenetik vor. Ich habe die bewährtesten Ansätze zusammengestellt, die Ihnen helfen werden, langsamer zu altern und Schwäche hinauszuschieben. Als Erstes ermitteln wir daher Ihre momentane Gesundheitsspannen-Punktzahl.

Machen Sie den Gesundheitsspannen-Test

Um langsamer altern zu können, müssen Sie Ihren derzeitigen Alterungsprozess messen, denn Ihre Messwerte werden sich verbessern. Außerdem ist es wichtig, einen Ausgangswert zu haben. Wie sich das Altern am besten messen lässt, darüber wird viel diskutiert – Einigkeit herrscht jedoch wenig. Die Genetikerin und Nobelpreisträgerin Elizabeth Blackburn sagt, das gehe am besten anhand der Länge der Telomere in den weißen Blutkörperchen; dieser Test wird von spezialisierten Labors durchgeführt. Dr. Oz empfiehlt seinen RealAge-Test, eine einzigartige Berechnung des körperlichen Gesundheitsalters. Er hat diesen Test selbst 1999 zusammen mit Dr. Mike Roizen entwickelt und jetzt müsste er auf den neuesten Forschungsstand gebracht werden. Viele Anti-Aging-Forscher setzen auf die Greifkraft – die Fähigkeit, die Hand zusammenzudrücken und Gewicht zu tragen, etwa wenn Sie an einer Klimmzugstange hängen. Luigi Ferrucci, Leiter der Baltimore Longitudinal Study on Aging (dt. etwa „Langzeitstudie zur Alterung"), untersucht anhand der Greifkraft Alterung und Entzündungen bei einer großen Gruppe gesunder Teilnehmer, die er seit 1958 beobachtet.[1] Dafür zieht Ferrucci auch einen vom Immunsystem gebildeten Blutmarker für Entzündungen heran: Interleukin-6 (Il-6). Dieser Marker wird mit 807 Genen in Verbindung gebracht, die mit Alterung und Mortalität zu tun haben; und der Il-6-Wert steigt mit dem Älterwerden.[2] Ein weiteres System schlägt als beste Methode zur Vorhersage des Mortalitätsrisikos vor, den Wert des c-reaktiven Proteins im Blut zu messen; dieses Protein weist auf ein Entzündungsgeschehen im Körper hin.[3] Doch keine dieser Messungen ist einfach, bequem und auf dem neuesten Stand. Darum habe ich meine eigene entwickelt, die *Gesundheitsspannen-Punktzahl*.

Um den Test effizient durchzuführen, brauchen Sie folgende Hilfsmittel:

- Einen Computer oder ein Tablet, falls Sie den Test online machen wollen,

- ein Maßband, um Ihren Taillenumfang zu messen.

Online können Sie den Test (in englischer Sprache) durchführen unter: *www.healthspanscore.com*

69

Die ermittelte Punktzahl gibt Aufschluss über die wichtigsten Prioritäten in vier bestimmten, mit dem Altern zusammenhängenden Bereichen. Und Sie erfahren, welchen Einfluss Sie auf das Ergebnis nehmen können. Ich empfehle Ihnen, zusammen mit dem Test, ein Vorher-Foto von Ihrem Körper zu machen und eine Nahaufnahme Ihres Gesichts (vor allem der Augen und der Haut), damit Sie einen Bezug für Ihren Ausgangswert haben. Folgende Ausgangsmessungen, die Ihre Gesundheitsspanne beeinflussen, müssen Sie vor dem Test notieren:

1. Ruhepuls
2. Taillenumfang
3. Gewicht, Größe, Body-Mass-Index (BMI)
4. Nüchternblutzucker (die meisten Schulmediziner messen diesen Wert bei allen Patienten über 45 Jahren; der Test kann auch in einer Apotheke durchgeführt werden)

Gesundheitsspannen-Test

Ermitteln Sie mithilfe der folgenden Fragen, wie schnell Sie altern, und bestimmen Sie Ihren Ausgangswert, auf dessen Basis Sie Ihre Verbesserung berechnen. Wählen Sie bei jeder Frage die Antwort aus, die Sie derzeit am besten beschreibt. Notieren Sie die Punkte für jede Antwort auf der Leerzeile. Addieren Sie zum Schluss die Zwischensummen jedes Abschnitts und die Endsumme (Ihre Gesundheitsspannen-Punktzahl) an der vorgesehenen Stelle am Ende des Tests.

Allgemeine Angaben, Größe und Gewicht

1. Sind Sie ...
   Weiblich = 1 Punkt
   Männlich = 0 Punkte   Zwischensumme: _____

2. Alter
   < 40 = 2 Punkte
   40 bis 65 = 1 Punkt
   > 65 = 0 Punkte   Zwischensumme: _____

3. Was ist Ihr Taillenumfang (auf Höhe des Nabels)?
   Frauen:
   < 88 cm = 2 Punkte
   88 cm oder mehr = 0 Punkte
   Männer:
   < 102 cm = 2 Punkte 102 cm oder mehr = 0 Punkte
   Zwischensumme: _____

4. Lassen Sie uns Ihren derzeitigen BMI berechnen:
   Tragen Sie die Größe in cm ein: _____
   Tragen Sie das Gewicht in kg ein: _____
   Verwenden Sie einen BMI-Rechner aus dem Internet[4] oder die Formel
   BMI = Gewicht (kg) ÷ Größe (cm)^2
   Berechneter BMI: _____

   BMI < 18,5 = 0 Punkte
   BMI 18,5 – 24,9 = 2 Punkte
   BMI 25,0 – 29,9 = 1 Punkt
   BMI > 30 = 0 Punkte
   Zwischensumme: _____

**Gesamtsumme allgemeine Angaben,
Größe und Gewicht:** _____

Lebensstil

5. Wie viele Stunden sitzen Sie an einem normalen Arbeitstag?
   < 3 = 2 Punkte
   3 bis 6 = 1 Punkt
   > 6 = 0 Punkte
   Zwischensumme: _____

6. Wie viele Stunden schlafen Sie nachts meistens?
   < 4 Stunden = 0 Punkte
   5 bis 7 Stunden = 1 Punkt
   7 bis 8,5 Stunden = 2 Punkte
   > 8,5 = 1 Punkt
   Ich bin mir nicht sicher = 0 Punkte
   Zwischensumme: _____

7. Bewegen Sie sich an fünf Tagen pro Woche mindestens 30 Minuten lang in mäßigem bis flottem Tempo?
   Ja = 2 Punkte
   Nein = 0 Punkte   Zwischensumme: _____

8. Putzen Sie sich zweimal täglich oder häufiger die Zähne?
   Ja = 2 Punkte
   Nein = 0 Punkte   Zwischensumme: _____

9. Wie häufig verwenden Sie Zahnseide pro Tag?
   Zweimal oder häufiger = 2 Punkte
   Einmal = 1 Punkt
   Seltener als einmal = 0 Punkte
          Zwischensumme: _____

10. Wie oft widmen Sie sich einer kontemplativen Praktik (Yoga, Meditation, Achtsamkeit, Tai-Chi usw.?)
    5 Mal pro Woche oder mehr = 2 Punkte
    1 bis 4 Mal pro Woche = 1 Punkt
    Gar nicht = 0 Punkte   Zwischensumme: _____

11. Wie viel Alkohol konsumieren Sie in der Woche?
    Keinen = 0 Punkte
    1 bis 2 kleine Gläser = 2 Punkte
    3 bis 7 kleine Gläser = 1 Punkt
    > 7 Gläser = 0 Punkte   Zwischensumme: _____

12. Wie viele Stunden Schlaf brauchen Sie Ihrem Gefühl nach, um gut durch den Tag zu kommen?
    Weniger als 4 = 0 Punkte
    5 bis 6 = 1 Punkt
    7 bis 8,5 = 2 Punkte
    Mehr als 8,5 = 0 Punkte
    Ich bin mir nicht sicher = 0 Punkte
           Zwischensumme: _____

13. Haben Sie in Ihrem Leben mindestens 100 Zigaretten geraucht?
    Ja = 0 Punkte
    Nein = 1 Punkt
    Ich bin mir nicht sicher = 0 Punkte
    Zwischensumme: _____

Gesamtsumme Lebensstil: _____

Gesundheit

14. Würden Sie Ihre körperliche Gesundheit besser einstufen als die anderer Menschen Ihres Alters?
    Ja = 2 Punkte
    Nein = 1 Punkt   Zwischensumme: _____

15. Verwenden Sie einen Sonnenschutz, meiden Sie die Sonne und/oder haben Sie einen niedrigen Vitamin-D-Spiegel?
    Ja = 0 Punkte
    Nein = 1 Punkt   Zwischensumme: _____

16. Wurde bei Ihnen eine der folgenden Erkrankungen diagnostiziert (0 Punkte für jedes Ja und 2 Punkte für jedes Nein; 0 Punkte, falls Sie es nicht wissen)?
    Diabetes oder Prädiabetes:
    Depression:
    Alzheimer:
    Krebs (jede Art):
    Multiple Sklerose:
    Zahnfleischentzündung:
    Bluthochdruck:
    Herzkrankheiten:
    Auffälliger Pap-Abstrich (bei Frauen):
    Schlaganfall:
    Winterdepression: Zwischensumme: _____

17. Was ist Ihr Ruhepuls (wenn Sie ruhig sitzen)?
    Weniger als 60 Schläge pro Minute = 2 Punkte
    60 bis 79 Schläge pro Minute = 1 Punkt
    80 oder mehr Schläge pro Minute = 0 Punkte
    Ich bin mir nicht sicher = 0 Punkte
    Zwischensumme: _____

18. Liegt Ihr zuletzt gemessener Nüchternblutzuckerwert zwischen 70 und 85 mg/dl?
Ja = 2 Punkte
Nein = 0 Punkte
Ich weiß nicht = 0 Punkte   Zwischensumme: _____

19. Haben Sie häufig Erkältungen oder andere Infektionen (z. B. Fieberbläschen oder Herpes, Atemwegsinfektionen, Bronchitis, Nebenhöhlenentzündung)?
Ja = 0 Punkte
Nein = 1 Punkt   Zwischensumme: _____

Gesamtsumme Gesundheit: _____

Haut, Haare und Nägel

20. Haben Sie schwache, dünne oder brüchige Nägel?
Ja = 0 Punkte
Nein = 1 Punkt   Zwischensumme: _____

21. Haben Sie weiße Flecken auf den Nägeln?
Ja = 0 Punkte
Nein = 1 Punkt
Zwischensumme: _____

22. Haben Sie Hautprobleme wie Ekzeme, Ausschlag und/oder Akne?
Ja = 0 Punkte
Nein = 1 Punkt   Zwischensumme: _____

23. Haben Sie Haarausfall?
Ja = 0 Punkte
Nein = 1 Punkt   Zwischensumme: _____

Gesamtsumme Haut, Haare, Nägel: _____

Stress

24. Haben Sie in den letzten zwölf Monaten einen bedeutenden Lebensbelastungsfaktor durchgemacht, etwa den Tod eines geliebten Menschen, Scheidung oder Trennung, Verlust des Arbeitsplatzes oder Umzug?
Ja = 0 Punkte
Nein = 2 Punkte   Zwischensumme: _____

25. Haben Sie häufiger das Gefühl, dass Sie von einer Aufgabe zur nächsten hetzen und gestresst sind wegen Zeitmangels?
Ja = 0 Punkte
Nein = 2 Punkte   Zwischensumme: _____

26. Würden Sie Ihr Leben als sehr stressig einstufen?
Ja = 0 Punkte
Nein = 2 Punkte   Zwischensumme: _____

27. Wie würden Sie für den Verlauf der letzten zwei Wochen Ihre Fähigkeit zur Stressbewältigung einstufen?
Schlecht = 0 Punkte
Mittelmäßig = 1 Punkt
Hervorragend = 2 Punkte   Zwischensumme: _____

Gesamtsumme Stress: _____

Ernährung

28. Essen Sie häufiger als zwei Mal pro Woche Nahrungsmittel mit Mehl oder Zucker?
Ja = 0 Punkte
Nein = 1 Punkt   Zwischensumme: _____

29. Essen Sie täglich mindestens sieben Portionen Obst und Gemüse (1 Portion entspricht ½ Tasse)?
Ja = 2 Punkte
Nein = 0 Punkte   Zwischensumme: _____

30. Essen Sie mindestens eine Portion grünes Gemüse täglich
    (1 Portion = ½ Tasse)?
    Ja = 2 Punkte
    Nein = 0 Punkte   Zwischensumme: _____

31. Essen Sie industriell verarbeitete oder abgepackte Nahrungs-
    mittel, Fast Food oder Nahrungsmittel, die Transfette enthalten
    (wie Donuts, süße oder salzige Kekse) einmal pro Woche oder
    häufiger?
    Ja = 0 Punkte
    Nein = 1 Punkt   Zwischensumme: _____

Gesamtsumme Ernährung: _____

Familiengeschichte

32. Kommt in Ihrer Familie eine der folgenden Krankheiten vor
    (0 Punkte für jedes Ja und 1 Punkt für jedes Nein)?
    Alzheimer:
    Herzkrankheiten:
    Schlaganfall:
    Diabetes:
    Osteoporose:
    Krebs: Zwischensumme: _____

Gesamtsumme Familiengeschichte: _____

Verbundenheit

33. Sind Sie verheiratet oder in einer Beziehung mit jemandem,
    mit dem Sie über alles sprechen können?
    Ja = 2 Punkte
    Nein = 0 Punkte   Zwischensumme: _____

34. Fühlen Sie sich isoliert oder einsam?
    Ja = 0 Punkte
    Nein = 2 Punkte   Zwischensumme: _____

35. Sind Sie zufrieden mit dem, was Sie in Ihrem Leben tun?
    Ja = 1 Punkt
    Nein = 0 Punkte   Zwischensumme: _____

36. Haben Sie das Gefühl, es gibt jemandem in Ihrem Leben,
    dem Sie wichtig sind und der Sie liebt, komme, was da wolle?
    Ja = 1 Punkt
    Nein = 0 Punkte   Zwischensumme: _____

37. Glauben Sie, dass Sie als Mensch wichtig sind und dass Sie im
    Leben anderer einen Unterschied machen?
    Ja = 1 Punkt
    Nein = 0 Punkte   Zwischensumme: _____

Gesamtsumme Verbundenheit: _____

Oxidativer Stress

38. Sind Sie regelmäßig müde?
    Ja = 0 Punkte
    Nein = 1 Punkt   Zwischensumme: _____

39. Fühlen Sie sich nach dem Sport sehr erschöpft?
    Ja = 0 Punkte
    Nein = 1 Punkt   Zwischensumme: _____

40. Reagieren Sie empfindlich auf Rauch, Parfüm, Putzmittel oder
    andere chemische Stoffe?
    Ja = 0 Punkte
    Nein = 1 Punkt   Zwischensumme: _____

41. Haben Sie Muskel- oder Gelenkschmerzen?
    Ja = 0 Punkte
    Nein = 1 Punkt   Zwischensumme: _____

42. Rauchen Sie oder sind Sie passivem Rauch ausgesetzt?
    Ja = 0 Punkte
    Nein = 1 Punkt   Zwischensumme: _____

43. Sind Sie zu Hause oder am Arbeitsplatz Umweltgiften ausgesetzt wie Schadstoffen, Schwermetallen oder Chemikalien?
Ja = 0 Punkte
Nein = 1 Punkt   Zwischensumme: _____

44. Neben Sie verschreibungspflichtige Medikamente oder Freizeitdrogen (Alkohol, Cannabis u. a.)?
Ja = 0 Punkte
Nein = 1 Punkt   Zwischensumme: _____

Gesamtsumme oxidativer Stress: _____

Gehirnfunktion

45. Suchen Sie einmal oder häufiger pro Woche in einem Gespräch nach dem richtigen Wort?
Ja = 0 Punkte
Nein = 2 Punkte   Zwischensumme: _____

46. Haben Sie in den letzten fünf oder zehn Jahren ein Nachlassen Ihrer geistigen Schärfe, Ihres Gedächtnisses oder Ihrer Aufmerksamkeit festgestellt?
Ja = 0 Punkte
Nein = 2 Punkte   Zwischensumme: _____

47. Haben Sie das Gefühl, Ihr Gehirn funktioniert nicht mehr so gut wie vor fünf oder zehn Jahren?
Ja = 0 Punkte
Nein = 2 Punkte   Zwischensumme: _____

48. Sind Ihr Geschmack, Ihr Geruch und/oder Ihr Gehör beeinträchtigt?
Ja = 0 Punkte
Nein = 2 Punkte   Zwischensumme: _____

Gesamtsumme Gehirnfunktion: _____

49. Glauben Sie, Schokolade, Wein und Guacamole helfen Ihnen dabei, jung auszusehen und sich jung zu fühlen?
Gut geraten – denn das können sie! (1 Punkt für Ja, weil Sie Sinn für Humor haben.)

Endsumme: _____ **von 100 möglichen Punkten**

Datum: _____

Auswertung

Jetzt haben Sie einen Ausgangswert zu den wichtigsten Faktoren, die die Geschwindigkeit Ihres Alterungsprozesses bestimmen: allgemeine Angaben, Lebensstil, Stress, Einflüsse, Kranken- und Familiengeschichte, Antioxidationsstatus, Verbundenheit und Gehirnfunktion. Was ist der nächste Schritt? Werten Sie Ihre Punktzahl anhand der folgenden Tabelle aus. Nach Abschluss des siebenwöchigen Programms ermitteln Sie Ihre Punktzahl erneut und dann künftig regelmäßig (ich empfehle alle sechs Monate), um sicherzugehen, dass Sie noch auf dem richtigen Kurs sind beim Verlängern Ihrer Gesundheitsspanne. Der restliche Teil dieses Kapitels unterstützt Sie bei Ihrer Vorbereitung, wieder die Kontrolle über den Alterungsprozess und Ihre Gesundheit zu übernehmen. Sollte Ihre Punktzahl in Zukunft einmal sinken, dann schauen Sie sich die Bereiche, in denen der Rückgang stattfindet, genau an und lesen Sie nochmals an entsprechender Stelle in diesem Buch nach.

Punktzahl und Bedeutung

< 40: *Sehr geringe Gesundheitsspanne*
Sie altern übermäßig schnell. Beginnen Sie mit dem Programm und lassen Sie sich zusätzlich von Ihrem Arzt unterstützen und Ihre Ergebnisse überprüfen, während Sie Ihren Alterungsprozess verlangsamen.

40 – 49: *Geringe Gesundheitsspanne*
Sie altern rasch und sind stark gefährdet, Ihre Gesundheitsspanne zu beeinträchtigen. Sie haben keine Zeit zu verlieren. Beginnen Sie so bald wie möglich mit dem Programm.

50 – 59: *Unterdurchschnittliche Gesundheitsspanne*
Sie altern mäßig schnell, doch dieses Programm wird Ihnen helfen, langsamer zu altern.

60 – 69: *Durchschnittliche Gesundheitsspanne*
Ihre Gesundheitsspanne liegt im Normbereich, doch es gibt noch viel zu tun.

70 – 79: *Überdurchschnittliche Gesundheitsspanne*
Sie machen bereits vieles richtig, doch auf einige Lücken müssen wir eingehen.

> 80: *Ausgezeichnete Gesundheitsspanne*
Führen Sie das Programm durch, um Ihre derzeitigen guten Praktiken zu erhalten und sie zur Gewohnheit werden zu lassen; halten Sie die Augen offen für die kleinen Änderungen, die Ihre Punktzahl noch erhöhen.

Warum diese Werte wichtig sind

Diese Fragen geben Aufschluss darüber, wie Ihre Gene funktionieren. Jeder einzelne Wert beeinflusst Ihre Genexpression und zeigt, welche Lösung die funktionelle Medizin hier bieten kann. Jeder Testabschnitt gibt einen zentralen Aspekt des Alterns wieder, vom Krankheitsrisiko bis hin zum oxidativen Stress, und weist so darauf hin, in welchem Bereich Sie die meiste Unterstützung brauchen. Angenommen, Sie haben fast überall mit Ausnahme des Lebensstils gut abgeschnitten, dann gilt es, das Augenmerk stärker darauf zu richten. Das hier vorgestellte Programm verbessert Ihre Gesundheitsspanne sogar in den Bereichen, in denen Ihre Punktzahl bereits im grünen Bereich ist. Falls Sie in Ihrer Ernährung schon auf Anti-Aging-Kurs sind, aber beim Schlaf nachlässig, dann müssen wir uns darum kümmern. Wenn Sie Ihren Lebensstil verbessern, aber Sie Verwandte mit Alzheimer haben, dann wird Kapitel 11 (*Denken*) wichtiger für Sie sein.

Ein einzelnes Ergebnis sagt nicht zwangsläufig alles. Schauen wir uns als Beispiel den Ruhepuls an. Mein Mann hat einen Ruhepuls von 49, weil er Sportler ist und in jedem Sport spitze. Mein Ruhepuls ist an einem guten Tag ungefähr 60. Das heißt, sein Herz kann das Blut effizienter durch den Körper pumpen als meines. Das gehört zum Muskelfaktor. Wesentlich für das Verlangsamen der Alterung ist es, Ihren Ruhepuls zu senken. Auf Ausdauer ausgerichtete körperliche Bewegung senkt Ihren Ruhepuls und die Anzahl Ihrer Herzschläge im Verlauf von 24 Stunden. Darüber hinaus ist das Nervensystem von Ausdauersportlern ausgeglichener als das von Nichtsportlern. Ihre Regeneration und Verdauung funktionieren besser und sie können auf den Punkt genau ihre Leistung abrufen, wenn es nötig ist („Kampf oder Flucht").

Die bessere Gesundheit von Sportlern beschränkt sich nicht auf die Herzfrequenz, sondern erstreckt sich auch auf die Variabilität zwischen den einzelnen Herzschlägen, die sogenannte *Herzfrequenz- oder Herzratenvariabilität* (HRV). Ihre HRV ist das Muster Ihrer Herzfrequenz – wenn Sie einen Ruhepuls von 60 haben, könnten Sie annehmen, das wäre ein Schlag pro Sekunde, doch das wäre eine sehr geringe Herzratenvariabilität. Tatsächlich sind unterschiedliche Zeitabstände zwischen den Herzschlägen positiv zu bewerten. Als Anzeichen einer guten HRV beträgt der erste Abstand zwischen zwei Herzschlägen beispielsweise 1,00 Sekunden, der zweite 1,02 Sekunden, der nächste 1,05 Sekunden usw.

Die Herzratenvariabilität ist ein Gradmesser für die Flexibilität Ihres Nervensystems; und je flexibler es ist, desto besser. Ein bestimmter Grad an Variabilität gilt als gesund und ratsam. Die Variabilität resultiert aus mehreren Faktoren, äußeren (bedingt durch Lebensstil, Verhalten und Umwelt) und inneren (bedingt durch neuronale Reflexe, die zentrale Nervensteuerung, hormonelle und andere humorale Einflüsse).[5] Ein niedriger Ruhepuls und eine erhöhte Herzratenvariabilität gehen mit Langlebigkeit einher.[6] (In Kapitel 7 erfahren Sie mehr darüber, wie Sie die HRV messen können.) Doch diese Variabilität ist nur ein Messwert. Eine Sportlerin könnte eine hohe HRV haben und trotzdem zu wenig schlafen, in ihrer Familie könnte jemand an Alzheimer erkrankt sein und sie arbeitet vielleicht Vollzeit in einer Fabrik, in der sie 40 Stunden pro Woche Toxinen ausgesetzt ist. Aus diesem Grund ist Ihre Gesundheitsspannen-Punktzahl eine Gesamtmessung, die sich nicht nur auf einen einzelnen Faktor stützt, der die Geschwindigkeit des Alterns widerspiegelt.

Testen Sie Ihre Sehkraft

Es kommt häufig vor, ist aber nicht unvermeidlich, dass Menschen über 40 eine Brille brauchen. Gewöhnlich ist das Problem die Altersweitsichtigkeit, wenn Sie also bei Arbeiten im Nahbereich verschwommen sehen, etwa wenn Sie lesen, auf Ihr Handy schauen, nähen, stricken oder am Computer arbeiten. Auch wenn Sie vorher bereits andere Augenprobleme hatten – Kurzsichtigkeit zum Beispiel –, können Sie feststellen, dass Sie nun verschwommen sehen, wenn Sie Ihre normale Brille oder Kontaktlinsen tragen. Dann müssen Sie den Gegenstand vielleicht auf Armeslänge entfernt halten, um ihn schärfer zu sehen.

Altersweitsichtigkeit ist eine Folge des Alterns im Unterschied zu Kurzsichtigkeit, Weitsichtigkeit und Astigmatismus, die gewöhnlich in der Kindheit oder im jungen Erwachsenenalter auftreten. Die wahrscheinlichste Erklärung für Altersweitsichtigkeit scheint diese zu sein: Die Proteine in der natürlichen Augenlinse beginnen zu altern, was zu einer allmählichen Verdickung, Verhärtung und Steife führt. Zusätzlich werden die Muskelfasern rund um die Linse älter und Sie stellen Sie fest, dass Sie plötzlich größere Schwierigkeiten haben, einen Gegenstand in der Nähe zu fokussieren.

Die Fälle von Altersweitsichtigkeit steigen, hauptsächlich weil die Bevölkerung älter wird. Außerdem hat die Arbeit im Nahbereich zugenommen; schauen Sie nur die sprunghaft angestiegene Verwendung von Mobiltelefonen, Handhelds und Laptops.

Testen Sie Ihre Sehkraft, indem Sie eine Sehtafel aus dem Internet herunterladen und jedes Auge aus einer bestimmten Entfernung überprüfen, genau wie ein Optiker oder Augenarzt. Im Abschnitt *Ressourcen* am Ende des Buches finden Sie Apps und andere Möglichkeiten, Ihre Sehkraft bequem zu messen.

Was können Sie dagegen tun? In Kapitel 9 stelle ich Ihnen spezielle Übungen vor, doch führen Sie, bevor Sie mit diesem Programm beginnen, einmal in der Woche 24 Stunden lang eine „digitale Diät" durch: Das heißt, Sie lassen Handys, Computer, Fernseher und Handheld-Geräte ausgeschaltet. Legen Sie für jeweils 45 Minuten Bildschirmarbeit eine 15-minütige Pause ein.

Hilfreich kann auch mehr Tageslicht dabei sein. Und verbringen Sie zusätzlich mehr Zeit im Freien, wo Sie sich darauf konzentrieren müssen, Gegenstände in größeren Entfernungen zu fokussieren.

Hilfe gesucht – ein neues Paradigma

Häufig fragen mich Sechzig-, Siebzig- oder Achtzigjährige, ob es zu spät ist, würdevoll zu altern. Heute weiß die aktuelle Altersforschung jedoch, dass sich die angeborene Körperintelligenz bis zum letzten Tag im Leben eines Menschen kontinuierlich den richtigen Auslösereizen beugt, sich darauf einstellt und daran anpasst. Darum ist es nie zu spät, die Zeitbomben in Ihren Zellen zu deaktivieren und Ihre Gesundheitsspanne auszudehnen.

Bedauerlicherweise leben wir in einer Welt, die im Widerspruch steht zu unserer DNA. Gene, Lebensspanne und unsere herrschende Kultur – die gesellschaftlichen Normen, die die Entscheidungen zu Bildung, Ehe, Arbeit und Ruhestand bestimmen –, passen nicht zusammen. Den derzeitigen gesellschaftlichen Normen zufolge beginnen Sie im Alter von ungefähr 50 zunehmend abzubauen und gehen dann zehn bis zwanzig Jahre später in den Ruhestand, wenn Sie nicht mehr leistungsfähig sind. Doch unsere Gene bieten eine klare Alternative. Maximieren Sie die Leistungsfähigkeit Ihrer Gene, indem Sie Ihre Umgebung verbessern, unabhängig von Ihrem Alter, wie es Sylvia aus meinem Fitnessstudio macht.

Dafür brauchen wir ein neues Paradigma über das Altern, damit wir länger leben, besser leben und uns vitaler fühlen. Ein Paradigmenwechsel erfordert, dass Sie viele Aspekte des Alterns überdenken, von nachlassendem Sehvermögen bis hin zu der Zeit, die Sie täglich im Sitzen verbringen, und Gedanken über Ihre Lebensaufgabe. Warum sollten Sie sich nicht für eine bessere Qualität eines längeren Lebens vorbereiten? Fangen Sie an, über die Vorteile nachzudenken, wenn sich ausgediente Zellen wie lästige Härchen am Kinn herauszupfen lassen. Und genau diese Vorteile bringt Ihnen das hier vorgestellte Programm.

Mit den Ikariern Schritt halten

Lassen wir uns bei unserem Ehrgeiz packen, um mit Menschen gleich-zuziehen, die die höchste Lebenserwartung haben und an Orten wie Monaco, Ikaria und Okinawa leben. Sie leben nicht nur länger und sind bis zuletzt wunderbar gesund, sie haben auch eine viel höhere Lebens-qualität als wir in den Vereinigten Staaten. Schauen Sie sich die Men-schen auf Ikaria an (manchmal auch Icaria geschrieben), eine bergige griechische Insel. Ich schätze, die überleben die Kardashians!

Die Ikarier leben zehn Jahre länger als die meisten Europäer; sie laufen in ihrer hügeligen Landschaft täglich bergauf und bergab und das viel gesün-der und in jedem Alter. Benannt ist die Insel nach einer Figur aus der grie-chischen Mythologie, Ikarus, der jung starb, weil seine künstlichen Flügel schmolzen, als er der Sonne zu nahe kam. Und jetzt rühmt sich die Insel ironischerweise der meisten neunzigjährigen Einwohner weltweit. Jeder Dritte wird hier über 90 Jahre alt. Genannt wird Ikaria auch die „Insel, auf der die Menschen vergessen, zu sterben"[7], doch ich mag den Umgangsna-men lieber, die „Insel, auf der die Menschen ihren Verstand nicht verlie-ren", weil es in der Bevölkerung fast überhaupt keine Fälle von Demenz oder Depressionen gibt. Ikaria ist stärker isoliert als andere griechische Inseln (von Athen aus braucht man mit der Fähre ungefähr zehn Stunden), deshalb bleibt ihr das Drumherum des Tourismus größtenteils erspart, etwa Fast Food und ein schnelles Lebenstempo. Infolgedessen ist die Insel sogar jetzt noch ein großes Labor für eine andere Lebensweise, die auch noch mit einer langen Gesundheitsspanne einhergeht.

Zwar erklärt, für sich genommen, kein einzelner Faktor die Langlebig-keit allgemein, doch es macht Spaß, sich den typischen Tagesablauf eines Ikariers anzuschauen, um festzustellen, wie er eine solch lange Gesundheitsspanne erreicht.[8] Die meisten Daten zu den Ikariern haben die Universität von Athen gesammelt, die Harvard School of Public Health und der Journalist Dan Buettner bei seiner Forschung für *Natio-nal Geographic*. Hier wurden Kulturen untersucht, deren Bewohner die weltweit höchste Lebenserwartung haben.[9] Denken Sie über diese Fak-toren nach, wenn wir jetzt auf die Schritte Ihres eigenen *10-Jahre-jün-ger*-Programms eingehen.

– *Wachen Sie ohne Wecker auf und tragen Sie keine Armbanduhr.* Die Ikarier tragen keine Armbanduhren und haben eine entspannte Einstellung zur Zeit.

– *Baden Sie in heißen Heilquellen.* Hippokrates, der Vater der modernen Medizin, sah heiße Mineralbäder als heilsam an. Und in Europa und Japan erkennen Ärzte sie weithin als eine Therapieform bei Knieschmerzen, Arthritis, Fibromyalgie, Bluthochdruck, Ekzemen und anderen Problemen an. Natürliche heiße Quellen enthalten verschiedene Mineralien: Man nimmt an, dass Schwefel beispielsweise eine verstopfte Nase bessere, Kalzium und Natriumbikarbonat scheinen die Durchblutung zu fördern und Salz sei gut für die Verdauung.

– *Essen Sie viel Fisch, grünes und anderes frisches Gemüse.* Selbst im Vergleich zur üblichen Mittelmeer-Ernährung essen die Ikarier mehr Fisch und frisches Gemüse, vor allem grüne Wildpflanzen wie Löwenzahn, Fenchel und Chorta (verwandt mit Spinat) – mehr als 150 Sorten der Grüngemüse der Insel wachsen wild. Sie essen selten Fleisch, gewöhnlich ein Mal pro Woche oder seltener, und träufeln bei Tisch großzügig Olivenöl als Gewürz über das Essen. Sie essen sechs Mal häufiger Bohnen als Amerikaner und nur ein Viertel der Zuckermenge. Die meisten Menschen haben einen eigenen Garten in der Familie und Vieh, etwa Ziegen. Doch wie die Einheimischen betonen, ist es nicht das Essen allein; es ist das genussvolle gemeinsame Essen im Kreise der Familie.

– *Kennen Sie Ihre Nachbarn und kommen Sie oft mit Freunden und Familie zusammen.* Enge soziale Kontakte verbessern Gesundheit und Langlebigkeit. Die Ikarier sind berühmt für ihre Lebensweise und die Tür steht immer offen für Gäste, sich für ein ausgedehntes, gemütliches Mahl dazuzugesellen.

– *Nehmen Sie rohe, nicht pasteurisierte Ziegenmilch zu sich.* Ikarier konsumieren nicht-pasteurisierte Ziegenmilch und stellen daraus Joghurt und Käse her. Diese Milch ist bekanntlich hypoallergen (verglichen mit Kuhmilch) und wird auch von den meisten Menschen mit Laktoseintoleranz vertragen. Auch wenn Ziegenmilch generell gesünder zu sein scheint als Kuhmilch, so kommt es für die Gesundheit jedoch vor allem auf den Rohzustand an. Wird Milch pasteurisiert, wird dadurch der probiotische *Lactobacillus acidophilus* abgetötet. Sie benötigen *Lactobacillus acidophilus* jedoch, um Vitamin B herzustellen und um den Darm mit gesunden Bakterien zu versorgen.

– *Laufen Sie wie eine Ziegenherde und gärtnern Sie.* Das zerklüftete, bergige Gelände auf Ikaria verlangt jedes Mal ein Mini-Work-out, wenn jemand das Haus verlässt. 60 Prozent der über 90-jährigen Ikarier sind körperlich aktiv; im Vergleich dazu sind es andernorts etwa 20 Prozent. Besuchern zufolge kommt man kaum durch den Tag, ohne mindestens 20 Mal bergauf zu laufen.

– *Trinken Sie mäßig Wein.* Glaubt man den Einheimischen, ist ihr Wein rein und enthält weder Zusatzstoffe noch Konservierungsmittel. Sie trinken zwei bis vier kleine Gläser pro Tag. Wenn Wein mit reichlich Obst und Gemüse genossen wird, regt er den Körper an, mehr Flavonoide zu resorbieren, eine Art sekundäre Pflanzenstoffe, die erwiesenermaßen der Gesundheit nützen.

– *Fasten Sie intermittierend.* Die meisten Ikarier sind griechisch-orthodoxe Christen und ihr religiöser Kalender verlangt rund sechs Monate im Jahr intermittierendes Fasten. Vor einem orthodoxen Feiertag essen die Menschen 18 Stunden lang nichts. Wie sich gezeigt hat, verlangsamt gelegentliche Nahrungsrestriktion bei Säugetieren den Alterungsprozess.

– *Machen Sie jeden Nachmittag ein Nickerchen.* Üblicherweise legen sich die Ikarier nach dem Mittagessen 30 Minuten aufs Ohr, und zwar mindestens dreimal in der Woche, manchmal aber auch täglich. Wussten Sie, dass ein Tagschlaf Ihr Herzinfarktrisiko um 37 Prozent senkt? Ich wusste es auch nicht, aber der Mechanismus scheint damit zusammenzuhängen, dass so ein Schläfchen die Stresshormone reduziert und das Herz sich ausruhen kann.

– *Verzichten Sie auf den Ruhestand.* Die Ikarier haben eine lockere Einstellung dazu, wann sie morgens zur Arbeit kommen, aber die Arbeit gibt ihrem Leben Sinn und Bedeutung. Sie glauben nicht an den Ruhestand und sehen Arbeit als eine Lebensart, nicht als etwas davon Getrenntes. Für sie ist alles heilige Zeit.

– *Trinken Sie einen kräftigen Tee aus Bergkräutern.* Dieser Tee wird zubereitet aus Majoran, Milzfarn, weißblättrigem Salbei, Rosmarin, Oregano, Kamille, Löwenzahnblättern, Beifuß oder einer wilden Minze, die *Fliskouni* genannt wird. Viele ikarische Kräutertees wirken diuretisch, sie schwemmen Giftstoffe aus dem Körper und senken den Blutdruck, weil sie überschüssiges Natrium und überschüssige Flüssigkeit ausleiten. Die Ikarier genießen ihren Bergtee wie ein Tonikum am Ende des Tages.

Funktionelle Medizin: Bleiben Sie nicht auf dem Reißnagel sitzen

Bevor wir Ihre Gesundheitsspanne erweitern, indem wir in Ihrem Leben Raum für die Epigenetik schaffen, die Sie bis ins hohe Alter hinein gesund erhält, genau wie die Menschen auf der griechischen Insel Ikaria, wollen wir auf die Hauptprobleme eingehen, die Ihnen Ihre Jugendlichkeit rauben. In der herkömmlichen Medizin wird üblicherweise etwas gegen die Symptome verschrieben, statt die Grundursache zu behandeln. Problematisch an diesem Ansatz ist, dass es Ihnen vielleicht vorübergehend besser geht, aber Ihre Erkrankung schreitet weiter fort und Sie altern schneller. Der Arzt Sydney Baker, ein früher Vertreter der funktionellen Medizin, pflegte zu sagen: Wenn Sie auf einem Reißnagel sitzen, ist die einzige Lösung, den Reißnagel zu finden und herauszuziehen – und nicht die Behandlung des Schmerzes.

Die funktionelle Medizin zielt darauf ab, die Grundursache zu analysieren, damit Sie Ihren Körper in Schwung bringen, die Erkrankung umkehren und sich langfristig besser fühlen. Von einigen zentralen Empfehlungen der funktionellen Medizin profitiert praktisch jeder Mensch und diese Empfehlungen entschleunigen dadurch den Alterungsprozess. Sie sind in dem Programm enthalten, über das Sie – beginnend mit diesem Kapitel – mehr erfahren werden.

87

Zehn Phänomene, die Ihnen Ihre Jugendlichkeit rauben

Ich bin fixiert auf all das, was Sie vor Ihrer Zeit altern lässt – die Phänomene, die das sogenannte *Inflammaging* (Entzündungsaltern) hervorrufen. Woher wissen Sie, ob Sie davon betroffen sind? Wenn Sie sich steif, langsam und müde fühlen und sich nicht mehr erinnern können, warum Sie in ein Zimmer gegangen sind. Hier finden Sie auf einen Blick die häufigsten Probleme, die das Entzündungsaltern fördern und Ihre Gesundheitsspanne verkürzen.

1. Übergewicht
2. Bewegungsmangel
3. Bestimmte Medikamente, wie Angstlöser oder sogar Antihistaminika*
4. Zu viele Kohlenhydrate und industriell verarbeitete Lebensmittel
5. Muskelabbau (kein Kraftaufbau, unregelmäßiges Training der Muskelfasern
6. Schlafmangel
7. Perspektivlosigkeit, Mangel an Lebensfreude und Sinn
8. Vitamin-D-Mangel
9. Stress
10. Einsamkeit

* Angstlösende Medikamente mit Wirkstoffen wie Alprazolam und Lorazepam erhöhen das Alzheimer-Risiko um mehr als 50 Prozent, wie eine neue Studie nachgewiesen hat. Ferner sollten Menschen, die den Wirkstoff Diphenhydramin zum Schlafen oder bei Allergien einnehmen, das noch einmal überdenken (falls sie sich überhaupt noch daran erinnern können). Das *Journal of the American Medical Association* (Zeitschrift der amerikanischen Ärztevereinigung, Anm. d. Ü.) veröffentlichte kürzlich eine Untersuchung, in der die häufige und die Langzeiteinnahme von Anticholinergika etwa mit dem Wirkstoff Diphenhydramin mit Demenz in Verbindung gebracht wurden. (Anticholinergika sind Medikamente, die im Nervensystem für die Regeneration des Körpers zuständige Substanzen hemmen; Anm. d. Ü.)

Da mein Programm auf der funktionellen Medizin basiert, geht es auf die zehn häufigsten Grundursachen des beschleunigten Alterns ein. Dabei konzentriert es sich auf mehrere Gene und ihre Wechselwirkungen untereinander sowie auf die Wechselwirkungen der Gene mit Ihrem Lebensstil, darunter Ernährung, Hormone, Umweltgifte, Stress, die ausgewogene Aufnahme von Omega-3- und Omega-6-Fettsäuren, Vitamine und Mineralstoffe, Allergene, Schlaf und Bewegung. Lebensstilfaktoren beeinflussen die Ansammlung freier Radikale und anderer schädigender Moleküle, mitochondriale Dysfunktion, Hormonmangel, Schäden an Telomeren und schließlich Entzündungen oder *Inflammaging* (diese unselige Verbindung fortschreitenden Entzündungsgeschehens und erhöhter Stressreaktion, die das Altern beschleunigt).

Die Voraussetzungen für das *10-Jahre-jünger-* Programm

Bevor wir zu den Einzelheiten der ersten Woche kommen, müssen Sie als Minimum drei wesentliche Punkte einer langen Gesundheitsspanne oder die Voraussetzungen dafür erfüllen:

— *Schlafen Sie mindestens sechs Stunden pro Nacht.* Falls Sie dieses Kriterium nicht erfüllen, fangen Sie an, 30 Minuten länger im Bett liegen zu bleiben. Schlaf beseitigt Abfallstoffe aus Ihrem Körper. Er wirkt wie ein Kraftreiniger. In Kapitel 6 zeige ich Ihnen, wie Sie die Melatoninproduktion optimieren können, ein wichtiges Anti-Aging-Hormon, das mehr als 500 Gene steuert.

— *Meiden Sie industriell verarbeitete Nahrungsmittel.* Wenn etwas nicht aus der Erde kommt oder sich auf ihr bewegte und nicht als Pflanze, Fleisch oder Fisch zu erkennen ist, meiden Sie es. Natürlich gibt es bei verarbeiteten Nahrungsmitteln eine Bandbreite: Macadamianüsse sind weniger verarbeitet als Macadamiaöl. Es geht darum, Lebensmittel zu meiden, die fünf oder mehr Inhaltsstoffe enthalten, deren Namen echte Zungenbrecher sind, oder künstliche Nahrungsmittel, die in Verpackungen mit langem Haltbarkeitsdatum daherkommen. Akzeptabel sind eine Schüssel Gemüse mit Hähnchen oder Lein-Cracker, die einfach nur Bio-Leinsamen enthalten, ebenso Apfelessig, Meersalz und Kräuter. Aber ein Glas Nudelsoße mit Zuckerzusatz ist es nicht.

— *Bewegen Sie sich an vier Tagen der Woche 20 bis 30 Minuten lang.* Jawohl, das Gehen zählt auch dazu. Ermitteln Sie idealerweise zuerst Ihren Ruhepuls und später den Puls während der Bewegung, bevor Sie Ihre Vorgehensweise in Kapitel 7 optimieren.

Diese drei Grundvoraussetzungen müssen vor Woche 1 gegeben sein. Bevor Sie nicht diese Grundlagen schaffen, wird Ihr Körper auch nicht von den anderen Aspekten des Programms profitieren, selbst wenn Sie einige Tage oder Wochen brauchen, um diese Voraussetzungen zur Gewohnheit werden zu lassen. Für Menschen, die diese grundlegenden Maßnahmen bereits praktizieren, dürfte die Vorbereitungsphase nicht länger als ein bis zwei Tage dauern. Dann können Sie die Vorräte besorgen, die Sie für eine erfolgreiche Woche 1 brauchen.

Definieren Sie Ihr *Warum*

Als Nächstes müssen Sie Ihr *Warum* formulieren. Sie haben eine Überzeugung zum Thema Altern, die ich ans Licht bringen will. Diese Überzeugung ist Ihre Motivation, den Alterungsprozess zu verlangsamen. Sie ist ein Kriterium, weshalb Sie dieses Buch wahrscheinlich gekauft haben; und diese Überzeugung lässt sich kultivieren, während Sie neue Gewohnheiten entwickeln, die Sie jung halten. Diese Überzeugung ist Ihre Motivation, zu handeln, auch wenn es schwierig oder unbequem wird. Ihr *Warum* ist viel machtvoller als Willenskraft oder das Einhalten irgendeines Programms, das Sie für eine gute Idee halten. Ihr *Warum* ist zutiefst persönlich und wird Sie langfristig tragen.

Mein *Warum* für das „Ent-altern" ist, dass ich mit meinem Mann alt werden will, dass ich unsere Lieblingstouren im Point Reyes National Seashore (Schutzgebiet an der Pazifikküste nördlich von San Francisco, Anm. d. Ü.) wandern will, dass ich lange Gespräche führen will, die ich schätze, dass ich zuschauen will, wie unsere beiden Töchter zu tollen, interessanten Frauen heranwachsen und dass ich mich um unsere künftigen Enkelkinder kümmern möchte, sollten sich die Mädchen entscheiden, einmal Kinder zu bekommen.

Das *Warum* meines Mannes sieht anders aus, und auch Ihr *Warum* ähnelt meinem vielleicht nicht. Mit seinen derzeit 56 Jahren möchte er seine Gesundheitsspanne erweitern, damit er körperlich noch lange sehr aktiv sein kann. David möchte vital sein, damit er immer noch angeln kann, wenn er älter wird, und seinen Kopf wie ein normaler Mensch drehen kann statt wie der frühere Fullback (Spielposition im amerikanischen Football, Anm. d. Ü.), der er ist. Er findet es schade, dass so viele Menschen über Jahrzehnte hinweg finanzielle Reserven aufbauen bis zu ihrem Ruhestand, doch wenn das Alter dann kommt, mangelt es ihnen an Gesundheit und sie sind körperlich bankrott. Sie haben kein „Gesundheitskapital", keine gesundheitlichen Reserven. Er möchte ein Gesundheitskapital. Er muss die Verspannungen und die Entzündung, die er in seinem Rücken spürt, lindern, was ihn mehrmals im Monat zur chiropraktischen Behandlung führt (und was wahrscheinlich damit zusammenhängt, dass er zwölf Jahre lang im Football seine Gegner durch körperliche Angriffe zu Boden brachte).

Er wünscht sich, morgens erholt aufzuwachen und froh darüber zu sein, dass er am Leben ist und keine Schmerzen hat. Er möchte mehr Zitronen-Ricotta-Pfannkuchen essen und das erstaunlichste glutenfreie India Pale Ale trinken (ein Bier, das leider noch nicht erfunden ist. *Verdammt!*). Er möchte mit unseren Töchtern an deren Hochzeit tanzen. Er kann sich nicht vorstellen, dafür zu leben, dass er mir beim Aufpassen auf unsere Enkelkinder hilft, doch wenn es dann so weit ist, macht er mit. Er ist weniger optimistisch in Bezug auf das Altern als ich, ganz abgesehen davon, dass er sechs Jahre älter ist. Trotzdem ist seine Gesundheitsspannen-Punktzahl recht hoch, besonders für sein Alter.

Meine Freundin Jo Ilfeld ist 42. Sie ist verheiratet und hat Kinder im schulpflichtigen Alter, genau wie ich; wir haben uns in einer Müttergruppe kennengelernt. Sie beschreibt ihr *Warum* so: „Ich möchte sehen, wie meine Kinder sich entwickeln. Und ich möchte in den Ruhestand gehen und all die Dinge machen, für die ich jetzt keine Zeit habe. Oder, wenn ich nicht in den Ruhestand gehe, möchte ich zumindest eine Zeit lang eine Ehe ohne Kinder führen. Ach, und ich möchte tollen Sex, bis ich sterbe!"

Bereiten Sie sich auf Ihr Programm vor

Als ich dieses Buch zu schreiben begann, bat mich meine Freundin Jo ein zweigleisiges Vorgehen anzubieten: eine Vorgehensweise, die die minimalen Maßnahmen beschreibt, um Ergebnisse zu erzielen; und eine, die das ganze fortgeschrittene Zeug vorstellt. Falls Sie Ski fahren, ist die eine Vorgehensweise gewissermaßen eine leichte „grüne" Abfahrt, die andere ist quasi eine extreme „schwarze" Abfahrt. Ich stelle Ihnen beide vor. Hier einige Tipps:

— Wenn Sie es einfach halten wollen, führen Sie nur die als *grundlegende Rituale* gekennzeichneten Maßnahmen durch.

— Wenn Sie lediglich wissen wollen, was Sie tun sollen, und sich nicht in der Wissenschaft verlieren wollen, dann überspringen Sie in den Kapiteln 5 bis 11 die Abschnitte „Wissenschaft" und gehen Sie direkt zu den Abschnitten des Programms.

— Wenn Sie das Programm in Zukunft wiederholen (ich empfehle zweimal im Jahr), nehmen Sie ein *fortgeschrittenes Projekt* hinzu.

— Wenn Sie eine größere Herausforderung suchen, führen Sie die grundlegenden Rituale und die fortgeschrittenen Projekte durch.

— Die ganze Vorbereitung betont die grundlegende Vorgehensweise mit einigen wenigen Hinweisen für jene, die die Zeit und Energie haben, sich an fortgeschrittenere Aufgaben zu halten. Kann es losgehen? Von mir aus schon!

Verbessern Sie Ihren körperlichen Zustand mit Nahrungsmitteln

- *Machen Sie den Gesundheitsspannen-Test.*
- *Gehen Sie einkaufen.*
- *Kaufen oder stellen Sie fermentierte Nahrungsmittel her.*[10]
  - Sauerkraut
  - Fermentiertes Gemüse (meine Lieblingssorten sind Rote Bete, Rüben und Kohl)
  - Kimchi
  - Kokoskefir
- *Decken Sie sich mit gesundem Fett ein.*
  - Kokosöl, vorzugsweise unraffiniert und mit der Expeller-Methode gepresst
  - MCT-Öl, also Öl aus mittelkettigen Triglyceriden, ein sehr wirkungsvolles, aus der Kokosnuss gewonnenes Öl, das rasch in Energie für Gehirn und Körper umgewandelt wird, weil es nicht erst in der Leber verarbeitet werden muss. (Sie brauchen keine Gallensäuren, um es zu verdauen, darum ist es leichter für den Verdauungstrakt.)
  - Butter aus Weidemilch oder Ghee (geklärte Butter)
  - Chia-Samen
  - Leinsamen
  - Avocados
  - Seetierfett, z. B. eine Omega-3-Ergänzung, Fisch aus Wildfang (Lachs, Kabeljau, Heilbutt), Krillöl

- *Kaufen Sie reines Eiweiß* und nehmen Sie bei jeder Mahlzeit etwa 100 g tierisches oder pflanzliches Eiweiß zu sich, das Ihnen hilft, Ihre Langlebigkeits-Gene anzuschalten. Essen Sie idealerweise nur Fleisch von Tieren, die in ihrer natürlichen Umgebung gehalten wurden: Weidehähnchen und Weiderind, Büffel und Wild. Schränken Sie den Verzehr von Schweinefleisch und von verarbeitetem Fleisch in Form von Wurst ein.
- *Essen Sie nur wenige und nur langsam verstoffwechselte Kohlenhydrate*, um Entzündungen und Glykation, also Verzuckerung, zu

reduzieren. Versorgen Sie sich mit Süßkartoffeln, Yams, Yucca und Quinoa.

– *Kochen oder kaufen Sie Knochenbrühe.* Sie ist reich an Kollagen, einem Protein, das der Körper für die Gesundheit von Haut, Zähnen und Nägeln braucht. Der Körper produziert mit zunehmendem Alter weniger Kollagen, was zu Falten, Doppelkinn und schwachen Gelenkknorpeln führt. In unserer Familie ist das Kochen von Knochenbrühe die bequemste Art, Kollagen in unseren Speiseplan zu integrieren. Falls Sie sich ekeln, dann fangen Sie einfach mit Hähnchenknochen, gefiltertem Wasser und einem Schongarer an – das langsame Kochen wandelt das Kollagen in Gelatine um. Sie werden erstaunt sein! Im Rezeptteil am Ende des Buches finden Sie die Zubereitung von Fischfond, Hühner- und Rinderknochenbrühe.

– *Decken Sie sich mit Bio-Rotwein ein*, falls Sie Alkohol trinken, denn der ist besser als Weißwein, Bier oder Cocktails (mehr zu diesem Thema in Kapitel 5).[11]

– *Besorgen Sie sich eine Flasche Berberin.* Der Blutzucker steigt ab einem Alter von 50, und Berberin ist eines der Nahrungsergänzungsmittel, das die Normalisierung des Blutzuckers unterstützt.[12] Nicht nur das, Berberin lindert auch Entzündungen im Körper, es senkt das Cholesterol, unterstützt die Gewichtsabnahme und wirkt wie ein Antioxidans.[13] Ich empfehle es, wenn Ihr Nüchternblutzucker höher als 85 mg/dl liegt. Nehmen Sie ein- bis dreimal täglich 300 bis 500 mg, das aktiviert, wie sich gezeigt hat, ein wichtiges Enzym mit der Bezeichnung Adenosin-Monophosphat-aktivierte Protein-Kinase (AMP) oder mit dem Umgangsnamen „Stoffwechsel-Hauptschalter". Sprechen Sie mit Ihrem Apotheker, wenn Sie Medikamente einnehmen (wie bestimmte Antibiotika), um sicherzustellen, dass es nicht den Arzneimittelstoffwechsel stört. Nehmen Sie beginnend mit Tag 1 Berberin jeden Tag vor oder während einer Mahlzeit zu sich für die Dauer des ganzen Programms. Geben Sie Mariendistel dazu, um die Wirkung zu erhöhen. Beenden Sie die Einnahme nach zwei Monaten wieder, damit sich die Leberenzyme normalisieren können.[14]

In der ersten Woche des Programms lernen Sie die zwar kontraintuitiven, aber leicht zu befolgenden Regeln rund um die Themen Ernährung, Getränke, Mundgesundheit und Nahrungsergänzungsmittel, die die Zeitbomben in Ihren Zellen entschärfen. Das Augenmerk liegt auf den

Maßnahmen, die Sie ergreifen können, um „Zauberstäbe" zu entwickeln, durch die der Körper Enzyme, Hormone und andere Substanzen produzieren kann, die entscheidend sind für die Verlangsamung des Alterungsprozesses. Empfohlene Ressourcen, die Sie auf dem Weg dahin unterstützen, sind im Anhang am Ende des Buches aufgeführt. Sind Sie bereit, die täglichen Entscheidungen kennenzulernen, mit denen Sie leichter den genetischen Tendenzen trotzen und Krankheiten bekämpfen können?

Kapitel 5

Essen
Woche 1

„Menschliches Leiden und Elend kommt von Krankheiten,
die vermeidbar hätten sein sollen, es aber nicht waren. "

Francis Collins, *Direktor der National Institutes of Health*
(NHI, Amerikanische Gesundheitsbehörde)

Runde Geburtstage: 40, 50, 65. Üblicherweise fordern sie Sie auf, Ihre Gesundheit in den Vordergrund zu rücken oder endlich eine schlechte Gewohnheit aufzugeben. Das Leben erscheint kürzer, vergänglicher. Plötzlich machen Sie eine Liste der Dinge, die Sie noch erleben möchten. Keine Bikinis oder knappe Badehosen mehr. Sie fragen sich, wie Ihr Leben sich weiterentwickelt (oder auch nicht) und wie Sie die verbleibenden Jahre organisieren können. Sie wollen das alte Ich ab- und die neue und verbesserte Version einsetzen. Seit ich dieses Jahr 50 wurde, bin ich verrückt nach den Möglichkeiten, das mittlere Lebensalter zu verlängern – und die Phase auszudehnen, in der man sich super fühlt. Für den Weckruf brauchen Sie keine große Geburtstagsfeier. Viele Menschen kommen jetzt in ihre „reifen" Jahre (definiert als 67 und darüber) und fühlen sich ganz lebendig, und genau das will ich auch für Sie. Ist das möglich? Ja, mit einigen Vorbehalten – und wenn wir mit Ihrem Mund beginnen.

In unserer ersten Woche miteinander erfahren Sie, wie Gewohnheiten rund um Ihren Mund Ihre Genexpression verändern können – darunter zählen etwa Essen, Trinken, Zähneputzen, die Verwendung von Zahnseide und die Einnahme von Nahrungsergänzungsmitteln. Los geht es mit den Nahrungsmitteln, denn Essen ist nicht nur Brennstoff – es ist Information, die Ihre DNA Bissen für Bissen umsetzen kann.

„Welche Gene werden dadurch verändert?", fragen Sie sich vielleicht. Wir *schalten* das Langlebigkeits-Gen für das Enzym Sirtuin (SIRT1) *an*.

96

Das schützt Sie vor altersbedingten Krankheiten, indem es die Mitochondrien auf Touren bringt, die Kraftwerke in den Zellen, die tendenziell in ihrer Funktion nachlassen, wenn Sie älter werden. Sie erfahren etwas über intermittierendes Fasten, das ein Gen abschaltet, das die Langlebigkeit verhindert: das mechanistische Ziel von Rapamycin (mTOR). Wir aktivieren das Vitamin-D-Gen (VDR) und das „Meeresfrüchte- und Fisch-Gen" (PPARγ). Und wir *schalten* das Alzheimer- und Herzschwäche-Gen *ab* (APOE4).

Warum das wichtig ist

Es ist nicht das Essen, was uns fertigmacht. Es ist das Leben – mit seinen unzähligen Arten, wie es Sie stresst, Ihre Gewichtszunahme beschleunigt und Ihren Muskelschwund, es ist das Nachlassen der kognitiven Fähigkeiten, die übereifrigen Immunattacken auf Ihr eigenes Gewebe (bekannt als Autoimmunität) und das Entzündungsaltern (Inflammaging) im Allgemeinen. Dieser Zustand wird immer wieder mit einem defekten Thermostat verglichen, der das Entzündungsniveau in Ihrem Körper entweder zu hoch oder zu niedrig einstellt, was zu Schäden und alternden Zellen führt – und entweder eine Autoimmunerkrankung oder Krebs hervorruft. Das sogenannte Inflammaging ist das Standardmuster. Tatsächlich ist es eben leichter, das Leben zu verkürzen als es zu verlängern.

Am schnellsten altern Sie, wenn Sie Gewicht zunehmen, Ihren Blutzucker in die Höhe treiben, am Schlaf sparen, viel sitzen und dabei auf einen Computerbildschirm starren, sich chronisch gestresst und ängstlich fühlen und jene Nahrungsmittel konsumieren, die Entzündungen am stärksten begünstigen: Zucker, Gluten und Milchprodukte. Deshalb ist es sinnvoll, dass wir in unserer ersten Woche zuerst auf Ihre Ess- und Trinkgewohnheiten eingehen.

Wenn Sie mit dem Gewicht zu kämpfen haben, so wie ich, wissen Sie, wie spielend leicht man zunehmen kann, wenn man älter wird. Man muss dafür nicht einmal zu viel essen oder es überhaupt zu versuchen – es geschieht einfach. Neben den fünf Alterungsfaktoren aus der Einleitung (S. 16) finden Sie hier weitere Gründe, warum man ab einem Alter von 35 so leicht „auseinandergeht". Es beginnt mit einem stillen Krieg, den Fett und Muskeln miteinander führen.

- Ab 35 nimmt das Körperfett um 1 Prozent pro Jahr zu, wenn Sie nicht speziell etwas zum Muskelaufbau unternehmen und den Kampf aktiv angehen.

- Ab 40 büßen Sie kontinuierlich Muskelmasse ein. Mit 50 haben Sie durchschnittlich 15 Prozent Ihrer mageren Körpermasse eingebüßt. Mit 70 ist es eine 30-prozentige Einbuße pro Jahrzehnt! Der altersbedingte Muskelschwund hat einen Namen: Sarkopenie. Dieser Rückgang ist teilweise dem Testosteronverlust zuzuschreiben, das Hormon, das Muskeln aufbaut und Wachstum und Reparatur anregt. Zum anderen Teil geht Muskelschwund auf das Konto eines Hormons, das zur Gruppe der Wachstumsfaktoren gehört, Myostatin, ein wirksamer Negativ-Regulator für die Größe Ihrer Skelettmuskeln, deshalb sollten Sie das Myostatin-Niveau niedrig halten. Wie es scheint, kann Myostatin den Verlust an Muskelmasse bei alternden Frauen kontrollieren, auch wenn ausreichend wissenschaftliche Erkenntnisse hierzu noch ausstehen.[3]

- Zuerst büßen Sie die „schnell zuckenden" weißen oder hellen Muskelfasern ein, diejenigen, die Ihrem Schritt Elastizität verleihen und Ihnen das Hüpfen und Sprinten ermöglichen. Die weißen Fasern nehmen ab, bevor Ihre aerobe Leistungsfähigkeit nachlässt.

- Altes Fett wird mit der Zeit ranzig. Denken Sie an Butter oder Speck, die einige Monate auf der Küchenarbeitsplatte liegen. Igitt! Mit anderen Worten, Körperfett ist nicht inaktiv. Altern macht Sie dick und dann lässt das Fett Sie altern – es ist ein schwer zu durchbrechender Teufelskreis.

- Fett ist diktatorisch und befiehlt Ihrem Gehirn, mehr zu essen, indem es Sie unerreichbar macht für die Signale von Insulin und Leptin.

Nicht alles Fett ist schlecht; braunes Fett im Nacken und am Rücken hält Ihren Körper warm und Ihren Stoffwechsel aktiv. Doch weißes Fett, besonders am Bauch, wo es als Viszeral- oder Bauchfett bezeichnet wird, dringt in Ihre inneren Organe ein und schädigt sie mit Entzündungsbotenstoffen wie Interleukin-6 und TNF-alpha. Diese stille Entzündung macht Sie faltig und steif.

Diese Nachrichten können recht deprimierend sein, das ist mir klar. Lassen Sie uns also Ihre Epigenetik verändern, damit Sie rank, schlank und straff bleiben und genügend Energie haben, um mit Ihren Enkelkindern Fangen zu spielen oder um die Welt zu reisen (oder beides!).

Lernen Sie Betty Fussell kennen

Ich sah Betty Fussell zum ersten Mal 2008, als sie auf den Seiten der *Vogue* als erfolgreiche Frau in ihren 80er-Jahren porträtiert wurde. Mit langem, wogendem Haar und einem Zicklein auf dem Arm, sprang einem Betty ins Auge wie eine verführerische Naturgewalt und machte mich ebenso ehrfürchtig wie der Anblick des Mount Rainier an einem der seltenen klaren Tage in Seattle.

Betty Fussell ist 89 Jahre jung und hat elf Bücher geschrieben, die Themen reichen von Ernährungsgeschichte über Kochbücher bis hin zu Memoiren. Gelehrt hat sie unter anderem an Hochschulen wie der Rutgers, Columbia und New York University. Weise und wortgewandt plädiert sie für ein unersättliches und sinnliches Leben.[1] Aus Bettys Sicht müssten die meisten Menschen eine vertrautere, innigere Beziehung zu ihrem Essen haben, sie müssten sich stärker darauf einlassen, was sie sich täglich in den Mund schieben. Ein kleines Beispiel: Kürzlich ging Betty mit ihrem Sohn in Montana auf die Jagd und schoss ihr erstes Reh. Aus dem Fell machte sie eine Rehfelldecke für ihr Bett und sie genoss eine Kühltruhe voller Rehsteaks, Würste und Dörrfleisch für den Winter.[2]

Sieben Jahre nachdem ich Betty Fussell in der *Vogue* gesehen hatte, besuchte ich die traditionelle Feier am Vorabend der Hochzeit meiner Freundin Meryl. Als ich die Tür des italienischen Restaurants in der Upper West Side öffnete, hörte ich sofort ein herzliches Lachen aus der Ecke tönen, das mich einhüllte wie eine warme Dusche – Betty Fussell. Meryl begrüßte mich, küsste mich auf die Wange und flüsterte aufgeregt: „Ich habe dich neben meine liebe Freundin Betty Fussell gesetzt, die tolle Food-Autorin!" Sie deutete auf den Tisch, an dem Betty Hof hielt, ihr langes Haar hatte sie wie eine Primaballerina aufgesteckt, ihre Augen blitzten. Sie war wunderschön gekleidet und strahlte eine Energie aus, die andere Menschen ihre Nähe suchen ließ.

Ich setzte mich und stellte mich vor. Als ich erklärte, ich sei Meryls Zimmergenossin aus dem Medizinstudium, rollte Betty mit den Augen. Weil ich mir nicht sicher war, was das Augenrollen bedeutete, fragte ich und hörte zu, als sie mich aufklärte, die meisten Ärzte seien zu mechanistisch und reduktionistisch, sie *seien durch die konventionelle medizinische Indoktrination verdorben*. Dann reichte sie mir den Brotkorb und die Butter. Ich lehnte ab und Betty betrachtete das als Beweis meiner Misserfolge als Ärztin. „Es ist nicht das Essen, das uns fertigmacht", sagte sie. „Es ist das Leben." Und damit hatte sie nicht ganz unrecht. Lebensmittel werden fälschlich beschuldigt. Das Problem ist unsere Auswahl der Nahrungsmittel und unsere problematische Beziehung zum Essen.

Ihre Gene haben wenig mit Ihrer Gewichtszunahme zu tun

So gern ich meine dicken Beine und die Tendenz zur Gewichtszunahme meinen bäuerlichen Vorfahren anlasten würde – als ich begann, mich mit meinen eigenen Genen zu beschäftigen, stellte ich überrascht fest, dass meine Gene mein Gewicht nur zu 3 Prozent steuern. Das heißt, 97 Prozent meines Gewichts sind auf meinen Lebensstil zurückzuführen – auf die Lebensmittel, die ich esse, die Getränke, für die ich mich entscheide, den Stress, den ich erlebe und abbaue (oder nicht), mein Hormongleichgewicht, meine Denkweise, meine Schlafqualität und wie ich mich bewege. Diese Berechnung basiert auf einer Studie, bei der eine Arbeitsgemeinschaft 100 000 Erwachsene europäischer Abstammung untersuchte. Wie diese Arbeitsgemeinschaft feststellte, hängen hauptsächlich acht Gene signifikant mit Unterschieden im BMI (einem Verhältnis von Gewicht und Größe) zusammen.[4] Der entscheidende

Kernpunkt lautet: Das Gewicht hat weit mehr mit dem Lebensstil zu tun als mit den Genen. Ungefähr 80 Prozent des Gewichts hängen also direkt oder indirekt mit dem Essen zusammen, das wir uns in den Mund schieben; die übrigen 20 Prozent sind auf Faktoren zurückzuführen wie Bewegung, Schlaf, Stress, Hormone, Mikrobiom und Genetik.

Innige Beziehung zu Nahrung

Betty Fussell scheint für sich eindeutig herausgefunden zu haben, was funktioniert. Ich fragte sie, was ihrem Empfinden nach wichtig sei für eine gute Lebensgestaltung. Sie widersetzte sich meinem Wunsch, ein Programm aufzustellen. (In diesem Punkt sind Betty und ich unterschiedlicher Meinung: Ich werde jeden Tag nach praktischen Schritten und einer Anleitung gefragt, nach Informationen, die weiterzugeben ich für wichtig halte.) Trotzdem lauschte ich aufmerksam, was sie zu sagen hatte: „Wenn Sie nicht davon fasziniert sind, was Sie sich täglich in den Mund schieben, gehen Sie keine echte Beziehung zum Anderen ein, zu dem, was Sie konsumieren, essen, trinken, in sich aufnehmen." Sie erklärte, solange man keine innige Beziehung zum Essen entwickele, sei man verloren. „Sie laufen Gefahr, es entweder herunterzuschlingen, wegzuwerfen oder zu dämonisieren. Sie schlingen es als Brennstoff herunter mit seinem Fettgehalt, Kaloriengehalt, chemischen Inhalt, *blablabla*, und sehen das Essen niemals als das, was es eigentlich ist, als einen Teil von Ihnen."

Sie erzählte mir, ihr fehle etwas, wenn sie sich nicht täglich intensiv mit ihrem Essen beschäftige: es zusammenzustellen, zu berühren, zu riechen und zu genießen. Im Unterschied zu vielen Menschen empfindet sie Kochen niemals als Pflicht. Sie möchte nicht an einem Tisch sitzen und das Essen hingestellt bekommen – denn das ist nicht innig.

Betty lebt in Santa Barbara in der Nähe des Bauernmarktes der Stadt, wo sie kürzlich eine rote Tomate einer alten Sorte kaufte. „Sie ist die roteste Tomate überhaupt, aber sie wird schnell matschig, deshalb ist es Zeit, aus ihr ein Gazpacho zu machen. Sie müssen sie kennen, die

Tomate. Sie kennen den Wert ihrer besten Teile und Sie müssen sie einfach ehren, weil Sie sich darauf freuen, wie sie sich mit dieser kleinen süßen, frischen Gurke macht, die auch vom Markt stammt, mit dem frischen rohen Knoblauch, dem frischen rohen Ingwer. Das stellen Sie sich alles vor. Das stellen Sie alles zusammen. Es ist, als würden Sie bei einem Stück Regie führen. Sie sind so dankbar für alle Mitwirkenden. Und alle müssen zusammenarbeiten, sonst schmeckt es nicht gut." (Im englischen Original wird die Tomate personifiziert und als „er" bezeichnet als Ausdruck der innigen Verbindung; Anm. d. Ü.)

Ich merkte an, das klinge, als wolle sie ihre Tomate verführen. „Natürlich! Es ist wie Liebe; Erotik liegt allem zugrunde. Es ist sinnlich. Zeigen Sie mir, wie ein Mann isst, und ich sage Ihnen, wie er liebt. Der Typ, der sein Essen hinunterschlingt ... Nein danke."

Bettys innige Beziehung zur Nahrung währt schon seit Jahrzehnten; jetzt ist es Zeit für Sie, eine innige Beziehung aufzubauen zu der Art von Nahrung, die Ihre Gesundheitsspanne verlängert und Sie das ganze Leben genießen lässt.

Wissenschaft in Woche 1: Essen

Überspringen Sie diesen Abschnitt und blättern Sie gleich zum Programm, wenn Sie sich nicht für die wissenschaftlichen Details interessieren. Ich persönlich finde, Wissen motiviert meine Verhaltensänderungen, doch das muss nicht bei allen Menschen so sein.

Tausende durch Fachleute geprüfte Studien belegen, dass zwischen all dem, was Sie sich in den Mund stecken, und Ihren Wohlfühl-Jahren ein Zusammenhang besteht. Sie können auf eine Art essen, trinken und Zahnseide verwenden, die Ihre Genexpression verändert, Ihre Zellenergie hoch und Ihr Immunsystem intakt hält, doch wie ich im Laufe der Jahre festgestellt habe, interessieren sich die meisten Menschen mehr für Ergebnisse als für Wissenschaft. Wenn das auch bei Ihnen so ist, gehen Sie gleich weiter zum *Programm für Woche 1: Essen.*

Nutrigenomik: Wechselwirkungen zwischen Nährstoffen und Genen

Nutrigenomik bezeichnet die Art und Weise, wie Nahrungsmittel – etwa Brokkoli und Matcha – Sie darin unterstützen, den körperlichen und geistigen Abbau aufzuschieben. Sie ist die wirkungsvolle neue Wissenschaft, wie *Nährstoffe in Ihrem Essen, Ihren Getränken und Ihren Nahrungsergänzungsmitteln* Ihre Gesundheit beeinflussen können, indem sie *die Expression Ihrer Gene verändern.* Das ist der Bereich der „individuell abgestimmten Lebensstil-Medizin" und die Zukunft der Medizin – diätetische Maßnahmen auf der Grundlage Ihres Nährstoffstatus, Ihres Nährstoffbedarfs und Ihrer Gene. Dieses Wissen kann man anwenden, um Krankheiten wie Krebs und Autoimmunerkrankungen vorzubeugen oder sie zu heilen.

Ein besonderer Ansatz für eine Umkehr des Alterns wirkt am besten: Essen Sie überwiegend pflanzliche Nahrungsmittel und sehen Sie tierische Produkte als Beigabe, gleichsam als Gewürze, und wählen Sie dabei entzündungshemmende Formen von Eiweiß und Milchprodukten. Ich bat Sie als Voraussetzung bereits (in Kapitel 4), industriell verarbeitete Lebensmittel zu meiden – das schließt alles ein, was nicht auf der Erde wächst oder auf ihr herumläuft. Essen Sie Lebensmittel, die Ihren Blutzucker nicht übermäßig ansteigen lassen, denn jene, die Blutzuckerspitzen verursachen, verschaffen Ihnen zwar einen kurzen Kick, dem dann aber ein Einbruch folgt. Ironischerweise haben Sie Heißhunger auf Zucker und verarbeitete Nahrungsmittel, wenn Sie ausgebrannt sind, doch das ist eine schlechte Wahl. Belasten Sie sich nicht mit Einzelheiten zum glykämischen Index oder der glykämischen Last, denn es ist gar nicht erwiesen, dass sie die Gewichtsabnahme, die Blutzuckerstabilität, die kognitive Leistungsfähigkeit oder generell die sportliche Leistungsfähigkeit fördern, – bestenfalls sind die Ergebnisse großer Langzeitstudien nämlich nicht beweiskräftig.[5] Meiden Sie stattdessen einfach verarbeitetes und besonders kohlenhydratreiches Essen wie Pommes frites, Eis und Schokoladenkuchen. Essen Sie stattdessen echte Kohlenhydrate wie Kürbis, Quinoa und Süßkartoffeln.

Der folgende Überblick zeigt, auf welche Nahrung Sie sich konzentrieren sollten.

Ziel: Essen Sie mehr Gemüse, etwa 500 bis 900 Gramm oder 5 bis 10 Tassen täglich.

Beschränken Sie raffinierte Kohlenhydrate auf ein Minimum. Meiden Sie Zucker und verarbeitete Lebensmittel.

Programm: Ihr Ziel sollte eine Mahlzeit sein, die zu 80 Prozent aus Gemüse und zu 20 Prozent aus Eiweiß besteht. Lassen Sie raffinierte Kohlenhydrate weg. Essen Sie, in Maßen, echte Kohlenhydrate: stärkehaltige Gemüse wie Kürbis und Wurzelgemüse, Nüsse, Samen und Knollen.

Wissenschaftliche Begründung: Senken Sie den Blutzucker und die Insulinresistenz, um die Gene abzuschalten, die mit dem Nüchternzucker zusammenhängen, wie G6PC2, und jene Gene, die mit der Insulinausschüttung zu tun haben, wie TCF7L2. Erhalten Sie die Insulinproduzierenden Betazellen der Bauchspeicheldrüse funktionsfähig, falls Sie zu einer Funktionsbeeinträchtigung neigen (Gen SLC30A8). Stellen Sie die mitochondriale Funktion wieder her.

Ziel: Reduzieren Sie Entzündungen, indem Sie Nahrungsmittel meiden, die höchstwahrscheinlich unverträglich sind.

Programm: Meiden Sie Gluten und Milchprodukte; schränken Sie Getreide auf ein Minimum ein (essen Sie keines, wenn Sie abnehmen müssen oder eine Autoimmunerkrankung haben).

Wissenschaftliche Begründung: Schalten Sie Il-6, TNF-alpha und CRP-Gene ab, die zu einer stillen Entzündung beitragen.

Ziel: Nehmen Sie Omega-3-Fettsäuren zu sich.

Programm: Essen Sie ein bis zwei Mal pro Woche Fisch aus Wildfang (etwa 100 g pro Portion für Frauen; 170 g für Männer). Meiden Sie Fisch und Meeresfrüchte, die Quecksilber enthalten.

Wissenschaftliche Begründung: Schalten Sie das PPARγ-Gen und das Vitamin-D-Gen an.

Ziel: Nehmen Sie mehr mittelkettige Triglyceride (MCT-Fette) zu sich und meiden Sie toxische Fette wie Transfette, Maisöl und Baumwollsamenöl.

Programm: Verwenden Sie Kokosöl zum Kochen; MCT-Öl und Olivenöl für Salatdressings und um es über gedämpftes Gemüse zu träufeln.

Wissenschaftliche Begründung: Mit MCT fühlen Sie sich länger satt als mit langkettigen Fettsäuren, die in Pflanzenölen vorkommen; und die MCT helfen, das Fatso-Gen zu regulieren. Zusätzlich können MCT das Alzheimer- und Herzschwäche-Gen abschalten.

Ziel: Abnehmen und eine Kalorienrestriktion imitieren.

Programm: Fasten Sie ein oder zwei Mal pro Woche 12 bis 18 Stunden intermittierend. Essen Sie beispielsweise nichts mehr nach 18 Uhr und dann erst wieder am nächsten Tag um 12 Uhr mittags, um eine 18-stündige Fastenzeit einzuhalten; das scheint bei Frauen am besten zu funktionieren. Achten Sie darauf, vor dem Fasten eine nährstoffdichte Mahlzeit zu sich zu nehmen, um sicherzustellen, dass Sie gut versorgt sind.

Wissenschaftliche Begründung: Schalten Sie das SIRT1-Langlebigkeits-Gen an und mTOR ab, erhöhen Sie die Autophagie.

Ziel: Beugen Sie Diabetes und Fettleibigkeit vor.

Programm: Essen Sie mehr selbst zubereitete Mahlzeiten, 11 bis 14 Mittag- oder Abendessen pro Woche.

Wissenschaftliche Begründung: Wenn Menschen mittleren Alters mehr selbst zubereitete Mahlzeiten essen, senken sie ihr Diabetesrisiko um 13 Prozent und das Risiko für Fettleibigkeit um 15 Prozent.

Ziel: Minimieren Sie den Verzehr von toxischem roten Fleisch und Fett.

Programm: Vermeiden Sie verarbeitetes Fleisch wie Würste, Aufschnitt und Speck. Begrenzen Sie rotes Fleisch von Tieren aus Weidehaltung auf etwa 500 g oder weniger pro Woche. Bevorzugen Sie Rindfleisch von Tieren aus Weidehaltung, es enthält mehr Omega-3-Fettsäuren als Rindfleisch von mit Getreide gefütterten Tieren.

Wissenschaftliche Begründung: Rotes Fleisch wird bei Frauen und Männern mit einem höheren Risiko für Herzkrankheiten und Krebs in Verbindung gebracht. Verarbeitetes Fleisch wird mit Herzkrankheiten und Diabetes assoziiert. Daten über Fleisch von Tieren aus Weidehaltung gibt es nur wenig.

Nutrigenomik: Wechselwirkungen zwischen Getränken und Genen

Vielleicht denken Sie nicht viel darüber nach, was Sie trinken und warum, doch manche Getränke verlangsamen die Alterung und andere beschleunigen sie. Meiden Sie als Erstes Getränke, die Zucker, künstliche Süßstoffe und viel Koffein enthalten. Keine Diät-Limonade, kein Diät-Saft. Kein Red Bull mehr. All diese Getränke können Ihre Mitochondrien schädigen.

Ich habe eine Genvariante, die für ein Enzym codiert, das mich Koffein nur langsam abbauen lässt. Nach einer Tasse Kaffee morgens bin ich gestresst, zappelig und zickig. Außerdem schlafe ich in der folgenden Nacht nicht gut. Allgemein wirken aufputschende Substanzen wie Alkohol und Koffein stärker, wenn Ihre genetischen Programmierung sie nur langsam abbauen lässt. Darum musste ich herausfinden, in welchen Situationen ich Kaffee trinken kann, falls es denn welche gab. Menschen wie ich neigen stärker zu Herzkrankheiten, wenn sie Kaffee trinken, während Personen, die Koffein schnell verstoffwechseln, in Form von Langlebigkeit davon profitieren. Das Gleiche könnte für Alkohol gelten.

Wichtig zu wissen ist also, ob Koffein Sie altern lässt. Machen Sie folgendes Experiment, um das festzustellen: Wechseln Sie in dieser Woche von Kaffee zu einem Morgengetränk, das mindestens die Hälfte weniger Koffein enthält, etwa grüner Tee, weißer Tee, Mate-Tee oder Guayusa-Tee, eine Pflanze mit „reiner Energie" aus dem Amazonasgebiet (vgl.

die folgende Übersicht über den Koffeingehalt von Getränken) Achten Sie darauf, wie sich das auf Ihre Energie im Tagesverlauf auswirkt und wie gut Sie schlafen. Wenn Sie sich weniger „zugedröhnt" fühlen und besser schlafen können, dann verstoffwechseln Sie Koffein vielleicht so langsam wie ich.

Koffeingehalt von Getränken

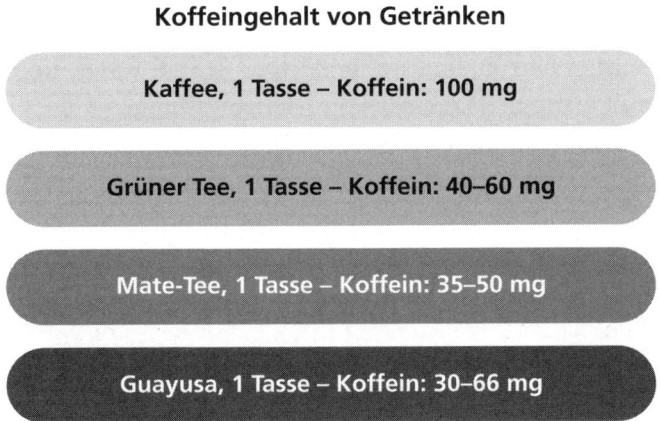

Kaffee, 1 Tasse – Koffein: 100 mg

Grüner Tee, 1 Tasse – Koffein: 40–60 mg

Mate-Tee, 1 Tasse – Koffein: 35–50 mg

Guayusa, 1 Tasse – Koffein: 30–66 mg

Ich verfüge auch über ein Gen, das mich empfindlich gegenüber Schimmel macht, und bedauerlicherweise enthält Kaffee mit am meisten Mykotoxine, also Schimmelpilzgifte, in unserem Nahrungsangebot. Untersuchungen zufolge sind 52 bis 92 Prozent der grünen Kaffeebohnen schimmlig.[6] (Bei Kaffee aus kleinen Röstereien, die die Bohnen nicht mit Wasser reinigen wie bei großen Unternehmen, sondern mit Luftdruck, ist diese Schimmelgefahr praktisch nicht gegeben; Anm. d. Übers.)

Ähnlich beeinträchtigt Alkohol mein Gedächtnis und meinen Schlaf – weil ich zum einen 50 Jahre alt bin und zum anderen, weil ich dieses fehlerhafte Methylierungs-Gen habe, MTHFR. Erkennen Sie, wie problematisch das Trinken für mich an vielen Fronten ist? Ich liebe Rotwein, doch mehr als zwei Gläser pro Woche halten mich wach, ich lagere Wasser ein und fühle mich aufgebläht. Außerdem erhöht es meine Leberenzyme, sodass ich mich lahm fühle, weil mein Körper Hormone und andere chemische Stoffe dann nicht mehr richtig verstoffwechseln kann. Besser, ich lasse den Alkohol gleich ganz weg. Die Leber hat die Aufgabe, den Körper zu reinigen, und das kann sie nicht, wenn der Alkohol sie von ihrer eigentlichen Arbeit abhält. Deshalb hauen Kater mit zunehmendem Alter stärker rein.

Der Trick besteht darin, zu erkennen, welche Getränke Ihnen am besten bekommen; und was den Wein anbelangt, sollten Sie ausgesprochen ehrlich sein. Häufig werden Gesundheitsprobleme geleugnet, die vom Alkoholkonsum herrühren, etwa schlechter Schlaf, Kater, Kopfschmerzen, Energiemangel, Nachtschweiß, Hitzewallungen und Gewichtszunahme. Gehen Sie Ihren Antworten so objektiv nach wie ein Wissenschaftler auf Spurensuche.

Ziel: Das Nervensystem beruhigen.

Programm: Reduzieren Sie Koffein um die Hälfte, indem Sie von Kaffee auf grünen Tee umsteigen oder auf Halb-und-Halb-Kaffee (also halb entkoffeiniert); schauen Sie, ob Sie dann besser schlafen.

Wissenschaftliche Begründung: Gleichen Sie die langsame Verstoffwechselung von Koffein aus (CYP1A2).

Ziel: Meiden Sie Schimmel.

Programm: Setzen Sie konventionellen Kaffee ab und suchen Sie Anbieter, die einen Nachweis zu Schimmelsporen erbringen.

Wissenschaftliche Begründung: Setzen Sie sich weniger Schimmelpilzgiften aus und schalten Sie die Gene für die Empfindlichkeit gegenüber Schimmel ab (HLA DRB1, 3, 4, 5, DQB1).

Ziel: Verbessern Sie Ihr Mikrobiom; trinken Sie keine zuckerreichen Getränke und keine Säfte ohne Ballaststoffe.

Programm: Meiden Sie Zucker und künstliche Süßstoffe.

Wissenschaftliche Begründung: Zucker und künstliche Süßungsmittel schädigen das Mikrobiom und den Stoffwechsel und können eine mitochondriale Dysfunktion hervorrufen.[7]

Ziel: Abnehmen und den Alterungsprozess verlangsamen.

Programm: Nehmen Sie Resveratrol ein oder trinken Sie Bio-Wein in moderater Menge (für Frauen 2 Gläser pro Woche).

Wissenschaftliche Begründung: Schalten Sie das Langlebigkeits-Gen SIRT1 an. Drei Gläser Alkohol oder mehr werden mit einem 15 Prozent höheren Brustkrebsrisiko in Verbindung gebracht.[8]

Das Elixier des *10-Jahre-jünger*-Programms: Kollagen-Kaffee

Ich nehme nach wie vor Koffein zu mir, doch jetzt ist es nur noch die Variante aus wenig belasteten Bohnen und in Kombinationen, die es mich leichter verstoffwechseln lassen; dadurch genieße ich die Vorteile des Koffeins ohne unter den Nachteilen zu leiden. Als ich vor einigen Jahren mein erstes Buch *Die Hormonkur* veröffentlichte, begann ich Kollagen-Kaffee zu trinken. Ich musste oft früh aufstehen, um Interviews in den Morgensendungen im Radio zu geben, konnte mich aber nicht recht überwinden, bereits um 5:30 Uhr zu frühstücken. Ein Kollagen-Kaffee (auch „Bulletproof-Kaffee" genannt, bestehend aus Kaffee, Fett und Kollagenpulver; Anm. d. Übers.) war da eine cremige Alternative. Ich wollte keinen „normalen" Milchkaffee trinken, weil Milchprodukte meinen Darm durchlöchern und das Altern beschleunigen.

Sobald ein Kollagen-Kaffee zu meinem Morgenritual geworden war, fiel mir auf, dass ich bis mittags keinen Hunger hatte und meine Haut immer mehr strahlte. Deshalb prüfte ich die Daten und stellte überrascht fest, dass körpereigenes Kollagen, gebildet aufgrund der verzehrten Gelatine, nach oraler Einnahme im Blut messbar ist.[9] Kollagen hat folgende Vorteile:

- Es ist reich an Antioxidanzien,[10]
- es senkt den Blutdruck[11] und
- es verbessert die Knochendichte.[12]

Im Laufe der Zeit habe ich mit meinem eigenen Rezept herumexperimentiert, das normalen Kaffee enthält, entkoffeinierten Kaffee und gelegentlich Kräutertee mit Zichorie oder Löwenzahn. Manchmal gebe ich ein paar Tropfen Stevia-Extrakt mit Schokoladen- oder Karamellgeschmack hinzu.

Falls Sie keine Erfahrung mit Kollagen habe: Es ist ein leicht verdauliches Eiweiß, das die Struktur von Haut, Haaren und Nägeln verbessert. Wenn Sie älter werden, bauen Sie mehr Kollagen ab, als Sie aufbauen, was zu schlaffer Haut, brüchigen Fingernägeln, stumpfem Haar und Falten führt.

So bereiten Sie einen Kollagen-Kaffee zu:

1 Tasse Kaffee, hergestellt aus Bio-Kaffee, entkoffeiniertem Kaffee oder Tee

1–2 Teelöffel Kollagenpulver (siehe Ressourcen)

Wahlweise: 1 Teelöffel Kokosöl oder MCT-Öl

Wahlweise: 4–6 Tropfen Stevia

1. Geben Sie den gebrühten Kaffee und die übrigen Zutaten in einen Mixer.
2. Mixen Sie 5–15 Sekunden, bis das Getränk schaumig ist.

Trinken Sie Bio-Wein

Falls Sie Alkohol trinken, dann bitte Rotwein, denn er senkt die Mortalität um über 30 Prozent, wie eine Meta-Analyse von 16 Studien festgestellt hat.[13] Jede andere Form von Alkohol sollten sie meiden oder stark einschränken.

Ich liebe Wein, doch seit einem Gespräch, das ich vor Kurzem führte, hat sich die Auswahl der Weine, die ich trinke, für immer geändert. Nachdem ich bei einer Ernährungsveranstaltung für regionale Produkte in San Francisco einen Vortrag gehalten hatte, unterhielt ich mich mit einem Winzer, der dort einen Stand hatte. Er informierte mich über die Agrochemikalien, die bei der Herstellung der meisten konventionellen Weine eingesetzt würden, eine lange Liste von Zusatzstoffen, darunter

Zucker, Gerbstoffe (zusätzlich zu den Gerbstoffen, die sich beim Altern in Eichenfässern bilden), Säuren, Enzyme, Kupfersulfat, Farbstoffe, Dimethyldicarbonat (DMDC, ein Wirkstoff zum Abtöten von Mikroorganismen) und Schönungsmittel. Er zog eine bernsteinfarbene Flasche Kupfersulfat-Pentahydrat, die ganz zerfressen und giftig aussah, aus einem Regal in seinem Stand und erklärte, das werde dem Wein regelmäßig als Schönungsmittel zugegeben, es solle den unangenehmen Schwefelgeruch beseitigen, besonders den von Schwefelwasserstoff. Kupfersulfat-Pentahydrat führt bei Fischen zu Nierenschäden und ist bei Nagetieren toxisch für Leber und Nieren; bei Menschen kann es zu Leber- und Nierenversagen führen.[14] Damit war meine Liebe zum Wein erschüttert. Ich forschte auf eigene Faust weiter und fand heraus: In der von der Non-Profit-Organisation Environmental Working Group herausgegebenen Liste des „Dreckigen Dutzend", also der zwölf am stärksten belasteten Lebensmittel, standen Trauben wegen der hohen Pestizidrückstände auf Platz fünf.[15]

Ich stellte fest, dass es auch anders geht. Sinnvollerweise wählt man also Wein aus Bio-Trauben – solange der Wein gut schmeckt. Ich probierte biologische und sogar biodynamische Weine. Nicht alle biologischen Weine sind biodynamisch; biodynamische Weine werden nach den Richtlinien der biodynamischen Landwirtschaft hergestellt, einer Form des Ökoanbaus mit einer sehr guten CO_2-Bilanz.

Rudolf Steiner (1861–1925) war der Vater der biodynamischen Landwirtschaft und glaubte, jeder landwirtschaftliche Hof solle eine sich selbst regenerierende Einheit darstellen. Biodynamische Praktiken lehnen den Einsatz von Kunstdünger, Schädlings- und Unkrautbekämpfungsmitteln ab. Diese Höfe bevorzugen tierischen Dünger und Kompost statt chemischer Mittel. Das Augenmerk liegt auf der Wechselbeziehung zwischen Bodengesundheit, Pflanzenwachstum und angemessener Tierhaltung, damit die Ernte das *Terroir* jeden Hofes widerspiegelt.

Ich bin noch auf keine Daten gestoßen, wonach biodynamische Weine höherwertig sind als Bio-Weine, darum sind wahrscheinlich Bio-Weine und biodynamische Weine eine gute Wahl. Wenn Sie Zusatzstoffe meiden, genießen Sie alle Vorteile des Weins, ohne seine Nachteile in Kauf nehmen zu müssen. Sie fragen sich vielleicht, ob Bio-Wein gut schmeckt. Es stellt sich heraus, dass Bio-Wein nicht nur für Ihre Gesundheit und den Planeten besser ist, sondern darüber hinaus hervorragend schmecken kann, obwohl sich Ihr Gaumen vielleicht erst daran gewöhnen muss und Sie ein wenig experimentieren müssen, um ihren Lieblingswein zu finden.

Trinken Sie zwei Gläser pro Woche, was rund 150 bis 200 ml pro Glas bedeutet.[16] Vergessen Sie nicht, drei oder mehr alkoholische Getränke werden mit einem mäßig erhöhten Risiko – 13 bis 15 Prozent – für Brustkrebs und andere Krebsarten in Verbindung gebracht.[17]

Welcher Rotwein ist der beste? Spätburgunder (Pinot Noir) enthält die höchste Menge an Resveratrol, eine in roten Trauben (und Blaubeeren) vorkommende Verbindung, die mehrere Anti-Aging-Vorteile bieten kann: Sie beugt etwa Diabetes vom Typ 2 vor, ebenso Herzkrankheiten und Krebs[18] (die Angaben für Menschen sind uneinheitlich).[19] Drei Studien lassen sogar vermuten, dass Resveratrol die Wirkung der (weniger populären) Kalorienrestriktion im Hinblick auf die Langlebigkeit imitieren kann.[20] Die Wirkung ist bei Fettleibigen am eindrucksvollsten, also bei Menschen mit einem BMI (Verhältnis von Gewicht und Größe) von über 30.

Die Resveratrol-Konzentration im Spätburgunder war höher als in anderen Rebsorten weltweit, mit Ausnahme jener, die in Cabernet Sauvignon aus dem italienischen Trentino gefunden wurde. Das lässt sich möglicherweise unter anderem damit erklären, dass die Spätburgunder-Trauben früher geerntet werden als andere Rebsorten. Weine mit den höchsten Resveratrol-Werten stammen aus kühleren Regionen. Eine Studie von Cornell stellte fest, dass Pinot Noir aus New York mehr Resveratrol enthielt als Pinot Noir aus Kalifornien.[21] Für Weine mit dem höchsten Resveratrol-Gehalt investieren Sie also am besten in Pinot Noir aus Kalifornien oder New York, Cabernet Sauvignon aus Kalifornien oder New York, in italienischen Sangiovese, australischen Shiraz oder französischen Burgunder.

Bringen Sie Ihren Mund auf Vordermann

Shelley warf mir einen vernichtenden Blick zu. Ich saß im Behandlungsstuhl ihrer Dentalhygienepraxis in Montclair Village, in der Nähe von Oakland. „Sind Sie sicher, dass Sie jeden Tag Zahnseide und die Schallzahnbürste benutzen? Sie haben jede Menge Zahnstein, und ich habe Ihre Zähne erst vor drei Monaten gereinigt." Ihre Miene hellte sich auf, als ihr etwas einfiel.

„Zeigen Sie mir, wie Sie die Zahnseide verwenden."

Ich gehorchte und zeigte ihr, wie ich die Zahnseide im richtigen Winkel anlege und darauf achte, nicht in das Zahnfleisch zwischen den Zähnen zu schneiden. Dann fahre ich an den beiden nebeneinander stehenden Zähnen hinauf und hinunter, genau wie sie es mir beim letzten Termin gezeigt hatte (das glaubte ich zumindest).

„Sie bekommen eine 3 minus", blaffte sie. Damit hatte ich nicht gerechnet und fragte mich schon, ob sie vielleicht ein perfektionistischer Drill-Sergeant war. „Wenn Sie älter werden, lässt der Speichel Plaque schneller verhärten. Vielleicht sind es die Mineralien im Speichel oder Ihr Mikrobiom im Mund, aber Sie müssen die Zahnseide besser und häufiger einsetzen, wenn Sie älter werden. Fangen Sie an, zweimal täglich Zahnseide zu verwenden und sich dreimal am Tag mit einer Schallzahnbürste die Zähne zu putzen."

Wirklich? Ich wollte nicht mit ihr streiten, solange sie mit spitzen Instrumenten in meinem Mund herumhantierte, aber ich beschloss, sie mit einer intensiven Literaturrecherche zu widerlegen.

Stattdessen fand ich alle ihre Aussagen bestätigt. Und ich vermute, niemand benutzt Zahnseide richtig. Die Verwendung von Zahnseide fördert die Langlebigkeit, unabhängig vom Zähneputzen, genauso wie zwei Zahnarztbesuche pro Jahr (ich gehe sogar vierteljährlich). Wenn Sie keine Zahnseide verwenden, ist Ihr Sterblichkeitsrisiko 30 Prozent höher. Und wenn Sie nur einmal jährlich zum Zahnarzt gehen, steigt Ihre Mortalität zwischen 30 und 50 Prozent. Falls Sie sich fragen, wie das sein kann, interessiert Sie vielleicht Folgendes:

- Sie haben mehr als 700 Bakterienarten im Mund.

- Auf der Zunge bildet sich häufig ein Biofilm – Mikroorganismen, die sich wie eine Bande verhalten. Sie stecken beieinander, kleben als Belag an der Oberfläche und können Mundgeruch hervorrufen sowie Entzündungen (Zahnfleischentzündung), Zahnstein (Plaque), Karies und vorzeitiges Altern. Wussten Sie, dass 22 bis 50 Prozent der Menschen Halitosis, also Mundgeruch, haben?[24] Ich auch nicht. Lassen Sie uns gemeinsam die Welt zu einem besser riechenden Ort machen.

- Mehr schlechte Keime im Mund korrelieren mit einer Verdickung der Halsschlagadern, einem Zeichen von Atherosklerose und dem Vorläufer eines Schlaganfalls; verdickte Halsschlagadern verringern den Blutfluss zum Gehirn.[25]

- Elektrische Zahnbürsten reduzieren kurz- und langfristig Plaque und Zahnfleischentzündung stärker als manuelles Zähneputzen.[26] Streben Sie an, zweimal täglich Ihre Zähne zwei bis drei Minuten lang mit einer elektrischen Zahnbürste zu putzen.

- Männer leiden häufiger unter Parodontose, die mit früher Atherosklerose und Herzkrankheiten in Verbindung gebracht wird.[27]

- Ölziehen ist nicht so seltsam, wie es klingt. Ziehen Sie fünfmal pro Woche 5 bis 20 Minuten lang ein bis zwei Teelöffel Kokos- oder Sesamöl in biologischer Qualität durch den Mund. Ölziehen bessert Zahnfleischentzündungen und die Gesamtzahl anaerober Bakterien im Mund (Das ist etwas Gutes – dadurch riecht Ihr Atem besser und gleichzeitig kann es Ihr Leben verlängern!)[28]

- Regelmäßig benutzt, kann Zahnseide bereits nach einem Monat Parodontose verhindern.[29]

Reinigen Sie Ihre Zähne mindestens zweimal täglich mit Zahnseide. Kaufen Sie sich eine elektrische Zahnbürste und benutzen Sie sie zweimal täglich oder häufiger. Ziehen Sie einmal täglich Öl.

Programm für Woche 1: Essen

Da Sie nun wissen, wie Essen und Trinken Ihre Gene beeinflussen können, sind Sie bereit für Ihren Tagesplan in Woche 1. Halten Sie sich in den nächsten sieben Tagen so eng wie möglich an diese Leitlinien und nehmen Sie die subtile, aber tief greifende Veränderung wahr.

Sylvia aus Kapitel 4 ist meine Vorzeigefrau. Sie isst mittags immer in der Tradition der Mittelmeer-Ernährung Kopfsalat mit Avocado und Eiweiß in Form von Fisch, Hähnchen, einem weich gekochten Ei von Hühnern aus Freilandhaltung oder Bohnen. Abends isst sie gedämpftes Gemüse mit Hähnchen oder Lachs und Nüssen zum Nachtisch. Sie kauft dreimal in der Woche auf ihrem Markt vor Ort ein und isst immer Kopfsalat, Tomaten, Avocados, Blumenkohl, Karotten, Süßkartoffeln, Yams, Zwiebeln, Knoblauch, Äpfel und saisonale Produkte wie Spargel, grüne Bohnen oder rote Paprika. Früher trank Sylvia etwa drei Gläser Wein pro Woche, doch damit hörte sie vor einigen Jahren auf, weil sie einfach zu früh müde wurde. Sie putzt ihre Zähne dreimal täglich mit einer elektrischen Zahnbürste und verwendet genauso oft Zahnseide.

Grundlegende Rituale

– Essen Sie mindestens zweimal täglich grüne Gemüse. Ich beginne meinen Tag mit einem Shake aus einer Tasse grünem Gemüse und einen Messlöffel pulverisiertem grünen Gemüse; so ist die Menge an Grünzeug bequem genießbar. Im Rezeptteil im Anhang finden Sie einige meiner Lieblingsrezepte.

– Essen Sie ein bis zwei Mal pro Woche Fisch aus Wildfang, etwa Lachs oder pflanzliche Quellen für Omega-3-Fettsäuren wie Chia, Leinsamen und Portulak.

– Verwenden Sie in Ihrer Küche nur Kokos-, Avocado-, Traubenkern- und Olivenöl sowie Ghee. Kochen Sie mit Bio-Kokosöl, das mit der Expeller-Methode gepresst wurde. Bei der Verarbeitung raffinierter Öle und Fette werden in der Regel starke Lösungsmittel eingesetzt und die Öle teilweise gehärtet, was wiederum Transfette erzeugt – meiden Sie diese. Es sind einige gute Kokosöle erhältlich, die nicht gehärtet sind und in einem natürlichen Verfahren ohne Chemikalien gereinigt wurden, um das Öl für das Kochen zu verbessern (höherer Rauchpunkt); auch sind sie geschmack- und geruchlos, was Ihnen entgegenkommen mag, wenn Kokos nicht Ihr Lieblingsgeschmack ist. Naturbelassenes („virgines") Kokosöl in Bioqualität und mit der Expeller-Methode gepresst ist die beste Wahl, weil es ohne synthetische Chemikalien hergestellt wird.

— Verwenden Sie keine industriell hergestellten Öle wie Raps-, Mais-, Baumwoll-, Soja- und Sonnenblumenöl. Halten Sie sich von allen gehärteten oder teilweise gehärteten Ölen fern.

— Planen Sie fest ein, diese Woche zu Hause zu essen, entweder indem Sie kochen oder Salate, Suppen und Mahlzeiten zusammenstellen. Beginnen Sie, eine innige Beziehung zum Essen zu entwickeln.

— Essen Sie mindestens drei Stunden, bevor Sie ins Bett gehen, nichts mehr. Für mich bedeutet das, dass ich nichts mehr nach 19 Uhr esse oder auch schon früher, wenn ich intermittierend faste.

— Machen Sie sich täglich eine große Tasse heißen Tee, der viele Polyphenole enthält. Zu meinen Lieblingssorten gehören Matcha, Tulsi Sweet Rose und Reishi-Tee, der aus Pilzen, Anis, Lakritz und Stevia hergestellt ist. Oder probieren Sie Runa-Tee mit Guayusa, ein Teeblatt aus dem Amazonasgebiet, das Sie vor allem *runa* macht, nämlich quicklebendig. Es enthält doppelt so viele Antioxidanzien wie grüner Tee.

— Trinken Sie im Laufe des Tages acht Gläser (gefiltertes) Wasser.

— Trinken Sie zweimal in der Woche ein Glas Bio-Rotwein, solange Sie das nicht dazu verleitet, mehr zu trinken.

— Verbessern Sie Ihre Zahnpflege: Verwenden Sie zweimal täglich Zahnseide und putzen Sie sich dreimal am Tag die Zähne.

— Brauchen Sie Tipps? Weitere Ressourcen finden Sie (in englischer Sprache) im Internet unter: *www.theyoungerbook.com*

Nahrungsergänzungsmittel

Denken Sie daran, Nahrungsergänzungsmittel sind nicht dazu gedacht, gesunde Lebensmittel in Ihrem Speiseplan zu ersetzen, sondern sie sind ein hervorragender Zusatz zu einer Ernährung, der bestimmte Mikronährstoffe fehlen. Dosis und Wirkung sind entscheidend, weil Nahrungsergänzungsmittel ein unregulierter Markt sind.

– Nehmen Sie Resveratrol ein. Es bekämpft erwiesenermaßen die Folgen des Alterns auf Zellebene und imitiert die Vorteile einer Kalorienrestriktion. Die Dosis beträgt 200 mg einmal täglich.

Fortgeschrittene Projekte

– Beginnen Sie das Ölziehen mit Kokos- oder Sesamöl. Nehmen Sie einen oder zwei Teelöffel Kokosöl, lassen Sie es in Ihrem Mund zergehen (Kokosöl ist bei Raumtemperatur fest, schmilzt aber bei Körpertemperatur; Sesamöl ist immer flüssig), und „schwenken" Sie es bei geschlossenen Lippen fünf bis zwanzig Minuten lang zwischen den Zähnen hin und her. Schlucken Sie das Öl nicht hinunter. Spucken Sie es in den Müll oder auf den Kompost, denn es kann das Waschbecken verstopfen.

– Fasten Sie intermittierend, indem Sie zwischen Abendessen und Frühstück 12 bis 18 Stunden verstreichen lassen. Wenn Sie abnehmen wollen, fasten Sie zweimal pro Woche intermittierend. Für den Vorteil der langsameren Alterung fasten Sie ab dieser Woche einmal pro Woche intermittierend.

– Kochen oder kaufen Sie Knochenbrühe und trinken Sie jeden Tag eine Tasse davon warm. Knochenbrühe ist eine der besten Möglichkeiten, Kollagen in Ihrem Körper zu ersetzen, damit Ihr Haar wieder glänzt, Ihre Nägel, Gelenke und Zähne kräftiger werden und Ihr Darm übergroße Zellzwischenräume versiegeln kann (siehe Rezepte).

– Messen Sie Ihren Blutzucker und bringen Sie ihn auf ein gesundes Niveau. Zucker, Stress und schlechte Gene können Ihren Blutzucker entgleisen lassen; am besten lassen Sie dafür vom Arzt Ihren Nüchternblutzucker messen. Details finden Sie unter den Ressourcen.

Zusammenfassung: Vorteile von Woche 1

Ab dieser Woche beschäftigen Sie sich mit einer neuen Wissenschaft für Ihre Gene. Sie ändern, wie Ihre Gene auf Einflüsse aus der Umwelt reagieren, etwa auf nährstoffdichte Lebensmittel, auf Getränke und gezielt eingesetzte Nahrungsergänzungsmittel, mit dem Ziel, Ihre Gene in Richtung einer längeren Gesundheitsspanne umzulenken. Sie essen mehr Lebensmittel mit antioxidativer Wirkung und übertreiben es nicht mit dem Alkohol, um Ihre Methylierungs-Gene und die Gene für oxidativen Stress nicht zu überlasten. Zwei Gläser Rotwein sind die Höchstmenge – bleiben Sie ehrlich, wenn es darum geht, ein drittes Glas abzulehnen. Sie haben mit der Prävention von Krebs und anderen degenerativen Erkrankungen begonnen. Sie nehmen insgesamt mehr Ballaststoffe zu sich, was mit gesundem Altern einhergeht. Dieses Ernährungsprogramm behalten Sie die ganzen sieben Wochen lang bei.

Quintessenz

Wenn Sie Nahrungsmittel zu sich nehmen, die Ihr Exposom verbessern, profitiert davon Ihr Alterungsprozess kurz- und langfristig. Wenn Sie gut essen, kann außerdem Ihr Immunsystem Krankheiten besser abwehren, Ihr Gehirn funktioniert besser, Sie nehmen ab und strotzen nur so vor Energie. Eine bessere Ernährung ist die beste innerliche und äußerliche Rundumerneuerung. Keine andere Änderung Ihres Lebensstils und Ihrer Epigenetik, die Sie vornehmen können, übertrifft die sichtbaren und unsichtbaren Vorteile einer besseren Ernährung. In der kommenden zweiten Woche können Sie Ihre Energie und Gehirnleistung von einem anderen Blickwinkel der Epigenetik aus steigern: Es geht um Schlaf und Schlafdauer.

KAPITEL 6

Schlafen
Woche 2

„Denke am Morgen.
Handle zu Mittag.
Iss am Abend.
Schlafe in der Nacht. "

William Blake, englischer Dichter und Maler

Ich schlafe zu wenig und damit bin ich nicht allein: Die Amerikaner schlafen heute ungefähr drei Stunden weniger pro Nacht als vor der Industriellen Revolution vor 150 Jahren. Hektisches Leben, Koffein, aufreibende Schreibtischjobs, künstliches Licht in der Nacht und die allgegenwärtige Zeit vor dem Bildschirm tragen zu weniger Schlaf und mehr Alterung bei. Wenn Sie Ihre innere Uhr durcheinanderbringen, laufen Ihre Zellen Sturm. Ihre innere Uhr ist ein in fast allen Zellen vorhandenes molekulares Zeiterfassungssystem, das stark von Genetik und Umwelt, aber insbesondere vom Schlaf beeinflusst wird.

Sie meinen vielleicht, zu wenig zu schlafen sei kein Problem, und Sie prahlen damit, Sie bräuchten von Natur aus wenig Schlaf und seien nach sechs Stunden Schlaf einfach leistungsfähig. Wahr ist, dass nur drei Prozent der Bevölkerung dieses Kurzschlaf-Gen haben, bekannt als hDEC2-P385R (oder kurz DEC2), eines von mehreren für den Tag-Nacht-Rhythmus zuständigen Genen. Menschen mit diesem Gen-Polymorphismus brauchen weniger als die empfohlenen sieben bis achteinhalb Stunden Schlaf pro Nacht.[1]

Von Leo Tolstoi stammt der berühmte Ausspruch, alle glücklichen Familien seien gleich, doch jede unglückliche Familie sei auf ihre eigene Art unglücklich. Das Gleiche gilt für den Schlaf. Guter Schlaf ist von Mensch zu Mensch erstaunlich ähnlich: Sie wachen erfrischt auf, bereit, Ihrem Tag souverän zu begegnen. Schlechter Schlaf ist auf unverwechselbare Weise schrecklich. Er wirkt sich verheerend auf Ihre Biochemie aus. Sie sind nicht nur stärker unfallgefährdet, Ihr Kurzzeitgedächtnis macht zusammen mit Ihrer Konzentration und Aufmerksamkeit schlapp. Sie essen mit höherer Wahrscheinlichkeit zu viel und fühlen sich deprimiert. Schlafmangel wird mit Fettleibigkeit, Diabetes, Herzkrankheiten, Schlaganfall und früher Mortalität in Verbindung gebracht. Da will ich doch sofort ins Bett gehen!

Nach Auffassung von Charles Czeisler, Schlafexperte an der Harvard Medical School, haben Menschen, die fünf Jahre lang in Folge weniger als fünf Stunden pro Nacht schlafen, ein um 300 Prozent erhöhtes Risiko für Arterienverkalkung. Arterienverkalkung ist zwar schwer rückgängig zu machen, doch mit nur einigen Wochen erholsamem Schlaf können Sie Ihren Blutdruck senken und Ihre zelleigenen Reparaturmechanismen verbessern, was indirekt helfen kann.[2]

Aus eigener Erfahrung weiß ich, dass diese düsteren Schlafstatistiken stimmen. Als ich 2012 an meinem ersten Buch *Die Hormonkur* arbeitete, saß ich viel beim Schreiben und entwickelte ein gigantisches Schlafdefizit. Damals arbeitete ich Vollzeit in meiner Praxis für funktionelle Medizin. Dann kam ich nach Hause zu meiner zweiten Schicht: Ich machte das Abendessen, beaufsichtigte die Hausaufgaben meiner Töchter und versuchte, so rasch wie möglich mit meiner Familie emotional gleichzuziehen. Und schließlich kam die dritte Schicht: Spät nachts und früh morgens schreiben, nachdem die Kinder im Bett waren und bevor sie aufwachten. Bald gingen meine guten Gewohnheiten den Bach runter: Ich ließ Yogastunden ausfallen und am Wochenende Läufe mit Freunden. Ich trank mehr Kaffee. Ich brauchte Wein, um abends herunterzukommen, damit ich schlafen konnte. Meinen armen Mann habe ich völlig vernachlässigt.

Ich bekam das Buch rechtzeitig fertig, aber zu einem hohen persönlichen Preis. In dieser Zeit fühlte sich meine Familie vernachlässigt und mein Mann bezeichnete mich als Workaholic. (Recht hatte er.) Ich schlief vier bis sechs Stunden pro Nacht. Ich nahm zu, aber – noch schlimmer – ich wurde immer gestresster, fühlt mich steif und älter, als ich war.

Meinen Weckruf erhielt ich, als ich meine Telomere testen ließ, die Marker des biologischen Alterns. Die Ergebnisse schockierten mich. Mit 45 hatte ich die Telomere einer 65-jährigen Frau. Ich erkannte, dass mich auch noch so viele Tabletten oder Injektionen nicht retten könnten; ich musste meinen Körper und meine Telomere auf die althergebrachte Weise wieder in Ordnung bringen, mit Schlaf und Bewegung, worüber Sie in diesem und im nächsten Kapitel mehr lesen werden.

Schlaf ist wie eine talentierte Reinigungskraft, die zu Ihnen nach Hause kommt, während Sie weg sind, die alles aufräumt und für innere Ruhe, saubere Oberflächen und gefaltete Bettlaken sorgt. Mit einem Wort, ein Neustart für die körperliche Ordnung. Zusätzlich zum Aufräumen wirkt die während des Schlafs stattfindende Wiederherstellung in jedem Lebensbereich Wunder. Schlaf kommt einem Allheilmittel gleich, wie Sie feststellen werden. Eignen Sie sich die Kunst des Schlafes an und Sie werden merken, Sie bringen Ihre Hormone leichter ins Gleichgewicht und auch die Willenskraft auf, um gute Entscheidungen zu treffen und letztlich Ihre Gesundheitsspanne zu verlängern.

Mit den spezifischen Techniken im Programm für diese Woche regulieren Sie die Gene für den Tagesrhythmus, etwa das Uhren-Gen, die Langlebigkeits-Gene SIRT1 und mTOR, und Sie schalten die schlechten Gene ab, die mit einer dysfunktionalen inneren Uhr einhergehen.

Warum das wichtig ist

Auch wenn wir rund ein Drittel unseres Lebens schlafen, verschwenden die meisten Menschen keinen Gedanken daran oder schlafen eben nicht genug. Die National Sleep Foundation („Nationale Schlaf-Stiftung") empfiehlt für Erwachsene sieben bis neun Stunden Schlaf pro Nacht, doch fast 30 Prozent der US-Amerikaner schlafen nur sechs Stunden oder weniger. Schlaf ist jedoch ein wichtiges Fenster zu Ihrer Welt. Wenn Sie zu den Menschen gehören, die sich mit weniger als sieben Stunden Nachtschlaf durch die Woche lavieren, in der Hoffnung, den Schlaf am Wochenende nachzuholen, dann habe ich gute und schlechte Nachrichten.

Die gute zuerst: Sie können Ihre Art zu schlafen ab heute Nacht ändern. Wir schlafen heutzutage so viel weniger aufgrund von elektrischem Licht, Fernseh- und Computerbildschirmen und anderer künstlicher Beleuchtung, die uns alle von den feinen Signalen unserer inneren Körperuhr ablenken.

Die schlechte Nachricht: Sie können den Schlaf am Wochenende nicht nachholen. Wenn Sie fünf Tage lang vier Stunden schlafen, haben Sie eine Schlafschuld von 20 Stunden; das lässt sich an einem Wochenende nicht aufholen. Andere Strategien können bei diesem Problem helfen, das als sozialer Jetlag bekannt ist, oder bei der Diskrepanz zwischen dem Mittelpunkt Ihres Nachtschlafs, wenn Sie am nächsten Morgen nicht früh aufwachen müssen, versus dem Mittelpunkt Ihres Nachtschlafs, wenn Sie früh aufstehen müssen. Eine Taktik sind Nickerchen. Eine 20-minütiges Nickerchen kann so heilsam sein für den Körper wie eine Stunde Nachtschlaf, auch wenn die Ergebnisse variieren.[8] Ein kurzer Schlaf zwischendurch senkt das Stressniveau, wie in Untersuchungen mit Bevölkerungen festgestellt wurde, in denen die Menschen besonders alt werden.[9]

Und das ist nicht der einzige Nachteil des Schlafmangels. Bei Menschen, die nicht genügend schlafen, sind im Essverhalten zwei wichtige Sättigungshormone im Ungleichgewicht: Ghrelin und Leptin. Wenn Sie nachts fünf Stunden oder weniger schlafen, schütten Sie mehr Ghrelin aus, das Sie zum Essen auffordert, und weniger Leptin, das ein Sättigungsgefühl vermittelt. Mit einem Wort, wenn Sie weniger schlafen, haben Sie mehr Hunger.[10] Das Problem mit Ghrelin und Leptin in Kombination mit der Störung anderer entscheidender Hormone für die Gesundheitsspanne, etwa Melatonin, Cortisol, Insulin und Wachstumshormon, kann der Grund dafür sein, warum Schlafmangel mit Übergewicht assoziiert wird.[11] Auch Ihre Willenskraft, die Sie sich als Benzintank vorstellen können, wird nicht aufgefüllt. Natürlich geht eine Schlafschuld mit vielen anderen unseligen Folgen einher. Ihre innere Uhr steuert 15 Prozent Ihres Genoms, darum ist es wesentlich für Ihre Gesundheit, dass Sie Ihren Schlaf-Wach-Rhythmus auf ein hervorragendes Funktionieren hin ausrichten. Wenn Sie diesen Rhythmus nicht ernst nehmen, fehlt Ihnen möglicherweise auch die Energie, um sich zu bewegen, und Sie erhöhen Ihr Risiko für bestimmte Demenzerkrankungen wie Alzheimer.[12]

Schlaf in Zahlen

- Schlafmangel lässt Ihre Gene aggressiv werden; 97 Prozent der rhythmischen Gene geraten aus dem Takt, was Ihre DNA gefährlich verändert, da dies zu Krankheiten wie Krebs führen kann.[3]

- Wenn Sie drei Tage hintereinander vier Stunden später ins Bett gehen als üblich, senkt das die dem Tagesrhythmus unterworfenen genetischen Botschaften um das Sechsfache.[4]

- Schlafmangel verändert die Expression jedes dritten Gens.[5]

- In einer Nacht fünf Stunden oder weniger zu schlafen, gleicht einer zusätzlichen Alterung von vier bis fünf Jahren, wie die Harvard School of Public Health festgestellt hat.[6]

- Mehr Schlaf ist nicht immer besser. Einer Studie zufolge schneiden Frauen bei kognitiven Tests am besten ab, wenn sie sieben Stunden schlafen. Doch länger als acht Stunden zu schlafen bringt *weniger Punkte im kognitiven Test*, was einem Altersanstieg von fünf bis acht Jahren entspricht.[7]

Mittlerweile haben Sie bestimmt schon eine recht gute Vorstellung von meiner mittelmäßigen Genetik, darum wird es Sie auch nicht überraschen, dass ich einen Polymorphismus des Uhren-Gens habe, der für das Abnehmen acht Stunden Schlaf von mir verlangt. Komme ich dem nicht nach, so ist mein Ghrelin-Spiegel im Blut hoch und lässt mich glauben, ich sei am Verhungern. Deshalb bin ich sehr motiviert, mein Uhren-Gen anzuschalten und es für mich, statt gegen mich arbeiten zu lassen. Das wollen Sie wahrscheinlich auch. (Es gibt noch mehr

Ausgleichsmöglichkeiten neben ausreichendem Schlaf, etwa morgens kurz nach dem Aufwachen Proteine zu sich zu nehmen – einen Eiweiß-Shake oder einen Kollagen-Kaffee –, was zu richtig gehenden Uhren-Genen beiträgt.)

Nate, der 80-jährige Langläufer und Triathlet

Während ich an meinem Laufbandschreibtisch marschierte und dieses Buch überarbeitete, kam von einer Freundin ein Foto per SMS. Das Foto zeigte ihren Vater, Nate, wie er gerade bei einem Langlaufrennen am Lake Tahoe mit der Startnummer 315 auf der Brust Schwung holte. Das überraschte mich nicht.

Vor einigen Jahren besuchte ich im Sommer meine Freundin dort und lernte Nate kennen. Als ich eines morgens in ihrer Küche herumhantierte und Kaffee einschenkte, kam Nate herein und erzählte, er habe gerade den Lake Tahoe Triathlon absolviert. Danach habe er sich so gut gefühlt, dass er den gesamten Parcours noch zwei Mal gelaufen sei – während ich schlief. Ich starrte ihn an. So etwas hatte ich noch nie gehört. Er schaute mich intensiv an und sagte: „Es ist nie zu spät für ein weiteres Rennen. Der Wagen folgt dem Pferd." Da war ich mit jemandem zusammen, der super alterte.

Nate hat bereits an 13 Ironman-Wettkämpfen und 50 Marathon-Läufen teilgenommen und dabei gewöhnlich in seiner Altersklasse gewonnen (sofern ihn nicht ein 70-jähriges Ekel überholt; das hasst er). Ich wurde neugierig und fragte ihn nach seinen Alltagsgewohnheiten. Er beginne seinen Tag mit Kaffee, erklärte er, und er trinke acht Gläser Wasser (offensichtlich zählt auch Bier als Wasser). Er spiele jeden Abend Schach und putze sich dreimal täglich die Zähne. Dann mache er jeden Tag mindestens ein 15-minütiges Nickerchen, er gehe um 22 Uhr schlafen und schlafe mindestens sieben Stunden. Jetzt ist Nate 80 und sieht jünger aus als die 60-Jährigen, die er auf dem Parcours schlägt. Sein Ruhepuls? 50.

Die offizielle Definition von Schlafmangel

Bei all dem Gerede über Schlafmangel fragen Sie sich vielleicht, wie dieser überhaupt definiert wird. Kann ein Mensch bei sieben Stunden leistungsfähig sein, während ein anderer neun braucht? Ja. Schlafmangel ist, kurz gesagt, wenn jemand nicht genügend Schlaf bekommt, um den Tag über wach zu bleiben, und das ist von Mensch zu Mensch verschieden.

Ob jemand zu wenig schläft, stellen Wissenschaftler mit dem sogenannten psychomotorischen Vigilanztest fest (siehe Ressourcen). Bei diesem Test erscheint ein Lichtpunkt auf einem Bildschirm und die Teilnehmer müssen einen Knopf drücken. Schläft jemand nicht ausreichend, kann er sich schon nach wenigen Minuten nicht mehr auf die Aufgabe konzentrieren und vergisst, den Knopf zu drücken. Manche Menschen schlafen sieben Stunden und bestehen den Test, und andere müssen acht Stunden schlafen, sonst lässt ihre Leistungsfähigkeit bei dem Test nach.

Eine an Schlaflosigkeit Leidende überwindet ihre Schlafschwierigkeiten

Als ich Rosalies Testergebnisse erhielt, fiel mir die Kinnlade herunter. Ich sah Rosalie vor meinem inneren Auge: stechend blaue, von ihrem trockenen Humor funkelnde Augen, kurzer, unkomplizierter Haarschnitt, Körper und Gelenke geschmeidig. Rosalie ist fantastisch jung für ihr Alter. Sie ist 70 Jahre alt, doch nach ihren Telomeren ist sie 50 – das ist mein derzeitiges Alter. Ich kratzte mich am Kopf und überlegte, warum sie die Kunst des Alterns so gut beherrschte.

Sie denken vielleicht an die üblichen Gründe, etwa eine Einstellung der Dankbarkeit oder kein empfundener Stress.

Nein, tatsächlich hatte Rosalie einen sehr fordernden Beruf; sie war Journalistin, die rasch aufgestiegen und führend auf ihrem Gebiet war. Sie erlebte praktisch ständig den Druck der Abgabetermine, genoss keinerlei Erleichterungen als berufstätige Mutter in einem traditionellen Männerberuf, schulterte Umzüge quer durchs Land und eine Scheidung – die üblichen starken Stressoren.

Schlief sie also fantastisch, sieben bis achteinhalb Stunden jede Nacht?

Hm, ja und nein. Hier wird es interessant: Rosalie hat seit 20 Jahren Schlafprobleme, die in ihren Wechseljahren mit Mitte 50 begannen. Sie ging zur Akupunktur, die etwas half. Dann suchte sie das Integrative Medicine Center am Griffin Hospital in Derby, Connecticut, auf, das der berühmte Arzt Dr. David Katz leitete. Auch was sie dort lernte, half wieder ein wenig. Als Rosalie in die Bay Area zog, kam sie zu mir und wir brachten ihre Hormone ins Gleichgewicht: Cortisol, Östrogen, Progesteron und die Schilddrüse. Wir behandelten ihr Stress-System. Sie schlief besser. Seitdem tropft sie sich vor dem Schlafengehen Cannabidiol-Öl (das nicht dem Betäubungsmittelgesetz unterliegt) unter die Zunge und hört eine CD mit Gesängen von Benediktinermönchen. Alle diese Änderungen haben zu schrittweisen Verbesserungen geführt, doch erstaunlicherweise kommen ihre Telomere ohne die perfekten sieben oder achteinhalb Stunden Schlaf pro Nacht zurecht.

Ich erwähne Rosalie nicht, weil Sie auch an allen Ecken und Kanten am Schlaf sparen sollen, sondern weil Rosalie viele kleine Schritte unternommen hat, die sich nun zu einer längeren Gesundheitsspanne addieren. Außerdem ist mir aufgefallen, dass Rosalie unendlich neugierig ist, was für die Vorhersage der Langlebigkeit letztlich vielleicht genauso wichtig sein mag wie Zahnseide oder mit engen Freunden in Kontakt zu bleiben. Sie hat das Grundgefühl, dass eine Menge zu tun ist, sei es, sich maßgeblich an der Erziehung ihrer Enkelkinder zu beteiligen oder aktiv in ihrem Umfeld, in ihrem Freundes- und Bekanntenkreis mitzuwirken. Vielleicht am allerwichtigsten aber ist: Sie weiß, was ihr grundsätzlich wichtig ist im Leben. Sie erwartet kein Wundermittel, das ihr mit dem Schlaf hilft. Doch wenn man in ihrer Nähe ist, entspannt man sich ein wenig, weil sie ihre Position in der Welt gefunden hat. Das ist erfrischend. Nicht nur für mich, sondern auch für ihre Telomere.

Schlafmittel funktionieren selten

Schlaftabletten, Ärzten und Apothekern auch als Schlafmittel bekannt, sind keine Lösung. Fünf Prozent der Amerikaner nehmen zwar Schlaftabletten, eine Zahl, die sich in den vergangenen 20 Jahren verdoppelt hat, doch diese verlängern die Schlafdauer nur um 20 bis 37 Minuten und der Schlaf ist qualitativ nicht immer der beste. Mit Schlaftabletten können Sie schneller einschlafen, aber zu einem hohen Preis – sie machen süchtig, führen zu Gedächtnisverlust, machen tagsüber müde und benebeln das Gehirn. Außerdem verschlechtern sie die Schlafqualität, werden mit Krebs in Verbindung gebracht und erhöhen die Mortalität, selbst wenn Sie nur 20 Tabletten im Jahr einnehmen.[13] Die wichtigsten, von der FDA zugelassenen Non-Benzodiazepine scheinen bis zu 50 Prozent ihrer Wirkung dem Placebo-Effekt schulden.[14] Wissenschaftler sind sich nicht sicher, ob Schlaftabletten Krebs verursachen oder die Mortalität erhöhen, oder ob diese Probleme mit dem Schlafmangel und gar nicht mit den Tabletten zusammenhängen. Ich kann zuversichtlich spekulieren, dass Schlafmangel ein „schlechtes Umfeld" in Ihrem Körper erzeugt – denn selbst eine einzelne Nacht mit weniger als sieben Stunden Schlaf geht mit hohen Cortisolwerten im Blut einher, die eine unnötige Entzündung im Körper auslösen.

Ihre Mission

Wir wollen nicht nur die Gene für guten Schlaf anschalten, damit sich Ihre innere Uhr wohlfühlt, sondern auch schlechten Schlaf vermeiden – und das kann schon eine einzige schlaflose Nacht sein –, der den Schalter Ihrer Gene umlegen und Sie einem Krankheitsrisiko aussetzen kann.[15] Eine einzige schlaflose Nacht wird mit schlechter Fahrtüchtigkeit und schlechten Reaktionszeiten in Zusammenhang gebracht. Wenn Ihnen zu viel Schlaf fehlt, werden Sie womöglich in einen der 10 000 bis 20 000 Autounfälle verwickelt, zu denen es (in den USA) kommt, weil der Fahrer am Steuer einschläft.[16] Von der schlechten Arbeitsleistung und der eingeschränkten Lernfähigkeit ganz zu schweigen. Wesentlich ist, beginnend mit dieser Woche, zu erkennen, wie viel Schlaf Sie brauchen, um sich in Topform zu fühlen und den Alterungsprozess zu verlangsamen. Über die folgenden Fragen sollten Sie sich Gedanken machen, damit wir Ihren Schlaf, Ihre Energie und Ihren Alterungsprozess optimieren können:

— Nach wie vielen Stunden Schlaf wachen Sie erfrischt und munter auf?

— Können Sie nachts besser schlafen, wenn Sie tagsüber, vor allem am Vormittag, mehr Tageslicht abbekommen haben? (Diese Maßnahme erhöht nachts Ihren Melatoninspiegel.)

— Können Sie besser schlafen, wenn Sie Koffein und Alkohol meiden?

— Verbessert es Ihren Schlaf, wenn Sie nächtliches Kunstlicht meiden?

— Schlafen Sie besser, wenn Sie sich in der Stunde vor dem Zubettgehen einer ruhigen Tätigkeit bei Kerzenlicht widmen? Etwa beruhigende Yogaübungen oder eine geführte Visualisierung; oder wie steht es damit, singenden Mönchen zuzuhören, wie Rosalie?

Wissenschaft in Woche 2: Schlafen

Schlafprobleme werden von der herkömmlichen Medizin und von Arbeitgebern häufig nicht erkannt, unterschätzt und, offen gesagt, auch ignoriert. Das heißt, wir müssen uns selbst helfen, indem wir Schlafverfechter werden und darauf achten, was unseren Schlaf-Wach-Rhythmus durcheinanderbringt. Ihre innere Uhr und Ihr Schlaf können auf vielerlei Arten aus dem Takt geraten. Im Folgenden finden Sie einige erwiesene Störfaktoren für die innere Uhr, manche davon wirken, was Ursache und Wirkung anbelangt, in beide Richtungen:

— Schichtarbeit – wenn Sie auch nachts arbeiten – wird jetzt von der Weltgesundheitsorganisation als wahrscheinlich krebserregend betrachtet.[17]

— Chronischer Stress: Manche Menschen funktionieren bei chronischem Stress normal, andere hingegen werden anfällig für psychische Erkrankungen, von Süchten bis hin zu Depressionen.[18]

- Koffein[19]
- Jetlag und Zeitzonenverschiebungen[20]
- Psychiatrische Störungen[21]
- Nächtliches Kunstlicht von Lampen und elektronischen Geräten[22]
- Reisen ins All, für alle die ehrgeizigen Astronauten unter Ihnen und die Nachfolger von Elon Musk und Richard Branson[23]

Versuchen Sie also, Ihr Schlafdefizit auszugleichen.

Ihre Schlafarchitektur

Quantität, also die Schlafdauer, ist zwar wichtig, doch die Qualität ist es ebenso. Es gibt zwei Formen von Schlaf: den REM-Schlaf (Rapid Eye Movement) und den Non-REM-Schlaf oder NREM-Schlaf (Non Rapid Eye Movement). Der Non-REM-Schlaf ist weiter unterteilt in die Stadien 1, 2, 3 und 4, die ein Spektrum relativer Schlaftiefe angeben.[24] In dieser Woche – und für den Rest Ihres Lebens – sollten Sie den langsamwelligen Schlaf (Tiefschlaf, Stadium 3) verbessern und ausdehnen, denn dabei sinkt Ihre Herzfrequenz; Organe, Muskeln und Knochen regenerieren sich; Energie- und Willenskraftreserven werden wieder aufgefüllt und Ihr Immunsystem stellt sich neu ein. Den REM-Schlaf benötigen Sie für die emotionale Regeneration, den Non-REM-Schlaf oder Tiefschlaf für die körperliche Regeneration. Alle Schlafphasen sind wichtig. Am meisten profitieren Sie, wenn Sie Nacht für Nacht eine Konstanz in Ihr Muster bringen, was Beginn, Tiefe und Dauer anbelangt.

Am erholsamsten schlafen Sie, wenn Ihr Schlaf alle Stadien umfasst, die in 90- bis 120-Minuten-Zyklen während der Nacht ablaufen. In den einzelnen Schlafstadien ziehen Sie folgenden Nutzen:

- Wachstumshormon- und Melatoninspiegel steigen, Cortisol sinkt. (Schlafmangel wird mit erhöhtem Cortisolspiegel am Nachmittag und Abend und mit erhöhtem Blutzucker assoziiert, ähnlich wie sie beim Alterungsprozess beobachtet werden.[25])
- Das Gedächtnis stabilisiert und erweitert sich, und zwar sowohl nachts als auch bei einem kurzen Tagschlaf.

- Tiefschlaf verbessert das deklarative Gedächtnis, also das, woran man sich bewusst erinnert, wie Sprach- oder Faktenwissen, das Sie in Worten ausdrücken können.

- REM-Schlaf ist besonders wichtig für die emotionale Neuausrichtung und die Bildung des nicht-deklarativen oder prozeduralen Gedächtnisses, auf dem Fertigkeiten beruhen (beispielsweise Radfahren lernen).

Mit einem Wort, Schlaf ist wesentlich, um die Alterung zu verlangsamen, denn im Schlaf erledigt das Wachstumshormon seine Ausbesserungsarbeiten im Körper. Eine oder mehrere Schlafphasen wegzulassen, lässt Sie schneller altern und erhöht Ihr Risiko für einen frühzeitigen Tod. Alle Hormone werden im Tag-Nacht-Rhythmus ausgeschüttet und der Schlaf-Wach-Rhythmus gibt den Takt vor, sodass Sie nachts mehr Melatonin und Wachstumshormon bilden können. Melatonin steuert mehr als 500 Gene im Körper, unter anderem solche, die im Immunsystem mitwirken. Es lohnt sich also, den Melatoninspiegel ins Lot zu bekommen. Wenn Sie am Schlaf sparen, senken Sie Ihren Wachstumshormonspiegel. Möglicherweise können Sie dann weniger gut Verletzungen heilen und Sie sammeln mit höherer Wahrscheinlichkeit Bauchfett an.

Gesundheitliche Probleme im Zusammenhang mit Schlafmangel

Immunfunktion

Wenn Sie weniger als sieben Stunden schlafen, schwächen Sie Ihr Immunsystem. In einer Studie durften die Teilnehmer eine Woche lang nur sieben Stunden oder weniger schlafen und wurden dann Schnupfenviren ausgesetzt. Die Kurzschläfer erkälteten sich mit doppelt so hoher Wahrscheinlichkeit.[26] Das heißt, Sie können Ihr Erkältungsrisiko ab dieser Woche vielleicht schon wegschlafen.

Krebs, Diabetes, Schlaganfall und Herzerkrankungen

Da schlechter Schlaf mit einer gestörten Melatoninproduktion in Verbindung gebracht wird, kann er Ihr Krebsrisiko erhöhen.[27] Das sehen wir meist bei Frauen, die in Nachtschichten arbeiten[28], wie Krankenschwestern und Flugbegleiterinnen; doch wie eng Nachtschicht und Krebsrisiko zusammenhängen, wird weiter diskutiert.[29] Menschen, die nachts arbeiten, sind anfälliger für kognitiven Abbau[30], Herz-Kreislauf-Erkrankungen[31], Schlaganfall[32], Diabetes (besonders Frauen)[33] und bestimmte Arten von Krebs wie Brust-, Eierstock- und Prostatakrebs.[34] Dieses Risiko entwickelt sich meist über einen längeren Zeitraum, üblicherweise 15 bis 20 Jahre. Die Internationale Agentur für Krebsforschung erklärte im Jahr 2007: „Schichtarbeit, die den Tagesrhythmus stört, ist bei Menschen wahrscheinlich krebserregend."[35] In einer Studie wurden kurze Schlafdauer und häufiges Schnarchen mit einer erheblich geringeren Überlebensrate bei Brustkrebs assoziiert. Für Frauen, die pro Nacht sechs Stunden oder weniger schlafen, ist das Todesrisiko doppelt so hoch.[36] Da ich in den vielen Jahren meiner medizinischen Ausbildung zur Frauenärztin und Geburtshelferin weniger geschlafen habe, steht die Prävention einer Schlafschuld jetzt auf meiner Prioritätenliste ganz oben.

Kognitiver Abbau

Zu wenig oder zu viel zu schlafen, verschlechtert die Gehirnleistung. Tatsächlich lässt die Gehirnfunktion mit weniger Schlaf nach und der kognitive Abbau verschlechtert den Schlaf.[37] Für alle 30 Minuten, die Frauen länger zum Einschlafen brauchen, steigt das Risiko einer kognitiven Beeinträchtigung um 13 Prozent.[38] *Was?* Und zusätzlich erhöhen Frauen, die zwei Stunden oder länger ein Nickerchen machen, ihr Risiko einer Beeinträchtigung; halten Sie Ihre Nickerchen darum kurz (etwa 20 bis 60 Minuten).

Nicht weit von meinem Geburtsort in Maryland wird die Baltimore Longitudinal Study of Aging durchgeführt (dt. etwa „Baltimore-Langzeitstudie zum Altern"). Begonnen wurde diese längste wissenschaftliche

Untersuchung zum Altern 1958 an der John Hopkins University. Wie die Forschergruppe kürzlich feststellte, sind weniger als fünf Stunden Schlaf (oder auch schlechter Schlaf) mit höheren Beta-Amyloid-Werten verbunden; das sind diese „fiesen" Proteine, die sich in den Organen ansammeln können. Sie verkleben Struktur und Funktion der Gewebe und sammeln sich im Gehirn an, wo sie schließlich Plaques bilden und Gedächtnis und kognitive Leistungsfähigkeit beeinträchtigen. Daher überrascht es nicht, dass eine Ansammlung von Beta-Amyloiden Ihren Non-REM-Schlaf und Ihr Gedächtnis beeinträchtigen kann.[39] So können Störungen im Schlaf-Wach-Rhythmus Alzheimer vorausgehen und sogar dazu beitragen.[40]

Schlaf und Vitamin D – das perfekte Paar

Für diejenigen unter Ihnen, die besser schlafen wollen, habe ich eine leichte Beute anzubieten. Vitamin D ist noch für mehr gut als nur für die Knochen. Experten zufolge scheint sich Vitamin D direkt auf die Schlafregulation im Gehirn auszuwirken, besonders auf das Diencephalon, das Zwischenhirn (hier befindet sich der Hypothalamus, der die Hormone steuert), und auf das Stammhirn. Es wurde die Hypothese aufgestellt, dass Schlafstörungen wegen des weitverbreiteten Vitamin-D-Mangels ein epidemisches Ausmaß angenommen haben, und dem stimme ich zu.[44] Mit einem fehlerhaften Vitamin-D-Rezeptor-Gen, wie bei mir, sind Sie vielleicht noch stärker gefährdet (siehe Anhang). Halten Sie den Vitamin-D-Spiegel im Blut zwischen 60 und 90 ng/ml. Falls Sie immer noch skeptisch sind, können die folgenden Fakten Sie vielleicht überzeugen:

- Schlafmangel, ein gestörter Tagesrhythmus und ein niedriger Vitamin-D-Spiegel können Heilung und Reparaturmechanismen beeinträchtigen.[45]

- Mit niedrigem Serum-Vitamin-D brauchen Sie vielleicht länger zum Einschlafen.[46]

- In einer Gruppe von 459 Frauen nach der Menopause wurden höhere Vitamin-D-Konzentrationen mit einer besseren Erhaltung des Schlafs in Verbindung gebracht, das heißt, sie konnten besser durchschlafen.[47]

- Ältere Männer (Männer mit 68 und darüber) mit niedrigem Vitamin-D-Blutspiegel schliefen mit hoher Wahrscheinlichkeit kürzer, schlechter und wachten häufiger auf.[48] Tatsächlich waren Testpersonen mit Werten unter 20 ng/ml doppelt so stark gefährdet, weniger als fünf Stunden zu schlafen, als Männer, deren Werte bei über 40 ng/ml lagen.

- Ein niedriger Vitamin-D-Spiegel wird mit Schläfrigkeit assoziiert.[49]

- Vitamin D wirkt sich hormonell, neurologisch und immunologisch auf Schmerz im Körper aus und spielt eine zentrale Rolle bei chronischem Schmerz und damit zusammenhängenden Problemen wie Schlaflosigkeit.[50]

- Niedrige Vitamin-D-Werte werden mit dem Restless-Legs-Syndrom (RLS), dem Syndrom der ruhelosen Beine, in Verbindung gebracht, das den Schlaf beeinträchtigen kann.

Andere Nährstoffmangelzustände, etwa ein Mangel an B_9 und B_{12}, werden ebenfalls mit Schlafproblemen verknüpft. Essen Sie, um Vitamin B_9 zu sich zu nehmen, Schwarzaugenbohnen, Linsen, Spinat, Blumenkohl, Erbsen und Okra. Für mehr Vitamin B_{12} wählen Sie Leber vom Weiderind, Makrele, Sardinen und Lachs. Nehmen Sie aus den in der Einleitung und in Kapitel 4 beschriebenen Gründen für einen besseren Schlaf die B-Vitamine das ganze Programm hindurch weiter ein.

Lerchen und Eulen

Wahrscheinlich wundern Sie sich, was diese ganze Wissenschaft soll, wenn Sie leidenschaftlich gern früh aufstehen oder lange aufbleiben. Durch eine genetisch festgelegte Präferenz sind Sie entweder ein Morgenmensch, Lerche, oder ein Nachtmensch, Eule, was unterschiedliche Tagesrhythmen widerspiegelt.

Als ich mich in meinen Mann verliebte, vergaß ich die Zeit vollkommen, wenn ich mit ihm zusammen war. Doch nach 15 Jahren Ehe weiß ich, dass ich früher aufstehe und früher ins Bett gehe als er. Wie sich herausstellt, ist eine Frau eher ein Morgenmensch, in Wissenschaftskreisen wird dieser Chronotyp auch als Morgentyp bezeichnet, während Männer von ihrem Chronotyp her mit höherer Wahrscheinlichkeit Eulen sind.[41] Ein *Chronotyp* ist ein biologisch festgelegter Unterschied zwischen Morgen- und Abendtyp, zwischen beiden erstreckt sich das Kontinuum des Zwischentyps (okay, diesen letzten Begriff habe ich erfunden).

Jeder hat einen Tagesrhythmus, doch die meisten Menschen „ticken" mit einer etwas anderen Geschwindigkeit als den durchschnittlichen 24 Stunden. Der Tagesrhythmus von Lerchen ist kürzer als 24 Stunden; der von Eulen etwas länger. Allgemein sind Frauen in ihrem Rhythmus sechs Minuten schneller als Männer.[42] Das mag geringfügig erscheinen, doch stellen Sie sich eine Uhr vor, die jeden Tag sechs Minuten vorgeht. Nach zehn Tagen können Frauen Männern eine ganze Stunde voraus sein, deshalb ist regelmäßiges „Stellen" wichtig (es sei denn, Sie leben allein in einer Höhle). Selbst wenn Sie in einer gleichgeschlechtlichen Partnerschaft leben, könnten Sie beide unterschiedliche Chronotypen haben.

Das Tageslicht ist der wichtigste Auslösereiz oder Zeitgeber, der Ihre innere 24-Stunden-Uhr oder Tag/Nacht-Uhr an die Umgebung anpasst. Das heißt, Sie müssen sich vielleicht dem Tages- und Nachtlicht anders aussetzen, um harmonisch nach Ihrer eigenen inneren Uhr zu leben bzw. mit einem Partner, der zu einem anderen Chronotyp gehört, wie ich es später bei den fortgeschrittenen Projekten für unsere zweite Woche beschreibe.

Möchten Sie wissen, welcher Chronotyp Sie sind? Nehmen Sie sich eine Woche frei – gehen Sie ins Bett, wann Sie wollen, und wachen Sie auf, wann Sie wollen, idealerweise ohne Einfluss von Koffein oder Alkohol. Am Ende der Woche kennen Sie Ihren Chronotyp. Oder aber – leider macht das viel weniger Spaß –, Sie beantworten die Fragen des Münchner Chronotyp-Fragebogens.[43] Sie finden ihn im Internet (in verschiedenen Sprachen, auch auf Deutsch) unter: *www.euclock.org*

Schlaf reinigt Ihr Gehirn

Während Sie nachts schlafen, wird Ihr Gehirn einer Reinigung unterzogen, die schädigende und toxische Moleküle entsorgt, die mit einer Neurodegeneration, also dem „Verfall" des Gehirns, verknüpft werden.

Und so funktioniert diese Gehirnreinigung: Im Schlaf dehnt sich der Raum zwischen den Gehirnzellen um 60 Prozent gegenüber dem Wachzustand aus. Dadurch kann Ihr Gehirn angesammelte Toxine mit der Zerebrospinalflüssigkeit (CSF) hinausspülen, das ist die klare Flüssigkeit, die Gehirn und Rückenmark umgibt. Dieses System wird als „glymphatisches System" bezeichnet. Einer Studie zufolge kann Ihr glymphatisches System während des Schlafs Beta-Amyloide, die mit Alzheimer assoziierten Proteine, schneller entsorgen als im Wachzustand.[53] Dieses System funktioniert am besten, wenn Sie auf der Seite, nicht aber auf dem Rücken oder auf dem Bauch schlafen.[54] Ich halte mich mit einem zwischen die Knie geklemmten Kissen in einer Seitenlage, weil mein Gehirn dann besser gereinigt wird und diese Position den unteren Rücken entlastet.

Die Schattenseite des blauen Lichts

Klingt all das nicht so gut, dass Sie Ihre Schlafgewohnheiten gleich verbessern wollen? Doch problematisch ist, dass uns das moderne Leben – genauer gesagt: das künstliche Licht – häufig daran hindert. Der Arzt und Schriftsteller Anton Tschechow ist berühmt für seinen Ausspruch: „Die Medizin ist meine gesetzliche Ehefrau, die Literatur meine Geliebte; wenn ich der einen müde bin, verbringe ich die Nacht mit der anderen." Ähnlich liebe ich es, mich abends gegen neun Uhr, wenn die Kinder im Bett sind (und hoffentlich nicht auf ihre Smartphones schauen), mit einem guten Buch auf meinem Tablet in meinem Bett zusammenzurollen. Ob das eine gute Idee ist? Möglicherweise nicht. Vielleicht hindert mich meine Gewohnheit daran, alle fünf Schlafstadien zu durchlaufen, und trägt zu meinem Risiko bei, eines Tages von Krebs, Diabetes und Herzkrankheiten betroffen zu sein und fettleibig zu werden.

Aus Dr. Gottfrieds Patientenakten: Vitamin D und ich

Vitamin D ist wichtig für eine effiziente Kalziumversorgung des Körpers und damit für feste Knochen. Ich habe ein fehlerhaftes Vitamin-D-Rezeptor-Gen geerbt; dadurch kann mein Körper Vitamin D nicht gut resorbieren und transportieren, weshalb ich zu niedrigen Vitamin-D-Werten neige.[55] Und dadurch bin ich auch stärker gefährdet für beschleunigten Knochenschwund, Osteopenie (eine Vorstufe der Osteoporose), Osteoporose, Multiple Sklerose und bestimmte Bösartigkeiten wie Dickdarmkrebs.

Als ich 2006 von meinen unzureichenden Vitamin-D-Genen erfuhr, begann ich, Vitamin D in höheren Dosen einzunehmen. Das Institute of Medicine empfiehlt die Einnahme von 600 IE Vitamin D täglich[56], doch diese niedrige Dosis erhöht noch immer mein Risiko für Knochenschwund und lässt mein Vitamin-D-Rezeptor-Gen abgeschaltet. Wenn ich eine höhere Dosis einnehme (ich nehme 5000 IU pro Tag), hilft mir das, übermäßigem Knochenschwund und Osteoporose vorzubeugen und vielleicht sogar dem sogenannten „Witwenbuckel", der bei älteren Frauen häufig auftritt. Eine höhere Vitamin-D-Dosis ist eine *epigenetische Veränderung*, mit der ich die Vitamin-D-Verwertung meines Körpers angeschaltet lassen kann.

Ihre innere Uhr bringen Sie am schnellsten durcheinander, wenn Sie Ihre Augen mit künstlichem Licht attackieren. Die blaue Wellenlänge digitaler Bildschirme ist tagsüber angebracht, weil sie Ihre Aufmerksamkeit, Reaktionszeit und Stimmung verbessert, doch nach Sonnenuntergang richtet sich künstliches Licht gegen Sie. Nicht alle Farben sind gleich; das blaue Licht, das digitale Bildschirme wie Smartphones oder E-Reader (elektronische Lesegeräte) abstrahlen, unterdrückt die Melatoninproduktion stärker als andere Lichtfarben. Teenager sind dabei besonders gefährdet.[57] Je heller das Licht, desto stärker ist die Auswirkung auf die Melatoninproduktion, doch bereits kurze Zeiten vor dem Bildschirm können ein Schlafdefizit hervorrufen.

Doch nicht nur Bildschirme sind schuld am nächtlichen Kunstlicht. Letztes Jahr ersetzte mein Mann jede einzelne Glühbirne bei uns zu

Hause durch eine ökologischere LED-Lampe. Wir reden über mehr als 100 Energiesparlampen! Doch was gut für den Planeten ist, ist vielleicht nicht gut für unsere Gesundheit; sie sind zwar energieeffizienter, aber sie strahlen mehr blaues Licht ab als althergebrachte Glühbirnen. O weh!

Wenn Sie mit einem Ökofreak zusammenleben, wie ich, oder wenn Sie ein Nachtmensch sind, Schicht arbeiten oder Astronaut sind, dann investieren Sie in eine Raumbrille, die das blaue Licht herausfiltert, und sorgen Sie dafür, dass Sie diese Bildschirme mindestens eine Stunde, bevor Sie ins Bett gehen, abschalten (siehe Ressourcen).

Programm für Woche 2: Schlafen

Hier kommt Ihr Tagesplan für Woche 2. Halten Sie sich in den nächsten sieben Tagen (und für den Rest des gesamten Programms) so eng wie möglich an diese Leitlinien. Sie sollten bereits spüren, dass Sie sich emotional und körperlich erfrischt fühlen und besser mit Stress umgehen können. Innerhalb weniger Wochen wird Ihr Immunsystem stärker und Sie werden immer weniger infektanfällig.

Machen Sie als Erstes einen psychomotorischen Vigilanztest, um Ihre Schlafschuld zu ermitteln. Das ist ein einfacher Test, den Sie online oder auf Ihrem Smartphone durchführen können. (Einzelheiten hierzu finden Sie in den Ressourcen.)

Tragen Sie hier Ihre Punktzahl ein: _____

Tragen Sie hier das Datum ein: _____

> ### Warum Sie in Bezug auf Ihren Schlaf schärfere Maßnahmen ergreifen müssen
>
> Jetzt wissen Sie, warum es so wichtig ist, möglichst gut zu schlafen, doch ich muss Sie davor warnen, die Wochenenden zu verschlafen. Zu viel zu schlafen, das kann zu Problemen eigener Art führen. Alle großen epidemiologischen Studien liefern dieselbe

schlechte Nachricht: Wer zu viel oder zu wenig schläft, stirbt früher.[58] Eine der größten Studien zu Schlafdauer und Mortalität untersuchte vier Jahre lang 1,1 Millionen Menschen, darunter 636 095 Frauen im Alter zwischen 30 und 102 Jahren. Die Mortalität hat einen U-förmigen Zusammenhang mit der Schlafdauer, das bedeutet, moderate Mengen sind optimal, zu viel oder zu wenig kann jedoch schädlich sein (das Gleiche gilt für Bewegung, Nahrung und Sonnenlichtexposition). Der Studie zufolge hatten Frauen, die weniger als sieben Stunden pro Nacht schliefen oder mehr als achteinhalb Stunden, die höchste Mortalität. Diese Frauen waren außerdem älter, schwerer und mit höherer Wahrscheinlichkeit krank. Damit nicht genug, veränderter Schlaf wird höherem Alkoholkonsum und weniger Bewegung zugeordnet. Was den Schlaf und langsames Altern anbelangt, geht es mir besser, wenn ich auf Alkohol ganz verzichte und mich mehr bewege. *Seufz.*

Langer wie kurzer Schlaf wird bei Frauen nach den Wechseljahren mit Depressionen in Verbindung gebracht; das interessierte mich an den Langschläferinnen: Was war zuerst da, die Henne oder das Ei? Schlafen sie länger, weil sie depressiv sind, oder sind sie depressiv, weil sie morgens nicht aus dem Bett kommen?[59] Insgesamt mag es nützen, etwas weniger zu schlafen, solange die Schlafqualität gut ist. Wenn Sie viel Stress haben und sich erschöpft fühlen, dann versuchen Sie, sich an die Idealzeit von sieben bis achteinhalb Stunden Schlaf zu halten.

Grundlegende Rituale

– Keine elektronischen Geräte im Schlafzimmer; falls das nicht möglich ist, halten Sie sich eine Stunde vor Ihrer Bettzeit mindestens 1,5 Meter von elektronischen Geräten entfernt. Diese Maßnahme wird Ihren Schlaf quantitativ und qualitativ verbessern.

– Für Frauen ab 40:
1. Sorgen Sie nachts in Ihrem Schlafzimmer für eine gleichbleibende Temperatur von etwa 18 Grad Celsius oder kühler, um Temperaturstörungen zu minimieren. Das kann eine Herausforderung darstellen und im Sommer kompliziert und teuer werden – machen Sie einfach das, was Ihnen möglich ist.

2. Gehen Sie Hitzewallungen und Nachtschweiß an. Vielleicht müssen Sie eine kurzfristige Therapie mit bioidentischen Hormonen erwägen, um besser zu schlafen. Besonders 100 bis 200 mg natürliches Progesteron verbessern den Schlaf bei Frauen in der Perimenopause und in den Wechseljahren.

— Meiden Sie Stimulanzien: kein Kaffee und auch keine ängstlichen Personen. Beide stimulieren Ihr Nervensystem zu stark, was das Schlafen erschwert. Ja, ich schlage vor, dass Sie sich weniger mit ängstlichen Menschen umgeben, vor allem wenn Sie sehr sensibel oder empathisch sind. Sie sind der Durchschnitt jener fünf Personen, mit denen Sie sich umgeben. Konzentrieren Sie sich auf das Hier und Jetzt, ganz in der Tradition des Zen, und schieben Sie alle Gedanken beiseite, die sie am Einschlafen hindern.

— Bewegen Sie sich morgens oder zumindest vor 13 Uhr. Wenn Sie erst später Zeit für Sport haben, achten Sie darauf, ob Ihre Schlafdauer und Schlafqualität dadurch abnehmen, und wirken Sie entsprechend entgegen.

— Erzeugen Sie eine den Schlaf fördernde Umgebung, also dunkel, ruhig, behaglich und kühl. Ihr Raum sollte so dunkel sein, dass Sie Ihre vor das Gesicht gehaltene Hand nicht sehen.

— Falls Sie in der Nacht zuvor weniger als sieben Stunden geschlafen haben oder Sie sich müde fühlen, machen Sie mindestens 20 Minuten lang einen Mittagsschlaf. Machen Sie mindestens einmal in der Woche ein 20- bis 30-minütiges Nickerchen.

— Achten Sie darauf, ob Sie jede Nacht länger als achteinhalb Stunden schlafen. Stellen Sie bei Bedarf einen Wecker.

— Setzen Sie sich tagsüber viel hellem Licht aus, das verbessert Ihre nächtliche Schlafqualität und Ihre Wachheit am Tag.

— Gehen Sie vor 22 Uhr ins Bett oder zumindest eine halbe Stunde vor Ihrer üblichen Bettzeit und schlafen Sie sieben bis achteinhalb Stunden. Gehen Sie jeden Abend zur gleichen Zeit schlafen, an sieben Abenden in der Woche. Stehen Sie jeden Tag um die gleiche Zeit auf, auch am Wochenende. Sogenanntes „Binge Sleeping", also exzessives

Ausschlafen, funktioniert nicht, weil Sie dann die normale Schlaf-architektur einbüßen und die Schlafqualität leidet. Versuchen Sie, die Schlafarchitektur in dieser Woche jeden Abend praktisch genau gleich zu halten. Nehmen Sie sich also vor, möglichst vor 22 Uhr im Bett zu sein (Nachteulen, bemühen Sie sich, früher als gewöhnlich ins Bett zu gehen), seien Sie schlafbereit, plaudern Sie nicht mit Ihrem Partner oder beantworten gar auf den letzten Drücker E-Mails.

– Gehen Sie für kurze Zeit in die Savasana-Haltung. Bei dieser Yoga-übung, der „Totenstellung", liegen Sie auf dem Rücken auf dem Boden, Ihre Handflächen zeigen nach oben, Ihre Beine sind hüftbreit gegrätscht; Sie lassen los und entspannen jeden Muskel in Ihrem Körper. Diese Haltung hilft mir, mich zu entspannen, nicht nur nach einem anstrengenden Yogakurs, sondern auch im Laufe des Tages. Mein Körper reagiert extrem auf die Alltagshektik; wenn ich zwei bis fünf Minuten lang in die Savasana-Haltung gehe, kann ich den Tag abschütteln.

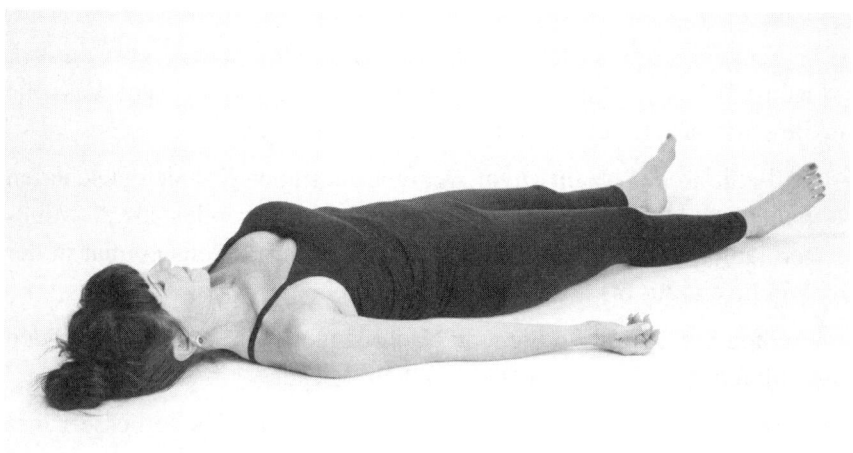

– Stellen Sie Ihren Schlaf-Wach-Rhythmus neu ein.

– Essen Sie Kohlenhydrate zum Abendessen. Keine Cupcakes, son-dern Quinoa, Süßkartoffeln und Yucca, die langsam verdaut werden und den Blutzucker nicht übermäßig ansteigen lassen. Essen Sie drei Stunden, bevor Sie ins Bett gehen, nichts mehr, Zapfenstreich beim Essen ist also 19 Uhr. Wenn Sie die Kohlenhydrate abends essen, aktiviert das die Gene für die Gewichtsabnahme und auch die für Leptin, Ghrelin und Adiponektin.[60]

- Bildschirmen und nächtlichem Kunstlicht sollten Sie drei Stunden vor Ihrer Bettzeit nur noch eingeschränkt ausgesetzt sein, was in den meisten Fällen 19 Uhr bedeutet. Schalten Sie mindestens eine Stunde, bevor Sie ins Bett gehen, Fernseher, Computer, Telefone und Tablets aus. Das heißt, nicht mehr im Schlafzimmer fernsehen oder beim Fernsehen einschlafen.

- Entwickeln Sie ein regelmäßiges und entspannendes Bettzeit-Ritual, etwa ein heißes Bad mit Epsom-Salz oder das Hören von beruhigender Musik. Beginnen Sie damit eine Stunde oder noch früher, bevor Sie einschlafen wollen.

Nahrungsergänzungsmittel

Vitamin D: Wenn Sie Ihren Vitamin-D-Mangel ausgleichen, festigt das nicht nur Ihre Knochen – Sie können dann möglicherweise auch besser schlafen. Vitamin D wirkt auf mindestens 3000 Gene ein. Allgemein empfehle ich 2000 bis 5000 IU täglich, doch angesichts der zahlreichen Gene, die in den Vitamin-D-Stoffwechsel mit hineinspielen, ist die beste Vorgehensweise, Ihren Vitamin-D-Blutspiegel langfristig zu beobachten. Nehmen Sie genug Vitamin D ein, um Ihren Wert bei 60 bis 90 ng/ml zu halten. Der Zielbereich schwankt leicht, abhängig von den Forschungsergebnissen, deshalb können die Normwerte sich in Zukunft noch verändern. Falls Ihr Vitamin-D-Blutspiegel gewöhnlich unter 60 ng/ml liegt, machen Sie sich nicht zu viele Gedanken, denn es ist unklar, ob ein höherer Wert Ihren Telomeren wirklich nützt (eine Korrelation zur Länge der Telomere ist nicht untersucht worden).[61] Wie Sie bei vielen Nährstoffen feststellen werden, gibt es auch zwischen Vitamin D und Gesundheit eine U-förmige Kurve, zu wenig ist schlecht und zu viel ist auch schlecht. Was Sie brauchen, ist einfach die richtige Menge für Ihre individuelle Physiologie.

Fortgeschrittene Projekte

- Machen Sie eine Lichttherapie: Setzen Sie sich täglich für eine bestimmte Zeit vor einen speziellen Leuchtkasten. Dieser strahlt ein sichtbares Licht ab, welches das Tageslicht nachahmt, das wichtig ist, um Ihre innere Uhr einzustellen.[62] Er kann Sie dabei unterstützen, morgens länger zu schlafen oder abends früher einzuschlafen, je nachdem, wie Sie das Gerät verwenden.

- Tragen Sie nach Sonnenuntergang eine Brille mit orangefarben getönten Gläsern: Das ist die neue Lesebrille für Frauen, die das Altern umkehren wollen. Entscheiden Sie sich für die Variante für den Innenbereich, die das blaue Licht herausfiltert (aber nicht die anderen Farben). Tragen Sie diese Brille nach dem Sonnenuntergang bis Sie ins Bett gehen, damit Sie mehr Melatonin bilden und tiefer schlafen.[63]

- Bestimmen Sie Ihren Tiefschlaf: Es gibt ein Tiefschlaf-Gen und die Variante hilft Ihnen, tiefer zu schlafen. Das Einzelnukleotid-Polymorphismus-Kennzeichen ist rs73598374. Mein Mann hat das normale Gen (keine Variante, C;C), ich habe die Tiefschlaf-Variante (C;T). Vergleicht man die Daten unserer Schlafsensoren, stellt man fest, dass ich mich in derselben Nacht doppelt so lange in der Tiefschlafphase befinde wie er. Probieren Sie einen der in den Ressourcen genannten „Activity-Tracker" aus (Fitnessarmbänder, Schlaftracker u. a.).

- Lassen Sie Ihren Melatoninspiegel untersuchen oder testen Sie folgende kostengünstige Methode: Mein Melatonin-Spiegel ist niedrig bis normal, deshalb führe ich regelmäßig eine Neueinstellung durch, indem ich vier Stunden vor der Bettzeit eine winzige Menge Melatonin (0,4 mg) einnehme. Nach Einnahme dieser winzigen Dosis steigt der Wert kurz steil an und geht dann wieder zurück. Mein Körper stellt diesen Rückgang fest und regt meine Zirbeldrüse an, mehr Melatonin herzustellen, sodass ich vier Stunden später tiefer schlafen kann.

- Wie man mit anderen Chronotypen zusammenleben kann: Weil die innere Uhr von Frauen sechs Minuten schneller geht als die von

Männern und weil Frauen mit höherer Wahrscheinlichkeit Morgenmenschen sind als Männer, müssen beide ihren Tagesrhythmus vielleicht an den Ihres Gegenübers anpassen.[64] Sie können Ihre natürliche Veranlagung ändern, indem Sie in Ihrer Umgebung Signale setzen. Gewöhnlich ist es nicht schwierig, eine Stunde früher oder später aufzustehen, um sich dem Partner anzunähern. Helles Licht am Morgen kann einer Eule den Hinweis zum Aufwachen geben und heruntergelassene Jalousien können ein Hinweis für die Eule sein, sich zu entspannen. Im hellen Tageslicht eines Fitnessstudios später am Tag Gewichte zu stemmen, kann auch für eine Lerche das Signal sein, später ins Bett zu gehen.

Ihr Tagesablauf

Auf der nächsten Seite sehen Sie einen Tagesablauf, der die grundlegenden Rituale von Woche 1 und 2 enthält. Das ist ein normaler Tag bei mir – ein normaler Tag mit besseren Entscheidungen. Passen Sie ihn an Ihre Bedürfnisse an.

Zusammenfassung: Vorteile von Woche 2

Besserer Schlaf bietet Ihnen vielfältigen Nutzen: Sie können Ihre Hormone neu einstellen, Ihr Immunsystem stärken und leichter abnehmen. Zu wenig Schlaf ruiniert die Blutzuckerkontrolle und erhöht die Stresshormone wie Cortisol. Der „Hungerknopf" ist dadurch dauernd angeschaltet, was dem Verhältnis von Fett zu Muskelmasse im Alter schadet.

Wenn Sie gut schlafen, wird das Wachstumshormon aktiviert, sodass Sie mit geringerer Wahrscheinlichkeit Bauchfett entwickeln und sich nachts Ihre Muskeln besser erholen können. Sie werden sofort Ihr besseres Gedächtnis und Ihre erhöhte Widerstandsfähigkeit gegen Erkältungen bemerken. Langfristig werden Sie feststellen, dass Ihr Risiko für Diabetes, Bluthochdruck und Fettleibigkeit sinkt (die alle mit Mortalität in Verbindung gebracht werden). Sie werden auch weniger unter Entzündungen und Steifheit leiden, und all das nur, weil Sie sich mehr ausruhen!

Ein normaler Tag im *10-Jahre-jünger-Programm*: Dr. Sara Gottfried

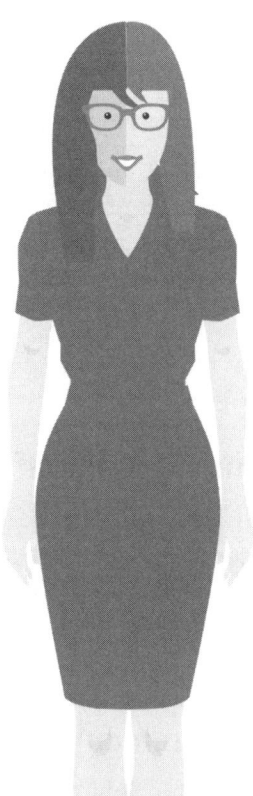

6:05   Einen Kollagen-Kaffee mit grünem Tee zubereiten und trinken

6:10   10–30 Minuten meditieren

6:45   Frühstücks-Shake trinken oder weglassen bei intermittierendem Fasten

7:30   Kinder zur Schule bringen

8:00   Bewegung (Intervallkurs im Fitnessstudio, Yoga oder flotter Spaziergang)
Getränk mit verzweigtkettigen Aminosäuren (siehe Nahrungsergänzungsmittel)
1 l gefiltertes Wasser anschließend trinken

10:00   Arbeiten

12:00   Mittagessen (Reste vom Vortag, z. B. Hähnchen, Brokkoli, Salat aus rohem Gemüse, den man mit den Fingern essen kann) oder grüner Shake
Zähneputzen und Zahnseide
Nach dem Mittagessen arbeiten am Laufbandschreibtisch (ungefähr 3 bis 11 km)
1 l gefiltertes Wasser trinken

15:00   Kinder abholen, mehr Wasser trinken

15:30   Kinder in die Sauna im Fitnessstudio schleppen, falls sie mitmachen (den Grund dafür erfahren Sie in Kapitel 8)

16:30   10 Minuten meditieren oder eine Freundin anrufen

17:00   Abendessen vorbereiten (die doppelte Menge, damit Reste für das Mittagessen am nächsten Tag übrig bleiben)

18:00   Abendessen

19:00   Zeit für mich oder die Familie – während alle das Essen und den Tag verdauen

21:00   Hintergrundbeleuchtete Bildschirme und nächtliches Kunstlicht ausschalten

Zähneputzen und Zahnseide

22:00   Ins Bett gehen, Licht aus

Quintessenz

Der Dalai Lama behauptet, Schlaf sei die beste Meditation; dem stimme ich zu. Auch wenn die Schulmedizin den Schlaf größtenteils ignoriert, heißt das nicht, dass Sie ihn auch außer Acht lassen sollten und später den Preis dafür bezahlen. Wenn Sie sich jetzt ein wenig anstrengen, kann das zu einer großen epigenetischen Veränderung führen. Molekulare Anpassungen, die durch Ihre Umgebung beeinflusst werden, können Ihre Langlebigkeits- und Gewichts-Gene verbessern. Messen Sie deshalb der Bettzeit ebenso viel Bedeutung bei wie Ihrer Ernährung und sorgen Sie jetzt für die richtige Menge an Schlaf.

KAPITEL 7

Bewegen
Woche 3

*„Aus Sicht der Evolution überlistet körperliche Bewegung
das Gehirn zu dem Versuch, sich selbst trotz hormoneller
Alterungsanzeichen am Leben zu erhalten."*

John Ratey, *Superfaktor Bewegung – Das Beste für Ihr Gehirn*

Ich wache auf, weil ich zur Toilette muss, und taumele im Dunkeln ins Badezimmer. Beim kurzen Blick auf meine Armbanduhr sehe ich, dass es 5:30 Uhr ist. Ich bin erleichtert, dass ich wieder ins Bett und noch eine Stunde schlafen kann. Einen Moment lang denke ich an meine gute Freundin Allison, die nur wenige Kilometer entfernt wohnt. Zweifellos ist Allison, ebenfalls eine arbeitende Mutter, in ihrem Fitnessraum, sie tritt in ihrem persönlichen Spinning-Kurs in die Pedale, während helles Licht ihren athletischen Körper zur Geltung bringt.

Allisons Langlebigkeits-Gene, mTOR zum Beispiel, werden von ihrem hochintensiven Bewegungstraining gesteuert. Sie aktiviert ihren Wachstumsfaktor BDNF (Brain Derived Neurotrophic Factor), der wie ein Super-Dünger auf die Konzentrationsfähigkeit des Gehirns wirkt und auf dessen Fähigkeit, exekutive Funktionen auszuführen. Allison hat nicht die besten Gene geerbt; Fettleibigkeit und Diabetes liegen bei ihr in der Familie. Trotz ihres Erbes kennt sie den geheimen Ausgleich: Disziplin, Willenskraft und intelligente Gewohnheiten, besonders was Schlaf, Bewegung und pflanzenbasierte Bio-Nahrung anbelangt.

Allison ist 41 Jahre jung, 1,68 m groß und wiegt seit High-School-Zeiten gleich viel: 57 Kilo. Bei jeder ihrer drei Schwangerschaften nahm sie 12 Kilo zu, doch diese Kilos schmolzen fünf Minuten nach der Geburt dahin (also gut, vielleicht waren es eher acht Wochen, aber Sie verstehen, was ich meine). Sie geht um 21:30 Uhr ins Bett, auch wenn ihr Mann spät abends noch aktiv ist. Allison ist motiviert, ihren Lebensstil so auszurichten, dass sie ihre schlechten Gene ab- und ihre Langlebig-keits-Gene anschaltet. Allison sieht gesund und stark aus, doch das erarbeitet sie sich hart. Sie können auch gesund und stark aussehen, selbst wenn Sie kein Morgenmensch sind oder ungern schwitzen (oder beides).

Schwingen Sie mit den Armen

Dirigenten leben länger als Vertreter aller anderen Berufsgruppen. Die meisten Dirigenten werden über 80, ja über 90 Jahre alt. Sie leben nicht stressfrei auf einer bergigen Insel wie die Ikarier, sammeln keine Wildpflanzen und kochen auch keinen Tee. Wie Blanche Honegger Moyse, die vor einigen Jahren im Altern von 102 starb, reisen sie um die Welt und bleiben für Proben und Auftritte lang auf. Wenn sie beim Dirigieren ihre Arme bewegen, zeigen sie unermüdliches körperliches Durchhaltevermögen, Charisma und Leidenschaft bei ihren Aufführungen.

Leopold Anthony Stokowski (1882–1977) ist vielleicht vor allem als Dirigent von Disneys *Fantasia* bekannt, doch für mich war das Herausragende an ihm, dass er bis zu seinem Tod mit 95 Jahren dirigierte. Was für ein Maestro!

Andere Berufsgruppen, denen es gut ergeht was die Langlebigkeit anbelangt, sind Menschen, die sehr wenig sitzen: Archäologen und Astronauten, Pfarrer, Lehrer und Ärzte. Mit die schlimmsten Berufe im Hinblick auf die Langlebigkeit sind die Uhrmacherei, Arbeit in der Textilindustrie, vielleicht wegen des anhaltenden Sitzens und der Exposition gegenüber giftigen Chemikalien.[1]

Tragischerweise haben die Amerikaner im Laufe des letzten Jahrhunderts körperliche Bewegung in ihrem Leben aufs Abstellgleis geschoben. Wir sitzen heute mehr und bewegen uns weniger als je zuvor. Auch wenn wir wissen, dass uns körperliche Bewegung guttut, bewegen sich nur 20 Prozent von uns regelmäßig. Dazu kommt noch, dass 70 Prozent der Amerikaner einen Schreibtischjob haben. Zwischen der Hin- und Rückfahrt sitzen sie am Schreibtisch; und wenn sie nach Hause kommen, sitzen sie beim Abendessen oder vor dem Fernseher; der durchschnittliche Amerikaner verbringt also acht Stunden am Tag im Sitzen.[2] Kein Wunder, dass die Fettleibigkeit epidemische Ausmaße annimmt.

Ich will gleich zum Punkt kommen: Sitzen beschleunigt das Altern. Für Frauen bedeutet das Folgendes: Wenn Sie sechs Stunden oder länger am Tag sitzen, erhöht das Ihr Krebsrisiko um 10 Prozent und Ihr Risiko eines frühen Todes um 34 Prozent. (Männer, die sechs Stunden am Tag saßen, hatten in derselben Studie eine um 17 Prozent höhere Wahrscheinlichkeit eines frühzeitigen Todes verglichen mit Männern, die weniger saßen.)[3] Bewegung mindert den Schaden teilweise; Frauen, die viel sitzen *und* sich nicht bewegen, sterben mit doppelt so hoher Wahrscheinlichkeit frühzeitig verglichen mit Frauen, die weniger als drei Stunden am Tag sitzen und körperlich aktiv sind.

Warum das wichtig ist

Ja, Sitzen ist das neue Rauchen, weil es Ihr Risiko für Diabetes und Herzerkrankungen erhöht – aber durch Sitzen kann auch Ihr Bauch dick aussehen, weil es Ihre armen Hüftbeuger verkürzt und Ihren Taillenumfang vergrößert.[4] Und zwar so: Wenn Sie sich auf einen Stuhl fallen lassen, erschlaffen Ihre Bauchmuskeln, während sich die Muskeln im unteren Rücken zusammenziehen, was zu einer ausgeprägten Lordose, einem Hohlkreuz, führt. Diese übermäßige Lordose des unteren Rückens drückt den Bauch nach außen und Ihre Hüftbeuger sind zu verkürzt, um den Bauch wieder nach innen zu ziehen. Die Folge ist ein vorstehender Bauch. Im nächsten Kapitel lernen Sie eine Grundübung kennen, die Ihre Hüftbeuger wieder richtig arbeiten lässt und Ihren Bauch hinter Ihre Bauchmuskeln zurückdrückt, wo er hingehört.

Von der Eitelkeit einmal ganz abgesehen, kann zu viel Sitzen eine ganze Reihe negativer Folgen auslösen:

– Schwache Knochen – übermäßiges Sitzen ist einer der Gründe für die Zunahme von Osteopenie (verminderte Knochendichte) und Osteoporose (Knochenschwund).

- Organschädigung von Herz, Bauchspeicheldrüse und Dickdarm
- Muskelabbau[5]
- Hormonprobleme (nur ein Tag ausgedehnten Sitzens setzt Ihre Insulinreaktion herab)
- Rückenschmerzen (Bandscheiben werden zusammengedrückt, die Wirbelsäule wird unbeweglich)
- Schlechte Durchblutung der Beine (Krampfadern)
- Insgesamt erhöht anhaltendes Sitzen das Risiko für Diabetes um 112 Prozent, für Herz-Kreislauf-Erkrankungen um 147 Prozent, für Krebs um 29 Prozent und für die allgemeine Mortalität um 50 Prozent.[6]

Selbst wenn Sie sich jeden Tag eine Stunde bewegen, kann dies den Schaden, den übermäßiges Sitzen verursacht, nicht kompensieren; Sie müssen einfach weniger sitzen.[7] Selbst wenn Sie nur zehn Minuten weniger Zeit „absitzen" und diese für moderate bis dynamische Aktivitäten einräumen, kann das Ihren Taillenumfang glücklicherweise bereits erheblich verringern, ganz zu schweigen von den zahlreichen anderen Vorteilen, die es bietet.[8] Lassen Sie uns die Schäden des Sitzens ausgleichen und weiterhin Ihre heroische Mission verfolgen, dem Altern und einem frühzeitigen Tod ein Schnippchen zu schlagen.

Dem vorzeitigen Tod ein Schnippchen schlagen

Alles in allem senkt körperliche Aktivität das Risiko eines frühen Todes bei Männern um 42 und bei Frauen um 48 Prozent. In ausnahmslos jeder von 38 Studien lebten körperlich aktive Frauen länger als inaktive.[10] Moderate Bewegung genügt, um den vorzeitigen Tod aufzuschieben. Auch wenn hochintensives Bewegungstraining für kurzfristige Vorteile besser sein mag, tun Ihnen langfristig beide Formen gut.

- Ist es jemals zu spät? Falls Sie bis 65 oder noch länger gewartet haben, stellen Sie sich vielleicht die Frage, ob es zu spät ist, um fit zu werden. Auch Frauen, die mit über 65 aktiver wurden, profitieren noch davon und leben länger.[11] Selbst wenn Sie also 70 sind und niemals Sport getrieben haben, ist es nicht zu spät, um den Tod hinauszuschieben. Hurra!

– Was ist, wenn ich dick bin? Selbst wenn Sie Übergewicht haben, reduziert körperliche Bewegung Ihr Risiko, vorzeitig zu sterben. Am besten wäre es natürlich, wenn Sie schlank und aktiv wären, doch das schlimmste Szenario ist fettleibig *und* inaktiv. Außerdem hilft Ihnen die Bewegung dabei, schlank zu werden und überschüssiges Körperfett loszuwerden.

Der Antrieb, sich anzutreiben

Zu den Vorteilen von Bewegung zählt, dass Sie auf diese Weise das hässliche weiße Fett, das sich am Bauch und im Unterhautfettgewebe konzentriert, in etwas verwandeln können, das dem positiven braunen Fett nahe kommt, das Kalorien verbrennt und Wärme erzeugt; es befindet sich hauptsächlich an Nacken und Schultern. Weißes Fett erhöht Ihr Risiko für Diabetes und Herzkrankheiten. Körperliche Bewegung lässt das weiße Fett schwinden und verwandelt es letztlich in beigefarbenes (eine Mischung aus beiden).[12]

Bewegung verändert auch die Expression Tausender Gene; spezielle Bewegungen aktivieren die Langlebigkeits-Gene. Gene wie ADRB2 steuern Ihre Gewichtsveränderung als Reaktion auf die Bewegung. Wenn Sie sich mehr als drei Stunden pro Woche bewegen, schalten Sie APOA1 an, das Gen, das an der Bildung von HDL beteiligt ist, dem guten Cholesterin.

Eine meiner guten Varianten ist eine Gruppe von Genen – LPL, PPARD und LIPC –, die mich stärker vom Ausdauersport profitieren lassen. Darum muss ich länger spazierengehen und mit moderater Intensität wandern, um meine DNA ganz zu meinem Vorteil zu nutzen. Glücklicherweise hat meine Freundin die gleichen Ausdauer-Gene, wir sind also ideale Fitness-Partnerinnen. Ganz unabhängig von Ihrer genetischen Veranlagung werden die Übungen in diesem Kapitel die entscheidenden Faktoren an- und abschalten, die Sie vor dem Altern schützen und die Sie sprichwörtlich im Herzen jung bleiben lassen.

10 Gründe, warum Frauen keinen Sport treiben (und die Gegenargumente)

Wenn wir doch alle wissen, dass Bewegung gut für den Körper ist, warum bewegen sich dann also 88 Prozent der Amerikaner nicht? Vielleicht geht es vielen wie mir – ich mache es einfach nicht wirklich gern. Von Natur aus bin ich an Sport und Bewegung wenig interessiert und habe immer etwas Besseres zu tun. Sport, besonders anstrengende Dinge wie CrossFit oder jedes andere hochintensive Intervalltraining, erschöpft mich schlicht und einfach. Manche Menschen sprechen gut auf Bewegung an – sie werden muskulös und schlank –, aber zu denen gehöre ich nicht. Ich trainiere hart, und ich meine *wirklich hart* an sechs Tagen in der Woche und wenn Sie meinen Körper anschauen, werden Sie kaum einen Unterschied zwischen mir und einem Couch-Potato feststellen. Warum also soll ich?

Im Folgenden finden Sie die zehn Gründe, die Frauen am häufigsten bemühen, wenn sie sich nicht körperlich bewegen wollen, und die Gegenargumente, die mich dazu bringen, in meine Laufschuhe zu schlüpfen oder mich ins Fitnessstudio aufzumachen.

Ein Fenster in Ihre Langlebigkeit: Ruhepuls

Zusätzlich zum offensichtlicheren Nutzen sportlicher Bewegung beeinflusst diese auch Ihre Herzfrequenz und die Herzfrequenz beeinflusst Ihre Gesundheitsspanne. Hier muss ich ein wenig ausholen: Kürzlich sauste mein Mann David anlässlich des Besuchs eines Wellness-Hotels nördlich von San Diego, Kalifornien, einen Berg hinauf und ließ eine Gruppe von 20 anderen Gästen und mich in seinen Staubwolken hinter sich. Es war noch nicht einmal 7 Uhr morgens. Mein Mann hat das Sprinter-Gen, das für Schnellkraft codiert – wie es auch viele Olympioniken haben. Ich habe das Sprinter-Gen nicht; ich habe das Gen: „Vergessen wir das, gehen wir zum Frühstück". Warum sich im Urlaub so schinden? Geht es nicht darum, sich zu entspannen, wenn man die Gelegenheit dazu hat, und sich daran zu erinnern, warum man geheiratet hat?

10 Gründe, warum Frauen sich nicht bewegen (und die Gegenargumente)

1. „Keine Zeit"
Gegenargument: Quetschen Sie eine kleine zusätzliche Aktivität in Ihren Tag, weil alles zählt. Probieren Sie kleinere Bewegungseinheiten wie auf der Stelle zu gehen, während Sie telefonieren, oder eine zweiminütige Tanzpause einzulegen, während Sie Kaffee kochen. Wissenschaftsfreaks bezeichnen es als „Verbrennung durch nicht an Sport gebundene Aktivität" (Non-Exercise Activity Thermogenesis, NEAT), oder alle Arten alltäglicher Bewegung, durch die Sie zusätzliche Kalorien verbrennen, sei es herumzappeln, auf der Stelle gehen, entfernt parken, damit Sie weiter laufen – das summiert sich!

2. „Langweilig"
Gegenargument: Bringen Sie Abwechslung hinein. Probieren Sie es, indem Sie an die Bewegung herangehen wie an ein Büffet und suchen Sie sich das „Gericht", das Ihnen im Moment gelegen kommt: Zumba, Training an der Ballettstange, ChiRunning, CrossFit-Training, Qigong. Finden Sie eine Bewegungsart, die sich eher spielerisch anfühlt und weniger wie etwas, was Sie tun müssen, um körperlich aktiv zu sein.

3. „Kein Morgenmensch"
Gegenargument: Halten Sie Ihre Trainingseinheiten kurz, machen Sie sie in der Mittagspause oder treffen Sie sich nachmittags oder abends mit einem Freund oder einer Freundin.

4. „Familie wird vernachlässigt"
Gegenargument: Nehmen Sie sie mit. Bieten Sie Ihren Kindern Anreize, wenn sie mit Ihnen wandern (haben Sie schon einmal was von Geocaching gehört?) oder schleppen Sie Ihren Partner mit zum Yoga oder zum Tanzunterricht.

5. „Zu müde nach der Arbeit"
Gegenargument: Nach 17 Uhr, wenn meine Willenskraft dahin ist, hilft es mir, „wenn, dann …"-Aussagen mit Alternativen zu formulieren, etwa: „Wenn ich zu müde bin, dann mache ich mit meinem Mann einen Spaziergang bei Sonnenuntergang."

6. „Schwerfällig, ungeschickt, dumm"
Gegenargument: Besuchen Sie einen Kurs oder arbeiten Sie mit einem Trainer zusammen. Verschlimmern Sie die Situation nicht noch, indem Sie zu

einem fortgeschrittenen Hip-Hop-Kurs gehen. Vertrauen Sie mir, ich weiß aus eigener Erfahrung, dass das Training an der Ballettstange hervorragend für Sportmuffel ist. Falls Sie nichts über Krafttraining, Stretching und Ähnliches wissen, gehen Sie in einen Anfängerkurs oder in eine Orientierungsstunde.

7. „Zu krank (oder verletzt)"
Gegenargument: Vielleicht müssen Sie mit einem Experten arbeiten, mit dem Sie die Bewegung leichter an Ihre persönlichen Bedürfnisse anpassen können. Konzentrieren Sie sich darauf, sich ein Lernziel zu setzen, kein Leistungsziel. Machen Sie nicht zu schnell zu viel. Seien Sie nachsichtig mit sich.

8. „Nicht motiviert genug, um es durchzuhalten"
Gegenargument: Studien zeigen, wenn Sie „mit Vollgas beginnen" und an Schwung verlieren, ist es besser, sich auf die unmittelbaren Belohnungen zu konzentrieren, etwa mehr Energie, weniger Stress und eine bessere Stimmung. Das verlässliche Training mit einer Freundin oder der Familie verdoppelt oder verdreifacht Ihre Ergebnisse ebenso. Ich laufe beispielsweise jeden Sonntag mit meiner Freundin Jo, egal ob es regnet oder schneit.

9. „Schweiß ist ekelig"
Gegenargument: Ein Wort – Feuchtigkeitstransport. Vergessen Sie nicht, dass es inzwischen Funktionskleidung gibt. Besorgen Sie sich moderne, atmungsaktive Trainingskleidung und suchen Sie sich eine Sportart aus, bei der Sie weniger ins Schwitzen kommen (oder es weniger merken): Schwimmen, flottes Spazierengehen oder das bereits erwähnte Training an der Ballettstange.

10. „Faul"
Gegenargument: Sie brauchen Verlässlichkeit, wie einen Sport-Partner oder Trainer, und sollten die Bewegung dann planen, wenn Sie am meisten Energie haben. Vielleicht müssen Sie auch zuerst Interesse vortäuschen, bis es echt wird, nach dem Motto: „So tun, als ob …"

Wie wäre es mit einer Kanne grünem Tee gefolgt von der Zeitungslektüre und einer Massage?

Während mein Mann voraus rannte, lief ich keuchend den steilen Berg hinauf, so schnell mein Herz das gestattete. Rings um mich waren interessante Frauen, etwa die Besitzerin eines biodynamischen Weinguts oder eine Schauspielerin aus Brasilien, doch ich schnaufte viel zu stark, um reden zu können.

David ist schon sein ganzes Leben lang Sportler. Ich bin das nicht. Er hat eine nette physiologische Anpassung, ein Leistungsherz, ein hochtrabender Ausdruck dafür, dass sein Herz in Ruhephasen sehr langsam schlägt, weil er sehr trainiert ist und ein unauslöschliches Muskelgedächtnis hat. Leistungsherz oder Sportherz, wie es auch manchmal genannt wird, ist häufig bei Sportlern anzutreffen, die regelmäßig mehr als eine Stunde pro Tag trainieren. Wie erwähnt, erinnert sich das Herz meines Mannes, selbst wenn er aktuell keine gute Kondition hat, an seine Jahre beim Football und bei der Leichtathletik Wir haben das sogar gemessen. Wenn mein Mann nachts im Bett liegt und schläft, liegt seine Herzfrequenz bei Mitte 40. Mein Ruhepuls wird als normal eingestuft, dauerhaft liegt er bei etwa 60, oder wenn ich gestresst bin, bei etwa 70 Schlägen.

David ist 56 Jahre alt, deshalb wird seine maximale Herzfrequenz bei etwa 164 Schlägen pro Minute angesetzt. Das heißt, sein Herz hat eine größere Bandbreite nach unten und nach oben, sodass er z. B. die Herausforderung annehmen kann, mit dem Rad direkt den Mount Diablo hinaufzufahren mit einer Herzfrequenz von etwa 160 bis 165 Schlägen, und er fühlt sich stark. Komme ich hingegen in die Nähe meiner maximalen Herzfrequenz, dann schnaufe und keuche ich und glaube, ich würde gleich sterben. (Die maximale Herzfrequenz ist einfach ein Anhaltspunkt; Leute wie mein Mann oder ein 25-jähriger Kurzstreckenläufer können sich ohne Probleme anstrengen und sich auch über dem errechneten Maximum verausgaben und dabei gut fühlen. Andere, die weniger fit sind, verspüren Schmerzen in der Brust oder Erschöpfung. Lassen Sie sich von Ihrem Befinden leiten und achten Sie darauf, wie Sie sich beim Sport, je nach Herzfrequenz, fühlen.)

Es überrascht nicht, dass der Ruhepuls ein Marker für Langlebigkeit ist. Das ergibt Sinn, denn je effizienter Ihr Herz ist (das heißt, je langsamer Ihr Ruhepuls), desto länger wird es durchhalten.

An jenem Tag im Wellness-Hotel jagte David eine sehr fitte 35-jährige Trainerin den Berg hinauf. Eine Stunde später beim Frühstück grinste mich David endorphingebadet an. Ich war immer noch außer Atem, als er erklärte: „Die Trainerin hat einen Ruhepuls von 42 und jedes Mal, wenn ich sie fast eingeholt hatte, konnte sie einen Gang höher schalten und rannte mir davon. Sie hat nicht mit mir geredet oder mir ihre Strategie verraten. Sie hat ihren Mann für die Navy SEALs (Elitekämpfer der US-Streitkräfte; Anm. d. Ü.) trainiert. Das war spitze!" Er hielt einen Moment inne, vielleicht wunderte er sich, warum ich so lange für den Weg gebraucht hatte, und flüsterte dann: „Nächstes Jahr trainiere ich im Voraus wie verrückt, damit ich sie überholen kann."

Offensichtlich habe ich einen ehrgeizigen Elitekämpfer geheiratet. Ich stürzte mich auf mein Spinatomelett und dachte an Sylvia aus meinem Fitnessstudio – Ruhepuls: 50.

Nach Ansicht vieler Wissenschaftler hat das menschliche Herz eine festgelegte Anzahl von Schlägen für das ganze Leben, deshalb ist Effizienz gleichbedeutend mit Langlebigkeit. (Die tatsächliche Anzahl von Herzschlägen für einen Menschen wird auf ungefähr 2,2 Milliarden geschätzt.) Der Forscher Dr. Herbert J. Levine hat festgestellt, dass im ganzen Tierreich ein direkter Zusammenhang zwischen Herzfrequenz und Lebensspanne besteht: Je höher der Ruhepuls, desto kürzer das Leben; je langsamer der Herzschlag, desto länger leben die Tiere.[13] Die Ergebnisse genügten ihm, um eins und eins zusammenzuzählen und den Spruch zu entwickeln: „Wahrscheinlich sind Sie mit einer bestimmten Anzahl von Herzschlägen auf die Welt gekommen. Verbrauchen Sie sie nicht zu schnell."

Die Idee dahinter ist, dass Ihr Herz mit Konditionierung auf Fitness Ihre Muskeln effizienter mit Blut versorgen kann und das bei einer niedrigeren Herzfrequenz. In der Tat kann Bewegung Ihr Leben mit am besten dadurch verlängern, weil sie Ihren *Ruhepuls senkt*. Wie Sie Ihre Zielherzfrequenz berechnen und den optimalen Herzfrequenzbereich erfahren Sie später in diesem Kapitel.

Wissenschaft von Woche 3: Bewegen

Heutzutage weiß jeder, dass Bewegung Verspannungen löst, Muskeln aufbaut, Herz und Lungen trainiert und die Glücksbotenstoffe im Gehirn ankurbelt, die Endorphine, doch Bewegung bietet noch viel mehr. Nach meiner Erfahrung kommen die Menschen aus völlig falschen Gründen zu körperlicher Bewegung (oft einhergehend mit einem Wunschdenken zur Gewichtsabnahme), aber sie bleiben aus den richtigen Gründen dabei: Wegen ihres Gefühls nach dem Sport – weil sie mehr Energie haben, besserer Stimmung sind (durch die Endorphine), weil sie ein besseres Selbstgefühl haben, eben weil sie sich bewegt haben, und weil ihr Gehirn besser arbeitet. Vielleicht ist Ihnen Sport ein Gräuel, aber Sie lieben Ihre Gesundheit und sind intelligent genug, sich auszurechnen, dass Sie sich bewegen müssen, um Ihr genetisches Potenzial bestmöglich auszuschöpfen. Das ist mehr als nur eine Theorie, es ist wissenschaftlich belegt, besonders für Menschen, die Formen der Bewegung finden, die ihnen tatsächlich Freude machen.

Wenn Sie einfach nur wissen wollen, was Sie machen sollen, und sich nicht in der Wissenschaft verlieren möchten, nehmen Sie sich die Freiheit und überspringen Sie diesen Abschnitt. Gehen Sie direkt zum Programm und fangen Sie an, sich körperlich und sportlich anders zu bewegen, um Ihre Gesundheitsspanne zu verlängern.

Wie viel Bewegung ist am besten?

Derzeit empfehlen die Leitlinien wöchentlich 150 Minuten moderate körperliche Aktivität und 75 Minuten anstrengende körperliche Aktivität oder eine entsprechende Kombination aus beidem.[14] Doch die Dosis, das Pensum, ist entscheidend, und mehr ist nicht unbedingt besser.

Während des Studiums wechselte ich häufig meine Sportarten. Ich rannte viermal in der Woche aggressiv sechs Kilometer im gleichen Tempo, doch das wurde mir irgendwann langweilig und ich schwenkte einige Monate lang um auf Fitnessvideos. Danach wechselte ich zum Krafttraining, viermal je eine Stunde pro Woche, und vielleicht einmal in der Woche Squash. Später begann ich zu rudern und hielt mich dabei wieder an meine Vierer-Regel: eine Stunde intensives Rudern viermal in der

Woche. Die beste Freundin meiner Mutter hatte einen gleichmäßigeren Plan: Sie joggte fünfmal pro Woche etwa drei Kilometer in 20 bis 35 Minuten. Ich fand die Einfachheit ihres gleichbleibenden Trainingsplans erfrischend. Wie sich herausstellte, war sie dabei auf etwas Wichtiges gestoßen.

Im Hinblick auf die Rolle, die Bewegung für unsere Gesundheitsspanne spielt, könnte die moderate Variante die Beste sein, weil ab einem bestimmten Punkt der Nutzen abnimmt. Selbst die Form der Bewegung könnte eine Rolle spielen. Die Beziehungskurve scheint U-förmig zu sein, das heißt, all jene, die zu viel sitzen, *und* jene, die besonders hart trainieren, schneiden am schlechtesten ab, während die Menschen, die sich moderat bewegen, am besten abschneiden, zumindest beim Joggen.[15] Die Freundin meiner Mutter senkte mit ihrem 3-Kilometer-Lauf fünfmal wöchentlich ihre Mortalität um 44 Prozent. Wie zwei neue Studien nahelegen, scheinen beim Joggen oder schnelleren Laufen ein bis zwei Stunden pro Woche am besten zu sein, die idealerweise in einige 20- bis 30-minütige Einheiten von drei bis fünf Kilometern unterteilt werden.[16] Ein höheres Pensum an Extremsport, wie Marathon, Ultramarathon und Langdistanz-Triathlon, kann zu Herztoxizität führen (das Herz schädigen).[17]

Untersuchungen zu den biologischen Zeitmessern in den Zellen, den Telomeren – die Kappen auf den Chromosomen, die Ihr Genom stabilisieren – belegen: Sportliche Aktivität in moderatem Maß scheint die Telomerlänge am besten zu schützen.[18] Außerdem wurde festgestellt, dass sowohl moderates als auch hochintensives Intervalltraining von zwei bis vier Stunden pro Woche der Telomerlänge von Frauen nützt.[19] Mehr Bewegung brachte keinen weiteren Nutzen, deshalb ist Bewegung in moderatem Maß ausreichend, und genau das empfehle ich.

Doch wie wählen Sie das richtige Pensum aus? Studien zur Mortalität legen ein bis zwei Stunden moderate Aktivität pro Woche nahe, Studien zu den Telomeren belegen einen Nutzen bei zwei bis vier Stunden in der Woche. Daher sollte das Bewegungspensum durchschnittlich zwei bis vier Wochenstunden betragen. Falls Sie sich nicht zum Durchschnitt zählen, ändern Sie die Zeit auf der Grundlage Ihres Befindens bei der

Bewegung ab. Meinem Mann geht es fantastisch, wenn er etwa 10 Stunden pro Woche Rad fährt (dreimal wöchentlich eine Stunde auf einem Standrad und zwei mehrstündige Touren am Wochenende) oder mehr, wenn er für sein nächstes Jahrhundertrennen trainiert. Das ist für ihn das richtige Pensum. Für mich sind dreimal pro Woche Yoga, eine Trainingseinheit an der Ballettstange, tägliche Spaziergänge und das Laufen mit meiner Freundin Jo gerade richtig.

Welche Art von Bewegung?

Das ist wie immer individuell verschieden, auch wenn eine Ausgewogenheit zwischen Cardio- und Krafttraining wichtig ist. Auf der Grundlage begrenzter Daten zur gemessenen Telomerlänge scheinen bei Frauen im Durchschnitt Yoga, Körpergewichtsübungen (Calisthenics) und jede aerobe Aktivität am besten zu sein.[20] Flottes Spazierengehen, Schwimmen, Pilates und Radfahren sind ebenfalls gut, auch wenn die Ergebnisse keine statistische Signifikanz in der bis heute umfangreichsten Studie erreichen. In der funktionellen Medizin passen wir die Verschreibungen an die Menschen individuell an, statt uns an eine 08/15-Regel zu halten. Für die Freundin meiner Mutter funktionierte das Laufen kurzer Strecken fünfmal wöchentlich, Sie sind vielleicht am besten mit einem viermal in der Woche stattfindenden Kurs in Cardio-Pilates bedient oder mit Wandern in der Natur.

Immer wieder werde ich zum Thema Spazierengehen und Knochendichte bei Frauen nach den Wechseljahren befragt, hier das Wesentliche: Gehen verbessert einen kleinen Bereich der Hüfte, aber keine anderen Teile des Skeletts.[21] Deshalb ist es für die optimale Knochendichte eine gute Idee, flotte Spaziergänge und Krafttraining zu kombinieren. Bei einer Meta-Analyse wurde festgestellt, dass sich die Knochendichte an Hüfte und Wirbelsäule dann am stärksten verbesserte, wenn Frauen ein kombiniertes Widerstandstraining (High-Impact-Aerobic in Verbindung mit Krafttraining) machten.[22]

Frauen, die stärker zu Osteoporose neigen als Männer, können sich mit regelmäßigem Gewichtstraining schützen (zwei- bis dreimal pro Woche mit Handgewichten, Körperwiderstand oder Kraftgeräten) oder mit

Yoga – ja, Yoga zählt zum Kraftaufbau (die Daten zur Knochendichte bei Frauen nach den Wechseljahren sind zwar uneinheitlich, doch Yoga verlangsamt den Knochenabbau und bringt andere gesundheitliche Vorteile[23]). Regelmäßiges Krafttraining erhöht Ihre Knochendichte und wirkt hormonellen wie stoffwechselbedingten Veränderungen entgegen, die Osteoporose verursachen können. In einer Studie sollte eine Gruppe über Siebzigjähriger sechs Monate lang zweimal wöchentlich Krafttraining durchführen. Die Teilnehmer unterzogen sich vor und nach diesem Training einer Muskelbiopsie; nehmen Sie sich deren wichtige Ergebnisse bitte zu Herzen, damit ihr Einsatz nicht umsonst war. Haben Sie schon einmal eine Muskelbiopsie erlebt? Autsch! Beim Blick auf die Ergebnisse der zweiten Biopsie stellten die Wissenschaftler fest, dass 596 Gene sich stark verjüngt hatten und ein Bild jugendlicher Kraft boten, ähnlich dem der aktiven Teilnehmer der Kontrollgruppe in ihren Zwanzigern, die sich der gleichen Biopsie unterzogen hatten.[24]

Vermehrte Muskelmasse, die durch Krafttraining aufgebaut wird, hält auch den Stoffwechsel auf Touren, wodurch der Körper besser Fett verbrennen kann. Deshalb ist Krafttraining so entscheidend, wenn Sie älter werden. Wenn Sie Viszeral- oder Bauchfett verbrennen wollen und dafür den Muskelfaktor aus der Einleitung heranziehen, dann machen Sie die Yoga-Übung „Hund", mit dem Gesicht nach unten. In einer Studie, die in der Zeitschrift *Menopause* veröffentlicht wurde, wurden 16 gesunde, aber stark übergewichtige Frauen mit einem Durchschnittsalter von 55 willkürlich in zwei Gruppen eingeteilt; die eine Gruppe sollte dreimal pro Woche eine Stunde lang Yoga machen, die andere war die Kontrollgruppe.[25] Nach vier Monaten zeigte die Yogagruppe folgende phänomenale Ergebnisse:

– Geringeres Körpergewicht aufgrund deutlich weniger Körperfett (vor allem Viszeralfett, das Sie altern lässt) und eine Zunahme magerer Körpermasse (die die Gesundheitsspanne verlängert)

– Geringerer Taillenumfang (ein Taillenumfang von über 88 cm ist bei Frauen einer der Marker für das gefürchtete metabolische Syndrom)

– Besserer Adiponektinwert (das Hormon, das Fett verbrennt und tendenziell eher niedrig ist, wenn Sie eine Variante des Gens ADIPOQ haben)

- Verbessertes Cholesterinmuster (höheres HDL oder gutes Cholesterin, und niedrigere Werte beim Gesamtcholesterin, bei LDL und den Triglyceriden)

- Niedrigere Werte bei Blutdruck, Insulin, Glukose und Insulinresistenz

Eine weitere Strategie, um Fett zu verbrennen, besteht darin, die Intensität Ihres aeroben Programms zu steigern – und zwar nicht gleichmäßig, sondern intermittierend, also mit Unterbrechungen. In einer Studie aus dem Jahr 2008 führten 27 übergewichtige Frauen mit einem Durchschnittsalter von 51 Jahren und einem durchschnittlichen BMI von 34 ein hochintensives intermittierendes aerobes Training durch und reduzierten dabei ihren Taillenumfang und ihr Bauchfett stärker als Frauen, die sich nicht bewegten oder nur eine aerobe Aktivität mit geringer Intensität durchführten. Die intensivere Bewegung reguliert das mTOR-Gen und regt Ihren Körper an, mehr Wachstumshormon zu produzieren, was wiederum die Reduzierung des Bauchfetts unterstützt. Intervalltraining stimuliert Ihre Langlebigkeits-Gene. Arbeitet dieses Gen richtig, verbessert es die Proteine, durch die sich Ihre Muskeln kontrahieren und gut bewegen können. Das mTOR-Gen im Gehirn verbessert das Lernen und das Gedächtnis; mTOR im Herzen hilft dem Herzmuskel, sich so zu verändern, dass er effizienter mit größerem Volumen bei niedrigerem Ruhepuls schlagen kann.[26] Die mTOR-Wirkung auf die Muskelkontraktion (von Herz- und Skelettmuskeln) ist ähnlich, unabhängig von Geschlecht oder Alter, deshalb ist es nie zu spät, auf den Zug aufzusteigen.[27]

Nach intermittierendem Fasten dürfte ein Intervalltraining mit jeder Art von Bewegung die Langlebigkeit am stärksten fördern. Wie Untersuchungen belegen, stellen Sie mit höchster Wahrscheinlichkeit mTOR neu ein, wenn Sie sich noch während des Fastens zwischen 5 und 30 Minuten lang intensiv bewegen. Intermittierendes Fasten schaltet mTOR ab, das in der Fehlregulation zu beschleunigtem Altern, Krebs und Alzheimer beiträgt. Zusätzlich zur mTOR-Regulierung lässt Bewegung Ihre Rezeptoren besser auf Insulin ansprechen, sie bringt Ihren Blutzucker unter Kontrolle und hilft, Muskeln aufzubauen. Die Kombination aus intermittierendem Fasten gefolgt von hochintensivem

159

Training regt massiv das Wachstumshormon und Irisin an, ein Hormon, das weiße Fettzellen dazu bringt, sich wie braune Fettzellen zu verhalten und Muskeln aufzubauen.

Meine Anregungen für das Intervalltraining: Gehen Sie zwei Minuten lang flott im Wechsel mit zweiminütigem Jogging (insgesamt 20 Minuten lang) oder fahren Sie eine Minute lang schnell Rad im Wechsel mit einer Minute in einem langsameren Tempo, das Ganze 30 Minuten lang.

Die Idee dahinter ist, die Mechanorezeptoren der Muskeln zu überlasten – das sind die „Fühler", die erkennen, wie stark und schnell Sie den Muskel beanspruchen. Wesentlich ist, dass Ihre Bewegung eine zielgerichtete, intelligente Überlastung darstellt, gefolgt von einer angemessenen und aktiven Erholung. Sie sollten nicht länger als 45 Minuten hochintensiv trainieren, denn das erhöht den oxidativen Stress und das Verschleißhormon Cortisol, das die Alterung beschleunigt. (Als Ausdauersportler brauchen Sie zusätzliche Maßnahmen, um oxidativem Stress und hohen Cortisolwerten entgegenzuwirken.)

Die Wirkung der Bewegungsarten auf die von ihnen aktivierten Gene ist gigantisch: Bewegung verändert die Methylierung an 18 000 Stellen auf 7 663 Genen.[28] Mein Ziel ist, dass Sie ein Gefühl für die Wechselwirkung zwischen Genen und Bewegung entwickeln, Sie müssen sich nicht jedes einzelne Gen merken (im Anhang finden Sie eine Teilliste der wichtigsten Gene). Unabhängig von Ihrer genetischen Veranlagung schalten Bewegung und Training die zentralen Gene zur Förderung der Langlebigkeit an und jene ab, die die Lebensspanne verkürzen. Ich möchte Sie nicht mit der vollständigen Liste dieser Gene langweilen, doch hier sind die fünf Superwirkungen von Bewegung:

1. *Sport schaltet das Fatso-Gen (FTO) ab.* Allison, die Freundin, die ich zu Beginn des Kapitels erwähnte, und ich machten anlässlich ihres 40. Geburtstag eine Mädelsreise. Wir trieben täglich Sport, was zusammen mit Freundinnen viel mehr Spaß macht, weil wir beide das Fatso-Gen mit dynamischem Training abschalten wollen.[29] Wenn Sie Ihr Gewicht niedrig und Ihr Körperfett unter Kontrolle halten, dann könnte das die nachteilige Wirkung von FTO aufheben, weil Sie so das Sättigungshormon Leptin leichter normalisieren können.[30]

2. *Sportliche Bewegung erhöht die Insulinsensitivität und das gute Cholesterin.* Glücklicherweise haben wir die Möglichkeit, das Diabetes-Gen mit Bewegung abzuschalten.[31] Wie Forscher herausgefunden haben, können aktive Frauen mit der gleichen Genvariante LIPC den Wert des guten Cholesterins (HDL) verbessern und sind seltener von Herzinfarkten betroffen als inaktive Frauen mit dieser Genvariante.[32]

3. *Sport verbessert die Methylierung.* Die Methylierung verbessert sich mit jeder einzelnen Runde, die Sie sich bewegen. Intensivere Bewegung wirkt sich stärker auf die Methylierung und auf andere epigenetische Muster aus und lässt Sie schlanker werden, weil Ihre Muskeln dadurch den Blutzucker besser aufnehmen und kräftiger werden.[33] Je konsequenter Sie sich bewegen, desto mehr stellen sich Ihre Zellen darauf ein und helfen, den Blutzucker konstant zu halten, die Muskelmasse zu erhöhen, dem Alterungsprozess zu trotzen und jünger zu bleiben.[34]

4. *Sportliche Bewegung senkt den Blutdruck.* Bluthochdruck liegt bei mir in der Familie, doch ich habe auch die Lösung geerbt: Bewegung. Das Gen EDN1 codiert für Endothelin-1, das stark gefäßverengend wirkt. Durch meine Genvariante EDN1 bin ich stärker gefährdet für Bluthochdruck, wenn ich inaktiv bin – und damit stehe ich nicht alleine da: 21 Prozent der Menschen mit europäischen Vorfahren, 41 Prozent mit südasiatischen, 19 Prozent mit afrikanischen und 14 Prozent mit hispanischen haben die gleiche Genvariante.[42] Solange ich mich bewege und mich an mein Programm halte, habe ich normalen Blutdruck.[43]

5. *Sport ermöglicht mir intelligente Entscheidungen.* Ich schaue mir jetzt schon sehr lange die Genome von Patienten an und mir ist noch nie jemand begegnet, der nicht von einem Ausdauertraining über mittlere Distanzen profitieren würde. Meine Freundin Jo und ich machen sonntags immer Folgendes: Wir sprinten/gehen 60 Minuten lang und schließen einen 90-minütigen Yogakurs an (es hat Jahre gedauert, bis wir unsere Männer dazu brachten, diese Extravaganz hinzunehmen). Beim Gehen tauschen wir unsere Neuigkeiten aus

und coachen uns gegenseitig. Beim Yoga dehnen wir unsere verkürzten Hüftbeuger. Und nach zweieinhalb Stunden sind wir beide auch wieder gerne Ehefrau und Mutter!

Spaziergänge

In die Natur hinauszukommen, bietet viele Vorteile. Eine neue Studie bestätigt die positiven Veränderungen, die dabei im Gehirn stattfinden. Ein Spaziergang oder eine Wanderung in der Natur machen Sie aufmerksamer und glücklicher, als wenn Sie genauso lange neben starkem Verkehr oder in einer geschlossenen Umgebung herumlaufen.[35] In der Natur grübeln Sie auch mit geringerer Wahrscheinlichkeit (definiert als krankhaftes Nachsinnen). Gregory Bratman von der Stanford University fand kürzlich den Grund dafür: Offenbar befindet sich das Zentrum des Grübelns in einem Teil des Gehirns, der als subgenualer präfrontaler Kortex bezeichnet wird. 90 Minuten lang in der Natur zu wandern, beruhigt diesen Gehirnteil.[36] Viele Studien belegen, dass Stadtbewohner mit weniger Zugang zu Grünflächen mehr psychische Probleme haben: Ängste, posttraumatische Belastungsstörung, Depressionen und krankhaftes Grübeln.[37]

Ein Spaziergang am Tag, ist etwas, das Brustkrebs nicht mag!

Alles in allem senkt konsequente Bewegung das Brustkrebsrisiko um 12 bis 60 Prozent.[38] Nach den Wechseljahren haben Frauen, die täglich zu Fuß gehen, ein geringeres Brustkrebsrisiko im Vergleich zu den Frauen der Kontrollgruppe, die viel sitzen.[39] Da jede achte Frau im Laufe ihres Lebens Brustkrebs entwickelt, ist ein täglicher Spaziergang eine leichte Entscheidung. Täglich eine Stunde zu laufen, verringert das Risiko um 14 Prozent.[40] So können Sie sogar Vorstufen von Brustkrebs vorbeugen.[41]

Vorteile in Hülle und Fülle

In den letzten 20 Jahren haben wir wichtige und gelegentlich auch kontraintuitive Fakten über Sport bei Frauen entdeckt. Folgende Studien zeigen, in welchen Bereichen Bewegung nützt.

Kognition

Durch Bewegung bleiben Sie länger schlau. Genau genommen sind Schlaf und Bewegung die beiden besten Waffen gegen Alzheimer (mehr dazu in Kapitel 11). 65-jährige oder ältere Frauen im höchsten Quartil in Bezug auf Fitness entwickeln mit geringerer Wahrscheinlichkeit einen kognitiven Abbau als Frauen, die nicht fit sind.[44] Langfristige regelmäßige und intensivere Aktivität wurde bei älteren Frauen mit einer besseren kognitiven Leistungsfähigkeit und einem geringeren kognitiven Abbau in Verbindung gebracht.[45] Die Kernbotschaft lautet: Gehen Sie mehr, um Ihre fünf Sinne zusammenzuhalten.

Die folgenden Theorien zeigen, wie Bewegung die Kognition erhalten kann:

- Körperliche Aktivität erhält die Gefäße im Gehirn gesund – das bedeutet nichts anderes als eine bessere Durchblutung und eine bessere Sauerstoffversorgung, sodass Sie besser denken können.

- Die Datenlage zeigt einen Zusammenhang zwischen Insulin und den mit Alzheimer einhergehenden Beta-Amyloid-Plaques. Möglicherweise ist aerobe Bewegung auch gut bei Insulinresistenz und Glukoseintoleranz, was zu weniger Plaques führt.

- Fitness kann die Struktur und das Wachstum des Gehirns direkt erhalten, wenn Sie älter werden.

Autonomes Nervensystem

Ein Teil Ihres riesigen Nervensystems ist für bestimmte autonome Körperfunktionen wie Herzfrequenz, Atmung und Verdauung zuständig. Die eine Hälfte des autonomen Nervensystems hat mit „Kampf, Flucht oder Erstarren" zu tun (im Folgenden verkürzt auf Kampf-oder-Flucht). Die andere Hälfte, das parasympathische Nervensystem, hat mit „Ruhen und

Verdauen" zu tun. Eine gesunde Langlebigkeit kann besonders vom Erhalt des parasympathischen Tonus abhängen, der im achten Lebensjahrzehnt häufig nachlässt.[46] Wie bereits erwähnt, haben Elitesportler einen höheren Tonus im Parasympathikus, was die Herzfrequenz senkt. Die Funktion Ihres autonomen Nervensystems können Sie leicht messen, indem Sie Ihren Ruhepuls feststellen, Ihre Herzfrequenzvariabilität (also die Zeit zwischen den einzelnen Herzschlägen) oder Ihre Herzfrequenzerholung nach der Bewegung. Mehr zu diesem Thema finden Sie auf den nächsten Seiten.

Wohlbefinden

Als Ergebnis sportlicher Bewegung mag Wohlbefinden zwar vage erscheinen, doch eine Studie quantifizierte Wohlbefinden und die Wirkung von Freizeitaktivitäten über 32 Jahre hinweg.[47] Wenn Frauen ihre körperliche Aktivität entweder erhöhten oder reduzierten, änderte sich ihr Wohlbefinden entsprechend. Inaktive Frauen gaben ein vier- bis siebenfach geringeres Wohlbefinden an.

Straffe Haut

Einige Gene, auf die sportliche Bewegung einwirkt, haben sogar mit Ihrer Haut zu tun. Bewegung hält Ihre Haut jung und kann schlaffe Haut und andere Formen der Hautalterung umkehren, selbst wenn Sie spät im Leben mit der Bewegung beginnen. Wie Sie wahrscheinlich vom Blick in den Spiegel wissen, verändert sich die Haut mit dem Alter, was zu Falten, durchscheinender Haut, Krähenfüßen und schlaffer Haut führen kann. Meist treten diese Veränderungen auf, wenn das Alter die verschiedenen Schichten der Haut in Mitleidenschaft zieht, unabhängig von anderen Alterungsfaktoren der Haut wie Sonnenschäden. Wenn Sie um die 40 sind, verdickt sich die äußerste Hautschicht, die Epidermis. Mit zunehmendem Alter büßt die Epidermis etwas Kollagen ein, bleibt aber relativ unbeschadet, während die darunterliegende innerste Hautschicht, die Dermis, dünner zu werden beginnt. Doch nicht bei jedem. Wenn Sie sich bewegen, wird die äußere Hautschicht nicht so früh dicker und die innere Hautschicht wird nicht dünner!

Mark Tarnopolsky, Professor für Sportmedizin an der McMaster University in Kanada, brachte eine Gruppe von Menschen mit sitzender Lebensweise im Alter von 20 bis 86 Jahren dazu, sich zu sportlich zu bewegen. Die Testpersonen bewegten sich nur zweimal pro Woche 30 Minuten lang, sie joggten oder fuhren in moderatem bis flottem Tempo Rad (bei 65 Prozent ihrer maximalen Herzfrequenz). Nach den drei Monaten stellten die Wissenschaftler fest, dass die Haut der älteren Versuchspersonen wie die der 20- bis 40-jährigen Studienteilnehmer aussah.[48]

Was ist für diese Umkehr der altersbedingten Hautveränderungen verantwortlich? Bestimmte Myokine, das sind Proteine, die arbeitende Muskeln aussenden, gelangen ins Blut und vermehren sich vor und nach der Bewegung. Ihre Haut nutzt die Myokine: Je mehr sie angeboten bekommt, desto jünger bleibt sie.

Überraschende Ergebnisse beim Radfahren mit einem Bein

Durch Radfahren können Sie die Expression Tausender Gene verändern. Forscher am schwedischen Karolinska-Institut konzipierten eine brillante Studie, um die genetischen Veränderungen aufgrund von Bewegung festzustellen. Sie untersuchten 23 junge Männer und Frauen vor und nach dreimonatigem Radfahren mit nur einem Bein.

Die Ein-Bein-Radler sollten drei Monate lang vier Mal wöchentlich mit mäßiger Trittfrequenz radeln. Anders ausgedrückt, jeder Versuchsteilnehmer wurde zur eigenen Kontrollperson: Ein Bein wurde bewegt, das andere nicht, und beide Beine wurden mittels Biopsie untersucht. (Ich kann mir nicht ganz vorstellen, wie die Teilnehmer nach drei Monaten aussahen, wenn ein Bein knackig war und das andere vernachlässigt; sie müssen gut bezahlt worden sein!) Mehr als 5000 Stellen auf der für das trainierte Bein zuständigen DNA hatten neue Methylierungsmuster. Die Genexpression war in *Tausenden* Muskelzell-Genen erheblich erhöht oder verändert, auch in solchen, die die Insulinsensitivität steuern, den Energiestoffwechsel und Entzündungen. Alles in allem machten diese Veränderungen die Muskeln durch relativ kurzes Ausdauertraining gesünder und funktionsfähiger. Für Sie bedeutet das, Sie tragen weniger Bauchfett mit sich herum und haben den Tag über mehr Kraft und Energie zur Verfügung.

Besserer Schlaf

Sportliche Bewegung wärmt den Körper, deshalb kann sie, wenn der Körper wieder abkühlt, zu einer guten Schlafqualität beitragen. Einige wenige Studien belegen, dass morgendliche Bewegung am besten ist, idealerweise vor 10 Uhr. Andere Versuchsergebnisse mit mehr Teilnehmern legen den Schluss nahe, dass der Zeitpunkt keine Rolle spielen könnte; finden Sie also einfach eine individuelle Möglichkeit, Bewegung in Ihr Leben zu integrieren![49]

Für das Altern ist Folgendes relevanter: Bei Menschen mittleren und höheren Alters mit Schlafproblemen verbessern 10 bis 16 Wochen dauernde Trainingsprogramme den Schlaf leicht. Insgesamt schliefen diejenigen, die sich bewegten, schneller ein und brauchten weniger Medikamente.[50]

Folgende Trainingsprogramme wurden getestet:

– Moderate aerobe Bewegung auf einem Laufband oder Fahrrad; und das drei- bis fünfmal pro Woche 30 bis 60 Minuten lang bei 50 bis 75 Prozent der maximalen Herzfrequenz.

– Hochintensives Widerstandstraining dreimal wöchentlich für jeweils 60 Minuten.

– Tai Chi dreimal wöchentlich jeweils 40 Minuten lang.

Da Sie nun einige Vorteile sportlicher Bewegung kennen und all die Möglichkeiten, Ihren Körper in Bewegung zu bringen, ist es nun an der Zeit, sich intelligenter zu bewegen, tiefer zu schlafen und Entzündungen zu reduzieren. Jetzt haben Sie keine Ausreden mehr.

Tai Chi

Tai Chi verdient mehr Aufmerksamkeit. Es ist eine der besten Übungen für Menschen mit Schlafschwierigkeiten. Tai Chi, eine chinesische Kampfkunst, beschrieben als Meditation in Bewegung, die durch sanfte und fließende Bewegungen die Gelassenheit fördert, kann Ihre Schlafqualität verbessern, Ihre Schlafeffizienz und Ihr Aufwachen. Außerdem kann Tai Chi Ihre Schlummerzeit um rund 48 Minuten verlängern.[51] Bei Brustkrebs-Überlebenden mit Schlafstörungen reduzierte Tai Chi die Entzündungen.[52]

Programm in Woche 3: Bewegen

Beginnend mit der Vorbereitungsphase (Kapitel 4) haben Sie angefangen, sich an vier Tagen pro Woche etwa 20 bis 30 Minuten zu bewegen. Jetzt ist es an der Zeit, Ihre Ziele zu präzisieren, und es ist nie zu spät, Sport mit aufzunehmen. Krafttraining erhöht die Langlebigkeit selbst bei gebrechlichen Menschen in ihren Neunzigern![53] Nach acht Wochen hochintensivem Training nahm die Kraft um 174 Prozent zu und der Muskelbereich in der Mitte des Oberschenkels wurde 9 Prozent kräftiger. *Wie bitte?* Die Versuchsteilnehmer liefen sogar fast doppelt so schnell!

Wenn Sie überlegen, für welche Art von Bewegung Sie sich entscheiden sollen, dann ist das Wichtigste, dass Sie die Bewegung mögen. Versuchen Sie, an die frische Luft zu kommen, wenn Sie können.

Berechnen Sie, bevor Sie beginnen, Ihre maximale Herzfrequenz (MHF) und Ihre Herzfrequenz-Trainingszonen. Wenn Sie im Internet in einer Suchmaschine *Zielherzfrequenz berechnen* eingeben, finden Sie mehrere Möglichkeiten, Ihre Herzfrequenz auf verschiedenen Intensitätsstufen (oder in Prozent) zu ermitteln. In folgenden Schritten können Sie diesen Wert selbst berechnen:

- Ziehen Sie von 220 Ihr derzeitiges Alter ab.
- Je nach Ihren Zielen trainieren Sie in der grünen Zone (70 bis 80 Prozent Ihrer maximalen Herzfrequenz), in der orangefarbenen

167

(80 bis 90 Prozent Ihrer maximalen Herzfrequenz) oder in der roten (90 bis 100 Prozent Ihrer maximalen Herzfrequenz). Bei mir ist das: 220 – 50 = 170 als maximale Herzfrequenz. Meine Zonen sind also:

1. Grüne Zone (moderat): eine Herzfrequenz von 119–136 Schlägen pro Minute (bpm)
2. Orangefarbene Zone (dynamisch): 136–154 bpm
3. Rote Zone (maximal): 154–170 bpm

Jetzt sind Sie an der Reihe:

220 – _____ (Ihr Alter) = _____ (max. MHF)

Grün: 0,7 × MFH _____ – 0,8 × MFH _____

Orange: 0,8 × MFH _____ – 0,9 × MFH _____

Rot: 0,9 × MFH _____ – MFH _____

Trainieren Sie in der moderaten (grünen) Zone, um Ihre aerobe Fitness zu verbessern, und in der dynamischen (orangefarbenen) Zone, um Ihre Leistungsfähigkeit und den Sauerstoffverbrauch nach der Bewegung zu verbessern, sodass Sie nach Ihrem Work-out Kalorien verbrennen. Erhöhen Sie die Anstrengung kurz in die rote Zone (30 Sekunden bis maximal 3 Minuten) für ein hochintensives Intervalltraining – dadurch verbessern Sie Leistung und Geschwindigkeit. Selbst moderate bis dynamische Bewegung erhöht erwiesenermaßen die Langlebigkeit.[54]

Herzfrequenz-Trainingszonen für Ihre Bewegung

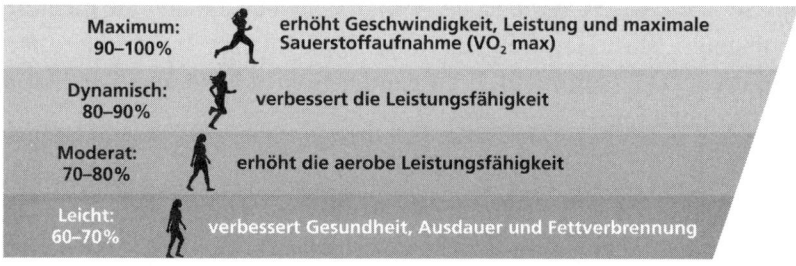

Hier ist Ihr Tagesplan für Woche 3: Halten Sie sich in den kommenden sieben Tagen so eng wie möglich an diese Leitlinien und achten Sie auf die Wechselwirkung zwischen Bewegung, Ihren Genen und Ihrem Hormonspiegel.

Grundlegende Rituale

— *Sitzen Sie weniger.* Falls Sie einen Schreibtischjob haben, stehen Sie mindestens alle 45 Minuten auf. Stellen Sie sich auf Ihrem Smartphone einen Wecker oder tragen Sie einen Tracker, der die Zeit misst, in der Sie stehen. Legen Sie nach einer Stunde Sitzen einen einminütigen enthusiastischen Tanz ein. Investieren Sie in ein Stehpult oder einen Laufbandschreibtisch und nutzen Sie es bzw. ihn täglich (ich bin beim Schreiben dieses Buches an meinem Tisch mehr als 3000 km marschiert).

— *Bewegen Sie sich mehr.* Bemühen Sie sich, sich immer wieder kurzzeitig so zu bewegen, wie es sich in Ihren natürlichen Rhythmus einfügt. Wippen Sie 50 Mal auf Zehenspitzen, während Sie telefonieren oder im Lebensmittelladen anstehen. Machen Sie zwölf Liegestütze, nachdem Sie auf der Toilette waren. Es geht darum, Momente der Bewegung zu finden statt nur erzwungener, freudloser Disziplin hinterherzuhecheln. Ergänzen Sie diese Woche Ihre übliche Bewegung jeden Tag um eine ein- bis fünfminütige neue Bewegung.

— *Machen Sie zwei bis dreimal pro Woche Intervalltraining*; hierbei konzentrieren Sie sich auf die weißen (schnell zuckenden) Muskelfasern. Höhlenmenschen bewegten sich tendenziell immer in Intervallen; ein schneller Lauf zum Fluss, um Wasser zu holen, einen Eimer zurück zum Stamm tragen, ein Joggen mit einem kranken Kleinkind zur Wohnstatt eines Nachbarn, um Hilfe zu suchen. Unser Körper funktioniert gut mit Intervalltraining; und danach regenerieren Sie eine Minute bis drei Minuten bei moderater Intensität. Die Programme unterscheiden sich; nutzen Sie eines, das Ihnen am sinnvollsten erscheint. Intervalltraining kann zum Cardio-Training hinzugenommen werden (etwa intermittierendes Sprinten auf dem Laufband im Wechsel mit Joggen) oder zum Training mit Gewichten (eine Minute lang ein Gewicht heben wie beim Armbeugen mit Kurzhanteln, dem sogenannten Bizeps-Curl, so oft Sie in richtiger Ausführung können, gefolgt von einer Minute Pause). Andere Beispiele sind:

1. Drei Minuten lang schnell gehen (ungefähr bei 6 oder 7 auf einer Anstrengungsskala von 1 bis 10, oder die grüne Zone von 70 bis 80 Prozent Ihrer maximalen Anstrengung) und dann im Wechsel mit drei Minuten in normalem Tempo.[55]

2. ChiRunning mit Sprintintervallen oder normales Laufen mit 30-Sekunden-Sprints.

3. Hochintensives Intervalltraining mit Gewichten oder Cardio-Training (Standrad, Crosstrainer, Laufband), wobei Sie zwischen zwei oder drei Minuten in normaler Geschwindigkeit und einer oder zwei Minuten bei für Sie maximalem Tempo wechseln.

— *Trinken Sie nach dem Intervalltraining ein Erholungsgetränk.* Das erhöht die Muskelmasse und hält mTOR abgeschaltet. Das gilt jedoch nur für Menschen, die ein Intervalltraining (mindestens vier- bis fünfmal „Gas geben" pro Trainingseinheit) oder mindestens 30 Minuten lang dynamisches Training machen. Erwiesenermaßen funktioniert auch bei älteren Sportlern eine Kombination aus eiweiß- und kohlenhydratreichen Makronährstoffen. Doch nehmen Sie das Getränk bis spätestens 45 Minuten nach Ihrem Work-out zu sich; unmittelbar danach ist ideal.[56] Meiden Sie Zucker. Die beste Rezeptur liegt etwa bei 10 bis 40 g Eiweiß (für Frauen empfehle ich im Durchschnitt 20 g), 7 g oder mehr an Kohlenhydraten (ich empfehle 10 bis 20 g für Frauen) und bis zu 3 g Fett. In den Ressourcen finden Sie einige Empfehlungen.

— *Behalten Sie die Rituale bei* von Woche 1 und 2, gehen Sie also vor 22 Uhr ins Bett und schlafen Sie sieben bis achteinhalb Stunden.

— *Planen Sie ausreichend Regenerationszeit ein* und halten Sie sich daran. Früher dachte ich, *Regeneration* bedeutet, wenn ich vom Yoga oder Laufen meine Muskeln nicht spürte. Oder wenn seit meiner letzten Fitness-Orgie 24 Stunden vergangen waren. Oder vielleicht war Regeneration ja auch, wenn ich mich wieder bewegen konnte, ohne mich mies zu fühlen. Wie sich herausstellte, wusste ich das Wichtigste über Regeneration zu diesem Zeitpunkt noch nicht, weil es eher darum geht, das ganze Arsenal der Reparaturmechanismen im Körper auf den Plan zu rufen: Mikrorisse zusammenzuflicken, die Faszien glatt bügeln, wenn sie angegriffen werden, die Mitochondrien wieder zu Kräften kommen lassen, damit Sie vor Energie strotzen, statt sich aufgerieben und ausgebrannt zu fühlen. Eine ausreichende Regeneration hält Ihr Hormonprofil im Gleichgewicht, damit Ihre Nebennieren nicht kapitulieren und Ihre Geschlechtshormone und die Schilddrüse gleich mit in den Keller nehmen. Offiziell wird *Regeneration* als die Fähigkeit definiert, jene Gewebe wiederherzustellen, die während der Bewegung geschädigt wurden, Muskeln wiederaufzubauen, den Körper funktionell so wiederherzustellen, dass Sie Verletzungen vorbeugen, sich emotional und psychisch revitalisieren und bereit fühlen, das nächste Mal die Leistung erneut abzurufen oder zu übertreffen.

Früher habe ich meine Regenerationsphasen chronisch eingeschränkt. Ich frage mich, ob das bei Ihnen auch so ist. Wenn Sie sich an fünf Tagen pro Woche bewegen, dann heißt Regeneration im einfachsten Fall, dass zwischen den Einheiten jeweils 24 Stunden vergehen und Sie auch zwei Tage komplett pausieren. Wenn Sie sich an vier Tagen pro Woche bewegen, machen Sie drei Tage Pause. Für mich sind die Wochenenden die Tage, an denen ich härter trainiere, montags und freitags sind meine Pausentage.

Während der Regeneration können Sie oxidativen Stress abbauen, den Sie als Erschöpfung und Muskelkater spüren mögen oder auch nicht. Doch Regeneration geht noch tiefer: Im weiteren Sinne geht es darum, auf die Botschaften Ihrer Zellen zu achten, auf Ihre innere Stimme, und nicht dem Ego das Feld zu überlassen. Mein Ego sagt mir, ich soll zu viel trainieren und zu wenig regenerieren – ein Rezept für Verletzung, Muskelkrämpfe und schwache Mitochondrien. Tun Sie sich das nicht an. Bei der Regeneration geht es darum, sich auf die Botschaften des Körpers einzustimmen – auf den Schmerz im linken Kreuz-Darmbein-Gelenk (für mich ist das ein sicheres Anzeichen, dass ich auf einen Muskelkrampf zusteuere und meine Loslass-Rituale starten muss, auf die ich in Kapitel 8 eingehe), oder auf den stechenden Schmerz im rechten Knie. In meiner Zeit als Assistenzärztin, als die Selbstpflege an letzter Stelle stand, brachte ich mich ironischerweise dazu, diese Signale zu ignorieren, doch in letzter Zeit lerne ich, diese wichtigen Botschaften meines Körpers für meine Regeneration zu hören und zu spüren.

Wenn Sie genial regenerieren und die richtigen Gene an- und abschalten wollen, dann lernen Sie im Abschnitt über die fortgeschrittenen Projekte das Training zur Herzfrequenzvariabilität kennen. Für viele Fitness-Begeisterte ist das Ermitteln der Herzfrequenzvariabilität die beste, einfachste und objektivste Aussage, ob der Körper wieder zum Training bereit ist – sie teilt Ihnen mit, ob Ihr Nervensystem für eine weitere Runde gerüstet ist.[57]

Nahrungsergänzungsmittel

Zusätzlich zum intermittierenden Fasten und hochintensiven Intervalltraining kann die Einnahme von verzweigtkettigen Aminosäuren (Branch-Chain Amino Acids, BCAA) Sie unterstützen, die mTOR-Aktivität zu regulieren. Trinken Sie diese Aminosäuren mit Wasser vermischt oder nehmen Sie sie als orale Nahrungsergänzung während Ihres hochintensiven Trainings ein. Die ideale Dosis sind 3 bis 8 Gramm pro Tag. In Ihrem Kombipräparat sollten Leucin, Isoleucin und Valin enthalten sein.

Fortgeschrittene Projekte

– *Messen Sie, wie lange Sie brauchen, um etwa 1,5 km (1 Meile) zu laufen*: Machen Sie das auf einem Laufband oder einer Laufbahn. Falls Sie nicht schnell laufen können, dann joggen Sie oder, falls nötig, gehen und joggen Sie im Wechsel. Auf der Grundlage zweier Studien in Texas lässt sich das Risiko für Herzprobleme im höheren Alter danach vorhersagen, wie schnell Sie im mittleren Lebensalter eine Meile laufen. Wissenschaftler untersuchten den Fitnesszustand von 66 371 Personen und stellten fest, dass die Zeit, die jemand in seinen Vierzigern für eine Meile braucht, die Herzgesundheit dieses

Menschen so zuverlässig vorhersagt wie sein Cholesterinwert oder Blutdruck.[58] Eine weitere Studie hält Frauen in ihren Fünfzigern für sehr fit, die 1,5 km (1 Meile) in 9 Minuten oder schneller laufen können. Wenn sie 10,5 Minuten dafür brauchen, sind sie mäßig fit. Wer mehr als 12 Minuten braucht, ist wenig fit. Erfassen Sie jetzt einfach die Zeit, die Sie dafür brauchen, und streben Sie an, diese allmählich zu verbessern.

– *Führen Sie Tagebuch für die Woche und notieren Sie Ihre sportliche Bewegung* – vielleicht sogar das metabolische Äquivalent, also den zu erwartenden Energieverbrauch (Metabolic Equivalent of Task, MET): Zweck dieses Projekts ist, Verlässlichkeit zu gewährleisten und einen Ausgangswert zu bestimmen, von dem aus Sie sich dann verbessern. Anhand des MET können Sie die relative Intensität verschiedener Aktivitäten vergleichen. Das Tagebuch kann Sie auch unterstützen, mithilfe eines Aktivitätstrackers Ihre Schritte oder die Herzfrequenz zu ermitteln und dann zu notieren. Am leichtesten lässt sich der MET an Trainingsgeräten wie Crosstrainer, Laufband oder Standrad bestimmen. Ein MET entspricht 1 kcal/kg/Stunde, ganz Eifrige können also leicht den Energieverbrauch unterschiedlicher körperlicher Aktivitäten ausrechnen. Der Energieverbrauch beim Schlafen beträgt etwa 0,9; Gehen liegt bei 3–4 MET; Gartenarbeit bei 5 MET; Sex kommt ungefähr auf 6 MET und Laufen auf 8. Um also festzustellen, wie viele Kalorien eine Frau mit 68 kg während 30 Minuten Gartenarbeit (5 MET) verbrennen würde, müssen wir rechnen:
Verbrannte Kalorien = 5 MET × (68 kg) × 0,5 Stunden = 171 kcal (bekannt als Kalorien). Mit dieser Formel können Sie den Energieverbrauch jeder beliebigen Aktivität berechnen, wenn Sie den zu erwartenden Energieverbrauch kennen. Streben Sie diese Woche 7,5 MET-Stunden oder mehr an.

– *Bestimmen Sie Ihre maximale Sauerstoffaufnahme (VO$_2$ max):* Wenn Sie sich sportlich bewegen, gibt es eine obere Grenze für die Intensität Ihres Atems und die maximale Sauerstoffmenge, die Sie aufnehmen können. Das ist Ihre VO$_2$ max; so gelangt das sauerstoffreiche

173

Blut in die Muskeln, damit diese Bestleistung bringen können. Wenn Sie Ihren maximalen Sauerstoffverbrauch (VO_2) und Ihre Herzfrequenz messen, können Sie Ihre Herzfrequenz-Zielzonen auf der Grundlage Ihrer aeroben (niedrigste) und anaeroben Schwelle (höchste Belastungsintensität) berechnen. Was vielleicht noch wichtiger ist, Sie können einen Ausgangswert für Ihre maximale Sauerstoffaufnahme bestimmen, den Sie im Auge behalten und so sein Absinken verhindern können. Mit diesem Test erfassen Sie Daten zu Ihrer physiologischen Leistungsfähigkeit bei einer stufenweisen Belastungsuntersuchung, während Sie in eine Maske atmen. Viele Fitnessstudios bieten diesen Test unter Aufsicht zertifizierter Trainer an.

– *Messen Sie Ihre Körperzusammensetzung*, also die Gesamtkörperfettmasse und die magere Körpermasse: Ich empfehle die Ganzkörper-Densitometrie, auch bekannt als „Bod-Pod-Messung". Dabei sitzen Sie in einer geschlossenen, kokonähnlichen Kammer; der Luftdruck wird angepasst und anhand der Luftverdrängung Ihres Körpers werden Körperzusammensetzung, Grundumsatz (Anzahl der Kalorien, die Ihr Körper braucht, um seine Grundfunktionen aufrechtzuerhalten) und der Gesamtenergieverbrauch (Anzahl der Kalorien, die Sie brauchen, um durch den Tag zu kommen) gemessen. Die Untersuchung kostet etwa 50 bis 100 Euro.

– *Messung der Herzratenvariabilität*: Wie ich bereits erwähnte, ist die Ausgewogenheit zwischen dem sympathischen und dem parasympathischen Anteil des Nervensystems ein wichtiger Indikator des Alterungsprozesses und der Regenerationsfähigkeit nach dem Sport. Und diese Ausgewogenheit kommt folgendermaßen zustande: Ihr Sympathikus steuert die Herzfrequenz durch Ausschüttung von Adrenalin und Noradrenalin, die die HRV (Herzratenvariabilität, also die Zeit zwischen den einzelnen Herzschlägen) erhöhen. Ihr Parasympathikus steuert diese Frequenz mittels Acetylcholin, das die HRV senkt. In die Herzratenvariabilität spielt Vieles mit hinein, etwa Atemfrequenz, Blutdruck, Temperatur, Stresspegel und Denkweise. Wenn Sie ausgeruht sind und sich von der Bewegung erholt haben, sind die beiden Anteile des Nervensystems in einem ausgeglichenen

Zustand und Ihre Herzfrequenzvariabilität ist hoch, idealerweise um den Faktor 60 bis 100 (je höher, desto besser). Die gesamte Bandbreite der Herzfrequenzvariabilität reicht von 0 bis 100. Kaufen Sie sich eine Pulsuhr mit Herzfrequenzmonitor und bestimmen Sie Ihre HRV, um zu sehen, ob Ihr Nervensystem für Ihre nächste Fitness-Aktion bereit ist (siehe Ressourcen).

— *Gehen Sie häufiger zu Fuß oder fahren Sie mit dem Fahrrad* (lassen Sie das Auto stehen): Seien Sie wie Sylvia aus Kapitel 4. Sie besitzt nicht einmal ein Auto; so weit brauchen Sie nicht unbedingt zu gehen. Sie können sich entscheiden, als Teil Ihres Wochenprogramms mehr zu Fuß zu gehen, mit öffentlichen Verkehrsmitteln unterwegs zu sein oder Fahrrad zu fahren. Zahlreiche Studien belegen: Etwa in Kanada und den Niederlanden, wo mehr Menschen mit dem Rad oder mit öffentlichen Verkehrsmitteln zur Arbeit fahren und reisen, altern die Menschen langsamer; das zeigt sich daran, dass es weniger Fälle von Diabetes, Bluthochdruck, Gewichtszunahme und andere Risiken für das Herz-Kreislauf-System gibt.[59] Aktive Arbeitswege und Reisen bietet mehr psychische Vorteile und sind entspannender als Autofahren.[60]

Ihr Tagesablauf

Die folgende Übersicht zeigt, wie ein normaler Tag aussehen könnte, wenn Sie die grundlegenden Rituale der Wochen 1 bis 3 nutzen. So strukturiert beispielsweise mein Mann seine Wochentage. Passen Sie den Tagesablauf an Ihre Bedürfnisse an.

Zusammenfassung: Vorteile von Woche 3

Bewegung und Sport verbessern Tausende Gene. Verändern Sie Ihren genetischen Fingerabdruck durch Bewegung. Schwitzen Sie sich Ihren Weg zu besseren Genen, einem leistungsfähigeren Gehirn, befriedigenderem Schlaf und einer strafferen Haut.

Ein normaler Tag im *10-Jahre-jünger*-Programm: David

7:00 Aufwachen, Blutzucker messen, Zähne mit elektrischer Zahnbürste putzen, Tee trinken

7:15 Frühstücken, normalerweise glutenfreie Hafergrütze, Joghurt und Beeren
Nahrungsergänzungsmittel einnehmen: Multivitaminpräparat, Berberin, Resveratrol, Vitamin D, Omega-3-Fettsäuren
Schlafaufzeichnung der Nacht (Schlaf-Tracker) und Ruhepuls prüfen
Duschen und rasieren, bequeme Kleidung und Laufschuhe anziehen

8:00 Zur Arbeit gehen
Am Stehpult arbeiten, gefiltertes Wasser trinken, vielleicht ein Leinwandbild malen

12:00 Einen grünen Shake zubereiten und trinken (siehe Rezepte)
Zahnseide verwenden und Zähneputzen

16:00 Fahrrad fahren, Spinning-Kurs oder Krafttraining, Stretching im Fitnessstudio

17:30 Sauna

18:30 Abendessen, meist jede Menge Gemüse, Salat, reines Protein und danach dunkle Schokolade!

19:30 Zeit für die Familie; Neuigkeiten austauschen, E-Mails beantworten

21:00 Kinder ins Bett bringen
Zähneputzen und Zahnseide
Zeit mit Sara und lesen

22:00 Ins Bett gehen, Licht aus

Quintessenz

Mit all den Informationen zu Bewegung und Training und deren Nutzen für zahlreiche Gene haben Sie nun wirklich keine Ausrede mehr, Ihre Zeit weiterhin „abzusitzen". Niemand im mittleren Lebensalter oder darüber kann es sich leisten, dieses entscheidende Element in seinem Lebensstil auszulassen. Wenn Sie sich einfach nur ein wenig mehr bewegen, als Sie das jetzt tun, dann setzen Sie damit die Veränderungen bereits in Gang. Wenn Sie Intervalltraining, Kraft- und Cardio-Training mit hinzunehmen, werden Ihr Körper, Ihr Geist und Ihr Herz es Ihnen danken. Bewegung verlängert Ihre Gesundheitsspanne und lässt Sie das meiste aus der zweiten Lebenshälfte herausholen.

KAPITEL 8

Loslassen
Woche 4

Normalerweise kann sich das rationale Gehirn über das emotionale Gehirn hinwegsetzen, solange uns unsere Ängste nicht handlungsunfähig machen. Doch in dem Moment, in dem uns die Situation ausweglos erscheint, wir wütend sind oder uns abgelehnt fühlen, sind wir anfällig dafür, alte Muster zu aktivieren und ihre Anweisungen zu befolgen. Veränderung beginnt, wenn wir lernen, die Verantwortung für unser emotionales Gehirn zu übernehmen; wenn wir also lernen, die herzzerreißenden und qualvollen Empfindungen zu beobachten und zuzulassen, die mit Leid und Erniedrigung einhergehen. Erst wenn wir lernen auszuhalten, was im Inneren vor sich geht, können wir uns nach und nach mit diesen Emotionen anfreunden, die unsere Muster starr und unveränderlich erhalten, anstatt sie zu verdrängen.

Bessel van der Kolk, *Verkörperter Schrecken, Traumaspuren in Gehirn, Geist und Körper und wie man sie heilen kann*

Ich liege im Yoga-Kurs auf dem Rücken, und ich bin unglücklich. Wir sind bei der dritten Runde zur Stärkung des Zentrums, bei einer Übung, die mir ein Gräuel ist. Ich entspanne meinen Nacken in meine zur Schale geformten Hände, weil meine Nackenmuskeln wie üblich verhärtet sind.

Ich atme ein und drücke mein oberes Kreuzbein in den Boden, dann hebe ich mein Steißbein an. Beim Ausatmen hebe ich Kopf und Schultern in Richtung Decke. Die Übung geht weiter. Einatmen, das nach oben gestreckte rechte Bein nach innen drehen, der linke Fuß bleibt am Boden. Ausatmen, das rechte Bein drei Mal nach oben pumpen. Mit dem anderen Bein wiederholen. Eigentlich sollte ich jetzt einen Rhythmus entwickeln, doch stattdessen fühle ich mich ziemlich unwohl. In der

Zwischenzeit wird eine Stimme in meinem Kopf immer lauter: *Ich hasse Übungen zur Stärkung des Zentrums! Werde ich jemals besser darin? Warum bin ich bloß hier? Morgens zum Yoga zu gehen, ist doch ein Verwöhnprogramm. Ich sollte lieber in die Praxis gehen und richtig arbeiten!*

Die Lehrerin ruft uns zu: „Für diejenigen unter Ihnen, die jetzt leiden und deren innere Stimme es kaum erwarten kann, dass die Übung vorbei ist, ist es an der Zeit, die innere Einstellung zu ändern. Wie Sie diese Übungen machen, so gehen Sie auch das Leben an. Und das kann sich zum Besseren ändern." Ich atme also mit der ganzen Kraft meiner Lungen ein, während ihre Worte in mich einsinken. Etwas neugieriger nehme ich wahr, was da in meinem Bauch und unteren Rücken vor sich geht; die Stimme in meinem Kopf verstummt, meine Beine werden elastischer und meine verhärteten Stellen (Nacken, Kreuzbein, Hüfte) lassen endlich Anspannung los.

Wie heißt es doch so schön: Schmerz ist unvermeidlich, doch Leiden ist optional – auch das Leiden während dieser Übungen. Ein solcher Schmerz in Zusammenhang mit einer Übung ist entscheidend, um chronisch verengte und verspannte Bahnen in der Hüfte, in der Lenden- und tiefen Bauchmuskulatur sowie im Kreuz-Darmbein-Gelenk zu lösen. Ich praktiziere Yoga unter anderem deshalb, weil es meine Muskeln und Gelenke geschmeidig macht, statt sie steif, hart oder sogar spastisch zu belassen. Und es gibt noch mehr gute Gründe: Yoga wird mit längeren Telomeren in Verbindung gebracht, einem höheren Spiegel des Nervenwachstumsfaktors, einem besseren antioxidativen Status (und damit einer besseren Abwehr gegen oxidativen Stress), einer geringeren inflammatorischen Genexpression und einer längeren Gesundheitsspanne.[1]

Yoga wirkt meinen natürlichen Tendenzen entgegen. Ich bin ein Intensitäts-Junkie und süchtig nach hoher Leistung. Obwohl ich es besser weiß und ein anderes Paradigma unterschreibe, mache ich mich immer noch fertig. Früher trieb ich mich in allen Bereichen meines Lebens ins Extrem, vom Yoga (ich probierte immer die fortgeschrittenste Variante aller Haltungen) über Ausbildung, Beruf bis hin zu den Geburten. Ich befasste mich mit der Bradley-Methode (partnergestützte Entbindung) und ging an die Geburt wie an einen Marathon heran. Häufig schon hat mich mein Ehrgeiz isoliert und dazu geführt, dass ich mich selbst in einer endlosen Spirale bis an den Punkt einer Verletzung antrieb. Außerdem erschöpfte er mein Nervensystem und sorgte für Cortisol- und Blutzuckerwerte im roten Bereich.

Mein ständiges Drängen erzeugte gewohnheitsmäßige Muster des Festhaltens im Körper. Im Sanskrit werden diese Muster *samskara* genannt, sie hinderten mich daran, die wahren Geschenke des Yoga und des Lebens zu erfahren. Jetzt habe ich das Bewusstsein, mit meinem Körper im Dialog zu sein, und ich kann damit aufhören, mich durch die anstrengenden Lebensbereiche zu powern und dabei die Hilferufe meines Körpers zu ignorieren. Möglicherweise versagen Sie sich auch unbewusst die „Geschenke" und leiden darunter, weil Sie Widerstand leisten gegen das, was eigentlich gut für Sie ist, und weil Sie sich nur widerwillig die Zeit nehmen, sich zu entspannen und loszulassen.

Ich habe gelernt, mich zurückzuziehen, mehr zu entspannen und meine chronische Anspannung loszulassen. Es geht nicht darum, härter zu arbeiten. Es geht um das *Loslassen* und darum, das im Bewusstsein zu halten, was ich will, und es mir leichter zu machen. Es geht darum, alte Kompensationsmuster loszulassen, die mir nicht mehr dienen.

Chronische Anspannung im Körper wächst sich zu steifen Gelenken und Muskeln aus, die letztlich zu der eingeschränkten Mobilität des Alterns führen. In der altehrwürdigen Tradition des Yoga kann das Aktivieren der *bandhas*, oder Verschlüsse, im Körper die Alterung umkehren. Es ist förderlich, Dehnungstechniken zu erlernen, *bandhas*, Selbstregulierungen und andere Methoden, um Verspannungen aufzulösen und langfristig die Beweglichkeit zu erhöhen. Dies sind einige der geläufigsten Gene, die in dieser Woche auf das Loslassen ansprechen:

— Sie schalten die Gene ab, die Sie anfällig für Verletzungen machen, wie das Achilles-Gen (Metallopeptidase 3 oder MMP3).

— Sie schalten die Gene ab, die Sie mehr oxidativen Stress in den Mitochondrien entwickeln lassen, etwa das Entkopplungsprotein 2 (UCP2), ein mitochondriales Membranprotein, das Ihre Muskeln schwächt und zu dem in der Einleitung besprochenen Muskelfaktor beiträgt.

– Sie schalten die Gene ab, die Ihren Rücken instabil machen und Schmerzen verursachen. Das COMT-Gen ist bekannt als das „Corporate Warrior"-Gen (das ist jemand, der nach seinen eigenen Regeln lebt), doch wenn Sie die „Met/Met-COMT-Variante" dieses Gens haben, werden Sie eher zum „Worrier" als zum „Warrior" (Sie machen sich also eher Sorgen, als dass Sie nach Ihren Regeln leben). Außerdem haben Sie vielleicht Probleme, stressbedingte chemische Stoffe abzubauen, die Ihre Gehirnfunktion beeinträchtigen (etwa Adrenalin, Noradrenalin und Dopamin). Möglicherweise können Sie auch Östrogene nur schlecht verstoffwechseln. Das COMT-Gen hilft Ihnen, Ihre individuelle Schmerzschwelle festzulegen, deshalb werden bei Menschen mit der Variante häufiger Fibromyalgie festgestellt (ein chronisches Schmerzsyndrom), Schmerzen im unteren Rücken, Migräne, Ischiasbeschwerden oder eine Behinderung nach einem lumbalen Bandscheibenvorfall.[2] Wenn Sie nun besser loslassen können, programmieren Sie die Expression Ihres COMT-Gens um, falls Sie tendenziell dazu neigen, mehr Schmerzen zu empfinden.

– Ein weiteres Gen, das das Schmerzempfinden moduliert, ist BDNF, das, wie Sie sich vielleicht erinnern, für den Wachstumsfaktor BDNF codiert.[3] Anders ausgedrückt, können sowohl BDNF als auch COMT einen Sprung in der Schmerzwahrnehmung verursachen und Sie potenziell empfindlicher machen.

Natürlich ist die Genetik nur ein kleiner Teil der Geschichte – sie macht etwa 10 Prozent aus –, wenn es um Schmerz und Steifheit geht. Zu 90 Prozent liegt es an der Umgebung, wie Ihre Gene exprimiert werden; die Gene sind veränderbar und werden stark durch alle Arten von Nährstoffen und Nährstoffhemmern beeinflusst. Betrachten Sie das Loslassen als wichtigen Nährstoff in diesem Mix. Wenn Sie loslassen können, verkürzen Sie Ihre Genesungszeit nach Verletzungen, reinigen Sie den Körper von Stress, bevor er zu einer Behinderung führen kann, erweitern Sie Ihren Bewegungsradius und fördern Sie Ihre Atemgesundheit.

Im Yoga und Pilates heißt es, Sie sind nur so jung wie Ihre Wirbelsäule es ist; oder, wie Joseph Pilates es formulierte, Sie sind nur so jung, wie Ihre Wirbelsäule beweglich ist. Die meisten von uns bewegen die Wirbelsäule nicht genügend, was mit zunehmendem Alter zur Abnahme des Bewegungsumfangs, des strukturellen Gleichgewichts und der Beweglichkeit führt. Es sind die Einengungen des modernen Lebens: Auto fahren, sitzen, Computertätigkeit, auf Stühlen und Sofas lümmeln, große Rucksäcke herumschleppen. Das macht Sie unbeweglich, bringt Sie aus der Balance und sorgt für eine schlechte Körperhaltung. Die meisten Menschen merken es gar nicht, bis sie sich eines Morgens beim Aufwachen so steif fühlen, als wären sie über Nacht zehn Jahre gealtert.

Ich wünschte, ich könnte verkünden, dass zehn Minuten konzentrierte Yoga-Dehnungen den Schaden ungeschehen machen könnten, den eine 30-minütige Autofahrt und sechsstündiges Sitzen am Schreibtisch anrichten. Die Wahrheit ist, dass wir unseren Tag klüger gestalten müssen – häufige Dehnungen einbauen, uns neu ausrichten und loslassen –, damit wir die Schäden der gekrümmten Körperhaltung und der einschränkenden Bewegungen beheben.

Warum das wichtig ist

Wenn Sie tief genug blicken, erkennen Sie, dass Stress massiv aushöhlt: das Denken, die Energie und den Körper – Muskeln, Knochen, Bänder, Sehnen, Gelenke, Wirbelsäule sowie die Zellen und ihre Umgebung. Der Körper ist immer auf Stabilität und Balance, die Homöostase, bedacht – das relative Gleichgewicht zwischen einzelnen physiologischen Kräften. Bei den meisten meiner Patienten neigt sich das Gleichgewicht stärker in Richtung Verschleiß als in Richtung Wachstum und Wiederherstellung.

Die meisten Menschen spüren den Verschleiß als Festigkeit, Muskelermüdung und Gelenkschmerzen. Wir sehen eine Entzündung im Spiegel als Aufgedunsenheit, Bauchfett und Blähungen sowie Augenringe. Selbst wenn Ihre Muskeln nach einem Yogakurs oder einer Massage relativ entspannt sind, verhärten Sie Ihren Körper dennoch vielleicht chemisch durch negative Gedanken, durch Leistungsdruck und Reaktionen auf die unvermeidlichen kleinen Alltagsstressoren. Bei mir führt das zu Kreuzschmerzen. Bei Ihnen vielleicht zu Bandscheibenproblemen, Ischiasbeschwerden, Hüftdegeneration, Knieschmerzen, Skoliose, zu einer Fehlfunktion des Immunsystems, Verdauungsproblemen, der Schwierigkeit, tief und frei zu atmen, einer Erschöpfung der Nebennieren, zu emotionalem Stress und Verzweiflung. Das Ziel besteht darin, der vorzeitigen Überbeanspruchung Ihres Körpers vorzubeugen, damit Sie Ihre Hüften und Knie nicht ersetzen müssen oder sich greisenhaft fühlen, wenn Sie mit 70 Jahren die Treppe hinaufgehen.

Häufige chronisch verspannte Stellen von Kopf bis Fuß

- Kiefer
- Nacken
- Oberer Trapezmuskel, Schultern
- Zwerchfell
- Psoas (großer Lendenmuskel) und andere Hüftbeuger
- Unterer Rücken
- Hüften
- Kreuz-Darmbein-Gelenk
- Beckenboden
- Iliotibialband (sog. Läuferknie)
- Vordere Oberschenkelmuskeln (Quadrizeps)
- Hintere Oberschenkelmuskeln
- Achillesferse (Verletzungsanfälligkeit kann genetisch bedingt sein)
- Füße

Um die Bedeutung des Loslassens zu verstehen, ist das Wissen unerlässlich, was überhaupt die Einschränkung hervorruft. Alles beginnt bei den *Faszien*, einem Körpersystem, das sich wie ein dicht gewebter und enger biologischer Pullover verhält. Die Faszien sind eine lebendige, extrazelluläre Matrix aus Fasern und Wasser, die alle Ihre Zellen umgibt. Ihre Faszien stellen eine durchgängige, verschiebbare Struktur vom Kopf bis zu den Zehen dar, die alles, was sich innerhalb Ihrer Haut befindet, von Ihren Muskeln und Nerven bis hin zu Ihren inneren Organen (wie Herz, Lunge, Darm, Gehirn und Rückenmark), einhüllt. Faszien verbinden Muskeln in Ketten, damit diese sich als organisierte Einheit miteinander bewegen können. Meiner Meinung nach hat der Körper im Grunde nicht 600 verschiedene Muskeln, sondern einen in 600 fasziale Einheiten unterteilten Muskel.

Im gesunden Zustand sind die Faszien entspannt und wellig wie ein Pullover mit Rüschen. Sie sind geschmeidig und können sich bei Bedarf dehnen und bewegen. Idealerweise gleiten Ihre Faszien wie Seidenstoff über die anderen Gewebe. Dennoch können Muskeln, Faszien, Sehnen, Bänder, Gelenke, Nerven und Organe sich „verklemmen" und durch feine oder dicke Verklebungen beeinträchtigt werden, dann bildet sich Narbengewebe, Muskeln verknoten sich, der Bewegungsumfang wird eingeschränkt, die Durchblutung verringert und es kommt zu Entzündungen und Schmerzen. Und alles ist durch Ihre Faszien verbunden. Deshalb kann ein verspannter Kiefer andere Teile des Körpers in Mitleidenschaft ziehen, wie den Psoas unten an der Hüfte.

Im Fall eines Traumas, etwa bei einem Autounfall, verlieren die Faszien ihre Elastizität, sie verhärten sich vielleicht und sind eingeschränkt, und können Verspannungen andernorts im Körper hervorrufen. Wenn Muskeln mit im Spiel sind, wie die Nackenmuskeln und die des oberen Rückens bei einem Schleudertrauma, kann das Schmerzen verursachen und den Bewegungsumfang der Gelenke und des weichen Gewebes einschränken und außerdem die Funktion herabsetzen. Einfach ausgedrückt, Muskeln werden zuerst kurz und unbeweglich und dann dysfunktional. Das ist, als würde auf den elastischen Pullover ein fester Flicken aus Baumwollstoff aufgebracht, woraufhin dieser sich bei Bedarf nicht mehr leicht in die verschiedenen Richtungen ziehen lässt. Schmerzen, die sich auf Muskeln und die sie umgebenden Faszien zurückführen lassen, werden als myofasziale Schmerzen bezeichnet.

Wenn das innere Bindegewebe des Körpers verklebt oder, noch schlimmer, zu versagen beginnt, beschleunigt sich der Alterungsprozess und Sie sehen nach und nach die Anzeichen: faltige Haut, nachlassendes Sehvermögen, schlechte Muskelkoordination, Stürze und gebrochene Knochen und anderes mehr. Vielleicht ist Ihnen schon aufgefallen, dass eine Verspannung, verursacht durch eine dysfunktionale Bewegung, Sie ausgebremst hat in Form einer Verletzung, vielleicht als gerissene Rotatorenmanschette oder gerissene Kniesehne. Bewegungsunfähigkeit führt zu einem Verlust von Muskelmasse und weiterem Altern, ganz zu schweigen von der Unannehmlichkeit und dem Schmerz. Als Folge davon schlagen sich die meisten von uns mit mindestens einer körperlichen Einschränkung herum – Hexenschuss, verrenkter Nacken, drohende Operation an der Schulter.

Ihr Zwerchfell könnte verspannt sein, obwohl es eigentlich geschmeidig sein und Sie wirksam bei der Atmung unterstützen soll. Der Psoas oder die Bauchmuskeln, wie der gerade Bauchmuskel, der querliegende und die schrägen Bauchmuskeln, können verriegeln. Falls Zwerchfell oder Psoas blockiert sind, ist der Rumpf als neuromuskuläre Einheit weniger strukturiert. Wenn Wirbelsäule, Gelenke, Muskeln und Gewebe stellenweise verklebt sind, versucht Ihr Körper vielleicht zu kompensieren, was potenziell zu Funktionsverlust und instabiler Haltung führen kann. Vielleicht dauert die Genesung länger als früher. In der Folge könnten Sie sich während oder nach dem Sport müde fühlen, weil sie sich übernommen haben und doch hinter den Erwartungen zurückgeblieben sind.

Gründe für chronische Verspannungen

Lassen Sie uns mit den Hauptgründen für verspannte Muskeln und Gelenke beginnen und dann zu den praktischen und einfachen Möglichkeiten kommen, um diese Verspannungen wieder loszulassen – Maßnahmen, die Sie selbst immer und überall durchführen können.

Traumata, Operationen und Entzündungen sind häufige Ursachen leichter bis mäßiger myofaszialer Einschränkungen, die bei herkömmlichen Untersuchungen wie beim Röntgen oder bei der Computertomografie wahrscheinlich nicht festzustellen sind. In anderen Fällen kommt die Verhärtung von einer Überbeanspruchung, vielleicht weil bestimmte Muskeln in einem Muster die Funktion anderer Muskeln oder Nerven übernehmen, um eine Verletzung, Schwäche oder Schwachstelle ausgleichen. Gelegentlich schützt sich der Körper selbst mit solch einer Reaktion auf eine frühere Verwundbarkeit – wie jemand, der beim Football 135 kg schwere Spieler zu Boden ziehen musste (die ihn dann unter sich begruben), wie mein Mann es in der High School erlebte. Ihr Körper hält an dem Muskelgedächtnis fest und erlebt den Moment der Verletzung erneut, bis Sie das Bewusstsein und die Methoden haben, um den Kreislauf zu durchbrechen. Glücklicherweise können durch sanft und anhaltend ausgeübten Druck auf myofasziale Einschränkungen Faszien und Muskeln gelängt werden, manchmal bereits in einer einzigen Sitzung.

Meine myofaszialen Einschränkungen und Schmerzen gehen auf Besuche im Fitnessstudio zurück, als ich es wieder einmal übertrieben habe, die wahrscheinlich mit übermäßiger Milchsäure und schlechter Ausrichtung zusammenhängen, vor allem wenn ich in der zweiten Hälfte des Kurses erschöpft bereits bin und meine Form leidet. Ich spüre, wie ein Muskel im rechten Nacken sich verhärtet aufgrund eines bereits ein Jahr zurückliegenden Zwischenfalls, als ich ohnmächtig wurde und mir den Kopf anschlug. Manche meiner Muskelkrämpfe hängen mit alten emotionalen Verletzungen zusammen; manche damit, dass die Muskeln nicht genügend Sauerstoff bekommen, weil ich wegen Verengungen im Brustkorb nicht tief genug atme. Der tägliche Stress zieht meinen oberen Trapezmuskel zusammen und verspannt meine Nackenmuskeln, obwohl ich zum Schreiben nicht mehr am Schreibtisch sitze.

Wir alle haben Bereiche in unserer Muskulatur, die nicht im Gleichgewicht sind, alte Verletzungen, chronische Verhärtungen, Mikrotraumata und – schlussendlich – dysfunktionale Muster im Körper. Werden sie ignoriert, können durch den Schneeballeffekt andere Probleme entstehen. Wenn Sie also durch das Loslassen Ihrer verspannten Stellen keine Erleichterung verspüren, sollten Sie mit Ihrem Arzt die häufigen und eher seltenen medizinischen Probleme ausschließen, die zu dauerhaften Muskel- und Gelenkschmerzen führen können:

- Verstauchungen, Zerrungen, Impingement-Syndrom (beeinträchtigte Gelenkbeweglichkeit), andere Verletzungen
- Elektrolytmangel
- niedriger Vitamin-D-Spiegel
- Infektionen (grippaler Infekt, Pfeiffersches Drüsenfieber, Borreliose)
- mitochondriale Dysfunktion
- Fibromyalgie
- Rhabdomyolyse (Auflösung der willkürlichen Muskulatur; Anm. d. Ü.)
- Muskeldystrophien (eine Gruppe 30 ererbter Krankheiten, die die Muskeln schwächen und zu Verlust von Muskelmasse führen)
- Dermatomyositis (Erkrankung des Bindegewebes)
- Polymyalgie (entzündliche Erkrankung aus dem rheumatischen Formenkreis bei älteren Menschen)
- Hypothermie oder Hyperthermie

(Hinweis: Es ist wichtig, dass Sie mit Ihrem Behandler die ernsteren Ursachen myofaszialer Schmerzen ausschließen, bevor Sie sich voll und ganz auf das Loslassen stürzen. Möglicherweise kommen Sie nicht in den Genuss des vollen Nutzens, solange Sie nicht ein zugrunde liegendes biochemisches Ungleichgewicht ausgeglichen haben – das ist der tiefer gehende, ganzheitlichere Ansatz der funktionellen Medizin.)

Renskes abschreckendes Beispiel

„Ich bin jetzt genauso alt wie mein Vater war, als er starb", erklärte Renske mit gedämpfter Stimme, verletzlich, aber dennoch klar, und brachte damit eine Saite in meinem Herzen zum Klingen. Wir flogen übers Wochenende nach Los Angeles. Ihre Bemerkung regte mich zum Nachdenken darüber an, wie wir es alle besser machen wollen als unsere Eltern, zumindest was die Gesundheit anbelangt. Sie haben den Vorteil, zu wissen, wie das Altern aussieht, wenn Sie Ihre Eltern seit Ihrer

Kindheit über den Zeitbogen ihres Lebens beobachten, und dieses Wissen kann Ihnen helfen, entsprechend zu planen.

Renskes Vater starb fettleibig und schwer herzkrank mit 42 auf dem Operationstisch bei seiner dritten Bypass-Operation. Sie war entschlossen, ein anderes Schicksal zu erleben. In Bezug auf Ernährung, Bewegung und Ansichten im Leben was sie äußerst gewissenhaft. Doch manchmal übertrieb sie das Training, weil sie genau wie ich außerordentlich ehrgeizig ist. Ein typisches Beispiel: Ich war an diesem Wochenende ihr Gepäckträger, weil sie sechs Monate vorher ihre gerissene Rotatorenmanschette hatte operieren lassen müssen. Im Gegensatz zu meinem Mann, der seine bei einem Snowboard-Unfall verletzte, schädigte Renske ihre langsam, indem sie einen kompletten Ironman absolvierte und fünf Tage in der Woche zum Sportkurs ging. Ihre Schädigung verschlimmerte sich schleichend; über Monate hinweg stellte sie mehr und mehr fest, dass sie ihre Schulter nicht mehr richtig bewegen konnte. Ihr orthopädischer Chirurg erklärte ihr, Ihre Schulter sei besonders anfällig für das Impingement-Syndrom und für Verletzungen.

Ihre Familiengeschichte war geprägt von Armut, Missbrauch, Scheidung, Angst, Paranoia und Krankheiten. Ihre Mutter war während des Zweiten Weltkrieges mehrere Jahre in einem japanischen Konzentrationslager interniert. Die Familie war aber auch geprägt von Kraft, Tapferkeit und Mut, die Renske in höchstem Maß mitbekommen hatte und die sich besonders während ihrer Genesung zeigten.

Ich fragte Renske, was sich seit ihrer Schulteroperation in ihrer Einstellung zur Fitness geändert habe. Ihre Antwort: „Ich habe erkannt, dass ich die Fürsorge, die ich mir jetzt selbst *nach der Operation* zukommen lasse und um die ich bitte, wahrscheinlich *vor der Operation* gebraucht hätte. Ich glaube, ich habe viele Lasten ‚geschultert‘, aber jetzt erkannt, dass ich viele davon loslassen kann."

Ich lernte Renske in einem Yogakurs für Schwangere kennen, als sie mit ihrer ersten Tochter schwanger war und ich mit meiner zweiten. Renske leitet jetzt ein gemeinnütziges Start-up-Unternehmen im Lebensmittelbereich im Norden von Kalifornien. Sie hat erst dort angefangen, deshalb hing sie während unseres gemeinsamen Wochenendes ständig am Telefon, um Fragen zur Arbeit und Anrufe der Familie zu beantworten.

Zum ersten Mal in ihrem Leben musste Renske eine Einschränkung einkalkulieren. Sie hatte mehr Zeit, zu *sein* und weniger zu *tun*. Das sagt ihr zu. Früher dachte sie, sie müsse jeden Tag in einen Sportkurs gehen, um stark und fit zu bleiben. Seit ihrer Verletzung hat sie neu überlegt, was Kraft ist: „Woher kommt Kraft, wenn nicht in rein körperlicher Form?", fragte sie rhetorisch. „Wenn ich einen Teil meiner körperlichen Kraft einbüße, habe ich dann immer noch dieselbe innere Kraft?" Wir waren uns einig, dass die Antwort Ja lautet.

Manchmal sendet der Körper subtile Botschaften. Wenn Sie zu beschäftigt sind, sie zu hören, werden sie lauter. Vielleicht hören Sie den Schrei Ihrer dysfunktionalen Schulter erst, wenn Ihr Arm nutzlos herunterbaumelt und Sie nicht einmal mehr eine Teetasse heben können. Mitunter ist es eine völlige Niederlage, die endlich Ihre Aufmerksamkeit erregt. Warten Sie nicht, bis der Schrei lauter wird; lauschen Sie auf die leisen Hilferufe und beugen Sie so den verzweifelten Nachrichten Ihrer Körperteile vor.

Yoga zum Loslassen

Yoga ist meine Lieblingsmethode, um meine Faszien und Muskeln zu lockern, doch dafür taugt mir nicht jeder beliebige Yogakurs. Ich praktiziere und lehre eine von Ana Tiger Forrest entwickelte Yogaform. Sie ist auch Autorin des Buches *Die Yoga-Kriegerin* (Ullstein 2013), ihrer äußerst lesenswerten Autobiografie. Die Methode wird treffend als Forrest-Yoga bezeichnet, Lehrer dafür finden Sie weltweit.[5] Ana Forrest ist eine unkonventionelle 60-jährige Yogalehrerin, die in vielen Ländern Kurse hält und eine erfrischende Einstellung zum Altern hat: „Unsere Kultur hat eine zutiefst negative, degradierende Einstellung zum Altern. Ich biete Ihnen stattdessen die Werkzeuge, damit Sie ein neues Paradigma entwickeln können, bei dem wir, wenn wir älter werden, die Schönheit eines erfüllten Geistes verkörpern und darstellen statt nur ein faltenloses Gesicht."

188

Als ich sie fragte, was so schlimm an den chronisch verspannten Stellen sei, antwortete sie in der ihr eigenen Direktheit: „Wenn sich Energie staut, dann staut sich auch Materie. Und das äußert sich als Schmerz, Krankheit, Depression. Machen Sie Yoga. Fühlen Sie Ihre Emotionen. Essen Sie lebendige Nahrungsmittel. Dann lösen sich die Stauungen auf. Der Nebel im Gehirn löst sich auf. Das Leben lohnt sich, erkundet zu werden." In Ana Forrests Familie haben genetische Erkrankungen eine lange Tradition: Fettleibigkeit, psychische Erkrankungen, Selbstmord, Krebs, Herzinfarkte. Sie hatte ebenfalls eine schwere Kindheit und Jugend, um es milde auszudrücken. Sie lockert chronisch feste Stellen, damit die Energie jede Körperzelle durchdringen kann, denn ihrer Philosophie zufolge hindern verhärtete Stellen die Energie daran, hereinzukommen. (Ich weiß, das klingt abstrakt, doch es scheint etwas dran zu sein. Sie können den Begriff *Energie* auch durch *Spirit, Energie, Vitalität* oder *Lebenskraft* ersetzen, wenn das für Sie mehr Sinn ergibt.)

Lernen Sie Maureen kennen

Kürzlich hörte ich eine Geschichte über das Loslassen von einer jungen Frau mit zwei kleinen Kindern. Maureen war aufgrund ihrer Morbus-Menière-Erkrankung bettlägerig. Es handelt sich um eine Erkrankung des Innenohrs, die gekennzeichnet ist von Schwindel, Ohrgeräuschen (Tinnitus), Dichte oder Druck im Ohr und veränderlicher Gehörschädigung. Ihre ersten Symptome traten mit 25 auf.

Bei den ersten Beschwerden verordnete ihr schulmedizinisch praktizierender Arzt ihr Antibiotika, dann diagnostizierte er einen gutartigen Lagerungsschwindel, das ist eine ähnliche Erkrankung wie Menière, für die es keine Behandlung gibt. Schließlich wurde die korrekte Diagnose gestellt, doch Maureen stellte rasch fest, dass die konventionelle westliche Medizin keine echte Lösung zu bieten hatte: Ihre Menière-Anfälle hielten an und verschlimmerten sich so sehr, dass sie mit 42 zwei schwächende Anfälle pro Monat hatte. Sie testete zahlreiche Behandlungsmethoden, doch die chronischen Symptome wurden erst kuriert durch eine craniosacrale Therapie – eine präzise, aber sanfte Berührungstherapie, die Einschränkungen überall im Körper löst –, in Kombination mit einer entzündungshemmenden Ernährung (kein Weizen, wenig Getreide, mäßig Eiweiß, mäßig Fett, ganz wenig Zucker und jede Menge grünes und anderes Gemüse), Bewegung, die ihren Lymphfluss anregte (etwa Schwingen auf einem Mini-Trampolin und Wandern) und einigen wenigen Nahrungsergänzungsmitteln.

Bei Maureens erster Cranio-Sitzung fiel ihrer Therapeutin ein komplexes Spannungsmuster auf, das im Bindegewebe am Beckenboden verankert war. Jahrzehntelanges Festhalten der Faszien aufgrund von Verletzungen, chronischer Entzündung, schlechter Körperhaltung und Stress hatte dazu geführt, dass ihre Beckenmuskeln am Zwerchfell zogen bis hinauf zu ihrem Mundboden und in den Kiefer, was vielleicht zu der Flüssigkeitsstagnation im Innenohr beitrug und die natürliche Bewegung des Nackens und Schädels behinderte. Diese Spannung am Beckenboden zu lösen, hatte oberste Priorität, obwohl sie vom Ort, an dem sie die Symptome spürte, recht weit entfernt war. Sobald das Becken besser im Gleichgewicht und beweglicher war, begann Maureens Körper, lange bestehende Muster aufzulösen, die den Schwindel und die Gehörschädigung hervorgerufen hatten. Als ihr Körper nach und nach die chronische Verspannung losließ, verfügte sie über mehr Ressourcen für die Selbstheilung und mehr Energie zur Selbstpflege.

Maureen sagte mir: „Weil ein Heilplan erstellt wurde, der auf meine persönlichen Bedürfnisse zugeschnitten war und an den ich mich hielt, konnte ich nicht nur meine Menière-Symptome und meinen Tinnitus lindern, sondern ich fühle mich mit 51 besser als je zuvor in meinem Leben. Selbst nachdem alle Maßnahmen griffen, brauchte mein Körper noch lange, um den Schaden der Vergangenheit wiedergutzumachen und ein gesundes Funktionieren neu zu lernen. Ich heile immer noch und mache die ganze Zeit Fortschritte. Ich wusste gar nicht, dass mein Körper so gut funktionieren kann. Ich habe wirklich Ehrfurcht davor, wie der Körper funktioniert und dass er zu so viel mehr imstande ist, als wir ihm zutrauen." Maureen hat eine neue, bessere Normalität gefunden.

Auch bei kleinsten Verhärtungen ist das Loslassen wesentlich, um unnötiges Altern und Verspannungen zu verhindern. Durch Loslassen kann Ihr Körper in eine Erholungsphase eintreten, in der er effizienter, effektiver und optimal arbeitet. Dadurch kann Ihr Herz-Kreislauf-System, sowohl Blut als auch Lymphe, alle Gewebe mit frischen Nährstoffen versorgen und Toxine und andere biochemische Nebenprodukte Ihres inneren Exposoms (alle nicht genetischen Umwelteinflüsse) rasch abbauen. Sie können wieder korrekte Bewegungsmuster entwickeln und stockende Energie fließen lassen, um Ihre Leistungsfähigkeit und Lebenskraft zu steigern und so Ihre Muskelmasse zu erhalten, damit Sie die Alterung verlangsamen und bis zu Ihrem letzten Atemzug aktiv und beweglich bleiben.

Für mich war es eine ungeheuere Erleichterung, meine eigenen verspannten Stellen zu lockern. Ich habe keine Schmerzen mehr im Kiefergelenk, keine Verkrampfungen mehr im unteren Rücken. Ich weiß jetzt, wie ich unterschiedliche Körperteile bearbeiten muss, um meine aufgestaute und festgehaltene Energie loszulassen, damit ich wieder vollständig auf sie zugreifen kann. Das möchte ich jetzt auch für Sie. Dehnen allein genügt häufig nicht, um chronische myofasziale Verhärtungen loszulassen, vor allem weil die meisten Menschen ihre Muskeln viel zu kurz nur dehnen.

Pflegen Sie Ihre Hüftbeuger

Im letzten Kapitel versprach ich Ihnen eine einfache Basisübung, damit Ihre Hüftbeuger wieder richtig arbeiten und sie Ihren Bauch im Bauchkorsett halten. Ihre Hüftbeuger sind eine ganze Muskelgruppe – *musculus sartorius, tensor fasciae latae, rectus femoris, pectineus, adductor brevis* und *iliacus* –, die sich zusammenziehen, um Oberschenkel und Rumpf zueinander zu bringen wie bei einem Sit-up. Die Hüftbeuger können sich verkürzen und verhärten, wenn Sie sie immer wieder ungeschickt trainieren oder wenn Sie Bauchmuskelübungen und Kniebeugen machen, Rad fahren oder einfach, indem Sie zu viel sitzen.

Der größte und stärkste Hüftbeuger ist der sogenannte *Psoas major*, der die Lendenwirbel mit dem Oberschenkelknochen verbindet. Ihr Psoas ist mächtig und liegt tief innen; er wird auch der „Muskel der Seele genannt". Im Durchmesser kann er so dick sein wie Ihr Handgelenk. Ist er verhärtet, haben Sie vielleicht eine verstärkte Lordose, das ist ein Hohlkreuz in der unteren (lumbalen) Wirbelsäule. Dieses Problem trägt häufig zu Steifheit und Schmerzen im unteren Rücken bei, ebenso zu Arthritis in den lumbalen Facettengelenken. Ist der Psoas schwach, kann er eine Fehlstellung hervorrufen, die in verspannten hinteren Oberschenkelmuskeln resultiert und einer weniger gekrümmten Lendenwirbelsäule und einem zu steil stehenden Kreuzbein (statt einer neutralen unteren Wirbelsäule und einem leicht nach vorne geneigten Kreuzbein). Ist die normale Krümmung einer neutralen Wirbelsäule nicht mehr gegeben, wird der untere Rücken schwächer, wenn Sie ihn belasten, deshalb sind Sie anfälliger für Verletzungen, besonders an den Bandscheiben.

Der Psoas hat einen synergistisch arbeitenden Muskel, den Iliacus, der die innere Beckenschale mit dem Oberschenkelknochen verbindet. Psoas und Iliacus arbeiten so eng zusammen, dass sie auch als Iliopsoas bezeichnet werden. Gemeinsam ermöglichen diese Muskeln das Beugen der Hüfte sowie ihre Innen- und Außenrotation.

Bei den Hüftbeugern zielen wir darauf ab, sie langsam aufzuwärmen, dann zu stärken, zu dehnen und sie zu längen. Eine meiner Lieblingshaltungen im Yoga zur Lockerung der Hüftbeuger ist eine Kombination aus der (liegenden) Schmetterlingshaltung in die Schulterbrücke (im Sanskrit *baddha konasana* in Rückenlage, die sich hebt in *setu bandha sarvangasana*).

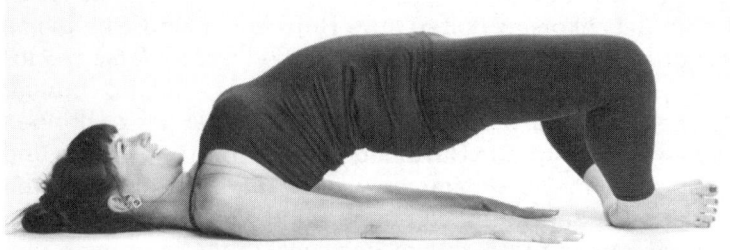

- Legen Sie sich auf den Rücken, beide Fußsohlen aneinander, die Knie fallen nach außen und liegen auf dem Boden oder werden von Kissen gestützt.
- Ziehen Sie das Steißbein hoch und heben Sie Ihr Becken vom Boden. Dadurch kippt das Becken nach hinten, was die Hüftbeuger dehnt und den unteren Rücken entlastet.
- Rollen Sie so hoch Sie können – das können zwei oder zwanzig Zentimeter sein. Ziehen Sie das Schambein weiter in Richtung Nabel. Senken Sie den Körper langsam wieder ab und wiederholen Sie die Übung noch fünf Mal. Beim Einatmen gehen Sie nach oben, beim Ausatmen kommen Sie herunter. Das wärmt die Hüftbeuger nach und nach und signalisiert ihnen, dass Sie auf sie achten sowie Energie und Achtsamkeit in diesen Bereich bringen.
- Heben Sie jetzt Ihr Becken in die Luft und bleiben Sie fünf Atemzüge lang in dieser Haltung. Wenn sich Ihre Hüftbeuger langsam dehnen und lockern, können Sie Ihr Becken vielleicht immer höher heben und weiter in die Haltung hineingehen und schließlich den unteren, mittleren und oberen Rücken vom Boden abheben.
- Wiederholen Sie die Übung drei bis fünf Mal.

Im Folgenden finden Sie eine kurze Liste von Behandlungen, die Sie an sich selbst durchführen oder von einem qualifizierten Behandler durchführen lassen können, damit sich Ihre verhärteten Stellen lockern und wieder vollständig funktionsfähig werden:

- Dehnen – dynamisch vor dem Sport, sonst statisch
- Pilates
- Yoga
- Selbst durchgeführtes myofasziales Lösen mit einer Faszienrolle oder mit Bällen (Tennis- oder Lacrossebälle oder andere rutschfeste Bälle)

- Flexibilitätstraining, das sogenannte Resistance Flexibility Training[6], das Sie an sich selbst durchführen können
- Kryotherapie
- Akupunktur (hier liegt das Augenmerk auf dem Energiefluss durch Meridiane in den Faszien)
- Massage (hier liegt das Augenmerk auf dem Zusammenspiel der Muskeln)
- Craniosacral-Therapie (CST)
- Skelettausrichtung (Traktion, Chiropraktik)
- Trauma-Release (Klopfakupressur oder EFT; Eye Movement Desensitization and Reprocessing, kurz EMDR; Tension and Trauma Releasing Exercises, kurz TRE)
- Andere (Active-Release-Therapie, kurz ART, Feldenkrais; Anat-Baniel-Methode; Yamuna, kurz Körperwalztechnik)

Wissenschaft von Woche 4: Loslassen

Loslassen hat sowohl mit Kunst als auch mit Wissenschaft zu tun, doch bedauerlicherweise fehlt es an wissenschaftlichen Belegen. Das heißt jedoch nicht, dass Loslassen Ihre Zeit nicht lohnt. In meiner Arbeit begegne ich chronischer Muskelverspannung täglich und sehe, wie sie den Alterungsprozess beschleunigt. Wie mir auffällt, geht es bei vielen Patienten, und besonders bei meinem Mann, los mit der Überbeanspruchung einer einzelnen Muskelgruppe, wie dem oberen Trapezmuskel, was schließlich zu einer schlechten Körperhaltung führt, zur Dekonditionierung anderer Muskeln und zum Verlust von Beweglichkeit und Funktion. Ich erlebe die kraftvolle Wirkung des Loslassens so deutlich im Yoga bei bestimmten *Asanas, Bandhas* und *Kriyas*, aber ich finde den Nutzen in der medizinischen Literatur nicht gut belegt. Loslassen als Ergebnis lässt sich nur schwer objektiv unter Laborbedingungen testen. Darum muss ich mich mehr auf empirisches Wissen und empirische Erfahrung stützen, wenn ich Ihnen empfehle, gewohnheitsmäßige

Verhärtungen loszulassen, damit Sie wieder in einem funktionstüchtigen Zustand agieren. In Anbetracht der fehlenden „harten Daten" werden wir hier Ansätze besprechen, die nach meiner Beobachtung am stärksten auf die Gesundheitsspanne wirken. Dennoch ist mir bewusst, dass von den Unbelehrbaren ein Vertrauensvorschuss gefordert ist. Mein Freund Nick mit seinen 38 Jahren ist hierfür ein wunderbares Beispiel.

Nick Polizzi, ein talentierter Filmemacher sowie Regisseur und Produzent des Filmes *The Sacred Science*, litt sehr häufig an Migräne seit er Mitte 20 war. Jeder Migräneanfall setzte ihn 24 Stunden lang außer Gefecht. Die starken verschreibungspflichtigen Medikamente ließen ihn erbrechen und er hatte sie irgendwann satt, außerdem beeinträchtigen sie seine Stimmung und wirkten nur die Hälfte der Zeit.

Eines Tages rief sein Freund Nick Ortner während eines Migräneanfalls an. Dieser Freund hatte gerade Klopfakupressur, auch bekannt als Emotional Freedom Technique, kurz EFT, gelernt und ließ Nick Polizzi das Telefonat nicht beenden, obwohl er klagte, das Reden sei zu schmerzhaft. Ortner erklärte ihm noch am Telefon, wie die Klopfakupressur funktionierte. Als Nick seinen Schmerz zu dessen Ursprung verfolgte, stieß er auf ein Kindheitstrauma, das er vergessen hatte. Er erlebte ein großes emotionales Loslassen und der Schmerz verschwand *in einer einzigen Sitzung* völlig.

Nicht jedem hilft EFT so nachhaltig beim Loslassen, doch ich persönlich finde es hilfreich, wenn ich bei einem emotionalen oder körperlichen Problem feststecke. Es ist einfach und sicher. EFT hilft erwiesenermaßen, Spannungskopfschmerz zu lindern.[7] Klopfakupressur bietet noch weitere Vorteile, die ebenfalls wissenschaftlich gestützt sind:

- EFT lindert Ängste und Depressionen und senkt den Cortisolwert, allesamt biochemische Auslöser von körperlicher Verspannung.[8]

- Bei Frauen mit Fibromyalgie lindert EFT Schmerzen und Angst und erhöht die körperliche Belastbarkeit.[9]

- In einer systematischen Überprüfung wurde festgestellt, dass EFT posttraumatische Belastungsstörung (PTBS), Phobien, Prüfungsangst und die sportliche Leistung besserte.[10]

- EFT ist erwiesenermaßen wirkungsvoller als Bauchatmung, progressive Muskelentspannung, eine inspirierende Lektüre und eine Selbsthilfegruppe.[11]

Der Chiropraktiker John Upledger, auf den die Craniosacral-Therapie zurückgeht, hatte ein wunderbares Gespür dafür, warum das Loslassen so wichtig ist: „Das geheime Etwas, das allen wirkungsvollen Heilmethoden gemeinsam ist, ist der Prozess, den Patienten zu einer ehrlichen und wahrhaftigen Selbstentdeckung zu führen. Diese Selbstentdeckung ist notwendig, um die Selbstheilung zu beginnen und fortzuführen. Nur durch Selbstheilung – im Gegensatz zum Kurieren – können Patienten sowohl dauerhafte Genesung als auch spirituelles Wachstum erleben."[12] Während Dr. Upledger von etwas Größerem als einer Technik spricht, ist der Kernpunkt folgender: Die beste Heilung findet statt, wenn Sie die Methode auf halbem Weg treffen und Ihre Selbstheilungskräfte aktivieren, indem Sie myofasziale Muster loslassen, die Ihnen nicht mehr dienen, und aktiv einen Prozess der Ruhe und Erneuerung einleiten. Es geht darum, sich mit Ihrem inneren Arzt zu verbinden, wie es Upledger nennt.

Anfangs war ich skeptisch, doch was ich an meinem eigenen Körper beobachtet und erlebt habe, hat mich überzeugt.

Praktische myofasziale Selbstbehandlungen

Dehnen

Das Beste, was Sie in dieser Woche tun können, ist, Techniken zum Loslassen zu einem täglichen Ritual zu machen. Die meisten Menschen stimmen zu, dass Dehnen eine gute Sache ist – schließlich fördert es die Flexibilität und den Bewegungsumfang und senkt das Risiko einer Überbeanspruchung. Doch hier endet die Einigkeit auch schon. Unklar ist, wie stark Sie sich dehnen sollten, wie lang Sie in jeder Dehnung bleiben sollten und wie oft Sie pro Woche das Dehnen durchführen sollten. Bedauerlicherweise wird das Dehnen weniger gründlich untersucht als andere Übungs- und Bewegungsarten, deshalb gibt es nur wenige Daten.

Trotzdem können wir einige Schlussfolgerungen ziehen, damit Sie Ihr Gleichgewicht fördern, Stürze verhindern und sogar Arthritis und Schmerzen in Rücken, Knie und Hüfte lindern können.

– Gesunde Erwachsene sollten Beweglichkeitsübungen wie Dehnen, Yoga oder Tai Chi mindestens zwei- bis dreimal pro Woche für alle großen Muskelgruppen durchführen, also für Nacken, Schultern, Brustkorb, Rumpf, unteren Rücken, Hüfte, Beine und Fußknöchel.

– Bleiben Sie idealerweise 60 Sekunden in jeder Dehnung für eine anvisierte Muskel-/Sehnengruppe. Das Dehnen sollte ein sanftes Ziehen, aber keinen stechenden oder ausstrahlenden Schmerz hervorrufen.

– Dehnen Sie sich den ganzen Tag über, aber nicht vor dem Sport – ja, die Regeln haben sich geändert. Statisches Dehnen, etwa die Zehen berühren, wird nicht mehr *vorher* empfohlen, weil es zu Verletzungen führen kann, Muskelkater nicht verhindert[13] und die maximale Muskelleistung verhindern kann.[14] Stattdessen empfehlen Experten *vor dem Sport dynamisches Dehnen* – hierbei bewegen Sie sich so, dass die Bewegung Muskeln und Bindegewebe längt – und machen etwa 10 oder 25 Mal den „Hampelmann".

– Achten Sie darauf, dass Sie sich *nach* dem Sport dehnen wie oben beschrieben.

Faszientraining

Folgendes wissen wir über das myofasziale Training: Kurzfristig fördert dieses Lösen, das Sie mit einer Faszienrolle oder einem Tennisball bei sich selbst durchführen können, die Beweglichkeit und es reduziert Muskelkater, ohne die sportliche Leistungsfähigkeit zu beeinträchtigen. Es erweitert den Bewegungsumfang der Gelenke und wird am besten nach dem Sport durchgeführt.[15] Das Faszientraining kann die Funktion der Arterien und Endothelzellen verbessern (die Zellen, die alle Arten von Blutgefäßen innen auskleiden), und die Funktion des parasympathischen Nervensystems optimieren, was die Regeneration begünstigen könnte. Nicht klar ist jedoch, ob dieses Lösen in der Eigenbehandlung

197

die Beweglichkeit langfristig erhöht.[16] Bei Personen mit Schmerzen im unteren Rücken kann die Selbstbehandlung des querliegenden Bauchmuskels, einem der tiefen Bauchmuskeln, das gesamte myofasziale Stützsystem des Bauches verbessern, das für die Stabilität der Wirbelsäule wesentlich ist.[17]

Ich selbst bin ein Fan dieser Eigenbehandlung für das Zwerchfell. Sie wissen vielleicht, dass das Zwerchfell an den unteren sechs Rippen ansetzt. Der hintere Teil des Zwerchfells kreuzt den Psoas und setzt an der Lendenwirbelsäule an. Darum kann eine Verkürzung und Verspannung im Zwerchfell zu eingeschränkter Beweglichkeit der Rippen führen (und dem Gefühl, dass tiefes Atmen über die gesamte Lungenkapazität schwierig ist), zu Schmerzen im unteren Rücken und in der Hüfte.

Jill Miller von „Yoga Tune Up" glaubt, Einengungen im Zwerchfell könnten eine Beruhigung des Nervensystems erschweren. Sie empfiehlt, kleine rutschfeste Faszienbälle oder zwei Tennisbälle auf mittlerer Höhe unter den Rücken zu legen. Legen Sie sich mit dem Rücken auf die Bälle, die parallel untereinander links unmittelbar neben Ihrer Wirbelsäule liegen. Rollen Sie nach oben und nach unten, vor und zurück, bis Sie eine Entspannung spüren. Dann wiederholen Sie den Vorgang auf der anderen Seite. Vermeiden Sie dabei, über Knochen oder geschwollenes Gewebe zu rollen, und hören Sie auf, sobald Sie eine scharf einschießende Nervenempfindung spüren.

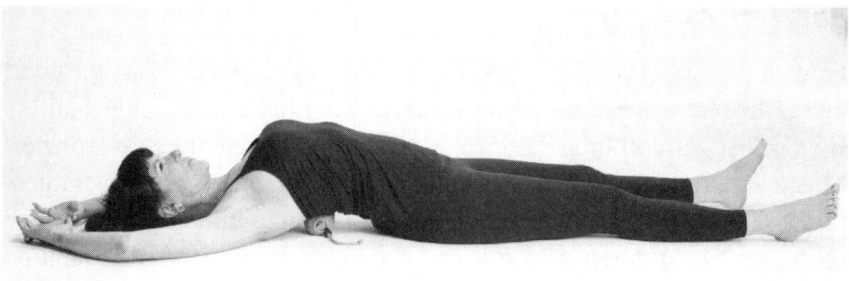

Professionelle myofasziale Therapie

Andere Formen der myofaszialen Behandlung kann ein Therapeut an Ihrem Körper durchführen. Hier gibt es viele verschiedene Ansätze und Sie müssen herausfinden, was für Sie individuell richtig ist. Zu den weniger bekannten Arten gehören die Kryotherapie, Rolfing, Chiropraktik und Craniosacral-Therapie (CST), die ich im Folgenden ausführlicher beschreibe. Vom wissenschaftlichen Blickwinkel aus gehören zu den altehrwürdigen Methoden zur Erholung und zum Lösen von Verspannungen das Kühlen (Eis- oder Kältetherapie) sowie Massage und Kompression, um die Regeneration der neuromuskulären Verbindung zu beschleunigen. Von diesen genannten Formen kann die Kryotherapie nach dem Sport Muskelkater verhindern oder mindern[18], wahrscheinlich indem sie den Blutfluss zu den betroffenen Muskeln einschränkt und die Entzündung reduziert, sodass eine Regeneration stattfinden kann.[19]

Craniosacral-Therapie

Meine Ausbildung hat mich zur Skeptikerin gemacht, doch die nach meiner Erfahrung wirksamste Behandlung von blockiertem Gewebe ist die Craniosacral-Therapie (CST), eine alternative Behandlung, die Einengungen in den Faszien und in der Flüssigkeit um Rückenmark, Schädel und im ganzen Körper löst – und in der Folge die Körperfunktion wiederherstellt.

Vor zwei Jahren verlor ich im Stehen das Bewusstsein und schlug mit Kopf und Nacken auf der Herdplatte auf. Danach war ich wochenlang wie benebelt, hatte einen steifen Nacken und mein Kopf zuckte seltsam nach rechts. Ein Masseur empfahl mir CST und eine Freundin verwies mich an Robyn Scherr, eine talentierte Therapeutin in Lafayette, Kalifornien. Ich hatte meine Zweifel an der CST und wusste, dass es dazu nur wenige wissenschaftliche Belege gibt, zumindest aus Sicht der Schulmedizin.

In meiner ersten Sitzung begann Robyn die linke Seite meines Nackens abzutasten. Ich hatte ihr erklärt, dass ich den chronischen Schmerz rechts spürte, deshalb dachte ich, sie hätte mich vielleicht nicht verstanden. Doch als sie tiefer in meinen verspannten linken Nacken tastete, spürte ich ganz deutlich, dass sich dort Flüssigkeit löste, als wäre eine Wasserblase geplatzt.

Sie sah, dass ich meine Augen aufriss, und fragte: „Haben Sie gerade etwas gespürt?"

„Ja, was zum Teufel war das?"

„Sie haben gerade eine Energiezyste losgelassen, einen umschriebenen Bereich komprimierter Energie", erklärte Robyn. „Wenn Energie in überwältigender Menge (oder überwältigender Qualität) in den Körper eintritt, passt sich der Körper an das Vorhandensein dieser Energie an durch den Versuch, sie zu binden. Er drückt die fremde, unorganisierte Energie an einer kleinen Stelle zusammen und erzeugt so eine Energiezyste. So minimiert der Körper die Störung. Ihr Körper gleicht eine Energiezyste so lange aus, bis er die Ressourcen hat, mit den Folgen der Verletzung umzugehen und sie loszulassen.

Ein Beispiel für eine überwältigende Menge war die Kraft, die in Ihren Kopf und Nacken eindrang, als Sie in Ohnmacht fielen und stürzten. Das war eindeutig mehr, als Ihr Körper seinerzeit bewältigen konnte. Eine überwältigende Menge oder Qualität könnte beispielsweise eine Emotion sein. Darum können auch unbedeutende körperliche Verletzungen sich hinziehen, wenn die damit einhergehenden Emotionen intensiv sind."

Das klang in meinen Ohren alles etwas seltsam, aber ich kam nicht über die Tatsache hinweg, dass ich tatsächlich das Platzen einer Zyste gespürt hatte, und ich konnte meinen Hals nach links und rechts bewegen. Mein Nacken war weich und tat nicht mehr weh. Das Gute an CST ist, dass die positiven Veränderungen in der Regel dauerhaft sind. Ich bin jetzt von dieser Kopfverletzung vollständig genesen. Ich bekomme nach wie vor einmal im Monat oder alle zwei Monate eine Behandlung oder auch häufiger, falls ich verspannt bin, etwa wenn ich viel reise.

Die Wichtigkeit eines Sicherheitsgefühls (wenn Sie in Sicherheit sind)

Die Tendenz, den Körper in einer Anspannung zu halten, bekannt als Sympathikus-Dominanz oder Kampf-oder-Flucht-Zustand, soll uns in einem Zustand der Bewusstheit und Wachsamkeit halten. Das Kampf-oder-Flucht-System rettet unser Leben, wenn wir in Gefahr sind – zum Beispiel, indem wir einem schnell fahrenden Auto ausweichen – und treibt uns zu größerer Leistung an, wenn wir bei der Arbeit einen Abgabetermin einhalten müssen oder bei herausfordernden Trainingseinheiten. Dieses Reaktionssystem ist nützlich, wir brauchen es. Bedauerlicherweise beruhigt sich das Nervensystem oft nicht wieder (es regelt nicht herunter), wenn die ursprüngliche Gefahr vorüber ist. Wenn es sich automatisch entspannen würde, sobald eine Bedrohung überwunden ist, würden wir auch keine Spannung festhalten! Unsere Gesellschaft ist aus dem Gleichgewicht geraten; die Mehrheit der Menschen lebt die meiste Zeit in einer Sympathikus-Dominanz, die den Körper altern lässt, und wir verbringen nicht genügend Zeit im autonomen Gleichgewicht, in dem der Modus „Ausruhen-und-Verdauen, Pflegen-und-Hegen" unseren Körper regenerieren lässt.

Deshalb ist es unerlässlich, auf unsere Entspannungssysteme zu achten und uns um sie zu kümmern, um Kampf-oder-Flucht-Reaktionen auszugleichen. Um den parasympathischen Tonus anzuschalten, brauchen Sie sichere Orte zum Entspannen, und bei einem Körpertherapeuten sichere Hände. Dann können Yoga, Faszientraining und auch eine Aromatherapie wirken. Wie Bessel van der Kolk in seinem hervorragenden Buch *Verkörperter Schrecken* sagt: „Interventionen sind erfolgreich, wenn sie an unsere natürlichen Quellen des Miteinander und an unsere angeborenen Reaktionen auf Sicherheit, gegenseitiges Geben und Nehmen und Vorstellungskraft anknüpfen."[20]

Sobald wir erkennen, dass wir nicht in Gefahr sind, nicht unter Druck stehen und uns nicht beeilen müssen, können wir den Kampf-oder-Flucht-Zustand besser verlassen und in den Ausruhen-und-Verdauen-Modus eintreten. Dann kann unser Körper die Stoffe herstellen, die uns geschmeidiger halten, Verletzungen heilen und die vollständige Beweglichkeit in unseren Muskeln und die Elastizität in unseren Geweben fördern.

Uddiyana fördert das Loslassen

Vor mehr als 2500 Jahren wurde in den Yoga-Sutras erklärt, dass Yoga der Schlüssel zur Langlebigkeit ist, besonders bei gekonnter Anwendung der *Bandhas* (Verschlüsse) des Körpers. Die Idee dahinter ist, dass das kontrollierte Schließen und Öffnen der *Bandhas* die Alterung verlangsamen kann. Das Praktizieren der *Bandhas* ist eine der besten Möglichkeiten, chronische Verspannungen, myofasziale Verhärtungen und sogar psychische Traumata loszulassen. Ich mag *Uddiyana Bandha*, die Bauchkontraktion, am liebsten; *uddiyana* bedeutet „hinauffliegen oder hochsteigen". (*Bandhas* sind keine körperlichen Strukturen, sondern bezeichnen durchgeführte Muskelkontraktionen an zentralen Stellen des Körpers. Die hier beschriebene Übung zählt zu den fortgeschrittenen Yogaübungen. Anm. d. Ü.).

Bei der Übung zieht man die Bauchmuskeln nach dem Ausatmen nach oben in Richtung Wirbelsäule und hält die Ausatmung so lange wie möglich. Vermeiden Sie diese Übung in der Schwangerschaft oder bei einem der folgenden Symptome, wie Bluthochdruck, Herzkrankheiten, Hernien, Glaukom und Magen-Darm-Geschwüren.

Hier zeige ich Ihnen eine Grundübung zu *Uddiyana Bandha*, die erst im Sitzen und dann in der Brücken-Haltung ausgeführt wird.

1. Entwickeln Sie ein Gefühl für *Uddiyana*. Sitzen Sie bequem mit gebeugten Knien da. Atmen Sie tief ein und aus. Runden Sie Ihren Oberkörper nach vorne. Halten Sie am Ende der Ausatmung inne, die Lippen sind dabei geschlossen; legen Sie das Kinn an die Brust und ziehen Sie die Bauchmuskeln nach oben in Richtung Brustwirbelsäule. Bleiben Sie in dieser Haltung, solange es bequem ist, zwischen zehn Sekunden und einer Minute. Lassen Sie dann den Kinnverschluss und die Bauchmuskeln los und atmen Sie sanft ein. Wiederholen Sie das einige Male.

2. Probieren Sie *Uddiyana* in der Brücken-Haltung. Legen Sie sich auf den Rücken, die Knie sind gebeugt, die Füße stehen flach auf dem Boden. Atmen Sie ein und heben Sie Steißbein, unteren, mittleren und oberen Rücken in die Brücken-Haltung. Dehnen Sie die Rippen und atmen Sie vollständig ein und aus. Halten Sie nach dem Ausatmen inne, die Lippen sind geschlossen, das Kinn ist an der Brust. Ziehen Sie Ihre Bauchwand und

Ihre inneren Organe in Richtung mittlerer Rücken. Es sollte sich so anfühlen, als würden Sie ein Vakuum in Ihrem Bauch erzeugen. Halten Sie die Ausatmung, solange Sie können, zwischen zehn Sekunden und einer Minute. Lösen Sie langsam den Kinnverschluss und die Bauchmuskeln und atmen Sie ein.

3. Entspannen Sie den Bauch und wiederholen Sie die Übung noch zwei bis vier Mal.

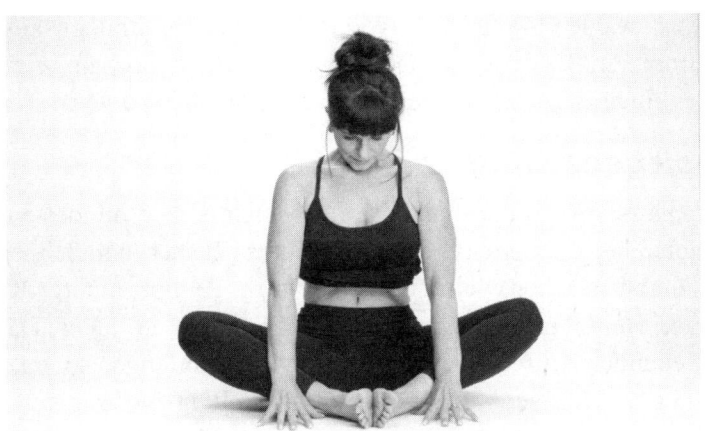

Durch das Praktizieren von *Uddiyana* wecken Sie inaktives Gewebe, das zu wenig benutzt wird, wie die innersten Zwischenrippenmuskeln und die tiefen Bauchmuskelschichten. Sobald Sie wissen, wie Sie *Uddiyana* durchführen müssen, können Sie sie im Schneidersitz, in der Delphin-Haltung oder in fast jeder anderen *Asana* Ihrer Wahl praktizieren, in der ein befreites Zwerchfell hilfreich ist.

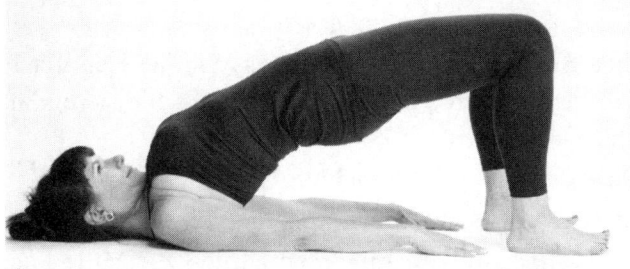

Programm für Woche 4: Loslassen

Wenn das innere Bindegewebe des Körpers verklebt ist oder – schlimmer – zu versagen beginnt, beschleunigt sich die Alterung. Chronische Verspannungen schränken zum einen die Beweglichkeit ein und erhöhen Stress, daneben führen sie aber auch zu mehr Falten, schlechter Muskelkoordination und nachlassendem Sehvermögen. Selbst wenn Sie also bereits eigene Methoden haben, um eingeengte Bahnen in Ihrem Körper zu lockern, wählen Sie für diese Woche eine weitere Strategie aus. Vielleicht probieren Sie dynamisches Dehnen vor dem Sport aus, ein Kältebad oder einen Besuch bei einem Craniosacral-Therapeuten.

Grundlegende Rituale

— *Dehnen* (statisch oder dynamisch) Sie sich täglich mindestens zehn Minuten lang. Arbeiten Sie alle wichtigen Muskel- und Sehnengruppen durch: Nacken, Schultern, Brustkorb, Rumpf, unterer Rücken, Hüfte, Beine und Fußknöchel. Bleiben Sie in jeder Dehnung 60 Sekunden. Falls Sie nicht wissen, wie Sie anfangen sollen, beginnen Sie mit der hier beschriebenen Yogahaltung *Seitbeuge*:

   1. Sitzen Sie zu Anfang bequem im Schneidersitz, die Füße sind aktiv (nach außen gedreht unter dem gegenüberliegenden Knie). Schließen Sie möglichst Ihre Augen, lassen Sie den Atem weich fließen und spüren Sie in sich hinein.

   2. Atmen Sie ein und dehnen Sie Ihre Wirbelsäule in Richtung Himmel; atmen Sie aus und heben Sie den linken Arm über den Kopf, die Hand offen, und beugen Sie sich nach rechts, während Sie Ihre rechte Hand auf dem Boden einige Zentimeter von Ihrer rechten Hüfte wegwandern lassen.

   3. Drehen Sie Ihre linke Hand so, dass Sie die Handfläche sehen, und öffnen Sie Ihre Handknochen, indem Sie sie bis in die Fingerspitzen spreizen.

   4. Lassen Sie beide Schulterblätter nach unten sinken.

   5. Atmen Sie insgesamt sieben Mal ein und aus.

   6. Kommen Sie mit dem Einatmen zurück zur Mitte und wiederholen Sie die Übung auf der linken Seite.

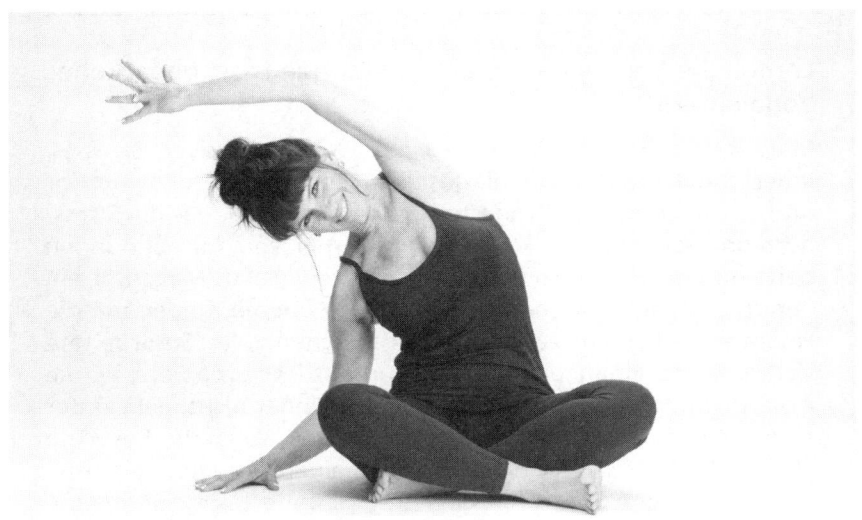

- *Dehnen Sie Ihre Faszien*, etwa als Savasana (Totenstellung) auf einem Tennisball oder rollen Sie eine wunde Stelle mit einer Faszienrolle aus. Mein Mann hat jeden Abend eine Verabredung mit seiner Rolle, so gegen 21:30 Uhr, bevor wir ins Bett gehen.

Nahrungsergänzungsmittel

Viele Menschen haben einen Mangel an entspannungsfördernden Mineralien wie Magnesium.

- *Magnesium* wirkt der Stressreaktion entgegen, hilft den Muskeln, sich, und kann sogar Ihren Schlaf verbessern. Manchmal ist eine Verhärtung oder Steifheit Zeichen eines Magnesiummangels. Der Körper braucht Magnesium für Hunderte biochemische Reaktionen. Lebensmittel, die viel Magnesium enthalten, sind unter anderem Seetang, Rotalge, Mandeln, Cashew-, Para-, Pecan- und Walnüsse, außerdem Blattkohl, Shrimps, Avocados und Bohnen. Nehmen Sie 300 bis 1000 mg täglich zu sich, sofern Sie keine Nierenerkrankung haben. Fragen Sie in diesem Fall bitte Ihren Arzt oder Behandler.

Lernen Sie Mary kennen, eine 58-jährige frischgebackene Yogalehrerin

Mary kam vor sechs Jahren zu mir wegen massiven Stresses, innerlicher Unruhe und Schlaflosigkeit. Damals verordnete ich ihr oral einzunehmendes Progesteron und ein Mittel, das die Stresshormone senkt; beide können den Körper von Anspannungen befreien und sorgen so für einen besseren Schlaf. Mary war ein nervöser Mensch, sie machte sich Sorgen um die Kinder, um die Finanzen und was sie zu Schulfesten anziehen sollte. Sie arbeitete Vollzeit in der Finanzplanung und verkaufte Wertpapiere, bis die Arbeitsstunden und die Bedürfnisse der Kinder nicht mehr unter einen Hut zu bringen waren. Ihren ersten Yogakurs besuchte Mary mit 48, als sie mit einer Freundin einen Gutschein einlöste. Sie war nie eine Sportlerin gewesen, deshalb reichte ihre Kondition auch nur für zwei Kursstunden pro Woche, doch ihr erster Monat Yoga sprach sie auf eine Art an, wie sie es nie zuvor erlebt hatte.

„Damals hatte ich drei Kinder zu Hause und lebte in einer sehr schwierigen, nicht erfüllenden Ehe. Einige Stunden in der Woche auf meiner Yogamatte zu verbringen, vermittelte mir wundervollen, beglückenden Frieden. Ich liebte die Verbindung von Geist, Körper und energetischer Kraft. Innerhalb von sechs Monaten ging ich vier oder fünf Mal pro Woche zum Yoga und nach einem Jahr waren es sieben Kurse pro Woche. Ich plante meine Tage, Wochen und Urlaube so, dass ich möglichst oft an den Kursen teilnehmen konnte. Innerhalb von vier Jahren wurde ich mit 52 zertifiziert, auf dem 200-Stunden-Level zu unterrichten."

Mary erwarb weitere Yoga-Qualifikationen auf dem 500-Stunden-Level. Sie unterrichtet und praktiziert Yoga seitdem konsequent. Yoga ist für sie eine wichtige Quelle des Loslassens. „Körperlich hat Yoga am stärksten auf meinen Nacken und meine Hüften gewirkt. Ich hatte in den letzten 20 Jahren drei Autounfälle, alles Auffahrunfälle mit resultierendem Schleudertrauma. Yoga erhält meinen Bewegungsradius und hilft mir, mich zu entspannen und diesen Bereich zu lockern."

Mary hat eine Gesundheitsspannen-Punktzahl von 85.

Fortgeschrittene Projekte

— *Traktionsbehandlung*: Ich strecke mich mehrmals in der Woche, indem ich mich 60 Sekunden lang an eine Klimmzugstange hänge. In Kursen, bei denen an der Ballettstange geübt wird, gibt es häufig auch eine solche Stange, die Sie nach dem Kurs benutzen können. Oder Sie können sich eine preiswerte Klimmzugstange für zu Hause kaufen. Durch das Hängen dehnen sich die unteren Rückenmuskeln, Ihre Wirbelsäule richtet sich wieder aus und Sie stärken Ihre Greifkraft, ein wichtiger Alterungsmarker. Hängen Sie anfangs 30 Sekunden. Wenn Sie stärker werden, streben Sie 60 Sekunden oder länger an. Verzichten Sie darauf, wenn Sie eine Schulterverletzung haben oder schwanger sind.

— *Kryotherapie*: Es gibt viele Arten, den Körper zu kühlen. Hierbei handelt es sich um eine Form der Hormesis (Hormesis ist die förderliche biologische Reaktion, wenn der Körper einem schwachen schädlichen Reiz ausgesetzt wird), in diesem Fall nutzt man Eis oder kalte Temperaturen; dieser Reiz könnte in hohen Dosen tödlich sein (und zu Erfrierungen und möglicherweise zum Tod führen).

1. Der Selbstexperimentator Tim Ferriss führt zehnminütige Eisbäder durch, um den Schlaf zu fördern, wie er ausführlich in seinem Blog beschreibt.[21] Er sagt, es fühle sich an, als würde man „ein Beruhigungsmittel für einen Elefanten verabreicht bekommen". So geht's: Kaufen Sie zwei oder drei Packungen Eiswürfel und geben Sie sie in die Badewanne. Warten Sie, bis 80 Prozent davon geschmolzen sind. Tauchen Sie zuerst nur die untere Körperhälfte ein, und tauchen Sie die zweiten fünf Minuten auch Ihren Oberkörper in das Eisbad ein. Anscheinend kann das den Fettabbau anregen, aber ich habe noch bei keiner Frau überzeugende Resultate gesehen.

2. Andere Leute schwören auf einen neuen Modetrend: Tragen Sie eine Eisweste. Hier ein Zitat aus *The Atlantic*: „Wenn Sie die Eisweste anziehen, ist Ihnen zuerst kalt. Nicht unerträglich kalt, aber kalt genug, um sich zu fragen: *Was mache ich hier eigentlich?*"[22]

3. Oder Sie könnten die niedrige Temperatur nach außen verlagern. Mein Freund und naturheilkundlicher Kollege Alan Christianson schwört auf eine kalte Sauna, um Entzündungen zu lindern. Ich habe es einige Male ausprobiert und fand es interessant, doch wie Sie in Kapitel 10 erfahren werden, habe ich ein Gen, das mich bei kalten Temperaturen ausflippen lässt, darum bin ich nicht gerade die beste Versuchsperson.

- *Cannabidiol-Öl* (CBD-Öl): Nein, Sie brauchen nicht zu kiffen. CBD-Öl ist der nicht-psychoaktive Teil der Pflanze *Cannabis sativa*. Es wird seit Jahrhunderten verwendet zur Behandlung von Beschwerden wie Gicht, Rheuma, Schmerzen, Angst und Fieber und wird jetzt auf seine neuroprotektive, also die Nerven schützende, antiepileptische, krampflösende und entzündungshemmende Wirkung hin untersucht.[24] In den USA ist CBD-Öl freiverkäuflich erhältlich. Ich empfehle, mit einer Dosis von 5 mg bis zu drei Mal täglich anzufangen wie Rosalie in Kapitel 6.

- *Verlagern Sie das Loslassen nach außen.* Überlegen Sie, sich an einen Behandler zu wenden, der eine Massagetherapie durchführen kann, z. B. Anat-Baniel-Methode, Rolfing, TRE, Resistance-Flexibility-Training, CST oder Akupunktur.

- *Emotional Freedom Technique*: Sie können EFT sofort anwenden, indem Sie auf bestimmte Akupressurpunkte des Körpers klopfen und Spannungen oder ein Trauma loslassen. Beim Klopfen sprechen Sie positive Erinnerungshilfen, während Sie die Energiemeridiane aktivieren, die in der Chinesischen Medizin und der Akupunktur behandelt werden: Sie aktivieren sie jedoch ohne Nadeln. In Ihrer Werkzeugkiste ist EFT ein wunderbares Werkzeug zum Loslassen auf die Schnelle.

Klopfakupressur in der Kurzversion

- Vorbereiten: Legen Sie Brille und Armbanduhr ab. (Beide können die subtilen energetischen Veränderungen, die Sie hervorrufen wollen, stören.) Kürzen Sie Ihre Fingernägel, damit Sie mit den Fingern die Klopfpunkte berühren können, ohne sich zu verletzen.

– Stufen Sie die Intensität Ihres Themas auf einer Skala von 0 bis 10 ein (10 ist der schlimmste Stress, den Sie sich vorstellen können, 0 ist keiner). Sie äußern sich dazu, wie Sie sich beim Klopfen fühlen, und sagen dazu einen kurzen Satz, der mit Ihrem momentanen Thema zu tun hat, das Sie in Ihrem Körper spüren und das Sie loslassen wollen, etwa: „Meine Hüfte tut weh", oder: „Das Elterndasein war in letzter Zeit sehr stressig."

– Formulieren Sie eine Affirmation, etwa: „Obwohl ich mich überwältigt und gestresst fühle, akzeptiere ich mich." Oder: „Obwohl mein Nacken verspannt und steif ist, entscheide ich mich, gelassen und entspannt zu sein."

– Rufen Sie sich die drei Klopfpunkte in folgender Reihenfolge ins Gedächtnis:

1. Handkantenpunkt (Handaußenseite)

2. Unter dem Auge

3. Schlüsselbein, unmittelbar unter dem harten Knochen

– Beginnen Sie an der Außenseite Ihrer rechten oder linken Hand, dem sogenannten Handkantenpunkt (dem fleischigen Bereich), und klopfen Sie schnell mit vier Fingern der anderen Hand darauf. Nehmen Sie die vier Finger als Gruppe. Streben Sie an, fünf oder sieben Mal zu klopfen und sprechen Sie dabei Ihre Affirmation dreimal laut aus.

– Klopfen Sie als Nächstes unter dem Auge; sagen Sie dabei in einer kurzen Formulierung, wie Sie sich fühlen, und nehmen Sie wahr, was Sie in diesem Moment fühlen, was Sie loslassen wollen. Klopfen Sie nur auf einer Seite oder auf beiden Seiten gleichzeitig (Sie aktivieren dabei die gleichen Meridiane). Gehen Sie dann zum Schlüsselbein weiter. Wiederholen Sie die Abfolge drei Mal.

– Klopfen Sie noch einmal an Ihrem Anfangspunkt, um die Sequenz abzuschließen.

Legen Sie sich fünf Minuten lang auf Bälle

Eine der schnellsten Arten, Ihren Körper altern zu lassen, ist Zeitdruck, das Gefühl, wenn Sie glauben, nicht genug Zeit zu haben, um alle Tagesziele zu erreichen. Das kann Ihre Kampf-Flucht-Reaktion weit über das für die Situation angemessene Maß hinaus intensivieren. Doch fünf oder zehn Minuten einer erholsamen Körperhaltung kann als Gegengewicht zu einem Tag mit viel Druck dienen. Ich führe diese erholsamen Körperhaltungen gern auf Bällen durch, die ich rechts und links neben meine Wirbelsäule lege, um feste Stellen zu lockern. Auf zwei Bällen zu rollen, die Sie unter Ihren unteren und mittleren Rücken legen, kann Ihr Zwerchfell lockern und Sie tiefer atmen lassen. Dadurch werden Ihr Blut und Bindegewebe besser mit Sauerstoff versorgt und Ihr Vagusnerv wird aktiviert, was ein Gefühl von Gelassenheit und Loslassen vermittelt. Der Vagusnerv ist das Tor zum parasympathischen Nervensystem, das die erholsamen Körperfunktionen steuert; hier findet ein Großteil von Heilung und Loslassen statt. Ich habe diese Technik von Jill Miller und einer der von ihr zertifizierten Trainerinnen gelernt.

Ziel der Übung ist, den Geist zur Ruhe zu bringen und Spannungen im Zwerchfell und im unteren Rücken zu lösen. Und so geht es:

– Legen Sie sich auf den Rücken, die Knie sind angewinkelt.

– Legen Sie zwei Bälle (Tennis- oder Lacrosse-Bälle) ungefähr auf halber Höhe Ihrer Wirbelsäule unter Ihren unteren Rücken, beidseits neben die Wirbelsäule.

– Atmen Sie ein und ziehen Sie das Becken hoch. Atmen Sie aus und legen Sie sich mit dem Steißbein über den Bällen ab.

– Beim Einatmen ziehen Sie das Becken nach oben, beim Ausatmen schieben Sie das Becken nach unten.

– Verschieben Sie die Bälle etwa zwei bis fünf Zentimeter in Richtung des mittleren Rückens. Schieben Sie die Hüfte nach rechts und legen Sie die rechte Pobacke auf dem Boden ab. Schieben Sie dann die Hüften nach links über die Bälle und legen Sie die linke Pobacke ab.

– Rollen Sie die Bälle weiter nach oben auf die Höhe des mittleren Rückens. Strecken Sie Ihre Beine und Arme aus, die Handflächen zeigen nach oben. Machen Sie fünf langsame und tiefe Atemzüge.

Ihr Tagesablauf

In der folgenden Abbildung sehen Sie, wie ein Tagesablauf mit den grundlegenden Ritualen der Wochen 1 bis 4 aussehen kann; so strukturiert Renske seit ihrer Schulteroperation ihre Wochentage. Passen Sie den Tagesablauf an Ihre persönlichen Bedürfnisse an!

Zusammenfassung: Vorteile von Woche 4

Wie meine Cranio-Therapeutin Robyn Scherr es so treffend formuliert: „Unser Körper gleicht die festgehaltenen Erfahrungen aus, bis die Last zu schwer wird; dann entwickeln wir Symptome." Ob Ihre Last zu schwer ist und Sie bereits unter Symptomen leiden oder ob Ihre Last noch zu bewältigen ist, die kurzfristigen Vorteile des Loslassens überzeugen durch eine erhöhte Flexibilität und Beweglichkeit. Loslassen gestattet Ihnen, würdevoller zu altern und gleichzeitig Ihren körperlichen Stress zu verringern. Wie ich in der Einleitung und in Kapitel 7 beschrieb, beginnt der Alterungsprozess in den Muskeln, einhergehend mit einem Verlust der Muskelmasse und einer Einschränkung der Beweglichkeit; durch Loslassen können Ihre Muskeln besser funktionieren, sodass Sie stark und kraftvoll sind und aus Ihrem Körper das Optimum herausholen können.

Quintessenz

Chronische Spannungen in Ihren Muskeln und Faszien zu lösen, bringt keine Nachteile mit sich. Diese Woche haben Sie keine Ausreden, um das Programm nicht zu befolgen; einfaches Lockern und Dehnen können Sie jederzeit durchführen. Finden Sie Ihre Lieblingsmethode und bleiben Sie diese Woche dabei; praktizieren Sie diese Methode weiterhin zwei bis drei Mal wöchentlich für den Rest des Programms.

Ein normaler Tag
im *10-Jahre-jünger*-Programm: Renske

6:30	Aufwachen und Hautpflege
6:45	Kaffee trinken, E-Mails abrufen und schreiben, frühstücken
7:00	Tagesplan überprüfen, Mahlzeiten planen etc. Nahrungsergänzungsmittel einnehmen (Multivitaminpräparat, Vitamin D, Probiotika, Omega-3-Fettsäuren) und sich vornehmen, heute mehr Wasser zu trinken
7:45	Arbeiten
9:00	60 Minuten Bewegung, beginnen mit Lockern und Stärken der Schulter, langsam Yoga-Übungen dazunehmen
10:00 bis 16:00	Arbeiten 30 Minuten Mittagspause Siesta/Ruhezeit 20 Minuten
16:00	„Häuslicher Nahkampf", wie Renske es formuliert – die Arbeiten erledigen, die ein Haushalt und die Erziehung von Kindern mit sich bringen
18:00	Abendessen
19:00	Abschalten (ein Mal pro Woche Fernsehen, sonst Lesen, Nachrichten hören) Schultern lockern, Übungen durchführen
21:00	Elektronische Geräte abschalten Gesichts-/Zahnpflege: Hautreinigung, Serum, Öl, Zahnseide, Zähneputzen Abendliche Schlaftinktur einnehmen (entspannungs-fördernde Mineralien und Kräuter wie Magnesium, Kalzium, Passionsblume und Baldrian)
22:00	Licht ausschalten

KAPITEL 9

Umweltgifte meiden und Schutzfaktoren suchen Woche 5

Lassen Sie uns versuchen, Großzügigkeit und Selbstlosigkeit zu lehren, denn von Geburt an sind wir egoistisch. Lassen Sie uns verstehen, was unsere eigenen egoistischen Gene planen, weil wir dann vielleicht die Chance haben, ihre Pläne zu ändern, etwas, das keine andere Spezies je angestrebt hat.

Richard Dawkins, *Das egoistische Gen*

Bei Ihnen zu Hause halten sich giftige Chemikalien verborgen. Selbst in Ihren Zellen häufen sie sich an. Sie kommen jeden Tag mit Toxinen in Berührung, auch wenn Sie nichts von ihnen wissen. Andere toxische Belastungen, wie ein schweres Kindheitstrauma, können Sie manchmal so stark altern lassen wie eine schwache Belastung durch Schimmel bei Ihnen zu Hause, wie künstliche Hautpflegemittel oder Umweltverschmutzung. Niemand ist davor gefeit: Selbst Neugeborene müssen sich mit den in Luft, Nahrung, Wasser, Erde, Staub und Konsumgütern vorhandenen chemischen Verbindungen auseinandersetzen, mit denen sie bereits über die Plazenta bombardiert werden.

Ich verwende nur biologische Hautpflegeprodukte und putze zu Hause mit Bio-Putzmitteln, darum staunte ich, als ich meine Laborergebnisse bekam. Blei- und Quecksilberwerte in Blut und Urin waren astronomisch hoch. Ich musste tief graben, um die Übeltäter ausfindig zu machen. Wie sich herausstellte, waren die Schuldigen das Blei in meinem grünen Tee, im Leitungswasser und in meinem Lieblingslippenstift sowie das Methylquecksilber aus dem Fisch, den ich gegessen hatte.

Sie bemerken die Gefährdung vielleicht nicht gleich, doch im Laufe der Zeit lassen sich die synthetischen Chemikalien in Ihrem Blut, Urin und

Haar messen und so lässt sich feststellen, was aus der Umwelt in Ihren Körper eingedrungen ist. Manchmal ist das ursprüngliche Toxin das Schlimmste, manchmal sind es die Metaboliten des Toxins. Diese Substanzen werden gebildet, wenn die Leber die ursprüngliche toxische Verbindung in noch schlimmere chemische Stoffe umwandelt. Wie Sie in der Einleitung erfuhren, rühren nur 10 Prozent der Krankheiten von der Genetik her, die übrigen 90 Prozent gehen auf das Konto von Umwelteinflüssen. Toxine können Ihre zelluläre DNA schädigen, und zwar sowohl im Kern als auch in den Mitochondrien. Solchen Einflüssen sind wir jeden Tag ausgesetzt, manchmal sogar den ganzen Tag lang, deshalb sind Entgiften und Dekontaminieren kein Luxus – sondern unerlässlich.

Toxische Belastungen können Ihre Alterung beschleunigen oder, sobald sie aufgespürt wurden, nützlich sein für höhere Ziele wie Transformation und Resilienz. Sie müssen sich entscheiden, proaktiv zu sein. Tun Sie das nicht, wird Ihr Körper zwar sein Bestes geben, wenn er von giftigen chemischen Stoffen angegriffen wird, doch in der Regel gewinnen die Toxine – sie schädigen die Mitochondrien und werden im Fettgewebe gespeichert. Im Allgemeinen lassen Ihre lebenslangen Belastungen Sie vorzeitig altern, sie machen Sie mürbe, und der oxidative Stress nimmt überhand. Oxidativer Stress bezeichnet das Ungleichgewicht zwischen vom Körper produzierten freien Radikalen, die die DNA schädigen, und der Fähigkeit des Körpers, diese mit Antioxidanzien zu neutralisieren. Nehmen die freien Radikale überhand und Sie verfügen über zu wenig Antioxidanzien (vielleicht weil Sie selten Brokkoli essen oder Vitamin C einnehmen), dann entwickelt sich übermäßiger oxidativer Stress. Leider sind die meisten Menschen nicht ausreichend mit Antioxidanzien versorgt und die freien Radikale greifen im Körper weiter um sich.

Überschüssige freie Radikale und oxidativer Stress sind wie die in der Einleitung beschriebenen Geschosse, die in der für Ihre Gene schlechten Nachbarschaft herumfliegen. Stellen Sie sich oxidativen Stress vor wie im Vorbeifahren abgegebene Schüsse von schädigenden freien Radikalen, die genetische Mutationen auslösen. Stellen Sie sich Schwermetallbelastungen vor wie schiefgegangene bewaffnete Raubüberfälle; und stellen Sie sich Schimmel in wassergeschädigten Häusern vor wie

Entführungen mit Waffengewalt. Würden Sie in einer so üblen Nachbarschaft bleiben wollen? Ich nicht, das weiß ich.

Ich kann Sie unterstützen, Ihre Nachbarschaft umzugestalten, egal, wie schlimm es dort schon zugeht. Die Umwelt – von der Luft, die Sie atmen, über die Nahrungsmittel, die Sie essen, bis hin zum Trauma, das Sie erlebt haben –, kann Ihrem Körper entweder helfen oder ihm schaden. Entscheidend ist, mehr über die häufigsten schlechten Einflüsse zu erfahren, warum sie uns altern lassen und was wir dagegen tun können, und eben auch die positiven Einflüsse zu erhöhen. In Bezug auf die Epigenetik passiert in dieser Woche des Programms viel. Nachstehend sind die Wechselwirkungen zwischen Genen und Umwelt zusammengefasst. Ich weiß, das klingt alles kompliziert und überwältigend – ich verspreche Ihnen, das kommt in keiner Prüfung dran! Wichtig ist zu wissen, dass nicht wenige Ihrer Gene einen erheblichen Einfluss darauf haben, welchen Schaden Ihnen Umweltgifte zufügen können.

– *MTHFR* ist das Methylierungs-Gen, das bei der Bildung von Vitamin B_9 in verwendbarer Form hilft und außerdem Alkohol und andere Toxine abbaut.

– *GSTM1*, Glutathion-S-Transferase M 1, codiert für ein Enzym, das das wirksamste Antioxidans im Körper herstellt, Glutathion. Es gibt mindestens acht Formen von Glutathion-S-Transferase-Genen, doch GSTM1 ist der Polymorphismus, den ich geerbt habe, der mich Quecksilber anhäufen lässt. Merken Sie sich für den Moment nur: Glutathion ist gut!

– *GPX1* codiert für ein anderes Glutathion-Enzym, die Glutathion-Peroxidase. Das ist eines der wichtigsten antioxidativen Enzyme im Körper und hilft beim Entgiften von Wasserstoffperoxid, einem Sauerstoffradikal.

– *SOD2*, manchmal auch als MnSOD bezeichnet (für Mangan-abhängige Superoxid-Dismutase). Dieses Gen codiert für Superoxid-Dismutase-2. Es fördert die Heilung der Mitochondrien von oxidativem Stress und beugt Seneszenz (Vergreisung) vor, einem „Zombie"-ähnlichen Zustand, der das Altern beschleunigen kann.

- *CAT*, Katalase, ein Gen, das Sie vor oxidativen Schäden schützt.

- *NQO1*, das Gen für NAD(P)H-Dehydrogenase, Chinon 1 (NQO1) beinhaltet Coenzym Q 10, ein Nahrungsergänzungsmittel, von dem Sie vielleicht schon gehört haben. Das ist ein weiteres wichtiges Antioxidans, das freie Radikale daran hindert, Schaden anzurichten. Dieses Gen ist auch wichtig für die Vorbeugung vor Krebs, Alzheimer und Leberschäden durch Toxine wie Benzol, ein krebserregend wirkender Bestandteil von Rohöl.

- *FOXO3*, eines der in Kapitel 1 beschriebenen Langlebigkeits-Gene, spielt eine Rolle beim Eisprung und bei der Geschwindigkeit der Eireifung. Es schützt Sie vor oxidativem Stress und reguliert Wachstumsfaktoren in der Haut.

- *MMP1*, Matrix-Metalloprotease-1, wirkt auf die Kalziumsignale in der Zelle und den Kollagenabbau ein, darum ist es sehr wichtig für das junge Aussehen der Haut.

- *Andere Gene*, die eine Rolle bei Belastungen spielen: CRP, DAO, EPHX, HNMT, Schimmel (HLA DR), PYCR1 und viele andere.

Warum das wichtig ist

Seit der Kartierung des menschlichen Genoms haben Wissenschaftler ein wichtiges ergänzendes Konzept entwickelt, das als Exposom bezeichnet wird: die Summe aller Einflüsse auf einen Menschen im Verlauf seines ganzen Lebens, von Ernährung, Lebensstil und Verhaltensweisen, die Reaktionen des Körpers darauf und schließlich der Bezug dieser Einflüsse auf die Gesundheit.

Um Ihr Exposom zu verstehen, müssen Sie die Einflüsse und deren Auswirkungen auf den Körper messen können. Ihre Gene tragen zur Herstellung bestimmter Biomarker bei, die man im Blut, Urin und Haar feststellen kann. Biomarker zeigen die Wirkung eines Einflusses an, Anfälligkeitsfaktoren (auch genetische Anfälligkeit) und das Fortschreiten einer Krankheit oder ihre Umkehr. Bei manchen Erkrankungen, etwa bei Brustkrebs, lassen sich anhand dieser Marker auch die besten

Therapieformen leichter ermitteln. An Biomarkern können Gesundheitsexperten Belastungen und ihre Auswirkungen präzise messen, obwohl Sie keine teuren Tests durchführen lassen müssen, bevor Sie die kostengünstige gründliche Reinigung Ihres Körpers beginnen. Sie können die Toxine und Belastungen beseitigen, die sich höchstwahrscheinlich negativ auf Ihren Körper und Ihre Gesundheitsspanne auswirken und zu vorzeitigem Altern führen. Ihre Änderungen im Lebensstil können diesen Trend umkehren. Das Programm dieses Buches ist so konzipiert, dass es Sie dabei unterstützt, Ihr Exposom neu einzustellen, indem Sie die häufigsten Einflüsse – sowohl die guten als auch die schlechten – ändern.

Nehmen Sie mich als Beispiel. Ich erwähnte bereits, dass ich gezeugt wurde, als Twiggy 1967 in Mode war, und meine Mutter sah ihr in ihrer Schwangerschaft mit mir sehr ähnlich. Bei einer Größe von 1,70 m nahm sie über die gänzlich ausgetragene Schwangerschaft nur 9 Kilo zu. Ich wog bei der Geburt 2700 g. Paradoxerweise wird ein niedriges Geburtsgewicht mit einem späteren Kampf gegen Übergewicht in Verbindung gebracht. Insgesamt könnten diese Faktoren meine Gene für Übergewicht, schnelleres Altern und Typ-2-Diabetes *angeschaltet* haben.

- Ich bin auf natürlichem Weg geboren (gut für mein Mikrobiom) und wurde nur zwei Monate lang gestillt; das war zumindest besser als nichts. In meiner Kindheit aß ich jede Menge süße Fertigbackwaren und Schokobiskuitrollen (nicht gut für mein Mikrobiom), bis meine Mutter anfing, Adelle Davis zu lesen und sich an deren Ernährungsregeln zu halten. Plötzlich fanden sich in meiner Frühstücksbox Sandwiches aus dunklem Brot mit selbst gemachter Mandelbutter und Erdbeermarmelade. Von da an wollte in der Schule niemand mehr mit mir das Pausenbrot tauschen.

- Ich wuchs in Annapolis, Maryland, auf und erinnere mich daran, dass ich im Spätsommer auf meinem Fahrrad hinter Lastwagen herfuhr, die Chemikalien versprühten, um die Moskitos in Schach zu halten, wahrscheinlich ein Insektenvernichtungsmittel wie DDT. Höchstwahrscheinlich war das Moskitospray ein Umweltstressor, der das erhöhte Brustkrebsrisiko in meinem Körper angeschaltet haben könnte.

Anzeichen einer toxischen Belastung

Chemische Gifte können fast jedem Körperteil schaden, darum es ist schwierig, eine Liste all dessen zu erstellen, worauf Sie achten sollten. Falls Sie in Sorge sind, ob eine Toxinbelastung bei Ihnen vorliegt, sprechen Sie mit Ihrem Gesundheitsexperten darüber, der weitere Untersuchungen anweisen kann.

- Grippe-ähnliche Symptome (Erschöpfung, Halsschmerzen, Magenverstimmung, Fieber, Ohrenschmerzen, Kopfschmerzen)
- Spastische Verspannungen, Schmerzen und Krämpfe
- Gelenkschmerzen, besonders in Rücken, Füßen, Handgelenken
- Knochenschmerzen oder Knochenschwund
- Magen-Darm-Symptome wie Übelkeit, Erbrechen, Blähungen und/oder Durchfall
- Erschöpfung
- Benebeltes Gehirn
- Sehschwäche, besonders beim peripheren Sehen oder Nachtsehen
- Augenringe
- Halsschmerzen mit oder ohne vergrößerte Lymphknoten
- Benommenheit
- Taubheitsgefühl in Händen oder Füßen
- Zuckende Augenlider
- Gingivitis (Zahnfleischentzündung)
- Veränderungen an Haut oder Nägeln oder Haarausfall
- Hautausschlag, Nesselsucht
- Hormonstörungen
- Fehlregulation der Körpertemperatur
- Kalte Hände und Füße
- Unfähigkeit zu schwitzen
- Trockene Augen oder trockener Mund

Zellalterung

Äußere Umgebung

- Stress
- Soziale Isolation
- Gifte zu Hause oder am Arbeitsplatz (Schimmel)
- Lebensstil
- Infektionen
- Medikamente
- Luftverschmutzung

Innere Umgebung

- Aktive und gespeicherte endokrine Disruptoren
- Schäden an den Mitochondrien
- Entzündungen
- Stammzellerschöpfung
- Dysbiose / Barrierestörung der Darmschleimhaut
- Seneszenz
- Vorbestehende Erkrankungen

Biomarker

- Blutzucker
- ALT (Leberenzym), Il-6, hsCRP, Homocystein
- Schwermetalle
- Stoffwechselabbauprodukte / Hormone
- Immunmodulatoren
- Persistente organische Schadstoffe (POP)
- Telomerlänge

- Schnellvorlauf zu den Jahren meiner medizinischen Ausbildung. Ich hielt es für tugendhaft, meine Mahlzeiten im Voraus zu kochen und sie in Plastikbehältern mit zur Arbeit zu nehmen. Damals wusste ich wenig darüber, dass das Plastik chemische Stoffe in mein Essen austreten ließ und meine Hormonfunktion störte, und das selbst bei extrem niedrigen Dosen. Ich bin nicht die Einzige, die sich wegen künstlicher Hormone sorgt, den sogenannten endokrinen Disruptoren. Die Endocrine Society (eine internationale medizinische Organisation) gab eine neue wissenschaftliche Stellungnahme heraus zu den weitreichenden Auswirkungen dieser Belastung und was wir dagegen unternehmen müssen.[1]

- 2006 entdeckte ich bei der Arbeit etwas Beunruhigendes an meinem Mittagessen. Ich hatte kurz zuvor meine zweite Tochter auf die Welt gebracht und hatte Heißhunger auf Thunfisch Sashimi. Ich hielt mich wieder für tugendhaft, weil ich den Reis wegließ, wusste damals aber nicht, dass das, was wie ein vernünftiger Verzehr von Fisch erschien, in Wirklichkeit Quecksilber in mir anhäufte und eine Schwermetallvergiftung verursachte. Ich war die ganze Zeit müde, schob das aber auf den Schlafmangel, den die Versorgung eines Säuglings mit sich bringt. Mein Gehirn fühlte sich wie tot an, doch das ist normal für eine müde frischgebackene Mutter. Ich war dick und hatte Probleme, die während der Schwangerschaft zugenommenen Kilos wieder loszuwerden. Ich litt unter Gingivitis (Zahnfleischentzündung) und mein Zahnarzt sagte, das käme wahrscheinlich von der Schwangerschaft. Dann ließ ich meine Quecksilberwerte untersuchen, die jenseits von Gut und Böse waren. Ich leitete das Quecksilber so schnell wie möglich mit oralen Chelatbildnern aus, doch das bedeutete, dass ich von Thunfisch zu Lachs wechseln musste. Ich habe die genetische Variante von GSTM1, die mich Quecksilber anhäufen lässt. Die Hälfte der Bevölkerung ist wie ich „gestrickt", uns fehlt das normale Gen zur Entgiftung von Quecksilber und anderen Giften; Sie könnten auch zu dieser Hälfte gehören.

Ich stehe mit meinen Belastungen nicht alleine da, und sie reichen weit über die Kindheit hinaus. Lassen Sie uns diese Probleme also aufdecken und anfangen, Ihre Nachbarschaft einer gründlichen Reinigung zu unterziehen. Sie haben Ihr individuelles Exposom, allerdings können einige Umwelteinflüsse Ihre Gene in eine Abwärtsspirale geschickt haben, die nicht gerade förderlich für Ihre Gesundheitsspanne ist. Das ist nicht Ihre Schuld; mit Beginn des industriellen Zeitalters ist einiges furchtbar schiefgelaufen. Nachdem die Menschen Jahrtausende lang in Harmonie mit ihrer Umwelt gelebt hatten, begannen sie die heilenden Aspekte der Umwelt zu zerstören. Nach und nach entwickelte sich die Großchemie, und neue synthetische Chemikalien wurden für „unschuldig", also harmlos, gehalten, bis ihre Schuld nachgewiesen war.

Vom Jahr 1900 bis 2000 stieg die durchschnittliche Lebenserwartung in den Vereinigten Staaten und in den meisten entwickelten Ländern um 30 Prozent. Das zeugte zwar in vielerlei Hinsicht von Fortschritt, bedeutete aber auch mehr Jahre an Umwelteinflüssen.[2] Da Sie wahrscheinlich recht lange leben werden, sollten Sie den Schaden besser begrenzen. Leiten Sie alte Belastungen aus und verhindern Sie neue, die Sie krank machen könnten.

Wissenschaft in Woche 5: Umweltgifte meiden und Schutzfaktoren suchen

Konzentrieren wir uns auf die Wissenschaft zu den Belastungen, die Alterung, Entzündungen und Degeneration beeinflussen – darunter solche, die sich auf Ihr Gehirn, Ihr Gewicht und Ihre Brüste auswirken –, und lassen Sie uns überlegen, wie Sie diese Belastungen besser verhindern und das Zusammenspiel zwischen Belastungen und Krankheiten umkehren können, das auf Erkrankungen wie Krebs, Diabetes, Herzkrankheiten, Alzheimer und sogar Autismus hinauslaufen kann.[3] Um die Ursachen zu verstehen und zu erfahren, wie Sie vorbeugen können, müssen wir die Umwelteinflüsse ermitteln, die zu Krankheiten führen, den Alterungsprozess beschleunigen und Ihr Risiko erhöhen, dass Sie Toxine einlagern und faltige Haut, Osteoporose sowie schimmelbedingte Beschwerden entwickeln. Falls Sie sich nicht für die Wissenschaft interessieren, blättern Sie gleich zu den Ritualen dieser Woche, mit denen Sie negative Einflüsse umkehren und einige positive Einflüsse hinzunehmen können, die die besten Gene anschalten.

Umweltbelastungen durch Produkte und Chemikalien

Hier folgt eine ernüchternde Statistik: Derzeit wird bei einem Drittel der Menschen im Laufe des Lebens Krebs diagnostiziert. Jede Minute sterben weltweit mehr als 15 Menschen an Krebs. Brustkrebs ist die weltweit häufigste Krebsart bei Frauen. Viele Fälle werden durch die Wechselwirkung zwischen Genetik und Umwelt verursacht und als Folge davon durch das Exposom. Noch ernüchternder ist, dass sich Krebs meist vermeiden lässt. Diverse Umweltbelastungen beeinflussen das Brustkrebsrisiko:

- Ionisierende Strahlung beim Röntgen, bei der Computertomografie und auf Langstreckenflügen (durch die Strahlung in der Atmosphäre; Piloten und Flugbegleiter sind allerdings am stärksten gefährdet)
- Synthetische Hormone einer Hormontherapie oder von hormonellen Verhütungsmitteln
- Bestimmte Faktoren der weiblichen Fortpflanzung, von denen Sie einige steuern können, andere nicht (frühe Pubertät, Hormone bei Unfruchtbarkeit, späte Wechseljahre, nie gestillt zu haben)
- Alkohol und andere Ernährungsfaktoren
- Fettleibigkeit
- Bewegungsmangel
- Künstliches Licht[4]

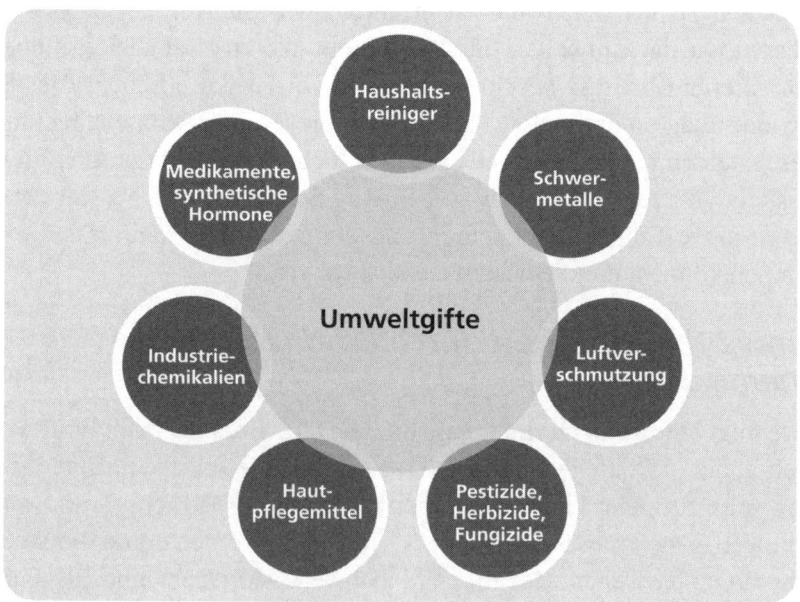

Dr. Gottfrieds schwarze Liste

Mittlerweile bin ich mir sicher, dass Sie wissen möchten, um welche synthetischen Chemikalien es sich handelt, um sie aus Ihrem Leben zu verbannen. Ich habe eine Liste für Sie zusammengestellt.[5] Das sind die häufigsten Toxine, mit denen Sie bei Hautpflegeprodukten, zu Hause und am Arbeitsplatz in Berührung kommen. Es wird zwar nahezu unmöglich sein, jedes einzelne davon zu beseitigen, doch wichtig ist, sich der unten aufgeführten Gefahren bewusst zu sein, um Ihrer eigenen Gesundheit zuliebe ein intelligenter Verbraucher zu werden.

1. *Hautpflegeprodukte*: Niemand will tiefe Falten, Ringe unter den Augen oder Volumenverlust an den Wangen. Die meisten Frauen verwenden Nagellack, Haarfärbemittel und Lippenstift. Doch zu viele Kosmetika sind aus Stoffen hergestellt, die dem Körper schaden. Nicht nur das, diese Produkte sind so konzipiert, dass sie Ihre innersten Hautschichten so durchdringen, dass toxische Inhaltsstoffe dadurch leichter in den Körper gelangen können. Welche Produkte stehen in Ihrem Badezimmerschrank?

   – *Blei:* Dieses Nervengift wird häufig in Lippenstiften und Färbemitteln für dunkles Haar verwendet. Blei ist ein gefährliches Toxin, das die kognitive Fähigkeit beeinträchtigt; eine erhebliche Belastung kann zu Schlaganfall und Herzkrankheiten führen.

   – *Phtalate*: Phtalate finden sich in einer überraschenden Zahl gängiger Produkte: Shampoos, Deos, Duschlotionen, Haargels und Haarsprays sowie Nagellack, um nur eine Handvoll zu nennen. Sie führen bei männlichen Feten zu Geburtsschäden und werden bei Frauen mit schlechter Eizellqualität und frühen Wechseljahren in Verbindung gebracht. Zusätzlich gibt es direkte Verbindungen zwischen Phtalaten und Brustkrebs sowie Typ-2-Diabetes.

   – *Parabene*: Parabene sind eine Gruppe von Konservierungsstoffen, die in rund 85 Prozent der Kosmetika enthalten sind. Sie sollen das Wachstum von Mikroben wie Hefen, Schimmel und Bakterien verhindern. Am häufigsten werden sie in Deos, Antitranspirantien, Shampoos, Haarspülungen,

Lotionen, in Mitteln zur Hautreinigung und zum Peeling verwendet. Parabene sind so weit verbreitet, dass einer neuen Studie der amerikanischen Gesundheitsbehörde CDC zufolge Spuren von Parabenen in allen Amerikanern festgestellt wurden. Parabene werden mit Problemen der endokrinen Drüsen, der Fortpflanzung und der Entwicklung in Verbindung gebracht.

– *Natriumlaurylsulfat* (SLS): Das ist eine toxische waschaktive Substanz, die häufig verwendet wird, um Schaum in Shampoos, Seifen und Zahncremes zu erzeugen. Dieser Schaum ist zwar hübsch anzuschauen, lohnt aber die damit einhergehende Hautreizung, den Haarausfall, das Brustkrebsrisiko und die männliche Unfruchtbarkeit nicht.

– *Triphenylphosphat (TPHP)*: TPHP härtet Plastik und wird verwendet, um das Abblättern von Nagellack zu verhindern, außerdem zur Feuerhemmung in Möbeln. Die Wissenschaft belegt, dass TPHP nukleäre Hormonrezeptoren schädigt[6], das Gleichgewicht der Sexualhormone verändern[7] und für Leberzellen toxisch sein kann.[8] Eine Untersuchung stellte fest, dass TPHP (manchmal auch abgekürzt als TPhP oder TPP) vom Körper der Frauen, die ihre Nägel lackieren, aufgenommen wird. Schauen Sie nach TPHP-freiem Nagellack.[9]

2. *Küchenzubehör und Reinigungsmittel*: Diese Chemikalien finden sich häufig in Badezimmer, Waschküche und Küche. Sie binden sich an die Hormonrezeptoren, reichern sich im Körper an und rufen diverse Gesundheitsbeschwerden hervor.

– *Alkylphenole*: Sie werden verwendet zur Herstellung von Waschmitteln, Brennstoffen und Schmiermitteln, Beschichtungen (etwa in Konservendosen), Gummiprodukten und Durchschlagpapier. Eine Form davon, Bisphenol A (BPA), die hauptsächlich in Kunststoffbehältern vorkommt, stört erwiesenermaßen die Östrogen-, Schilddrüsen-, Testosteron- und Insulinfunktion. Entsorgen Sie die Plastikwasserflasche besser gleich.

– *Fluorid*: Wir kennen die Vorteile dieses chemischen Wirkstoffs zur Vorbeugung gegen Karies. Dennoch macht zu viel Fluorid nachweislich die Knochen brüchig und wirkt sich negativ auf die Gehirnfunktion aus.

- *Andere Toxine im Trinkwasser*: Neben Fluorid enthält Trinkwasser möglicherweise auch noch Blei, pathogene Bakterien, Nebenprodukte der Chlorierung, die, wie man weiß Krebs und Fortpflanzungsprobleme verursachen, Arsen und – mein „Liebling" – Perchlorat aus Raketentreibstoff.

- *Organophosphate*: Diese Substanzen kommen in der Luft vor, in der Erde und in der Nahrung, die wir essen. Ein Harvard-Professor schätzt, dass die Menschheit aufgrund der Belastung mit Organophosphaten bereits 17 Millionen IQ-Punkte eingebüßt hat.

3. *Baumaterialien*: Diese Gifte lauern ebenfalls zu Hause und am Arbeitsplatz.

   - *Asbest:* Dieses Mineral wurde wegen seiner Feuer- und Hitzebeständigkeit als elektrische Isolierung verwendet. Seit den 1980er-Jahren ist Asbest verboten und wird nach und nach aus dem Verkehr gezogen, doch in älteren Häusern und Gebäuden ist es noch zu finden. Das Einatmen von Asbest führt zu schweren und manchmal tödlichen Lungenproblemen, zu Lungenkrebs und zu Mesotheliomen.

   - *Kadmium*: Dieses Element wird als Pigment, als Korrosionsschutzschicht auf Stahl und als Kunststoffstabilisator verwendet. Es ist im EU-Verbot gefährlicher Stoffe (RoHS) aufgeführt, wird aber noch für Sonnenkollektoren, fossile Brennstoffe, für die Eisen- und Stahlproduktion, die Zementherstellung, für Phosphatdünger und Lebensmittel wie Brot und Gemüse verwendet. Kadmium wird als krebserregend eingestuft und mit Brust-, Lungen-, Prostata- und Nierenkrebs in Zusammenhang gebracht. Am stärksten gefährdet für eine Kadmiumvergiftung sind Frauen nach den Wechseljahren mit einem niedrigen Eisenspiegel.

   - *Formaldehyd*: Er kommt in Spanplatten vor (die häufig für die Herstellung von Küchenschränken verwendet werden) und, ob Sie es glauben oder nicht, in Mitteln zur Haarglättung. Ja, die Spanplatten unter dem Küchenschrank und Ihre neueste Frisur enthalten beide dasselbe Toxin, das mit Kehlkopf- und Knochenmarkkrebs in Verbindung gebracht wird.

– *Flüchtige organische Verbindungen* (VOC): Sie kommen häufig in Wandfarben und Lacken vor und schädigen erwiesenermaßen Leber, Nieren und zentrales Nervensystem. Entscheiden Sie sich bitte immer für Farben mit wenig oder ohne VOC.

Eine schwarze Liste toxischer Chemikalien ist zwar notwendig, doch seien Sie sich bitte bewusst, dass viele dieser Giftstoffe (wegen der Marktanteile) durch Alternativen ersetzt werden, deren Unbedenklichkeit jedoch noch nicht nachgewiesen ist. Beispielsweise sind die neuen Bisphenol-A-freien (BPA-freien) Plastikbehälter vielleicht auch nicht besser als die mit BPA. Das heißt, es liegt in unserer Verantwortung, wachsam zu bleiben, davon auszugehen, dass synthetische Chemikalien schlecht für uns sind und wir konkreten Belastungen auf den Grund gehen sollten. Die Auswirkungen dieser Toxine in unserem Alltag lassen sich überraschend leicht minimieren, wenn wir ein wenig recherchieren und einige Produkte gegen neue, gesündere Varianten austauschen. Wir müssen mit unserem Geld und unserer Stimme einen Wandel fordern.

Verschiedene chemische Belastungen könnten ebenfalls mit einem erhöhten Brustkrebsrisiko assoziiert werden, wenngleich die Ergebnisse epidemiologischer Studien uneinheitlich sind.[10]

– Plastikbeschichtung in Dosen (Xenoöstrogen Bisphenol A)

– Flammschutzmittel in Möbeln und Baumaterialien (polybromierte Diphenylether PBDE)

– PCB oder polychlorierte Biphenyle in Elektrogeräten; seit 1979 verboten (nach wie vor in importierten Stoffen enthalten)

– DDT (Insektenvernichtungsmittel gegen Moskitos und Malaria, 1972 verboten; verantwortlich für das Aussterben des Weißkopfseeadlers)

– Nebenprodukte der Papierzellstoffbleichmittel; auch in Tampons enthalten (Dioxine oder Dioxin-ähnliche Verbindungen).

Während die Experten noch uneins darüber sind, wie riskant synthetische Chemikalien sind, wenn sie über die Nahrung aufgenommen werden, kann ich die Belastung, die Sie am besten kontrollieren können, gar nicht genug betonen: das nächtliche Kunstlicht. Wir haben dieses Thema kurz in Kapitel 6 beim Schlafen angesprochen, doch ich kann es gar nicht oft genug sagen: Wenn Sie Ihre empfindliche innere Uhr stören, indem Sie etwa bis spät nachts auf Ihrem Tablet lesen, dann kann das die Expression Ihrer Krebsgene erhöhen, besonders der Brustkrebsgene.[11] Fangen Sie also damit an, Ihren Tag-Nacht-Rhythmus und die Melatoninproduktion zu schützen.

Alternative Schönheits- und Hautprodukte

Wir alle verwenden Schönheitsprodukte, um die alternde Haut zu glätten und zu reinigen. Diese Alternativen benutze ich täglich:

Hautpflege: Entscheiden Sie sich möglichst für biologische Produkte für die Reinigung Ihrer Haut; auch bei Creme, Serum, Öl und Make-up sollten Sie darauf achten. Um herauszufinden, ob hormonaktive oder andere schädliche Substanzen in den Produkten enthalten sind, können Sie sich die App *ToxFox* des BUND herunterladen; mithilfe des gescannten Barcodes lassen sich diese Informationen schnell und einfach abrufen (Anm. d. Verlages).

Haarpflege: Das erste Mal habe ich mir in meinen Dreißigern helle Strähnchen, sogenannte Highlights, machen lassen – und ich liebte sie. Dann erklärte mir meine mittlere Schwester Anna, ich bräuchte dunkle Strähnchen, Lowlights (eine dunkle, permanente Haarfarbe), also ließ ich mir auch diese machen. Danach erzählte mir eine Freundin, ihr Leben habe sich grundlegend geändert, seit sie ein chemisches Anti-Frizz-Produkt gegen Krisselhaare benutzte (kein Glätteisen mehr) – und ich erkannte, dass es Zeit war, die Risiken dieser häufig verwendeten Haarpflegeprodukte unter die Lupe zu nehmen. Damals wusste ich noch nicht, dass die permanenten Haarfarben für dunkles Haar Steinkohleteer-Bestandteile enthalten, die, wie man weiß, bei Menschen krebserregend wirken, so die Internationale Agentur für Krebsforschung und das

US-amerikanische National Toxicology Program. In Europa sind folgende krebserregenden Inhaltsstoffe, die sich häufig in Haarfärbemitteln finden, bereits verboten: Aminophenol, Diaminobenzol bzw. Phenylendiamine. Doch in den USA erlaubt die FDA sie weiterhin. Warum? Weil synthetische Chemikalien, darunter auch krebserregende, in den Vereinigten Staaten nach wie vor als „unschuldig", also harmlos gelten bis zum Nachweis ihrer Schädlichkeit, und eine absolute Schuld ist schwer zu belegen.

In der Zwischenzeit häufen sich wissenschaftliche Daten gegen Haarfärbemittel – etwa ein um 23 Prozent erhöhtes Brustkrebsrisiko.[12] Einige wenige Berichte bringen dauerhafte Colorationen mit Non-Hodgkin-Lymphom, multiplem Myelom, akuter Leukämie und Blasenkrebs in Verbindung.[13] Trotz dieser Ergebnisse stellte eine andere Studie keinen solchen Zusammenhang fest.[14] Vielleicht sind die uneinheitlichen Ergebnisse auf die Dosis zurückzuführen; in diesem Fall würde man erwarten, dass Friseure, die mehr mit Haarfärbemitteln zu tun haben als andere Menschen, höhere Krebsraten haben. Und das ist in der Tat so: Bei ihnen liegt ein um 27 Prozent erhöhtes Risiko für Lungenkrebs, ein um 30 Prozent erhöhtes Risiko für Blasenkrebs und ein um 62 Prozent erhöhtes Risiko für multiples Myelom vor.[15] Fazit: Meiden Sie Haarfärbemittel. (Sicherere Alternativen finden Sie im Folgenden.)

Geheimnisvolle Großmutter

Brauchen Sie eine kosmetische Gesichtsbehandlung und vielleicht eine Reha, um Ihr negatives Klischee zum Altern abzulegen? Dann sollten Sie zu Deborah gehen. Sie ist eine 65-jährige Kosmetikerin, Friseurin, Maskenbildnerin, Yogalehrerin und Ernährungsberaterin. Frauen jeden Alters gehen zu ihr, um ihre Schönheit zum Vorschein bringen zu lassen. Deborah wuchs unkonventionell im Stadtviertel Mission District in San Francisco auf, wo ihre nicaraguanische Großmutter sie zu einem *curandera* (einem Heiler oder Schamanen) mitnahm. Deborah war immer schon in eine Kultur eingebettet, die das Altern und den Tod als etwas Natürliches ansieht. Als ich sie zum Altern befrage, antwortet sie:

228

„Ich bin in Frieden damit. Ich weiß, wenn ich morgen sterbe, dann hatte ich ein friedliches Leben. Ich habe keine Angst vor dem Tod. Unser Körper durchläuft einen Kreislauf, den Kreislauf der Natur. Doch viele meiner Kundinnen haben Angst vor dem Altern und betrachten es als Verfall."

Deborah verfällt nicht. Sie trägt fast kein Make-up, ist schlank und trainiert hart, vier Mal in der Woche macht sie ein hochintensives Intervalltraining. Sie meditiert jeden Tag mindestens 30 Minuten. Sie sieht aus wie eine Frau in den Vierzigern. Während unseres Gesprächs lehnt sich Deborah nach vorne und vertraut mir an: Häufig leiden Frauen, die bei ihr im Salon auf dem Stuhl sitzen, unter ihren Altersanzeichen und fühlen sich nicht mehr so attraktiv wie früher. Gelegentlich bitten sie sie sogar, den Stuhl umzudrehen, damit sie nicht in den Spiegel schauen müssen. Doch Deborah hat eine Gabe, die Schönheit hervorzuholen.

Was sagt sie diesen Frauen? „Es gibt verschiedene Lebensphasen und die Schönheit entwickelt sich im Inneren. Wenn Sie altern, drückt sich die Schönheit durch Ihre Augen aus, Ihre Energie und Ihre Lebenseinstellung. Das habe ich von meinen Mentoren gelernt. Meine Enkelkinder wollen Zeit mit mir verbringen. Sie bringen ihre Freunde vom College mit: ‚Ihr müsst meine Oma kennenlernen und sehen, wie sie mit sich umgeht, wie sie isst, wie sie sich bewegt …‘." Deborah verkörpert alterslose Schönheit, und junge Menschen genießen diese Atmosphäre, weil sie selten und erhebend ist.

Die Luft, die wir atmen

Neben den bereits erwähnten Umweltgiften birgt unser Zuhause noch etliche weitere toxische Übeltäter, die häufig unbemerkt bleiben und nicht angegangen werden. Wenn mein Mann, ein Experte für ökologisches Bauen, anfängt, über Luftqualität zu sprechen, fange ich an, die Augen zu verdrehen. Ich kann nicht anders. Zugegeben, wir müssen dringend über die Luft reden, die wir zu Hause atmen, und sie reinigen. Hier folgen einige Gründe, warum:

Sie atmen jeden Tag etwa 11 000 Liter Luft. Wenn die Luftqualität schlecht ist, leidet Ihre Gesundheit darunter auf mehrerlei Arten, als Sie vielleicht merken. Obendrein schädigt die Luftverschmutzung den Planeten. Die Luftqualität hat sich langsam verbessert seit Inkrafttreten des Clean Air Act von 1970 (dt. etwa „Gesetz zur Luftreinhaltung"), doch Sie müssen sich der Umweltschäden der letzten Zeit bewusst bleiben, damit Sie sich und andere schützen können. Zum Beispiel wirkte sich das Gasleck bei Los Angeles, bei dem enorme Mengen Methan austraten, auf die Gesundheit der Nutztiere und womöglich der Menschen aus, doch nur sehr wenige größere Nachrichtenagenturen berichteten über den Vorfall.[17] Die Umweltaktivistin Erin Brockovich bezeichnete das Methanleck als die schlimmste US-amerikanische Umweltkatastrophe seit der BP-Ölkatastrophe.[18]

Ozon

Von Ozon haben die meisten Menschen schon gehört, sie können es aber nur vage definieren, genau wie Gluten. Hier kommen die Fakten: Ozon, ein Smogbestandteil, ist ein Gasmolekül, das aus drei aneinandergebundenen Sauerstoffatomen besteht. Ozon ist gut, wenn es sich hoch oben in der Atmosphäre befindet, wo es die Sonnenstrahlung abschirmt. Doch Ozonbelastung in Bodennähe greift das Lungengewebe beim Atmen aggressiv an. Wie entwickelt es sich? Ozon bildet sich, wenn die Abgase aus dem Auspuff Ihres Autos und der Schornsteine in der Gegend mit dem Sonnenlicht in Wechselwirkung treten und eine Reaktion von Kohlenwasserstoffen, VOC, Kohlenmonoxid und Stickstoffoxiden auslösen. Das Hauptproblem ist das Verbrennen fossiler Brennstoffe wie Gas, Kohle und Öl. Die Smogbelastung verkürzt Ihre Lebensspanne; Frauen und Kinder sind besonders gefährdet.[19]

Wenn Sie verschmutzte Luft einatmen, brennen vielleicht zuerst Ihre Augen und Ihre Nase. Das trägt zu Asthma bei, wovon in den USA 30 Millionen Kinder und Erwachsene betroffen sind. Wir müssen auf die Luft achten, weil Ozon und Feinstaub Ihrem Körper zusetzen können, weil sie Ihre Atemwege reizen, Sie husten und keuchen lassen, Ihre

Lungenfunktion einschränken, indem sie Ihre armen Lungen röten und anschwellen lassen, die Blutgerinnung und das Risiko für Herz-Kreislauf-Erkrankungen erhöhen, Entwicklung und Fortpflanzung schädigen, die Infektionsanfälligkeit verschlimmern, Hautkrebs und grauen Star auslösen, Asthma verschlimmern und Sie früher oder später vorzeitig sterben lassen.[20]

Verschmutzung kann Sie hungrig machen und Ihre Knochen brüchig werden lassen. Kinder in Mexico City, die der Luftverschmutzung ausgesetzt sind, haben erheblich veränderte Biomarker: Hohe Konzentrationen von Feinstaub (PM2,5) erhöhen die Leptinwerte und führen zu einem Vitamin-D-Mangel.[21]

Der Luftverschmutzung können Sie zwar nicht entkommen, aber Ihren Lebensstil ändern, sodass Ihr Körper mit der Verschmutzung ringsum besser fertig wird. Verhindern Sie zusätzliche Luftverschmutzung, indem Sie Ihre Luft zu Hause verbessern, indem Sie VOC-freie oder VOC-arme Produkte kaufen und die Fenster öffnen, um frische Luft hereinzulassen.

Schimmel

Schauen wir uns als Beispiel für das Exposom in Aktion den Schimmel an. Im vergangenen Jahr ließ ich sehr viele Gentests über mich ergehen und musste unglücklicherweise feststellen, dass ich mich in einem Klub wiederfand, dem ich gar nicht beitreten wollte: dem Klub jener bedauernswerten Menschen, die die Gene für eine Schimmelempfindlichkeit tragen (25 Prozent der Bevölkerung). Igitt!

Sie können ihn vielleicht nicht sehen oder riechen, doch Schimmel könnte bei Ihnen zu Hause wachsen und der Grund dafür sein, dass Sie sich krank fühlen. Ein Wasserschaden führt zu Schimmel, und die Gene, die Sie anfällig für schimmelbedingte Beschwerden machen, sind dieselben, die auch Ihre anderen Empfindlichkeiten steuern, wie eine Neigung zum Kollagenabbau in der Haut (das Grundgerüst, das Ihre Haut straff und gesund erhält), Allergien, Hefeinfektionen und die

Unfähigkeit, Alkohol schnell abzubauen, was zur Bildung von Azetaldehyd führt, einem Gift.

Eine Schimmelvergiftung kann schwierig zu diagnostizieren sein, weil sie sich als viele andere Probleme maskieren kann. Die Symptome sind unspezifisch und können beispielsweise sein:

– Gedächtnisstörungen, benebeltes Gehirn, Schwierigkeiten mit der Konzentration und exekutiven Funktionen

– Erschöpfung, Schwäche, Krankheitsgefühl und Erschöpfung nach sportlicher Bewegung

– Muskelkrämpfe, starke Schmerzen, Gelenkschmerzen ohne entzündliche Arthritis, stechende Kopfschmerzen

– Taubheitsgefühle und Kribbeln

– Kopfschmerzen

– Lichtempfindlichkeit, rote Augen und/oder verschwommenes Sehen

– Nebenhöhlenprobleme, Husten, Kurzatmigkeit, Lufthunger, Asthma-ähnliche Symptome

– Zittern

– Schwindel

– Anhaltende Nervenschmerzen

– Bauchschmerzen, Übelkeit, Durchfall, veränderter Appetit

– Metallischer Geschmack

– Unfähigkeit zur Gewichtsabnahme

– Nachtschweiß oder andere Probleme mit dem Wärmehaushalt

– Übermäßiger Durst

– Vermehrtes Wasserlassen

– Statische Aufladung

Schimmel kann in Ihrem Badezimmer wachsen, im Duschkopf oder in der Ecke neben der Dusche, vor allem, wenn der Raum nicht gut gelüftet wird. Wir fanden sichtbaren Schimmel unter einem Waschbecken, wo ein Rohr undicht war. Schimmel kann sich an Ihre Schuhe, Haustiere,

Kleidung, Teppiche, Möbel, Bücher und Papiere heften. Schimmel kann in Ihrer Lüftungsanlage zirkulieren, besonders wenn Sie, wie ich, die Filter nur selten wechseln. (Empfohlen wird, die Luftfilter für Heizung, Lüftung und Klimaanlagen alle ein bis drei Monate auszuwechseln.) Gebäude mit Wasserschäden entwickeln eine komplizierte Mixtur von Schadstoffen in der Luft und im Staub, die zu einem toxischen chemischen Gemisch werden.

Schimmelbedingte Beschwerden aufgrund von wassergeschädigten Gebäuden sind ein ernstes Gesundheitsproblem. Leider habe ich die schlechten HLA-Gene, die meine Immunreaktion auf Schimmel und andere Biotoxine steuern. Wenn Sie zu jenen gehören, die Glück haben, also zu den 75 Prozent der Menschen, die nicht anfällig für Schimmel sind, finden Sie hier eine Beschreibung, was passiert, wenn Sie ein Haus mit einer bestehenden Wasserundichtigkeit und Schimmel betreten: Sie atmen Schimmelsporen und Toxine ein und Ihr Immunsystem kämpft erfolgreich dagegen an, indem es Antikörper herstellt. Doch wenn Sie zu denen gehören, die Pech haben, so wie ich, ohne den Schutz von Antikörpern, dann kann der Körper die Toxine nicht eindämmen. Die meisten Menschen in „meinem Klub" wissen nicht, dass sie dafür eine genetische Anfälligkeit haben. Die Krankheit ist in ihrer DNA verankert und sobald sie ausgelöst wird, können die Entzündungsreaktion und die resultierenden Symptome Jahre anhalten und die Krankheit weiter bestehen lassen, wenn sie nicht behandelt wird.

Falls Sie vermuten, ebenfalls anfällig für Schimmel zu sein, werfen Sie einen Blick in die Ressourcen im Anhang und finden Sie einen Gesundheitsexperten, der feststellen kann, ob Sie betroffen sind. Arbeiten Sie dann mit einem Spezialisten zusammen, der Ihr Zuhause und andere Orte testet, an denen Sie erhebliche Zeit verbringen.

Wie Ihre Leber und Ihre Nieren mit Toxinen umgehen

Ihre Leber gleicht einer chemischen Kläranlage und ist häufig ratlos, wenn sie von Haut, Atemwegen, Blut und Verdauungstrakt mit chemischen Substanzen bombardiert wird. Der Körper ist so angelegt, dass er

233

Toxine ausschwemmen soll, und Sie haben einige ganz erstaunliche Organe, die nur dazu da sind, diese Gifte zu beseitigen. Wenn Sie chemischen Toxinen oder einem Trauma jedoch im Übermaß ausgesetzt sind, machen Ihre Leber und Ihre Nieren Überstunden, was das Altern beschleunigt und durch den Stau unverarbeiteter Toxine krank macht. Staut sich zu viel an, spüren Sie zunehmend mehr Symptome.

Wichtig ist ein Grundverständnis dafür, wie die Leber chemische Stoffe entgiftet, denn dann können Sie sie unterstützen, wenn sie überlastet ist.

In meinem Buch *Die Hormondiät* erkläre ich die Komplexität der Leberentgiftung anhand einer Analogie, die ich von einem Freund übernommen habe: Ihr treues Organ – die Leber – ist der natürliche Filter Ihres Körpers und dazu bestimmt, das Blut zu reinigen und Toxine zu entfernen.

Das erledigt die Leber in zwei Schritten: Abfallerzeugung (Phase 1) und Abfallentsorgung (Phase 2). In Phase 1 zieht sie Giftstoffe wie BPA aus dem Blut und verwandelt sie in Moleküle, die man als Metaboliten bezeichnet. In Phase 2 schickt die Leber die toxischen Metaboliten an

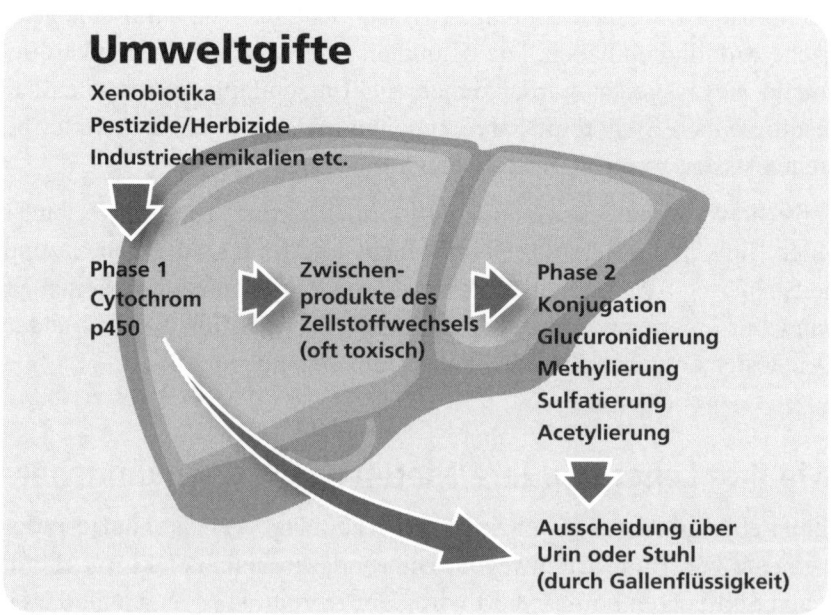

Nieren oder Darm, damit sie über den Urin oder Stuhl ausgeschieden werden. Mit anderen Worten, Sie bringen den Abfall raus, wie ich es jeden Sonntagabend bei mir zu Hause mache.

Bedauerlicherweise haben die meisten Menschen mit beiden Phasen ein Problem. Stressbedingt und durch die ständige Toxinbelastung könnte Ihre Phase 1 überaktiv sein und zu viel Müll produzieren – und der ist teilweise noch schlimmer als der ursprüngliche Giftstoff selbst. Und dann vergessen Sie womöglich, den Abfall zu entsorgen, indem Sie das Bedürfnis Ihres Körpers nach Entgiftung vernachlässigen, was die ganze Sache weiter verschlimmert. Der Müll sammelt sich an, als würde die Müllabfuhr streiken. In der Folge erledigt die Leber ihre Entgiftungsaufgabe nicht, was zu den Symptomen toxischer Belastung führen kann. Durch die Einnahme wichtiger Mineralien, Ballaststoffe und anderer Nährstoffe können Sie die Ausscheidungsfähigkeit der Leber und die „Müllabfuhr" unterstützen.

In diesem Programm erfahren Sie mehr über Nahrungsmittel und Nahrungsergänzungsmittel, die Phase 1 und Phase 2 der Leberentgiftung begünstigen.

Die Mitochondrien kämpfen für Sie an vorderster Front

Um Energie im Körper zu erzeugen, wandeln Ihre Mitochondrien Fett und andere Brennstoffe in Energie um, die Ihr Körper leicht nutzen kann. Leider stecken Ihre Mitochondrien dabei zahlreiche Schläge ein und können diese wichtige Aufgabe unter Umständen nicht immer erfüllen. Falls Ihr Körper mehr Energie braucht, als Ihre Mitochondrien erzeugen können, fühlen Sie sich müde, vielleicht sogar wie vergiftet.

In gesundem Zustand sehen Ihre Mitochondrien mächtig aus, doch für Schäden durch Umweltbelastungen sind sie in Wirklichkeit recht anfällig. Diese sogenannte mitochondriale Dysfunktion kann mehrere Ursachen haben: Eine ist Nährstoffmangel, zu dem es kommt, wenn Sie nicht genügend Antioxidanzien – etwa aus grünem Tee, Obst und

Gemüse – zu sich nehmen, die Sie brauchen, um freie Radikale zu neutralisieren. Ein anderer Grund ist ein Überschuss an einem Nährstoff, wenn Sie etwa in Speisen oder Getränken zu viel Zucker zu sich nehmen. Xenobiotika (dem Organismus fremde chemische Verbindungen, Anm. d. Ü.), synthetische Chemikalien und Umwelthormone schädigen die Mitochondrien zusätzlich, ebenso wie Mikroben, eine veränderte Darmflora und direkter oxidativer Stress (zusätzlich zu einer unzureichenden Aufnahme von Antioxidanzien). In der Folge fühlen Sie sich müde und sind all dem, was im Alltag auf Sie einstürmt, nicht ganz gewachsen.

In dieser Woche erhalten Sie einen Plan, wie Sie Ihre Mitochondrien aufmuntern können, damit sie wieder für Sie arbeiten. Sie essen mehr Obst und Gemüse und nehmen Nahrungsergänzungsmittel ein, die unmittelbar dazu beitragen, die Mitochondrien neu einzustellen. Sie belasten Ihren Körper mit weniger Biotoxinen, die die Mitochondrien daran hindern, Ihren Körper mit Energie zu versorgen. Insgesamt fühlen Sie sich wieder mehr und mehr wie Sie selbst, und dieses Gefühl beginnt tief in Ihren Zellen.

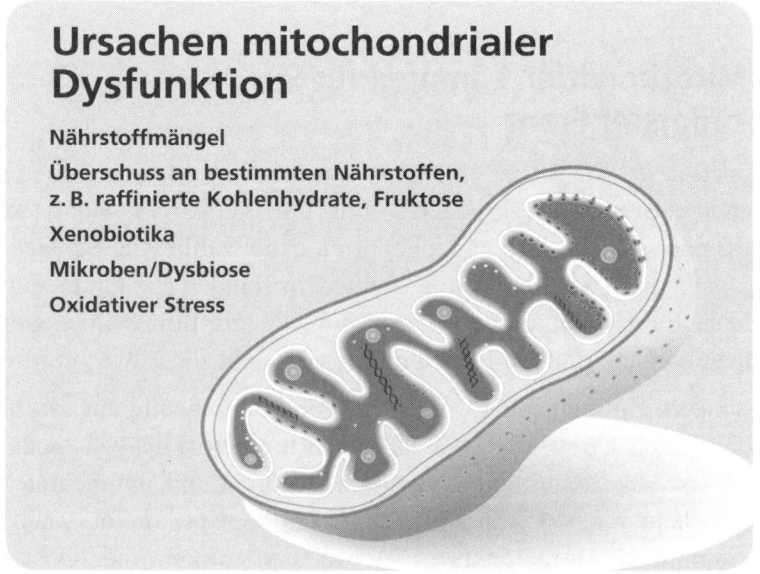

Ursachen mitochondrialer Dysfunktion

Nährstoffmängel

Überschuss an bestimmten Nährstoffen, z. B. raffinierte Kohlenhydrate, Fruktose

Xenobiotika

Mikroben/Dysbiose

Oxidativer Stress

Wie Sie der Belastung durch Umwelttoxine entgegenwirken können

Zum Glück gibt es Mittel und Wege, die negativen Einflüsse zu reduzieren und auszuschalten, und Möglichkeiten, sich positiven Einflüssen auszusetzen – das heißt, der Belastung durch Umweltgifte entgegenzuwirken. Tauschen Sie toxische Hautpflege- und Putzmittel gegen sichere aus. Bewahren Sie zum Beispiel Nahrungsmittel in Edelstahl- oder Glasbehältern auf. Erhitzen Sie Lebensmittel nicht in Plastikbehältern und braten Sie in Pfannen ohne Kunststoffbeschichtung. Nehmen Sie positive Einflüsse mit auf: Saunabesuche, Kreuzblütler-Gemüse, Obst, Nüsse, grünen Tee und Nahrungsergänzungsmittel.

Saunabesuch: Wärmen Sie Ihr Herz und Ihre Langlebigkeits-Gene

So wird Ihnen heiß: Verbessern Sie Ihr Exposom mit positiven Einflüssen wie Sauna (Trocken- oder Infrarotsauna) oder Hitze (Whirlpool oder Dampfbad). Von all diesen Formen der Hitze ist für das Trockensaunieren am besten belegt, dass es gutes Altern fördert, doch auch eine Infrarotsauna steht dem nicht viel nach. Wenn Sie lange und gesund leben wollen, benötigen Sie molekulare Chaperone (Hitzeschockproteine, s. u.), die sich um Ihre DNA kümmern, und genau dabei unterstützen Saunabesuche diese Moleküle. (Chaperone sind Moleküle, die für die richtige Faltung von Eiweißen zuständig sind; Anm. d. Ü.)

Sauna ist ein Hitzestressor, eine Form von Hormesis, die Ihren Körper und damit auch die DNA neu einstellt. Sauna ist wie Bankdrücken – nur ohne Gegrunze. Wenn Sie in der Sauna sitzen, aktivieren Sie das Langlebigkeits-Gen FOXO3, das wiederum die Gene für Stressresilienz, die Bildung von Antioxidanzien, den Proteinerhalt, die DNA-Reparatur (verhindert Mutationen) und Tumorzerstörung anschaltet. Die Expression der meisten dieser Gene lässt mit zunehmendem Alter nach.

FOXO3 schaltet jedoch nicht nur andere wichtige Gene an, es sorgt auch für die Bildung von Hitzeschockproteinen. Diese Proteine stellen sicher, dass die Proteine in Ihrem Körper richtig gefaltet werden, wie ein glattes Betttuch, nicht zerwühlt oder verknittert. Fehlerhaft gefaltete Proteine verklumpen und richten Schäden an (wie bei Atherosklerose, chronischer Herzinsuffizienz und neurodegenerativen Erkrankungen wie Alzheimer), die das Leben verkürzen. Außerdem neutralisieren Hitzeschockproteine oxidativen Stress, der wie Rost im Körper wirkt. Deshalb überrascht Folgendes Sie jetzt bestimmt nicht mehr: Wenn Ihr FOXO3 besser arbeitet, verdreifachen Sie Ihre Chance, hundert Jahre alt zu werden.[22] In einer Studie, die das *Journal of the American Medical Association* veröffentlichte, stellten die Forscher fest, dass Männer, die vier bis sieben Mal im Jahr in die Sauna gingen, eine um 40 Prozent geringere Gesamtmortalität hatten![23] Eine Sauna könnte also der beste Platz für Ihr Herz sein, wenn Sie älter werden.

Wir alle haben Zombie-ähnliche, seneszente Zellen in unserem Körper: noch nicht ganz tot, aber auch nicht mehr ganz lebendig. Diese schütten entzündungsfördernde Zytokine aus, die die Zellen in der Umgebung schädigen. FOXO3 gleicht einer Zombie-Patrouille: Es schaltet die Autophagie-Gene an, ein hochtrabender Begriff für den programmierten Zelltod. FOXO3 moduliert außerdem die Immunfunktion, sodass Ihre innere Polizei die Schurken in Schach halten kann: schlechte Bakterien, Viren und Krebszellen.

Kontraindikationen für Saunieren sind instabile Schmerzen in der Brust (Angina), ein Herzinfarkt, der noch nicht lange zurückliegt, und eine schwere Aortenverengung. Der Saunabesuch erhöht die Herzfrequenz und senkt insgesamt den Gefäßwiderstand, was in der Folge den Blutdruck senkt. Sprechen Sie mit Ihrem Gesundheitsexperten, falls Sie von einer dieser Erkrankungen betroffen sind, aber vergessen Sie nicht, dass Saunieren relativ sicher ist: In einer Untersuchung aus Finnland, wo das Saunabaden üblich ist, betrug die jährliche Todesrate bei einem Saunabesuch weniger als 2 von 100 000.[24]

In meiner Kindheit ging ich in Minnesota oft mit Verwandten in die finnische Sauna und sprang anschließend in einen kalten See. Dampf wird erzeugt, indem Wasser auf heiße Steine gegossen wird, die durch ein Holzfeuer erhitzt wurden. Die finnische Sauna erhitzt Sie von außen, während Infrarotsaunen Sie mittels Infrarotwellen von innen erhitzen. Infrarotwellen dringen etwa fünf Zentimeter tiefer in den Körper ein als bei einer finnischen Sauna, was die Wassermoleküle (etwa 70 Prozent Ihres Körpers) in Schwingung versetzen und Ihre Körperkerntemperatur erhöhen kann, sodass Sie schwitzen.

Falls Sie immer noch nicht überzeugt sind, dass Sie diese Woche einen Saunabesuch einplanen sollten, um Ihre Toxine auszuschwitzen, folgen hier einige weitere nachgewiesene Vorteile. Saunieren:

— verbessert die sportliche Leistung (Ausdauer, weniger Muskelschwund, größeres Plasmavolumen)[25]

— fördert die Herzfrequenzvariabilität[26] und das Gleichgewicht des Nervensystems

— erhöht die Insulinsensitivität (mehr Glukoserezeptoren auf Muskelzellen), was bei Diabetikern zu einem auffallenden Rückgang um 1 Prozenteinheit beim glykierten Hämoglobin, beim Nüchternblutzucker und beim Körpergewicht führt[27]

— ruft ein „Läuferhoch" hervor und regt die Bildung von Wachstumshormon und Testosteron an[28]

— kann Ihre Lipide ins Gleichgewicht bringen[29]

— erhöht die Stresstoleranz, indem es das sympathische Nervensystem drosselt, wie in Form von weniger Adrenalin und Cortisol in nur sieben Tagen gemessen wurde.[30]

Als Bonus kommt noch hinzu: Der Saunabesuch entspannt; mindert Stress und erweitert gleichzeitig Ihre Gesundheitsspanne. Beginnen Sie diese Woche mit vier Mal 20 Minuten.

Andere Exposom-Waffen: Kreuzblütler-Gemüse, Früchte, Nüsse, Grüner Tee

Als weiteren positiven und leicht in den Alltag zu integrierenden Einfluss können Sie vermehrt bestimmte Nahrungsmittel essen, die den Körper entgiften.

Kreuzblütler-Gemüse: Am allerwichtigsten ist, dass Sie mehr Kreuzblütler-Gemüse essen, also Brokkoli, Rosenkohl, Kohl, Blumenkohl, Grünkohl, Pak Choi, Brunnenkresse und andere ähnliche Gemüse. Hauptsächlich gelangen Einflüsse über Ihre Haut und die Schleimhaut des Verdauungssystems in den Körper. 70 Prozent Ihres Immunsystems befindet sich unter der Darmschicht, die dünner ist als Seidenpapier. Gemüse setzen in Ihrem Immunsystem eine Reinigung in Gang.[31] Ja, genau dieselben Zellrezeptoren, die Umweltgifte für ihre schlechte xenobiotische Wirkung nutzen, nutzen auch Kreuzblütler-Gemüse. Wenn Sie also mehr von diesen Gemüsen essen, verdrängen Sie die schlechten Umwelttoxine.[32] Damit beugen Sie möglicherweise Krebs vor. Sie verabreichen sich dadurch selbst Sulforaphan, das die Phase 1 in der Leber hemmt und Phase 2 anregt. Sie nehmen dadurch Ballaststoffe zu sich, die die Leber reinigen, und Vitamin C, das freien Radikalen entgegenwirkt. Grünkohl allein erhöht die Antikörperbildung um das Fünffache.[33]

Obst und Nüsse: Als ich für meine Facharztausbildung in Frauenheilkunde und Geburtshilfe nach San Francisco zog, merkte mein Großvater an, das sei das „Land der Früchte und Nüsse". (Im englischen Original bezieht sich dieser Ausspruch auf die liberale Mentalität in Kalifornien, v. a. in Hinblick auf die Homosexuellen- und Hippiebewegung; Anm. d. Verlags.) Erst war ich beleidigt, doch dann musste ich schmunzeln, als mein Großvater auf dem Weg zu meiner Hochzeit wegen der Gay-Pride-Parade einen Umweg fahren musste. Aber mein Großvater war auf etwas Wichtiges gestoßen – ich erkannte schon bald die Bedeutung von Früchten und Nüssen, um toxische Belastungen zu lindern. Ja, anhand von Früchten und Nüssen lässt sich die Wechselwirkung zwischen Genen und Nährstoffen sehr überzeugend nachweisen.

Die meisten Menschen wissen, dass Nüsse einen guten Nährstoffgehalt haben, aber nur wenige wissen, dass sie auch oxidativen Stress abbauen. Nüsse wirken in Ihrem Körper wie eine Rostschutzbehandlung. Walnüsse reduzieren nachweislich den oxidativen Stress.[34] Wenn Sie täglich nur eine einzige Paranuss essen, regen Sie die Selen- und Glutathionproduktion an, und Glutathion ist das wirksamste Antioxidans, das Ihr Körper bildet.[35] Dadurch kann Ihre Schilddrüse wirkungsvoller arbeiten und chemische Stoffe besser entgiften.

Dass Gemüse es von seiner antioxidativen Wirkung her in sich hat, wissen Sie bereits. Doch wie sieht es mit Früchten aus? Ich mag am liebsten Beeren (Blaubeeren, Brombeeren, Erdbeeren, Himbeeren), Pflaumen und Zitrusfrüchte (Orangen, Zitronen, Limetten). Dem Human Nutrition Research Center on Aging an der Tufts University (dt. etwa „Forschungszentrum für menschliche Ernährung beim Altern") zufolge haben diese Früchte nach ihrem ORAC-Wert die stärkste antioxidative Wirkung (ORAC steht für Oxygen Radical Absorbance Capacity und bezeichnet die Wirkung als Sauerstoffradikal-Fänger). Blaubeeren etwa haben mehr Antioxidanzien als 40 andere Obstsorten. Mit einer Tasse wilder Blaubeeren nehmen Sie mehr als 13 000 Antioxidanzien zu sich, ungefähr das Zehnfache der mickrigen Tagesempfehlung des amerikanischen Gesundheitsministeriums. Ich vermeide Fruchtsäfte und getrocknete Früchte wie Pflaumen und Rosinen wegen der konzentrierten Fruktose, die zu einer Fruktoseüberlastung führen kann, zu Insulinresistenz, Fettleber und Bluthochdruck, wie ich in meinem Buch *Die Hormondiät* bereits beschrieben habe.

Grüner Tee: Eine Tasse grüner Tee am Morgen weckt Sie nicht nur ohne den üblichen Koffeinstoß, sondern liefert auch gleich eine ordentliche Menge Polyphenole, also Antioxidanzien, die verhindern, dass oxidativer Stress Sie alt und krank macht. Außerdem hemmt grüner Tee die Phase 1 der Leberentgiftung und regt gleichzeitig Phase 2 an. Auch den wichtigen Transkriptionsfaktor Nrf2 regt er an, der oxidative Schäden mindert. Ein leuchtender Stern in der Rollenbesetzung des grünen Tees ist Epigallocatechingallat (EGCG). Blätter, Stamm und Knospen von Grüntee enthalten sechserlei Antioxidanzien, die als Catechine bekannt sind (EGCG ist eines davon), und alle sechs reinigen Ihren Körper von freien Radikalen und schwächen das Erkältungsvirus.[36] So werden Sie mit geringerer Wahrscheinlichkeit krank, wenn Sie damit in Kontakt kommen. Überdies zeigen Untersuchungen, dass Grüntee folgenden Erkrankungen vorbeugt und sie umkehren kann: Lebererkrankungen, Infektionen, Verdauungsprobleme, Herzerkrankungen, neurodegenerative

Sehkraft, Altern und Belastungen

Wie die Körperkraft mit dem Alter nachlässt, so lässt auch die Sehkraft der Augen nach, weil sich die Augenlinse mit zunehmendem Alter versteift. Wie bereits erwähnt, betrachten viele Augenärzte die sogenannte Presbyopie, ganz wörtlich „alte Augen", als unvermeidlichen Aspekt des Alterns. Dem widerspreche ich. Wenn Sie über die Belastungen für Ihre Augen nachdenken und darüber, was Sie tun können, um diese zu reduzieren, können Sie der Sehschwäche im Alter einfach vorbeugen oder sie umkehren. Die Belastung hier ist das „Nahlesen", das Menschen an ihren Laptops und auf dem Smartphone praktizieren. Das Problem daran ist, dass nur sehr wenige Menschen um diese Belastung wissen und darum, was erwiesenermaßen dagegen hilft. Bevor Sie kapitulieren und zu einer Lesebrille greifen, die im Oma-Stil um Ihren Hals baumelt (oder sich die Augen lasern lassen, zu einer Gleitsichtbrille oder zu Gleitsichtkontaktlinsen greifen), schauen Sie sich folgende Präventivmaßnahmen an:

1. *Überprüfen*: Lassen Sie Ihre Sehkraft regelmäßig von einem Experten testen. Es ist wichtig, Ihren Fortschritt über die Zeit zu verfolgen, und das sowohl zu Hause als auch beim Augenarzt oder Optiker. Achten Sie auf Warnzeichen wie Kopfschmerzen, verschwommene Sicht und Überanstrengung der Augen.

2. *Essen Sie für junge Augen*: Essen Sie nach dem Ernährungsplan dieses Programms, wie in Kapitel 5 beschrieben. Denken Sie daran, weiterhin reichlich Gemüse, Obst und Fisch zu sich zu nehmen, weil diese jene Nährstoffe enthalten (Vitamine, Mineralien, gesunde Fette, Antioxidanzien), die zum langsameren Altern der Augen beitragen können.

3. *Kümmern Sie sich um Erkrankungen*, die sich auf das Altern der Augen negativ auswirken können. Halten Sie Ihren Nüchternblutzucker bei 70 bis 85 mg/dl. Beugen Sie Autoimmunerkrankungen vor, indem Sie Ihr Immunsystem gut behandeln. Probleme wie rheumatoide Arthritis gefährden Sie stärker für Augenprobleme. Meiden Sie also entzündungsfördernde Nahrungsmittel und ungemilderten Stress. Und sorgen Sie dafür, dass Ihre Schilddrüse in Topform bleibt (weitere Informationen dazu finden Sie in meinem ersten Buch *Die Hormonkur*).

4. *Tragen Sie bei Aufenthalten im Freien eine Sonnenbrille*, um sich vor ultravioletter Strahlung zu schützen.

5. *Palmieren Sie:* Entspannen Sie Ihre Augenmuskeln diese Woche täglich und massieren Sie sie sanft. Häufig fühlen sich die Augen von der Naharbeit an Computer, Tablet und Smartphone überlastet an. Eine meiner Lieblingsmaßnahmen ist das sogenannte Palmieren. Ihre Augenmuskeln können genau wie die anderen Muskeln im Körper ermüden, doch wir denken nur selten daran, sie aktiv zu entspannen. Reiben Sie Ihre Hände kräftig aneinander und legen Sie dann die warmen Hände auf Ihre Augen, um die Muskeln zu beruhigen und zu entspannen. Lassen Sie die Hände in dieser Position und üben Sie etwa eine Minute lang sanften Druck aus. Palmieren entspannt überanstrengte Augen. Wenn Sie lange Naharbeit machen, „rasten" Ihre Augen in Spannungsmustern „ein" und verlieren die Fähigkeit, in verschiedenen Entfernungen zu fokussieren.

6. *„Verschachteln" Sie:* Stellen Sie sich eine Schachtel vor, um Ihre Augenmuskeln leichter zu entspannen. Schauen Sie jetzt in die rechte obere Ecke, atmen Sie ein und aus, dann schauen Sie in die linke obere Ecke, atmen Sie und wiederholen Sie den Vorgang für alle vier Ecken. Führen Sie diese Übung täglich durch.

7. *Machen Sie Nah-Fern-Übungen:* Wenn Sie Naharbeiten ausführen, wie ich jetzt an meinem Laptop, dann legen Sie regelmäßige Pausen ein. Für diese Übung halte ich einen Stift bereit und sitze vor einem Fenster mit Blick auf die Landschaft in der Ferne. Halten Sie den Stift etwa 50 cm vor Ihr Gesicht. Schauen Sie auf die Stiftspitze und ziehen Sie den Stift langsam zum Nasenrücken. Wiederholen Sie das dreimal. Halten Sie dann den Stift vor sich und schauen Sie nach draußen. Lassen Sie Ihren Blick fünf Sekunden in der Ferne verweilen und fokussieren Sie dann wieder die Stiftspitze. Wiederholen Sie das dreimal. Diese Übung hilft Ihren Augenmuskeln, die Linse auf nahe und weite Entfernungen einzustellen, was die Linse jung erhält.

Diese Augenübungen können die Überanstrengung einiger Augenmuskeln kompensieren und Alterssichtigkeit vorbeugen helfen.

Erkrankungen (Alzheimer, Parkinson), hormonell bedingte Krebsarten (Brust-, Eierstock-, Gebärmutterschleimhaut-, Prostatakrebs) und sogar Genitalwarzen sowie die Gesamtmortalität.[37] Konkret können Sie grünen Tee als Getränk zubereiten oder als Kapsel einnehmen; ich empfehle Ihnen, Meisterin der Teezubereitung zu werden.

Obst, Nüsse und grüner Tee liefern überzeugende Beispiele für die Nutrigenomik oder die Wechselwirkungen zwischen Ihrer persönlichen genetischen Veranlagung und den Nahrungskomponenten, die die Genexpression modulieren.

Programm in Woche 5: Umweltgifte meiden und Schutzfaktoren suchen

Sie fragen sich vielleicht, ob es den Versuch lohnt, Belastungen durch synthetische Chemikalien, Umweltverschmutzung und Schimmel einzugrenzen. Diese sind scheinbar überall. Glücklicherweise können Sie leicht einen Schutz davor entwickeln. Schließlich sind Sie bereits eifrig dabei, Ihre Gene gut zu ernähren, mehr zu schlafen, sich richtig zu bewegen und chronische Verspannungen loszulassen. Außerdem essen Sie mindestens zweimal täglich grünes Gemüse, kochen mehr zu Hause und beenden Ihre letzte Mahlzeit am Tag mindestens drei Stunden vor der Bettzeit.

Hier kommt Ihr Tagesplan für Woche 5. Halten Sie sich in den nächsten sieben Tagen so eng wie möglich an diese Leitlinien und stimmen Sie sich auf die subtilen Veränderungen ein, die stattfinden.

Grundlegende Rituale

Ernährung

– Brühen und trinken Sie jeden Tag nach dem Aufwachen eine Tasse grünen Tee.

– Steigern Sie Ihre täglich verzehrten Portionen an Obst und Gemüse auf täglich neun bis elf. Das geht leicht, wenn Sie einen Shake zubereiten und 1 bis 2 Portionen (eine oder mehr Tassen) an Grünem hinzufügen. So haben Sie schon zwei bis vier Portionen auf einmal, was sehr effizient ist!

– Nehmen Sie Brokkolisprossen in Ihren Speiseplan mit auf; essen Sie davon eine Tasse täglich. Das zählt als eine Portion und liefert mehr Sulforaphan und unterstützt die Leber bei der Entgiftung in Phase 1 und Phase 2.

– Essen Sie mindestens eine Paranuss oder drei geschälte Walnüsse pro Tag.

– Dehnen Sie Ihr nächtliches Fasten diese Woche ein oder zwei Mal auf 16 bis 18 Stunden aus (zum einen, um jünger zu werden, zum anderen, um abzunehmen). Wenn Sie beispielsweise um 18 Uhr mit dem Abendessen fertig sind, fasten Sie bis zum Mittag des nächsten Tages. Wenn Sie über Nacht länger fasten, klingen Entzündungen ab und Sie senken möglicherweise Ihr Brustkrebsrisiko.[38]

Schönheit

– Tauschen Sie Ihre Hautpflegemittel und Kosmetika gegen natürliche Produkte aus. Laden Sie den *ToxFox* (erhältlich auf der Internetseite des Bundes für Umwelt und Naturschutz, kurz BUND) auf Ihr Smartphone herunter (kostenlos).

– Ich trage nach dem Reinigen auf das Gesicht gern Serumpräparate mit Antioxidanzien auf und anschließend ein Bio-Öl, um die Sache perfekt zu machen. Alpha-Liponsäure (5 Prozent) reduziert im Laufe von zwölf Wochen erwiesenermaßen die Gesichtsalterung.[39]

– Als Nagellack empfehle ich einen wasserbasierten Lack.

– Zum Kaschieren grauer Haare empfehle ich Hairprint, eine erstaunliche Entdeckung des Chemikers Dr. John Warner aus Massachusetts. Er hat eine ungiftige und sichere Methode entwickelt, die normale Funktion der Haarfollikel nachzuahmen, nämlich die Haare mit natürlichen Pigmenten aufzufüllen. Das funktioniert allerdings nur bei schwarzem und braunem Haar. Falls Sie graue Haare haben, stellt Hairprint die Naturfarbe in 80 Minuten wieder her. Und gleichzeitig ist Hairprint so sicher, dass Sie es sogar essen könnten. Sie füllen damit lediglich die natürlichen Haarpigmente wieder auf; das macht das Haar wieder gesund und verleiht kräftigeres Haar mit mehr Volumen und Glanz. (Leider ist das Produkt nur in den USA erhältlich, der Hersteller versendet jedoch weltweit; Anm. d. Verl.)

Nahrungsergänzungsmittel

Meine Patienten und mein Mann fragen mich immer nach dem „Weg des geringsten Widerstandes" – sie wollen Nahrungsergänzungsmittel zum Einnehmen, um sich die Arbeit mit all den anderen Veränderungen zu ersparen. Meine Antwort lautet: Das ist nicht so einfach, wenn Sie es richtig hinbekommen wollen.

Vielleicht halten Sie das für eine simple Rechenaufgabe: Wenn Sie mehr oxidativen Stress haben, dann wirken Sie ihm eben mit der Einnahme von Antioxidanzien in Tablettenform entgegen. Nicht ganz. Wie sich herausstellt, steht die gesunde Ernährung an erster Stelle. Studien, in denen die Gesundheitswirkung eines isolierten Antioxidans untersucht wurde, zum Beispiel Betacarotin, sind in ihren Ergebnissen uneinheitlich. Es ist auch nicht physiologisch, einen einzelnen Nährstoff zu isolieren. Und was noch beunruhigender ist, Antioxidanzien können sich auch wieder in Oxidanzien verwandeln (indem sie ein Elektron abgeben und dadurch zu einem freien Radikal werden).

Eine ausgewogene Ernährung ist eine bessere Wahl. Viele Nährstoffe, die Sie in Form von Nahrungsmitteln bekommen, wie die in Beeren enthaltenen Anthocyane, bekommen Sie nicht als Nahrungsergänzungsmittel. Deshalb wiederhole ich hier zum Mitschreiben: *Vollwertige Nahrungsmittel in Bioqualität sind die erste Wahl*, wann immer das möglich ist. Unterstützen und erweitern Sie dann Ihre Ernährung mit Nahrungsergänzungsmitteln, aber nur, wenn Sie bereits die richtigen Lebensmittel essen. Nahrungsergänzungsmittel können keine nährstoffarme Ernährung ausbügeln!

Vor diesem Hintergrund konzentrieren wir uns in dieser Woche also auf Nahrungsergänzungsmittel, die die Mitochondrien lieben und Ihre

Energie in die Höhe schießen lassen, wie Alpha-Liponsäure (ALA). Selbst mit einer ausgewogenen Ernährung kann man davon nur schwer genügend zu sich nehmen, um Oxidanzien und Antioxidanzien im Gleichgewicht zu halten. ALA repariert beschädigte Zellen und ist eines der wichtigsten der Alterung und Entzündungen entgegenwirkenden Antioxidanzien, das Sie einnehmen (oder auf Ihre Haut auftragen – siehe Abschnitt *Schönheit*) können.[40] ALA ist 400-mal stärker als die Vitamine C und E. Sie kommt natürlicherweise in den Mitochondrien vor, aber Sie müssen 300 bis 1 800 mg pro Tag zu sich nehmen, damit sie die freien Radikale im Körper bekämpft.[41] ALA kann Ihre Knochen schützen, wenn Sie älter werden[42], und erhält die Insulinsensitivität Ihrer Zellen, damit Ihr Blutzucker nicht steigt.[43] Eine Studie mit stark übergewichtigen Frauen zeigte, dass ALA die Gewichtsabnahme unterstützt, wenn sie sich kalorienarm ernährten.[44] Andere Studien ergaben einen Nutzen für die Gewichtsabnahme, wenn 800 mg pro Tag eingenommen wurden[45], doch wieder eine andere Studie bestätigte: Für eine Gewichtsabnahme bei Frauen und Männern sind 1800 mg besser als 1200.[46]

Luftfilter

Investieren Sie in einen guten Luftfilter, um Partikel wie Staub, Schimmel, Pollen und Mikroben aus der zirkulierenden Luft zu entfernen, damit Sie mit geringerer Wahrscheinlichkeit unter Allergien, Asthma und schimmelbedingten Beschwerden leiden. Es gibt verschiedene Bauarten, tragbare oder fest installierte Geräte, die mit Ihrem Heizungs-, Lüftungs- oder Kühlungssystem verbunden sind. Bitte informieren Sie sich bei Ihrem örtlichen Lüftungs- und Klimatechniker.

Zuhause

– Lassen Sie Ihr Leitungswasser auf toxische Inhaltsstoffe testen. (Hierfür gibt es Trinkwasserschnelltests, die Sie zu Hause anwenden können. Oder Sie wenden sich, z. B. beim Verdacht auf alte Bleirohre, an Ihr örtliches Gesundheitsamt; Anm. d. Verl.) Eine gründliche

Untersuchung der gemeinnützigen internationalen Umweltschutz-organisation Natural Resources Defense Council stellte in 19 Ballungsgebieten in den USA mehrere giftige Schadstoffe fest, zum Beispiel Raketentreibstoff (Perchlorat, das der Schilddrüse zusetzt und möglicherweise krebserregend ist), Blei und Arsen.[47]

– Ersetzen Sie Ihr Waschmittel durch ein natürliches Produkt. Nehmen Sie sich auch Ihre anderen Reinigungsmittel vor; steigen Sie auf Bio-Putzmittel um oder stellen Sie Ihre Putzmittel selbst her.

– Sortieren Sie Plastikdosen aus und ersetzen Sie sie durch Lebensmittelbehälter aus Glas oder Edelstahl. Erhitzen Sie Essen in der Mikrowelle nur in Glas- oder Keramikbehältern.

– Rangieren Sie plastikbeschichtetes (z. B. mit Teflon) Kochgeschirr aus und verwenden Sie stattdessen solches aus Gusseisen oder emailliertem Gusseisen.

– Untersuchen Sie Ihr Haus auf Schimmel, etwa unter den Waschbecken und rund um die Badewanne. Entfernen Sie den Schimmel mit Essigwasser. Holen Sie sich bei starkem Befall (mehr als ein kleiner Rand rund um die Badewanne) immer professionelle Hilfe.

Fortgeschrittene Projekte

– Kaufen Sie für Ihr Zuhause einen Luftfilter (siehe S. 247).

– Lassen Sie Ihr Leitungswasser auf giftige Schadstoffe untersuchen. Nutzen Sie ein Filtersystem, wenn das angezeigt ist.

– Züchten Sie Ihre eigenen Brokkolisprossen.

– Lassen Sie Ihr Zuhause auf Schimmel untersuchen.

– Vermeiden Sie Schwermetalle. Essen Sie Lachs statt Thunfisch, um die Quecksilberbelastung zu verringern. Lassen Sie das Amalgam aus Ihren Zähnen entfernen. Verwenden Sie einen Lippenstift in Bio-Qualität, um eine Bleibelastung zu vermeiden.

– Lassen Sie Ihre Leber untersuchen. Lassen Sie Ihre Enzyme (ALT) von einem Gesundheitsexperten messen oder organisieren Sie das in Eigenregie (siehe Ressourcen).

- Wenn Sie außer Haus in einem Restaurant essen, dessen Lebensmittelqualität Sie nicht kennen, oder wenn Sie keinen Bio-Wein trinken, nehmen Sie zwei Aktivkohle-Tabletten, um einige chemische Stoffe und Toxine, die Sie vielleicht zu sich nehmen, zu neutralisieren. Ich habe immer eine Schachtel in der Handtasche und nehme 500 bis 600 mg zu mir, bevor ich etwas esse oder trinke.

Zusammenfassung: Vorteile von Woche 5

Zu erfahren, welche Einflüsse tagtäglich auf Sie wirken, kann überwältigend sein. Machen Sie sich keinen Stress. Ihr Körper ist bereits darauf ausgelegt, die Toxinbelastung in Grenzen zu halten. Sie müssen ihn dabei einfach nur unterstützen. Sobald Sie das tun, stellen Sie vielleicht Folgendes fest:

- Weniger oxidativer Stress, dafür mehr Antioxidanzien, um der Gleichung des Alterns einen Impuls in die bessere Richtung zu geben
- Verbessertes Kollagen und Bindegewebe für weniger Falten
- Bessere, gesündere, vielleicht sogar längere Telomere
- Eine längere Gesundheitsspanne
- Eine grünere, gesündere Umgebung in Ihrem Zuhause
- Eine ausgewogene Ernährung, die Krebs bekämpft und Phase 1 und 2 der Leberentgiftung unterstützt

Quintessenz

Diese Woche erhalten Sie Ihre Jugend, indem Sie Belastungen verringern und abmildern. Toxine können Ihren Körper innerlich durcheinanderbringen, angefangen bei den Mitochondrien. Meiner Meinung nach beschleunigt sich die Alterung in den Mitochondrien, deshalb ist es entscheidend, diese „Kraftwerke" wieder auf Kurs zu bringen. Wenn Sie Ihre Mitochondrien heilen, indem Sie Belastungen verhindern, Schäden mit Antioxidanzien beseitigen und die richtigen Nahrungsmittel essen, aktivieren Sie die Gene, die die Alterung unterdrücken. Sie stellen in

Ihrem Inneren eine neue Ordnung her, wie Sie es vielleicht auch einmal im Jahr mit Ihrem Kleiderschrank machen. Man kann es gar nicht oft genug sagen, dass das Krankheitsrisiko zu 90 Prozent in der Umwelt liegt, deshalb ist es wesentlich, die Umwelt zu verändern. Schönheit, Ernährung und Belastungen zu Hause beeinflussen Ihre Gesundheit am stärksten – und diese drei können Sie am leichtesten ändern und steuern.

KAPITEL 10

Beruhigen
Woche 6

„In der Seele gibt es einen Ort, den weder Zeit noch Raum
noch etwas Erschaffenes berühren können. "

Meister Eckhart

Ich erschrecke leicht. Bei Gewaltfilmen schließe ich meine Augen. Meine Amygdala, der primitive Teil des Gehirns, der ständig nach Gefahren Ausschau hält, ist erregt. Ich kann nicht gut Stress abbauen. Er treibt sich wie ein jugendlicher Straftäter in meinem Körper herum, bohrt Löcher in meinen Darm, ruiniert meine Verdauung, verkürzt meine Telomere und schlägt in meinem wehrlosen Gehirn um sich. Selbst bei Alltagsstress – zu auswärts stattfindenden Volleyballtournieren fahren, Verwandte besuchen, Kleidung für einen wichtigen Anlass finden, Kopfläuse behandeln – fühle ich mich lächerlich verwundbar, traumatisiert und angespannt. Es ist, als hätte das Werk vergessen, meine Stoßdämpfer einzubauen, deshalb muss ich mir meine eigenen ausdenken.

Aus meiner Praxis für funktionelle Medizin weiß ich, dass ich mit diesem Problem nicht alleine dastehe. Ja, jeder weiß viel über Stressmanagement, doch wie erwähnt, ist allgemeines Wissen nicht allgemeine Anwendung. Die meisten Menschen probieren weiterhin dieselben alten wirkungslosen Strategien aus. Der erste Teil jeder gesundheitsbezogenen Veränderung ist das Verständnis dafür, warum die alte Vorgehensweise problematisch ist; der zweite besteht darin, die alte Vorgehensweise zu ändern, vor allem besonders eingefahrene Verhaltensmuster. Eine erfolgreiche Stressbewältigung erfordert ein gekonntes Beobachten des Stressreaktions-Systems und die Fähigkeit, die Reaktion abzustellen, wenn der Stress vorüber ist. Anders ausgedrückt, wir wollen den Schalter umlegen, weg von der Kampf-oder-Flucht-Reaktion hin zum Pflegen-und-Hegen-Zustand.

Dieses Kapitel beschäftigt sich mit dem Abbau emotionaler Spannungen, wohingegen es in Kapitel 8 darum ging, körperliche Verspannungen loszulassen. Das Ziel ist nicht nur, sich einfach mehr zu entspannen; vielmehr wenden wir uns den Genen zu, die dafür verantwortlich sind, dass Sie sich so gestresst und blockiert fühlen. Dabei bestimmen wir die genetischen Varianten und arbeiten anders und nutzbringender mit ihnen. Und dann sorgen wir dafür, dass das auch so bleibt. Das gehört zu den größten Herausforderungen für unsere Entwicklung als Mensch, weil chronischer Stress vorzeitig alt macht.

Ich habe irgendwann gelernt, Stress zu meinem Verbündeten zu machen – und zwar nicht nur dadurch, dass ich in Tonnen von Epsom-Salz badete. Die im Folgenden genannten sind die wichtigsten Gene, die sich am häufigsten auf das Stressniveau auswirken; wir können sie an- oder abschalten, um den Stressabbau zu unterstützen, damit wir besser funktionieren und eine Resilienz entwickeln.

- FKBP5 oder FK506-bindendes Protein 5, ein Gen, das am Stressreaktions-System des Körpers beteiligt ist, der Hypothalamus-Hypophysen-Nebennierenrinden-Achse (HPA-Achse).

- CYP1A2, Cytochrom p450 Familie 1, Unterfamilie A, Polypeptid 2; dieses Gen codiert für ein Enzym, das Sie mit höherer Wahrscheinlichkeit die Nebennieren überstimulieren (und Koffein langsam verstoffwechseln) lässt.

- FAAH, Fettsäureamid-Hydrolase, auch bekannt als das Glücks-Gen, steuert das Enzym, das auf Anandamid einwirkt, unser natürliches Cannabinoid-Molekül der Glückseligkeit. Der Begriff Anandamid ist vom Sanskrit-Wort *ananda* oder „Glückseligkeit" abgeleitet. Wenn sich Anandamid an den Cannabinoid-Rezeptor bindet, fühlen Sie sich gelassen und glücklich. Ich brauche mehr Anandamid, und Sie vielleicht auch!

- WWC1, WW-domain-containing protein 1, YAP-Protein; das Gen, das für das KIBRA-Protein codiert und mit Gedächtnis und Synapsenplastizität zu tun hat.

- MR, das Gen, das einen HPA-Regulator steuert, den Mineralokortikoidrezeptor, der uns als Reaktion bei psychischem Stress auf erhöhtes ACTH (das Hormon, das den Nebennieren das Signal gibt, mehr Cortisol zu produzieren) und Cortisol programmiert. Als einer unserer Nachbarn zu Hause gewaltsam ausgeraubt wurde, verlor ich fast den Verstand und plante, in eine sicherere Gegend zu ziehen. Ich brauchte Wochen, um mich zu beruhigen. Mein Mann schaute sich im Internet nach Deutschen Schäferhunden um und kaufte eine Elektroschockpistole, obwohl ich vermute, er suchte insgeheim nur nach einer Ausrede, um solch ein Gerät zu kaufen.

– TH, dieses Gen codiert für Tyrosin-Hydroxylase und lässt den Körper in einer kalten Umgebung entgleisen. Ich kann nicht im kalten Meer surfen oder in einer Badwanne mit Eiswasser sitzen, ohne fürchterlich gestresst zu sein. Ich muss an einem warmen Ort liegen, sonst steigen meine „Cats", die Kurzform für Katecholamine (Stress-Neurotransmitter und -hormone,) und mein Blutdruck zu stark an. (Dieses Gen wird auch mit der sogenannten Weißkittel-Hypertonie assoziiert, eine häufige Stressreaktion, die Sie vorzeitig altern lassen kann.)

In punkto Stress steht das moderne Leben im Widerspruch zu unserem uralten Genom. Wir sind so veranlagt, dass wir eine seltene Bedrohung überleben und uns dann vor der nächsten Krise einige Monate entspannen. Stattdessen setzen den meisten von uns psychische, emotionale oder Krisen am Arbeitsplatz täglich zu, schaden unseren Zellen mit einem Übermaß an Stresshormonen und verkürzen so unsere Gesundheitsspanne. Im Laufe der Jahre habe ich viel ausprobiert, um Stress abzubauen: Sport, Yoga, Transzendentale Meditation, Zeit mit Freundinnen, Achtsamkeit, Chanting, ChiRunning, OM (orgasmische Meditation), Poledance. Doch machen wir uns nichts vor: Wir sind nicht darauf ausgelegt, ständig oder auch nur häufig gestresst zu sein. Wir müssen regelmäßige Auszeiten zum Entspannen einplanen, uns ausklinken, zur Ruhe kommen und das Leben verdauen. Ich leite Sie zu einer von mehreren Möglichkeiten, um Ihre „Stress-Stoßdämpfer" zu verbessern und dadurch die Uhr langsamer ticken zu lassen.

Warum das wichtig ist

Falls Sie so „ticken" wie ich und sich nur schwer selbst beruhigen können, dann kann ich Ihnen dennoch versichern, dass Sie nicht dazu verdammt sind, den Rest Ihres Lebens ängstlich, ausgebrannt, überempfindlich, im Überlebensmodus oder depressiv zu sein. Die Epigenetik ist ein wirkungsvolles Instrument, mit dem Sie die künftige Realität Ihrer Wahl erschaffen können. Sie können sich an das Bessere anpassen. Dafür müssen Sie zuerst den Stress in seinen zahlreichen Erscheinungen benennen, spüren, verfolgen, Jagd auf ihn machen und Ihre Reaktion darauf verlangsamen. Dieser Vorgang verlangt etwas Großes von Ihnen: Sie müssen Ihr Repertoire erweitern. Epigenetische Veränderung, wie Sie sie in diesem gesamten Programm vollziehen, kann für Ihren Körper insgesamt stärkend oder schwächend sein. Bis Sie in die Offensive gehen oder bereits außerordentlich geschickt auf Stress reagieren, werden Ihre epigenetischen Veränderungen höchstwahrscheinlich zu Ihrer Stressbelastung beitragen und Sie vor der Zeit altern lassen.

Kommen wir zuerst zum „Warum": Wenn Ihre Beziehung zu Stress neurotisch ist, altern Sie zehn Jahre früher.[1] Die Dinge gehen Ihnen öfter gegen den Strich, als Ihnen lieb ist – wie gestern Nacht, als die Gäste über mir im Hotel nach Mitternacht noch laut und ausgelassen waren, und der Sicherheitsdienst kein Problem wahrnehmen konnte! Sie sausen dann mit eingeschaltetem Kampf-oder-Flucht-System (also Ihrem sympathischen Nervensystem) herum, was Ihnen körperliche und psychische Falten zufügt (Ihre innere Haut oder die Proteine werden knittrig und schlecht gefaltet), Blutzuckerprobleme bereitet, das Gehirn im Hippocampus schrumpfen lässt (der Bereich, der für die Gedächtniskonsolidierung und die Emotionsregulation verantwortlich ist) und die Knochen dünner macht. Sie können sich nicht auf andere oder das einstimmen, was Sie am meisten schätzen. Mit anderen Worten, Sie können Ihre Spiegelneuronen nicht anschalten – die Neuronen, die feuern, wenn jemand eine Handlung ausführt und wenn er einer anderen Person bei einer Handlung zuschaut, ein wesentlicher Prozess für Zugehörigkeit und Verbundenheit.[2] Spiegelneuronen sind der Sitz der Selbstbewusstheit.

Sie sind entscheidend für assoziatives Lernen und komplexeres Verhalten. Manche halten die Entdeckung der Spiegelneuronen für die wichtigste Entdeckung des vergangenen Jahrzehnts in den Neurowissenschaften.[3] Stattdessen fühlen Sie sich festgefahren, getrennt, ichbezogen, angstvoll. Das Bewusstsein verengt sich und die Gesundheitsspanne nimmt ab. Vielleicht empfinden Sie Stress als Zeitdruck, Urteil, Abneigung oder Reizbarkeit. Weitere Details zu den Risiken unkontrollierten Stresses sehen Sie in der Abbildung.

Falls diese Probleme nicht Ihre Aufmerksamkeit erregen und Sie zu einer Änderung motivieren, dann denken Sie bitte über Folgendes nach: *Über die epigenetische Veränderung hat traumatischer Stress eine anhaltende Wirkung auf Ihren eigenen Körper und auch auf den Ihrer Kinder und Enkelkinder.* Ihr Stressniveau und Ihre Wahrnehmung davon verändert vielleicht nicht Ihre Hardware (die Gene), aber es kann Ihre Software (die Epigenetik) ändern. Ihre negativen Wahrnehmungen von Lebensereignissen nisten sich molekular in Ihren Körper ein und beeinflussen Ihre DNA wie eine seelische Wunde.

Rachel Yehuda, Ph. D., kennt sich aus mit seelischen Wunden, denn sie hat die epigenetischen Veränderungen bei Holocaust-Überlebenden und Überlebenden der Terroranschläge vom 11. September untersucht. Sie ist Professorin für Psychiatrie und Neurowissenschaften am Mount Sinai Hospital. Zuerst untersuchte sie die Gene 32 jüdischer Holocaust-Überlebender. Dann schaute sie sich die Gene deren Kinder an und verglich die Ergebnisse mit denen jüdischer Familien, die während des Krieges außerhalb Europas gelebt hatten. Ihr Augenmerk galt dem Gen FKBP5, das die „Stress-Kommandozentrale" leitet.

Sie fand ein epigenetisches Erbe bei jenen, die das Trauma überlebt hatten; die DNA der Überlebenden änderte sich nicht, doch die epigenetischen Markierungen und diese Veränderungen (die „Haftnotizen" an FKBP5 und ein erhöhtes PTBS-Risiko) wurden an die Nachkommen der Überlebenden weitergegeben.[4] Einen weiteren Beweis für vererbte Probleme im Zusammenhang mit FKBP5 fand Yehuda bei Schwangeren, die während der Terroranschläge im Jahr 2001 in New York im oder in der Nähe des World Trade Center waren. In einer Gruppe von

Ihr Körper im Stress

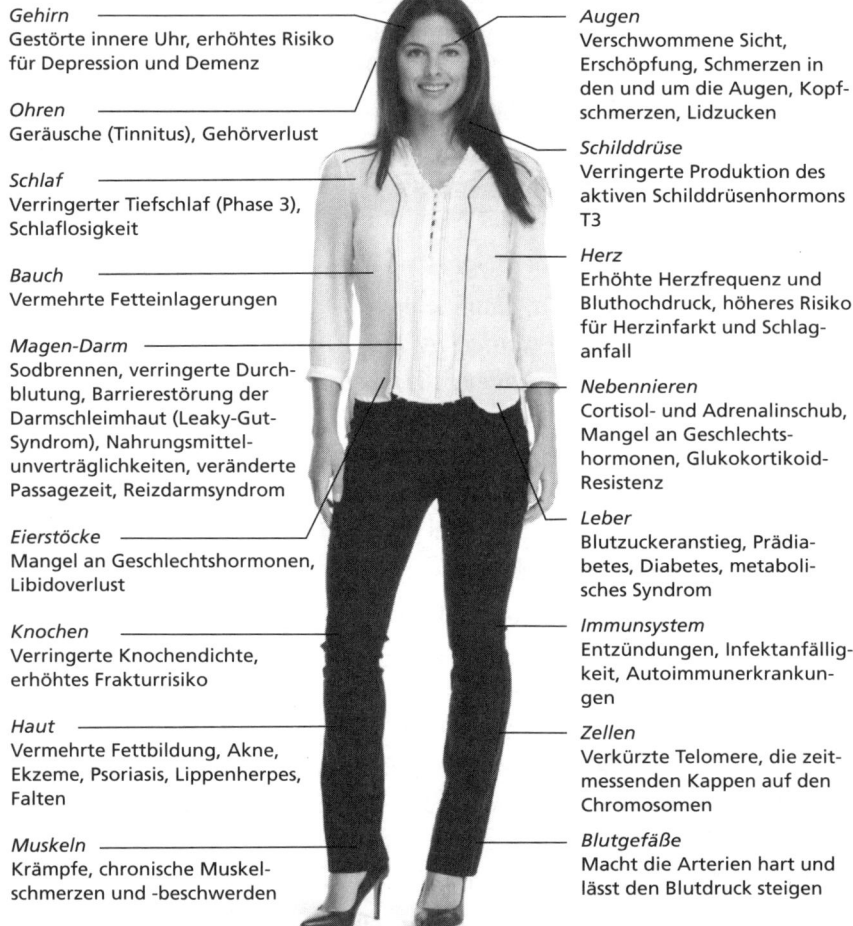

Gehirn
Gestörte innere Uhr, erhöhtes Risiko für Depression und Demenz

Ohren
Geräusche (Tinnitus), Gehörverlust

Schlaf
Verringerter Tiefschlaf (Phase 3), Schlaflosigkeit

Bauch
Vermehrte Fetteinlagerungen

Magen-Darm
Sodbrennen, verringerte Durchblutung, Barrierestörung der Darmschleimhaut (Leaky-Gut-Syndrom), Nahrungsmittelunverträglichkeiten, veränderte Passagezeit, Reizdarmsyndrom

Eierstöcke
Mangel an Geschlechtshormonen, Libidoverlust

Knochen
Verringerte Knochendichte, erhöhtes Frakturrisiko

Haut
Vermehrte Fettbildung, Akne, Ekzeme, Psoriasis, Lippenherpes, Falten

Muskeln
Krämpfe, chronische Muskelschmerzen und -beschwerden

Augen
Verschwommene Sicht, Erschöpfung, Schmerzen in den und um die Augen, Kopfschmerzen, Lidzucken

Schilddrüse
Verringerte Produktion des aktiven Schilddrüsenhormons T3

Herz
Erhöhte Herzfrequenz und Bluthochdruck, höheres Risiko für Herzinfarkt und Schlaganfall

Nebennieren
Cortisol- und Adrenalinschub, Mangel an Geschlechtshormonen, Glukokortikoid-Resistenz

Leber
Blutzuckeranstieg, Prädiabetes, Diabetes, metabolisches Syndrom

Immunsystem
Entzündungen, Infektanfälligkeit, Autoimmunerkrankungen

Zellen
Verkürzte Telomere, die zeitmessenden Kappen auf den Chromosomen

Blutgefäße
Macht die Arterien hart und lässt den Blutdruck steigen

35 Schwangeren erhöhten Veränderungen an FKBP5 das Risiko einer Frau, PTBS zu entwickeln und sie an ihr Kind weiterzugeben.[5]

Bevor man einen Nachweis für generationsübergreifende Angst beim Menschen fand, entdeckten die Forscher einen bei Mäusen. In den frühen Untersuchungen zur Epigenetik von Traumata wurden Mäusen Elektroschocks versetzt, während sie Kirschblüten rochen. Die Nebeneinanderstellung und Kombination führte dazu, dass die Mäuse sich vor

Kirschblüten fürchteten. Forscher stellten fest, dass sich die nächste und übernächste Generation dieser Mäuse ebenfalls vor Kirschblüten fürchteten. Das Trauma wurde vererbt, und zwar nicht im Genom selbst, sondern im Epigenom oder den kollektiven Markierungen (wie „Haftnotizen"), die den Genen sagen können, was sie tun sollen.[6]

Der Kernpunkt? Wenn ich faul bin und den Stress nicht aus meinem Körper beseitige oder nicht konsequent meditiere, dann motiviert mich der Gedanke an meine Kinder und meine Veranlagung, ihnen meine Reaktion auf Traumata weiterzugeben. Wenn Sie den Stress schon nicht zu Ihrem eigenen Nutzen in Schach halten wollen, dann tun Sie es doch bitte für Ihre Nachkommen.

Die andere Hälfte des Ikarus-Mythos

Erinnern Sie sich an die Ikarier aus Kapitel 4? Ihr Name geht auf den griechischen Mythos von Ikarus zurück, den die meisten Menschen nur zur Hälfte kennen. Ikarus ist der Bursche, dessen Vater ihm Flügel aus Federn und Wachs baute, damit er fliegen konnte. Vielleicht erinnern Sie sich an den Teil des Mythos, demzufolge es schlecht ist, zu nah bei der Sonne zu fliegen, was Ikarus tat. Dabei schmolz das Wachs, er verlor seine Federn und stürzte zu Tode. Vielleicht steht das sinnbildlich für Ihre jetzige Lebensweise, dem Stress nachzugeben und ihn nur mit einem Glas Wein etwas lindern zu können, was gleichbedeutend damit ist, der Sonne zu nahe zu kommen. Doch es gab es noch ein weiteres Problem; Ikarus erhielt auch die Anweisung, nicht zu tief zu fliegen, da der Dunst des Meeres die Federn seiner Flügel beschweren und zum Absturz führen könnte. Es geht also um einen goldenen Mittelweg. Strapazieren Sie das sympathische Nervensystem nicht über die Maßen und aktivieren Sie es dennoch ausreichend, um einen Cortisolmangel und ungenügende Reaktionen auf Bedrohungen zu vermeiden. Langlebigkeit basiert auf einem möglichst breiten Dynamikspektrum, das sich flexibel an die Anforderungen anpassen kann.

Wissenschaft von Woche 6: Beruhigen

Menschen, die die Welt als stressig wahrnehmen, sehen nicht nur mitgenommen aus, sie entwickeln auch Allergien und andere Immunprobleme. Sie keuchen und kratzen sich häufiger und sterben früh an Herzkrankheiten.[7] Unser kollektives Bedürfnis nach Selbstberuhigung wächst. Man könnte meinen, wir würden mittlerweile verstehen, wie sehr Stress unter die Haut geht, doch in Wirklichkeit haben wir das erst kürzlich herausgefunden.

Anhand von Studien mit Zwillingen können wir die alte Frage „Natur versus Umwelt" (Gene versus Umwelt) besser verstehen. In einer Untersuchung mit 300 Zwillingspaaren fragten die Forscher, was sich stärker auf das Stressniveau am Arbeitsplatz auswirke, die alltägliche Umgebung oder die jeweilige Persönlichkeit.[8] In erster Linie bestimmen die Gene die Unterschiede im Persönlichkeitstyp fast zur Hälfte. Was den Arbeitsstress anbelangt, machen die Gene ein Drittel der Varianzen beim Arbeitsplatzstress und fast die Hälfte der Varianzen bei Gesundheitsproblemen zwischen den einzelnen Zwillingen aus. Das ist mehr als die 90/10-Regel, die das Risiko für ernste Erkrankungen bestimmt, deshalb ist es für Ihre Arbeitszufriedenheit und Gesundheit sehr wichtig, die genetischen Determinanten für Stress auszugleichen.

Das gesunde Stresssystem

Bei der gesunden Stressreaktion triggert eine Bedrohung (zum Beispiel ein Abgabetermin, die Absage Ihres Babysitters, ein auf Sie zukommender Bär) den *Hypothalamus* Ihres Gehirns, aktiv zu werden. Der Hypothalamus stellt die Schnittstelle zwischen Nerven- und Hormonsystem dar. Er ist Teil des limbischen Systems, das sind Strukturen, die Bedrohungen interpretieren. Letztlich ist der Hypothalamus für folgende Funktionen zuständig: Körpertemperatur, Hunger, Schlaf, Emotionen und andere homöostatische (abgestimmte) Systeme. Stress stört das physiologische Gleichgewicht und ruft im Nerven- und Hormonsystem eine Reaktion hervor, auf den Stress zu reagieren, um dann wieder zum physiologischen Gleichgewicht oder einer neuen Ebene des Gleichgewichts zurückzukehren.[9]

Der normale Ablauf im Stressreaktions-System sieht wie folgt aus:

- Der Hypothalamus schüttet als Reaktion auf eine stressreiche Bedrohung das Corticotropin-Releasing-Hormon (CRH) und Antidiuretisches Hormon (ADH, auch genannt Arginin-Vasopressin, AVP) aus.

- CRH gibt der Hypophyse (Hirnanhangsdrüse) das Signal, Corticotropin (ACTH) herzustellen, das die Nebennieren zur Bildung von Stresshormonen anregt, etwa Cortisol. CRH kann auch außerhalb des Zentralnervensystems freigesetzt werden – zum Beispiel in der Haut –, wo es Entzündungen hervorrufen kann.[10]

- Cortisol gelangt wieder ins Gehirn und schaltet im Hypothalamus die CRH- und ADH-Produktion ab. Im restlichen limbischen System schaltet Cortisol den Glukokortikoid-Rezeptor ab (und stoppt so das Signal zur weiteren Cortisolproduktion), und schaltet den Mineralokortikoidrezeptor an (zur weiteren ADH-Bildung).

Um noch einmal auf die Reaktion meines Mannes auf den bewaffneten Überfall in unserer Nachbarschaft zurückzukommen: Seine Stresshormone durchliefen diesen Ablauf: Er beschloss, eine Waffe zu kaufen, und plädierte für einen Wachhund – damit war für ihn die Geschichte beendet. Er hatte einen ausgeglichenen Zustand erreicht. Für mich war die Erfahrung jedoch eine ganz andere und zog sich hin.

Wie Stress verletzen kann

Und noch etwas findet statt, wenn Sie Stress wahrnehmen: Es werden Glukokortikoide ins Blut ausgeschüttet, sodass Sie rennen oder kämpfen können. Angetrieben werden Sie auch dadurch, dass sich Ihr Blutdruck, Ihre Herzfrequenz und Ihr Blutzucker erhöhen. Wenn das hin und wieder einmal passiert, sagen wir alle drei bis sechs Monate, ist das normal und der Körper passt sich unmittelbar danach wieder an. Doch falls Ihre Gene Sie darauf programmieren, dass Sie Stress erwarten, viel Stress empfinden oder Sie sich nur langsam und schlecht davon erholen, kann ein Übermaß an Stresshormonen buchstäblich „giftig" für Ihr System sein. Hohe Glukokortikoidwerte verkürzen Ihre Telomere, was einige Zellen in den Zombie-ähnlichen Zustand der Seneszenz versetzen (in dem die Zelle weder lebendig noch tot ist) und Entzündungen begünstigende chemische Botenstoffe freisetzen kann.

Die meisten Studien legen den Schluss nahe, dass das Ungleichgewicht, das die HPA-Achse hyperaktiv macht, bei Menschen mit Angst, Depressionen oder PTBS auftritt. Noch interessanter ist Folgendes: Die erhöhte Stressreaktivität scheint der mentalen Diagnose vorauszugehen und könnte mit bestimmten genetischen Varianten der wichtigsten Stress-Gene zusammenhängen (die zu Beginn des Kapitels erwähnt wurden, nämlich FKBP5, CYP1A2, FAAH, WWC1, MR, TH).[11] Das bietet Gesundheitsexperten und Forschern die einmalige Gelegenheit, zu intervenieren, bevor das Ganze sich zu einer echten Katastrophe auswächst. Das größte Problem bei der Fehlregulation der HPA-Achse besteht darin, dass CRH, ADH und ACTH nicht unterdrückt werden können, das heißt, die Stressreaktion wird nicht richtig abgeschaltet. Infolgedessen fühlen Sie sich weiterhin gestresst, auch wenn die Bedrohung vorüber ist, wie es mir nach dem Überfall in unserer Nachbarschaft noch wochenlang ging.

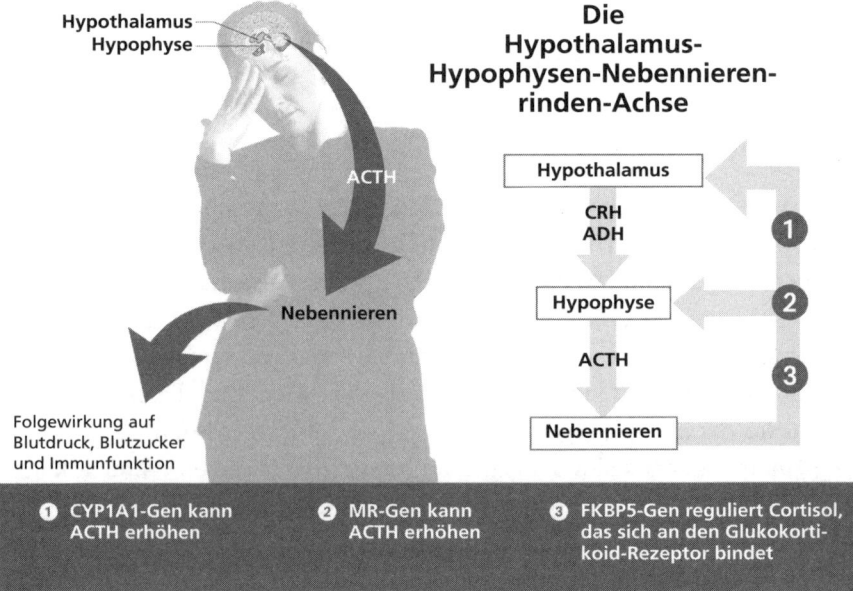

Eine verstärkte Stresswahrnehmung führt zu einem verminderten Vagotonus (oder Reagibilität); das bedeutet, der Vagusnerv erfüllt seine Aufgaben nicht mehr vollständig. Der Vagusnerv ist der wichtigste Nerv des parasympathischen Nervensystems. Geht es dem Vagusnerv nicht gut, sind Sie nicht gesund und altern mit höherer Wahrscheinlichkeit schneller. Vagus heißt „Wanderer"; der Nerv wandert in Ihrem ganzen Körper umher, von Gehirn, Hals, Ohren, Zunge, Herz, Lunge, über Magen, Darm, Leber, Bauchspeicheldrüse, Gallenblase, Nieren und Milz bis hin zu den Fortpflanzungsorganen. Ein verminderter Vagotonus ist mit vielfältigen Problemen verknüpft:

- Angst

- Geringes Sättigungsgefühl oder Gefühl der Entspannung beim Essen

- Schwierigkeit, eine Körper-Geist-Verbindung herzustellen und in den sogenannten „Flow-Zustand" zu kommen

- Geringe Magensäuresekretion

- Schlechte Vitamin B$_{12}$-Resorption

- Geringe oder langsame Gallensäureproduktion; Abbau von Fett und Toxinen wird dadurch erschwert

- Verstopfung

- Schlechter Blutfluss zu den Nieren

- Bluthochdruck

- Schlechte Glukoseregulation

- Schlechte Herzfrequenzvariabilität und höheres Risiko für Herzkrankheiten

- Hoher Ruhepuls

- Häufiges Wasserlassen

- Eingeschränkte oder fehlende Orgasmusfähigkeit

Umgekehrt ist ein hoher Vagotonus ein Marker für stärker altruistisches Verhalten und für Nähe zu anderen.

Das richtige Maß an Bewegung

Wir wissen alle, dass Inaktivität und übermäßiges Sitzen schlecht sind, doch genau wie die Ermahnung an Ikarus, nicht zu hoch oder zu tief zu fliegen, gibt es einen Mittelweg bei der Bewegung, welcher der Langlebigkeit am meisten nützt. Wenn Sie sich nicht genug bewegen, kann das Ihrem Immunsystem schaden, Ihre Stressresilienz herabsetzen und Ihre innere Uhr durcheinanderbringen. Wenn Sie zu viel Sport treiben – zu lang, zu intensiv, zu häufig und ohne ausreichende Regeneration –, dann bereiten Sie vielleicht Ihrem Stressreaktions-System Probleme, was zu Immunproblemen, Verletzungen und dem Leaky-Gut-Syndrom führt.[12]

Bei übermäßigem Intensivtraining schüttet der Körper zwei wichtige Hormone aus: CRH und Cortisol. CRH erhöht die Permeabilität oder Durchlässigkeit der Darmwand wie auch die der Lungen, der Haut und der Blut-Hirn-Schranke. Die Cortisolwerte steigen an bei anstrengendem Sport, etwa Laufen, was den Verschleiß begünstigen und die Alterung beschleunigen kann.[13] Ein hoher Cortisolwert verändert auch die sogenannten „Tight Junctions", also die engen Verbindungen zwischen den Zellen, sodass nun kleine schädliche Substanzen die Barriere passieren können. Zusätzlich verlangsamt ein hoher Cortisolwert die Darmperistaltik, blockiert die Verdauung, verringert den Blutfluss zum Darm sowie die Schleimproduktion, eine wichtige Immunfunktion. Spitzensportler gleichen dies auf verschiedene Weise aus, beispielsweise durch die ergänzende Einnahme von Probiotika[14], Omega-3-Fettsäuren[15] und Vitamin C[16]. Ihre beste Wahl könnte jedoch eine Anpassung sein.

Fünf Arten, wie Menschen tendenziell mit Stress umgehen

Der verehrten Psychotherapeutin und buddhistischen Lehrerin Sylvia Boorstein zufolge kommen wir mit fünf standardmäßigen Möglichkeiten zur Welt, um mit Schmerz oder Anspannung umzugehen.

Dies sind die fünf Reaktionen auf Stress:

1. sich Sorgen machen,

2. wütend werden,

3. den Mut verlieren und sich besiegt fühlen,

4. es persönlich nehmen *(Ich bin's* oder *Es ist meine Schuld* oder *Ich habe etwas falsch gemacht),*

5. die Suche nach einer Ersatzbefriedigung, wie Pizza, Donuts oder Sex.

Diese fünf Bewältigungsmethoden entstehen ganz natürlich, sie sind „Werkseinstellungen" in Ihrem Körper und Geist. Wenn Sie Ihren Standardmechanismus kennen, brauchen Sie sich nicht von ihm definieren zu lassen und sein Opfer zu werden. Ziehen Sie den Kopf aus der Schlinge. Statt sich noch unglücklicher zu machen durch den Versuch, eben nicht so zu sein – ängstlich, wütend, übersättigt von einer Riesenportion Eis – , akzeptieren Sie das Verhalten als Ihre angeborene Programmierung. Die Akzeptanz birgt ein Geheimnis: Sie beruhigt ein überaktives Nervensystem. Akzeptanz ist das Tor zu einem klügeren Umgang mit Anspannung.

Wenn es um traumatischen Stress und beschleunigtes Altern geht, stellt nicht so sehr die Realität an sich das Problem dar; vielmehr ist es die Art, wie wir gegen die Realität ankämpfen und sie immer wieder durchleben. Das Leben bringt zwangsläufig Enttäuschungen und Komplikationen mit sich, doch wir können unsere Reaktion und unsere Sichtweise darauf ändern. Wie Sylvia Boorstein so beruhigend sagt: „Meine Liebe, mein Lieber, Sie sind im Schmerz. Entspannen Sie sich, machen Sie einen tiefen Atemzug und lassen Sie uns auf das achten, was gerade stattfindet, dann finden wir heraus, was wir tun können."

Ich weiß, dass Sie das wissen: Leiden entsteht häufig, weil wir Widerstand leisten gegen etwas, das außerhalb unserer Kontrolle liegt, statt es zu akzeptieren. Erinnern Sie sich daran, dass wir nur das ändern können, was wir kontrollieren können. Das ist der gesunde Menschenverstand, an den sich aber fast niemand hält. Akzeptanz hat viele Seiten. Sie ist die gesündere Alternative und besser als der Versuch, vor der Wahrheit die Augen zu verschließen, den Ärger oder die Wut in sich hineinzufressen oder alles zu verdrängen. Diese Versuche mögen vorübergehend helfen, doch langfristige Gesundheit erfordert wirkliche Akzeptanz und aktive Hingabe. Sie kann bedeuten, jemandem zu vergeben, der Sie mit Wut erfüllt, Nein zu sagen, wenn Sie Nein meinen, oder zu entscheiden, nur das zu essen, was auf Ihrem Teller liegt, und sich keinen Nachschlag zu holen.

Die besten Methoden, um Stress abzufangen

Wir haben alle eine angeborene Fähigkeit, um toxischem Stress entgegenzuwirken. Herbert Benson nennt sie die Entspannungsreaktion. Wenn Sie Ihre Standardreaktion um eine neue Herangehensweise ergänzen, fangen Sie an, Ihr Gehirn umzutrainieren und anders auf Stress zu reagieren. Das können Sie erreichen durch Gebet, Achtsamkeit, Yoga, Qigong und viele andere Verfahren.

Mittlerweile wissen Sie, dass ich Yoga liebe und es praktiziere, um meine eigenen Stoßdämpfer zu entwickeln. Den Entspannungsmechanismus beschrieb Patañjali vor 2500 Jahren in den Yoga-Sutras: *Yoga citta vritti nirodhah* (Yoga ist das Zur-Ruhe-Bringen der Gedanken im Geist).[17] Wenn Sie Ihren Atem mit Ihrer Bewegung synchronisieren, kommt Ihr Geist zur Ruhe und in einen bewussteren Zustand.

So wirkt auch Meditation: In einer 2009 veröffentlichten Studie unterzogen sich 44 Versuchspersonen (die Hälfte von ihnen meditierte, die andere Hälfte nicht) Gehirnscans. Die Meditierenden wiesen mehr graue Substanz in den Gehirnbereichen auf, die für Aufmerksamkeit, mentale Flexibilität, Achtsamkeit und emotionale Kontrolle zuständig sind.[18] Andere Studien bestätigen: Mit der Fähigkeit, sich achtsam auf etwas zu konzentrieren, verbessert sich das Gehirn.[19] Meditation trainiert Gehirn und Geist um, und zwar strukturell, physiologisch und psychisch, sodass Sie Stress besser durchstehen können.

Meditation regt Ihren Vagusnerv an, aber Sie können den Vagotonus auch auf andere Arten verbessern. Vielleicht indem Sie in die Kirche oder Synagoge gehen. Oder Ihre Version der Kirche ist das Fitnessstudio oder Stricken. Um es mit den Worten der Autorin Elisa Albert zu sagen:

Stress zermürbt Sie, wenn Sie nicht lernen, ihn abzufangen.[20] Es ist wie bei den Wehen und der Geburt. Arbeiten Sie mit mir zusammen (wie Elisa Albert es vorschlägt): *Springen Sie auf und fangen Sie ihn ab.*

Sieben Arten, Ihren Vagus neu einzustellen

1. Gehen Sie mit anderen positive Verbindungen ein.[21]

2. Duschen Sie kalt (probieren Sie es aus; falls Sie das stresst, haben Sie vielleicht die gleichen TH-Gene wie ich!)[22]

3. Vereinbaren Sie eine Sitzung für eine Fußreflexzonen-Massage.[23]

4. Schlafen Sie auf Ihrer rechten Seite.[24]

5. Singen Sie.[25]

6. Gehen Sie zur Akupunktur, besonders Ohrakupunktur hilft.[26]

7. Gehen Sie zur Craniosacral-Therapie (siehe Kapitel 8).[27]

Diese Maßnahmen können Ihre Stressgene zum Abschalten anregen und so zu mehr Gelassenheit verhelfen.

Die richtige Methode finden

Als Gynäkologin, die seit vielen Jahren Frauen berät, wie sie mit ihrer genetischen Veranlagung und den aus dem Gleichgewicht geratenen Hormonen umgehen sollen, weiß ich, dass Stress bei fast jedem Hormonungleichgewicht ein ursächlicher oder verschlimmernder Faktor ist. Es steht außer Frage, dass die meisten Menschen davon profitieren würden, ihr Verhältnis zu Stress zu überprüfen. Der Weg beginnt damit, dass Sie Ihre Erfahrung mit Stressreaktionen objektiv beobachten. Dann können Sie den besten Zugang zur Meditation finden; sie ist meine erste Wahl, um das Abschalten der Stressreaktion zu verändern.

Dass Meditation dabei hilft, Stress, Angst, chronische Schmerzen und viele Krankheiten in den Griff zu bekommen, ist gut dokumentiert.[28] Meditation verbessert eine positive Stimmung und kann Ihre Widerstandsfähigkeit gegen Erkältungen erhöhen. Selbst bei Anfängern stellen sich die Vorteile des Übens sofort ein.[29] Wichtig ist, Meditation ab dieser Woche täglich zu praktizieren.

Weil es mehr als einen Weg ins Nirvana gibt, gibt es auch nicht die ultimative Methode, um zu meditieren. Die vier wichtigsten Formen sind die folgenden:

- *Fokussierte Aufmerksamkeit* (der Fokus wird auf ein einzelnes Objekt gerichtet, etwa den Atem oder eine Visualisierung – Beispiele sind liebevolle Güte und zentrierendes Gebet)

- *Offenes Beobachten* (statt die Aufmerksamkeit auf ein einzelnes Objekt zu richten, beobachten Sie offen alle Aspekte Ihrer Erfahrung, ohne sie zu bewerten – Beispiele sind Achtsamkeit und Vipassana)

- *Transzendentale Meditation* (eine Meditationsform, bei der Sie ein Wort oder ein Saat-Mantra wiederholen)

- *Bewegungsmeditation* (Yoga, Labyrinth-Meditation, Gehmeditation, Orgasmische Meditation)

Jedes Verfahren zur Selbstberuhigung ist für den einen geeigneter als für den anderen, doch alle Verfahren helfen, um Ihre Gene leichter in einen anderen Modus umzuschalten. Bei mir funktioniert Yoga am besten, weil es mir hilft, meine Gedanken zu beobachten, statt mich von ihnen heimsuchen zu lassen. Außerdem kann ich nicht still sitzen, wenn ich mich nicht vorher bewegt habe. Vielleicht ist Yoga nicht Ihre bevorzugte Methode, um Ihre Beziehung zu Stressoren neu einzustellen, darum stelle ich Ihnen hier eine Kurzanleitung vor, um das für Sie am besten geeignete Verfahren zu finden.

Dr. Gottfrieds Verfahren: Was hilft Ihnen am besten?

1. Falls Meditation Neuland für Sie ist, beginnen Sie mit dem *offenen Beobachten*. Hören Sie eine von Jon Kabat-Zinn angeleitete Achtsamkeitsmeditation oder laden Sie sich ein Podcast von Tara Brach herunter.

2. Knallharten, ruhelosen und aggressiven Typ-A-Menschen, die unaufhörlich und zwanghaft denken müssen, empfehle ich, die *Transzendentale Meditation* oder eine *Bewegungsmeditation* auszuprobieren. Wahrscheinlich werden Ihnen Iyengar-Yoga mit seinen langsamen Bewegungen oder Hatha-Yoga nicht zusagen. Ich empfehle Vinyasa-, Ashtanga-, Power- oder Forrest-Yoga. Das Ziel besteht darin, Ihre Gedanken zu beobachten, statt alle Gedanken abzuschütteln. Wenn Sie ein Genussmensch sind, probieren Sie *orgasmische Meditation*, bei der ein Partner die Klitoris der Partnerin 13 Minuten lang sanft streichelt. Das Ergebnis wird als therapeutisch erreichtes, orgasmisches Lebensgefühl, nicht als sexuell betrachtet, vermutlich weil das Streicheln jede Menge Oxytocin freisetzt.

3. Falls Sie hart im Nehmen sind oder sich ohne Schwierigkeiten hervorragend konzentrieren können, probieren Sie die *fokussierte Aufmerksamkeit*. Wenn Sie an Gott glauben, *beten Sie*. Besonders liebevolle Güte ist ein hervorragender Ausgangspunkt, denn sie beinhaltet die Konzentration auf warme, mitfühlende Gedanken über sich selbst und andere. Sylvia Boorstein ist eine meiner Lieblingslehrerinnen für liebevolle Güte (auch bekannt als Metta). Die folgende ist eine ihrer Meditationen zu liebevoller Güte, mit der Sie Ihre Gedanken fokussieren können:

Möge ich mich geschützt und sicher fühlen.
Möge ich mich zufrieden und froh fühlen.
Möge mein physischer Körper mir Kraft geben.
Möge sich mein Leben glatt und mit Leichtigkeit entfalten.

4. Falls Sie ein Suchtproblem haben, das häufig generationenübergreifend weitergegeben wird, probieren Sie es mit einem *Zwölf-Schritte-Programm* wie dem der Anonymen Alkoholiker, der Anonymen Esssüchtigen, der Menschen mit Essstörungen oder der Co-Abhängigen. Grundlage der Genesung besteht darin, eine Beziehung zu einer höheren Macht aufzubauen und sich durch die zwölf Schritte durchzuarbeiten, einem Leitfaden für persönliche Integrität. Zwölf-Schritte-Programme basieren auf der regelmäßigen Teilnahme an

Gruppentreffen und darauf, „die Schritte" mit einem erfahrenen Gruppenmitglied oder der Gruppe „durchzuarbeiten".

Es gibt noch mehr Meditationsformen, doch die meisten gehen auf diese vier Grundideen zurück. Verschiedene Formen können den Vagotonus erhöhen, doch die drei erwiesenen Verfahren sind liebevolle Güte, das Chanten von „OM" und Tai Chi.[30] Finden Sie heraus, was in Ihrem Fall funktioniert, und falls Sie immer noch unsicher sind, probieren Sie alle diese Methoden jeweils einen Tag lang aus und wählen Sie dann jene, die Ihnen am liebsten ist, für den Rest dieser Woche und das verbleibende Programm aus. (Ich bin grottenschlecht bei fokussierter Aufmerksamkeit und offenem Beobachten. Bei dem Versuch, einen halben Keks zu essen und mich darüber zu freuen, bin ich zum Scheitern verurteilt.) Das Ziel all dieser Methoden besteht darin, dem Geist ein warmes Bad zu gönnen und den Cortisolspiegel neu einzustellen.

Wenn Sie die geeignete Methode suchen, setzen Sie sich ein kurzes Ziel – ungefähr zehn Minuten –, damit Sie auch erfolgreich sind. Wenn Sie keine zehn Minuten durchhalten, dann versuchen Sie es mit fünf Minuten. Falls Ihnen zehn Minuten leicht fallen, probieren Sie zwanzig. Es nützt schon, einfach in aufrechter Haltung dazusitzen und tiefer zu atmen, selbst wenn Ihr Geist herumturnt. Sie verändern dennoch Ihre Stressreaktion und machen sich auf den Weg, Ihren Geist umzuschulen.

Programm für Woche 6: Beruhigen

Nun ist es an der Zeit, den Stress zu Ihrem Verbündeten zu machen, deshalb gestalte ich das Programm für diese Woche wirklich einfach und stressfrei. Wählen Sie ein Verfahren aus und praktizieren Sie es konsequent jeden Tag. Ich schlage vor, Sie meditieren gleich nach dem Aufwachen. Damit haben Sie die besten Erfolgsaussichten, denn so fangen Sie an, Ihren Verstand umzutrainieren, bevor der Alltagsstress zuschlägt.

Atmen Sie beim Meditieren tief durch die Nase ein und aus. Atmen Sie über die gesamte Lungenkapazität, um das sympathische Nervensystem herunter- und das parasympathische Nervensystem hinaufzuregulieren.

Auf Tuchfühlung mit Transzendentaler Meditation

Es war das Jahr 1984 und die meisten Mädchen in meinem Alter sangen die Texte von Madonna-Songs. Ich saß stattdessen in einer großen Vortragshalle und lernte Transzendentale Meditation. Es heißt bekanntlich, die Menschen erinnern sich nicht an die Worte, aber sie werden sich merken, wie sie sich in der Gegenwart eines Menschen gefühlt haben. Ich erinnere mich nicht an die Worte unseres Lehrers, der wie ein bärbeißiger indischer Sadhu aussah, aber ich erinnere mich ganz deutlich, welches Gefühl die Übung hervorrief: Ich war friedlich, einverstanden, fühlte mich wohl.

In meiner Kindheit hatte ich mit meiner Mutter und Urgroßmutter Yoga gemacht, doch damals übte ich nicht regelmäßig oder verstand nicht, dass der Zweck von Yoga darin besteht, den Geist zur Ruhe zu bringen. Nun erfuhr ich, dass das menschliche Gehirn sich die unvermeidlichen Schwierigkeiten und Mühen des Lebens vornimmt und sie mit unnötigem Leiden verschlimmert. Ich entdeckte, wie mein Geist einen Konflikt mit meinen Erfahrungen erzeugte: *Ich will dies, nicht das; mir ist kalt und ich muss hier raus; warum ist mein Nagellack gerade abgeblättert?* Die Transzendentale Meditation machte mir ein wichtiges Geschenk: Ich entdeckte die Lücke zwischen meinem alten Stressmuster und einem weiseren Dasein. In dieser Lücke begannen sich mein Verhalten und mein Handeln zu ändern.

Für tiefes Atmen müssen Sie den hinteren oberen Sägemuskel anschalten (lassen Sie dafür den Bauch beim Einatmen sich ganz ausdehnen); und Sie müssen den hinteren unteren Sägemuskel anschalten, um Ihre Lungen vollständig zu leeren (dafür lassen Sie den Bauch sich ganz in Richtung Wirbelsäule einziehen). Beide Muskelbewegungen sind notwendig, um das parasympathische Nervensystem zu aktivieren. Einer der Muskeln oder auch beide können verspannt sein, weil er bzw. sie zu wenig trainiert sind. Wenn Sie diese Muskeln dazu bringen, für Sie zu arbeiten, wird das tiefe Ein- und Ausatmen mit der Zeit einfacher und lässt Körper und Geist heilen.

Auch wenn Bewegung während dieses Programms schon Bestandteil Ihres Alltags sein sollte, nutzen Sie diese Woche, um wieder auf Kurs zu kommen, falls Sie sich nicht konsequent bewegt haben. Suchen Sie sich eine Bewegungsform aus, die Ihnen Spaß macht, und kommen Sie diese Woche vier Mal ins Schwitzen. Wie Sie wissen, bekämpft Bewegung Stress, sie fördert unseren Schlaf und lässt die Endorphine ansteigen.

Streben Sie diese Woche nicht nur an, den Stress so weit wie möglich zu beseitigen, sondern setzen Sie auch bei Ihrer Reaktion auf Stress an. Ermitteln Sie Ihren standardmäßigen Bewältigungsmechanismus und begegnen Sie Stress mit einer neuen Entspannungsreaktion. Ich empfehle Ihnen, den ganzen Tag über so achtsam wie möglich zu sein, und wenn Sie in eine Stresssituation kommen, machen Sie drei tiefe Atemzüge, bevor Sie reagieren. Im Laufe der Woche werden Sie merken, um wie viel präsenter und souveräner Sie die täglichen Herausforderungen angehen.

Das Augenmerk liegt diese Woche auf regelmäßiger Meditation (jede Art, die Ihnen liegt), damit Sie Ihre Reaktion auf Stress verändern. Langfristig wird Ihr Gehirn dadurch gesünder, flexibler und agiler.[31]

Grundlegende Rituale

– Meditieren Sie jeden Tag nach dem Aufwachen zehn Minuten lang, beten Sie oder hören Sie eine geführte Meditation. Ideen für den Download auf das Smartphone finden Sie im Abschnitt *Ressourcen* am Ende des Buches.

– Entscheiden Sie sich für eine Methode, um Ihren Vagotonus zu erhöhen, die unter den „Sieben Arten, Ihren Vagus neu einzustellen" (siehe S. 265) aufgeführt ist. Vielleicht brauchen Sie länger als eine Woche, bis Sie einen höheren Vagotonus feststellen, doch nehmen Sie auf Ihrem weiteren Weg diese Neueinstellungen wann immer möglich auch künftig in Ihr Leben auf.

– Gehen Sie um 22 Uhr ins Bett und legen Sie sich auf Ihre rechte Seite, um den Vagusnerv anzuregen. Versuchen Sie, jede Nacht achteinhalb Stunden Schlaf zu bekommen (als Auffrischung siehe auch Kapitel 6).

Nahrungsergänzungsmittel

– Nehmen Sie täglich 1 bis 2 g Omega-3-Fettsäuren zu sich, wie Lebertran (Extra vergine) oder ein anderes Fischöl. Das senkt den Cortisolspiegel, erhöht die magere Körpermasse und verbessert den Vagotonus gemessen an der Herzfrequenzvariabilität.[32]

Fortgeschrittene Projekte

– Falls Sie Hilfe brauchen, um Ihre neuen Gewohnheiten auch zuverlässig einzuhalten, suchen Sie sich jemanden, der Sie unterstützt. Manchmal kann ein Coach oder Therapeut Fortschritte beschleunigen, Ihre Schwierigkeiten im Umgang mit Stress mit Ihnen zusammen herausarbeiten, und Vorschläge für eine andere Herangehensweise machen. Oder überlegen Sie, ob Sie dieses Programm mit einem engen Freund oder einer guten Freundin zusammen durchführen, um sich gegenseitig zu unterstützen.

– Zentrierendes Gebet: Das ist meine vereinfachte, agnostische Version der Praktik, die andere Vorreiter schon breiteren Kreisen zugänglich gemacht haben.[33]

1. Wählen Sie ein heiliges Wort aus, das Ihre Verbindung mit Ihrer inneren Göttlichkeit symbolisiert. Beispiele hierfür sind: *Gnade, Gelassenheit, Vertrauen, Glaube, Frieden, innere Ruhe.*

2. Setzen Sie sich bequem hin und schließen Sie Ihre Augen. Laden Sie mit Ihrem heiligen Wort still die Verbindung zum Göttlichen ein.

3. Wenn Sie feststellen, dass Sie an Gedanken anhaften, kehren Sie zu dem heiligen Wort zurück, einem Symbol Ihres Einverständnisses.

4. Bleiben Sie noch eine Weile mit geschlossenen Augen still sitzen.

271

Zusammenfassung: Vorteile von Woche 6

Wenn Sie Stress zu Ihrem Verbündeten machen, statt sein Opfer zu werden, verbessern Sie Ihren Gesundheitszustand sofort, weil Sie den Schaden Ihrer Stressreaktion verringern. Hier beginnen wir tatsächlich, das Gehirn umzutrainieren, und wir beenden das beschleunigte Altern. Mit dem Meditieren anzufangen, verändert Ihre Geisteshaltung. Innerhalb weniger Minuten tiefer Zwerchfellatmung verspüren Sie ein Gefühl der Gelassenheit, das von dem unmittelbar veränderten Blutfluss im Körper herrührt. Je weniger Stress Sie empfinden, desto ruhiger wird Ihre Amygdala, der Teil Ihres Gehirns, der nach Bedrohungen Ausschau hält.[34] Sie schalten Ihre Spiegelneuronen an und damit die Selbstbewusstheit und Innenschau. Je konsequenter Sie meditieren, desto leichter werden Sie Ihre Reaktionen auf Alltagsstress kontrollieren können. Vergessen Sie nicht, sich eine Meditationsform auszusuchen, die am besten zu Ihrer Persönlichkeit passt, damit sie Teil Ihrer Alltagsroutine werden kann.

Wenn Sie die Meditation konsequent in Ihren Tag integrieren, verbessert sich auch Ihre Verdauung, Ihr Immunsystem funktioniert besser, weshalb Sie sich mit geringerer Wahrscheinlichkeit erkälten, und Sie können Ihre Telomere optimieren, die eine langsamere Alterung widerspiegeln. Ist Ihnen schon einmal aufgefallen, um wie viel jugendlicher Menschen, die meditieren, auszusehen scheinen? Diese altehrwürdige Praktik hat viel zu bieten und die Wissenschaft bestätigt diese Ansicht mittlerweile.

Erst indem ich lerne, anders mit Stress umzugehen, kann ich auch mehr und besser lieben; das ist für mich das Wichtigste daran. Der norwegische Autor Arne Garborg drückte das wunderbar aus: „Einen Menschen zu lieben, bedeutet, das Lied zu lernen, das in seinem Herzen ist und es ihm vorzusingen, wenn er es vergessen hat." Ohne meine Spiegelneuronen und ein ständiges Gefühl der Gelassenheit kann ich das Lied meiner Lieben nicht singen.

Quintessenz

Wenn Sie wissen, was bei Stress in Ihrem Körper abläuft, und Sie sich der späteren Risiken bewusst werden, können Sie mithilfe der Meditation alte Muster verändern und sich besser anpassen. Statt all dem Widerstand zu leisten, was Sie nicht mögen oder nicht wollen, versuchen Sie, einverstanden damit zu sein, wie sich das Leben genau in diesem Moment zeigt – wie es in dem Lied heißt: „Wenn du nicht mit dem Menschen zusammen sein kannst, den du liebst, dann liebe denjenigen, mit dem du zusammen bist." Nehmen Sie an, was kommt, und Sie leben länger und glücklicher.

KAPITEL 11

Denken
Woche 7

„Fast all unser Leiden ist das Produkt unserer Gedanken. Wir verlieren uns nahezu jeden Moment unseres Lebens in unseren Gedanken und lassen uns von der Natur dieser Gedanken geißeln. Sie können diesen Bann brechen, doch das erfordert Übung, genauso wie man die Abwehr eines körperlichen Angriffs trainieren muss. "

Sam Harris

In unserem Kopf sind Gehirn und Geist angesiedelt, allerdings schenken die meisten von uns dem Geist mehr Aufmerksamkeit. Die Gesundheit des einen wirkt sich auf die Gesundheit des anderen aus, deshalb sollten wir weder Geist noch Gehirn vernachlässigen. Tatsächlich beeinflusst die Wahrnehmung Ihrer äußeren Umgebung die Biologie Ihrer inneren Umgebung und umgekehrt. Ihre Gedanken können die Genexpression bestimmen. Darum wollen wir Geist und Körper integrieren und wir fangen mit dem Gehirn an.

Das Ziel ergibt sich aus der Notwendigkeit heraus, weil das Gehirn altert. Mir gefällt der Gedanke, dass es leistungsfähiger wird. Denn ich weiß, wie leicht man sich ausrechnen kann, dass bei einem gesunden Gehirn der Input (grüne Smoothies, meditieren) und der Output (ausreichend Schlaf, kein durchlässiger Darm, Mitochondrien in Topform) besser im Gleichgewicht sind.

Die Herausforderung besteht für mich teilweise in dem, was ich in hohem Maß erlebe: negative Selbstgespräche, kognitive Dissonanz, Verzerrung und eine familiäre Neigung zu Suchtverhalten. Hilft viel denn nicht auch viel? *Hm, nein, gewöhnlich nicht.* Ich genese derzeit von meiner Arbeitssucht, Sportsucht, von der Sucht, „mich selbst in

Ordnung zu bringen", und von meiner Esssucht. Oder, wie ein Freund es formulierte, ich bin eine Typ-A-Persönlichkeit mit einem kleinen Minus.

Vielleicht kennen auch Sie eines oder mehrere dieser Probleme. Fast sicher erleben Sie negative und unvereinbare Gedankenmuster, Einstellungen und Überzeugungen, die Ihre Entscheidungen und Verhaltensweisen beeinflussen, und das manchmal irrational und ohne dass es Ihnen bewusst ist. Vielleicht sind Sie in diesem Punkt wie ich, wenn ich die falschen Faktoren überbewerte, wenn ich Entscheidungen treffe, wenn ich standardmäßig in einem Alles-oder-nichts-Schema denke oder wenn ich mich mehr mit dem Negativen als mit dem Positiven befasse. Es ist zwar vollkommen menschlich, Fehler nur langsam zu erkennen, doch ich weiß, dass diese Neigungen zu Konflikten in meiner Ehe führen, zu Selbstgerechtigkeit in meiner Mutterrolle und in Freundschaften und manchmal auch dazu, dass ich in einem Ausmaß esse und trinke, das gar nicht zu mir passt.

Es gibt eine Alternative. Jede und jeder von uns kann bewusster denken und handeln und ganz allgemein mehr zustande bringen bei dieser Gelegenheit, die man Leben nennt. Es braucht neue Denkgewohnheiten und eine Neukalibrierung hin zu all dem, was Geist, Gehirn und Nervensystem guttut. Wenn diese nicht optimal funktionieren, wird all das, was Sie in eine längere Gesundheitsspanne investieren, zusammen mit Ihrer inneren Uhr, leiden – Sie altern also vorzeitig. Das ist nicht so schwer, wie Sie vielleicht meinen, wenn Sie es in Minischritte unterteilen. Was Sie in den vergangenen sechs Wochen des Programms erreicht haben, kommt Ihrem Kopf bereits zugute. Jetzt geht es in die Endrunde. An dieser Stelle überrascht es Sie auch nicht mehr, dass ich jetzt die wichtigsten Gene herunterbete, die Menschen negativ denken lassen oder die Gehirnfunktion belasten. In meinen Genen finden sich einige, doch glücklicherweise nicht alle dieser Varianten:

– Das Corporate-Warrior-Gen oder COMT, das beeinflusst, ob Sie ein Kämpfer (Warrior) sind oder dazu neigen, sich Sorgen zu machen (Worrier). Schockierenderweise lebe ich nach meinen eigenen Regeln.

- Das Alzheimer- und Herzschwäche-Gen, APOE, das das Alzheimer-risiko erhöht oder senkt (ich habe nicht das APOE4-Risiko-Allel, jedoch viele meiner Patienten); die Veränderungen im Gehirn setzen Jahrzehnte vor dem Auftreten der Symptome ein.

- Wenig hilfreich benannt ist das β_2-adrenerge Oberflächenrezeptor-Gen, ADRB2, das meine Beziehung zu Essen und Gewicht langfristig fürchterlich gestaltet. Wenn Sie diese Variante haben, brauchen Sie zum Abnehmen doppelt so lang wie andere Menschen. Diese Variante ist für Frauen, die Fett verbrennen wollen, wie ein uneingeladener Partygast. Sport und Bewegung helfen nur wenig; es ist vor allem ein Gerangel mit meinem Geist darum, sehr diszipliniert die richtigen Nahrungsmittel in der richtigen Menge zu essen. Oh je!

- Klotho, ein Gen, das für ein Anti-Aging-Hormon codiert, das den IQ erhöht.

- Dopaminrezeptor-D2-Gen (DRD2), das mich mit höherer Wahrscheinlichkeit zu viel essen lässt und meine Neigung zu Suchtverhalten erhöht.

- BDNF, das Gen, das Ihr Gehirn im Laufe der Zeit schlauer und neuroplastischer (anpassungsfähiger) macht, wenn Sie älter werden.

- FAAH, auch als Glücks-Gen bekannt, über das wir im letzten Kapitel sprachen; es codiert für das Enzym, das auf Anandamid einwirkt, unser natürliches Cannabinoid-Molekül der Glückseligkeit.

Ein extremes Beispiel für eine gestörte Gedächtnisleistung ist Alzheimer, eine Gehirnerkrankung, die sich auf den Geist auswirkt. Symptomatisch für diese Krankheit ist, dass den Betroffenen überhaupt nicht bewusst ist, dass sie den Verstand verlieren. Zwei Dritteln der Patienten ist nicht klar, dass sie Alzheimer haben; meine Großmutter Helen war dafür ein gutes Beispiel. Als ich klein war, war sie der Inbegriff bedingungsloser Liebe – glamourös, witzig, immer zu Big-Band-Stücken summend und tanzend, während sie in ihrem Haus herumwerkelte, kochte, putzte und mich mit Liebe überschüttete. Ich stakste in ihren zweifarbigen Pumps und mit ihrem Modeschmuck herum. In meiner Kindheit in Maryland holte sie mich von der Schule (und vom Ferienlager im Sommer) ab, weil meine Mutter Vollzeit arbeitete. Oma brachte mir bei, wie man gärtnert, angelt und blaue Krabben fängt. Das heißt, bis sie in ihren Sechzigern die frühen Stadien von Alzheimer entwickelte.

Erst verfuhr sie sich, wenn sie mit dem Auto unterwegs war. Wir fuhren los, um Lebensmittel einzukaufen, und landeten auf dem Highway nach Baltimore, statt zu ihr nach Hause in die Chesapeake-Bucht zu fahren. Dann konnte sie sich immer weniger gut artikulieren und ihren Instinkten nicht mehr trauen; sie entwickelte einen leeren Blick, als sei niemand zu Hause. Später veränderte sich ihre warmherzige und liebevolle Persönlichkeit. Sie starrte mich dann wütend und wahrscheinlich frustriert an, weil ihr Geist ihr entglitt. Die kleinste Entscheidung versetzte sie in den Zustand eines Kindes, gelähmt vor Pathos, nur noch ein Schatten ihres früheren Selbst. Doch sie starb nicht. Stattdessen kümmerte sie weitere 20 Jahre in einem Pflegeheim vor sich hin, unfähig, ein Familienmitglied zu erkennen, und sie musste rund um die Uhr gepflegt werden, bis sie mit 84 Jahren starb. Sie hatte eine lange Lebensspanne, aber eine schmerzlich kurze Gesundheitsspanne.

Meine Recherchen haben mir gezeigt, dass sich Alzheimer auch vermeiden lässt. Selbst wenn Sie eine genetische Veranlagung dazu haben durch Ihre Familiengeschichte oder Ihre Gene, können Sie dieses herzzerreißende Elend verhindern oder umkehren. Ich habe zwar nicht das Gen für Alzheimer, doch durch die Erfahrung mit meiner Großmutter bin ich außerordentlich motiviert, alles in meiner Macht Stehende zu tun, um epigenetisch vorzubeugen, damit diese Krankheit mich nicht befällt.

Warum das wichtig ist

Normalerweise altern Geist und Gehirn allmählich, wenn überhaupt, sofern keine Verletzung und Erkrankung dazukommen. Kümmern Sie sich um Ihr Gehirn, dann können Ihr Wortschatz und Ihre sprachlichen Fähigkeiten sich mit zunehmendem Alter sogar verbessern. Ältere Menschen können vielleicht besser relativieren und Probleme lösen. Sie nehmen sich die Zeit, sorgfältig kluge und wohlüberlegte Lösungen für

Probleme zu ersinnen. Sie erkennen Muster besser und stimmen sich auf die Konsequenzen ihrer Entscheidungen ein.

Wir alle kennen ältere Menschen, die weiser sind und die Mischung aus Freude und Trauer in ihrem Leben besser akzeptieren. Sie sind mit geringerer Wahrscheinlichkeit wütend, gestresst oder besorgt als junge Menschen. Psychisches Wohlbefinden – grob gesagt, die Gesamtbewertung Ihres Lebens und Ihrer Stimmung – erreicht im Alter von 46 Jahren einen Tiefpunkt.[1] Mit Gehirn und Geist in einer besseren Ausgangsposition profitiert der Körper danach von verbesserter Stressresilienz und weiseren Entscheidungen. Dankbarkeit, Vergebung, Wertschätzung und ein Gefühl der Gelassenheit erreichen mit 70 ihren Höhepunkt und bleiben erhöht. Andere Funktionen – Organisieren, Planen und Analysieren – unterscheiden sich bei älteren Menschen nicht von jüngeren. Doch es ist nicht alles nur Friede, Freude, Eierkuchen. Die Verarbeitungsgeschwindigkeit wird tendenziell langsamer und das Gedächtnis wird im alternden Gehirn schwächer. Wenn das Kollagen schwindet, die Gelenke versagen und immer mehr Haare grau werden, ruft diese schwierige Situation möglicherweise negative Gedanken und Depressionen hervor, falls Sie ihnen Raum geben.

Ich hoffe, dass Ihnen das nicht passiert, weil Sie mit diesem Programm bereits auf einem besseren Weg sind! Sie können einem nachlassenden Gedächtnis und Demenz (und Hörschwund!) durch regelmäßige körperliche Bewegung vorbeugen, indem Sie lernen und sich bilden, Ihren Darm sanieren und sogar, indem Sie Videospiele spielen. Ihr Hippocampus – der Gehirnbereich, der als Zentrum der Emotionen, des Gedächtnisses und des autonomen Nervensystems fungiert – sollte in „Saft und Kraft" stehen und gut vernetzt sein, wie ein dichter Farn in einem tropischen Regenwald.

Eine einfache Möglichkeit, um neue Nervenbahnen zu bilden

Hier stelle ich Ihnen eine einfache Technik vor, die auf einer Übung des verstorbenen irischen Dichters und Philosophen John O'Donohue[2] basiert, die ich mit einigen weiteren Ideen der Meditationslehrerin Tara Brach[3] angepasst habe.

1. *Dokumentieren*: Legen Sie diese Woche einen Tag fest, um Ihre Selbstgespräche zu erkennen und zu dokumentieren. Manchmal bezeichne ich meine Gedanken als die „Ausschussmitglieder", die in meinem Kopf zu Gericht sitzen. Notieren Sie nur die häufigsten Gedanken, ohne sie zu bewerten. Beschönigen Sie nichts. Schreiben Sie einfach die fünf bis sieben wichtigsten Gedanken auf.

   – Ich bin dick.

   – Ich bin so müde. Das ist nicht normal, so müde zu sein.

   – Ich werde alt. Mein Nacken tut weh.

   – Ich bin eine schlechte Mutter.

   – Ich habe mir Schokolade verdient.

   – Ich bin echt schlecht darin, mich mit meinen Freundinnen zu verabreden.

   – Ich muss meine Mutter anrufen; warum schaffe ich es nicht, sie regelmäßig anzurufen?

   – Schau dir diese Frau in der ersten Reihe im Training an. Sie ist 20 Jahre älter als ich und hat mehr Kraft! Ich werde nie so sein wie sie!

2. *Fragen*: Forschen Sie bei jedem Gedanken nach: Stimmt das? Ist dieser Gedanke hilfreich? Dient er mir? Wie ist der Tonfall? Wie alt ist der Sprecher, die Sprecherin? Es geht darum, Ihre Gedanken unvoreingenommen zu beobachten, damit Sie nicht verschmelzen mit einer eingeschränkten Auswahl an Emotionen. Ein Beispiel: Vielleicht bin ich wirklich schlecht darin, mich mit meinen Freundinnen zu verabreden, und das muss ich angehen. Und noch ein Hinweis:

Derbe Schimpfwörter sind ein sicheres Zeichen dafür, dass da ein rebellierender Teenager spricht!

3. *Stellen Sie das Schlechte fest, aber bleiben Sie freundlich*: Fühle ich mich deshalb schlecht? Überlegen Sie, welche emotionalen Folgen das Selbstgespräch haben kann. Für mich wird der Gedanke „Ich bin dick" zu einer sich selbst erfüllenden Prophezeiung. Er ist nicht hilfreich oder liebevoll, sondern er engt mich weiterhin ein und hält mich in einem blockierten Zustand.

4. *Erkennen Sie das Gute*: Was ist gut an dem Gedanken? Was Sylvia aus der ersten Reihe angeht (die vollständige Beschreibung finden Sie in Kapitel 4), so verzweifle ich, wenn ich mich mit ihr vergleiche – doch mich von ihr inspirieren zu lassen und von ihr zu lernen, das ist toll. Sie ist ein wunderbares Rollenvorbild für optimales Altern.

5. *Umdeuten*: Lässt sich das Selbstgespräch so umdeuten, dass es liebevoller und unterstützender ist? Wie John O'Donohue in einem Interview mit Krista Tippett beschrieb[4], sind Sie schon sehr lang mit diesen Gedanken verheiratet und haben mit anderen Gedanken nicht einmal geflirtet. Jetzt ist es an der Zeit, mit kognitiven Umdeutungen zu flirten, die besser zu Ihnen passen – zu Ihrem Geist, Ihrem Gehirn, Ihren Emotionen und Ihrer Energie. Wie etwa: *Schau Sylvia an. Sie ist stark und wunderschön. Ich möchte so altern wie sie. Ich werde heute einen Mittagsschlaf machen, wie sie es macht, heute Abend nicht im Restaurant essen und darauf achten, um 22 Uhr ins Bett zu gehen.*

Wissenschaft von Woche 7: Denken

Falls Sie die wissenschaftlichen Hintergründe überspringen wollen, blättern Sie gleich zum Programm weiter, um Ihr Gehirn zum Besseren hin zu verändern.

Es sind hauptsächlich vier Faktoren, die Ihre Gehirnzellen altern und langsamer werden lassen: Entzündungen, mitochondriale Dysfunktion, Kalziumüberlastung in den Zellen und oxidativer Stress.[5]

Diese sich häufig überlappenden molekularen Ereignisse sind Gift für die Nervenzellen im Gehirn. Was kann man da tun? Ihre Aufgabe besteht nun darin, all diese molekularen Probleme zu verhindern, oder, falls Sie nur von einem oder zweien betroffen sind, diese anzugehen, damit das Gehirn glücklich und anpassungsfähig bleibt und langsamer altert. Im Programm dieser Woche zeige ich Ihnen, was Sie konkret tun können.

1. *Entzündung*: Zwar ist eine Entzündung ein natürlicher Aspekt des körperlichen Abwehrsystems, doch wenn dieses System gar nicht mehr abschaltet, treten Probleme auf – etwa, wenn sich das Immunsystem chronisch in höchster Alarmbereitschaft befindet. In der Einleitung bezeichnete ich diesen Vorgang als Entzündungsaltern, *Inflammaging* genannt, weil diese unnötige Entzündung Ihre Alterung beschleunigt, wie ein Holzofen, der weiter brennt, bis das ganze Haus lodert. Die permanente Immunaktivierung führt zu zahlreichen gesundheitsschädlichen chemischen Substanzen im Körper, die eine Neurodegeneration auslösen können, wie man an Alzheimer und Parkinson sieht.[6] Wenn die Biomarker für Entzündungen erhöht sind, ist der kognitive Abbau wahrscheinlicher.[7]

2. *Kalziumüberladung*: Normalerweise steigt und sinkt der Kalziumspiegel in einer Zelle rasch, weil dadurch biochemische Signale ausgelöst werden, etwa die Freisetzung von Neurotransmittern. Wir brauchen die normalen Kalziumsignale, um unsere Neuroplastizität zu erhalten, um also anpassungsfähig zu bleiben. Kalzium und Kalziumbewegung sind bei etlichen neurodegenerativen Erkrankungen gestört, wie Alzheimer, Parkinson, Veitstanz (Morbus Huntington) und der Motoneuronenerkrankung Amyotrophe Lateralsklerose (ALS, auch bekannt als Lou-Gehrig-Syndrom). Wenn der Kalziumspiegel durcheinandergerät, kann er die Genexpression verändern, die Mitochondrien schädigen (das ist ein wiederkehrendes Thema mit vielen Überschneidungen), die neuronale Plastizität herabsetzen und die Lebensdauer der Gehirnzellen gefährden.[8] Bedauerlicherweise können sich bereits kleinste Änderungen im Kalziumspiegel erheblich auf die kognitive Funktion auswirken.[9]

3. *Oxidativer Stress*: Wie in Kapitel 9 besprochen, besteht oxidativer Stress in einem Ungleichgewicht zwischen schädlichen chemischen Stoffen (freien Radikalen wie Sauerstoffradikale und Wasserstoffperoxid, H_2O_2) und neutralisierenden Antioxidanzien (wie Glutathion). Oxidativer Stress trägt wesentlich zu einem Funktionsverlust des Gehirns und beschleunigtem Altern bei. Wenn zu viele freie Radikale mit den Genen, dem Immun- und dem Hormonsystem in Wechselwirkung treten, erzeugt dieser Stress das Gefühl des „Benebeltseins". Am stärksten wird der Hypothalamus, der Teil des Gehirns, der viele lebenswichtige Hormone produziert, von oxidativem Stress beeinflusst. Dieser Stress häuft sich an wie Rost und führt zu mitochondrialer Dysfunktion, die dann zu noch mehr oxidativem Stress und zu vermehrten Entzündungen führt … Sie erkennen den Teufelskreis.[10]

4. *Mitochondriale Dysfunktion*: Wenn Sie gesund sind, stellen die Mitochondrien für Ihr Denken und Handeln ausreichend Energie zur Verfügung. Millionen dieser winzigen Organellen in Ihren Zellen

Molekulare Anzeichen einer Neurodegeneration

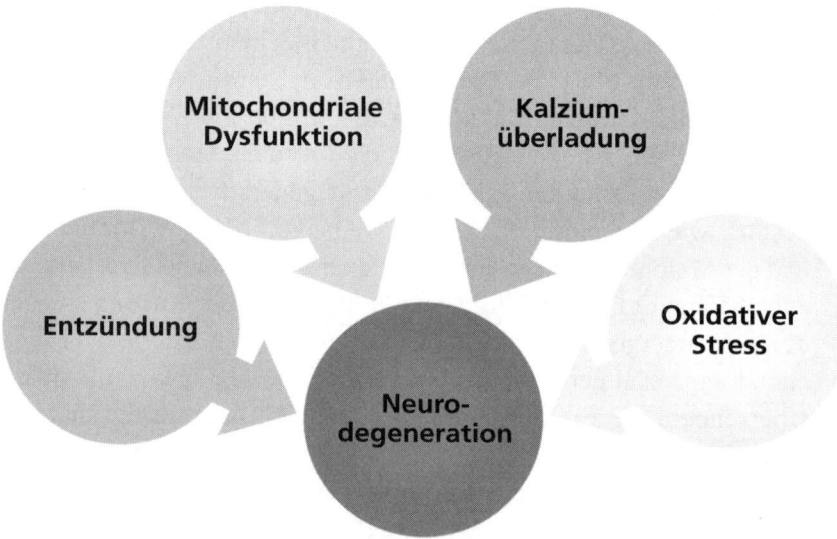

arbeiten zusammen als „Stromnetz" für Ihren Körper, als bioenergetisches Zentrum. Die Mitochondrien büßen ihre Macht aus verschiedenen Gründen ein, die sich meist überschneiden: Nährstoffmängel wie fehlende neutralisierende Antioxidanzien, Nährstoffüberschüsse wie Kohlenhydrate und/oder Fruktose, schlechte Mikroben und eine Dysbiose der Darmflora, Xenobiotika (besonders Pestizide, Herbizide und Substanzen wie Schwefelwasserstoff), abnorme mitochondriale DNA und übermäßiger oxidativer Stress. Wenn Ihre Mitochondrien nicht richtig arbeiten, altert alles in Ihrem Körper schneller.[11] Sie fühlen sich müde und ausgelaugt, weil Ihre Mitochondrien müde und ausgelaugt sind.[12]

Unsere größte Angst: Alzheimer

Die meisten Menschen sehen das hohe Alter als einen fortschreitenden Verfall – aus dem Mund rinnender Speichel und ein Leben im Pflegeheim –, eine unserer größten Ängste. Bis zum Jahr 2050 wird sich die Zahl der über 65-Jährigen mit dem großen „A" nach vorsichtigen Schätzungen verdreifacht haben.[13] Traurigerweise verdoppelt sich ab 65 das Risiko eines Menschen, an Alzheimer zu erkranken, alle fünf Jahre. Mit 85 beträgt das Risiko fast 50 Prozent.[14]

Alzheimer ist gekennzeichnet durch eine Verschlechterung des Gedächtnisses, der Sprache, der Problemlösefähigkeit und der kognitiven Fähigkeit. Die Erkrankung ist auf einen Verlust bestimmter Nervenzellen und eine Anhäufung von Beta-Amyloid-Plaques und Neurofibrillen-Bündeln zurückzuführen. Die Plaques resultieren aus einer abnormen Proteinfaltung und -ansammlung, wie den falsch gefalteten Betttüchern, die in Kapitel 9 beschrieben wurden. Zwei Drittel der Menschen mit Alzheimer sind Frauen. Das bekannteste Gen dafür ist APOE4, das das Risiko am stärksten beeinflusst. Sie erben eine Kopie des APOE-Gens – e2, e3 oder e4 – von jedem Elternteil.

Wenn Sie über die meisten Alterskrankheiten nachdenken, geht es dabei in der Regel um ein Ungleichgewicht. Nehmen Sie etwa Osteoporose: Bei dieser Krankheit sind Ihre Knochen auf der falschen Seite des

Gleichgewichts; Ihre (abbauenden) Osteoklasten sind zu aktiv und die (aufbauenden) Osteoblasten sind nicht aktiv genug. Ein ähnliches Problem liegt im Gehirn von Alzheimer-Patienten vor, so der Neurologe Prof. Dale Bredesen vom Buck Institute for Research on Aging an der University of California in Los Angeles (dt. etwa „Zentrum für Altersforschung"). Im gesunden Gehirn sorgen bestimmte Signale für mehr Nervenverbindungen und Erinnerungen, während andere Signale unwichtige Informationen leichter vergessen lassen. Das ist in etwa so, wie wenn Sie im Frühling Ihren Kleiderschrank ausmisten, um Platz für neue Kleidungsstücke zu schaffen. Bei Menschen mit Alzheimer ist das Gleichgewicht zwischen den entgegengesetzten Signalen dahin, was im Ergebnis zu gekürzten Nervenverbindungen (Synapsen) und verlorenen Erinnerungen für wichtige Informationen führt. Jetzt bitte nicht in Panik ausbrechen – wir kommen gleich zu der Lösung.

Griechischer Mythos, Klotho und oxidativer Stress

Ihre Gene haben Einfluss darauf, wie schnell Ihr Gehirn altert. Beispielsweise codiert das Klotho-Gen für das Klotho-Protein, das Zellen und Gewebe vor oxidativem Stress schützt und daher als Gen wirkt, das die Alterung unterdrückt.[15] Klotho verdankt seinen recht poetischen Namen der griechischen Mythologie: Klotho ist die Tochter des Zeus, die den Lebensfaden spinnt.[16] Mehr Klotho zu bilden – durch Bewegung und ausreichend Vitamin D – unabhängig von dem Gen, das Sie geerbt haben, hilft Ihnen, Ihren Lebensfaden weiterzuspinnen und zu verhindern, dass er zu kurz abgeschnitten wird.

Sie können den kognitiven Abbau umkehren

Die neuesten Daten und Zahlen zu Alzheimer liegen in einem Punkt völlig falsch: „Es ist die einzige Todesursache unter den zehn häufigsten in den USA, die man nicht verhindern, heilen oder verlangsamen kann."[17] Seit Alzheimer vor einhundert Jahren erstmals beschrieben wurde, gibt es keine wirksame Behandlung. Bisher. Dr. Bredesen hat Pionierarbeit geleistet mit einem Programm, das innerhalb von drei bis sechs Monaten bei fast allen seinen Patienten den Gedächtnisverlust umkehrt. Ja, *umkehrt*. Es müssen noch umfangreichere klinische Studien durchgeführt werden, doch dieses Programm ist einer der wenigen Lichtblicke in der Behandlung von Alzheimer. Das müssen Sie kennen, bevor es zu spät ist.

Dennoch besteht die Behandlung nicht in der Gabe eines einzelnen Medikaments mit einem einzigen Ziel. Vielmehr scheint die beste Lösung ein Ansatz der funktionellen Medizin zu sein, der vielerlei Grundursachen angeht. Stellen Sie sich ein Dach mit 36 Löchern darin vor und ein Medikament, das nur ein Loch flickt. Wenn Sie ein Loch abdichten, so Dr. Bredesen, bleiben Ihnen immer noch 35 weitere Löcher in einem undichten Dach. Deshalb hilft es nicht, zur Behandlung ein einzelnes Medikament einzunehmen. Doch wenn Sie zahlreiche Löcher angehen, erzielen Sie vielleicht eine additive oder sogar synergistische Wirkung, selbst wenn jedes Loch nur mäßig ausgebessert wird. So können Sie die Undichtigkeit um bis zu 90 Prozent reduzieren. Sie haben zwar nicht alles repariert, aber Sie sind definitiv viel besser dran.

Die beste APP für Ihr Gehirn ... das Amyloid-Precursor-Protein

Über ein Protein sollten Sie Bescheid wissen, wenn es darum geht, Ihre Geisteskraft zu erhalten: das Amyloid-Vorläuferprotein (Amyloid Precursor Protein, APP). Laut Dr. Bredesen gleicht APP dem Finanzvorstand Ihres Unternehmens (also Ihres Körpers). „APP schaut sich den Input aller Buchhalter an: Sind Sie im Plus oder im Minus? Jeden Tag *erinnern* Sie sich aktiv, was Sie am Morgen gemacht haben, oder Sie *vergessen* aktiv den siebten Song, der gestern auf Ihrem Weg zur Arbeit im Radio lief. Sie haben dieses wunderbare Gleichgewicht", sagt er. Einhundert Prozent der Alzheimer-Patienten befinden sich jahrelang auf der falschen Seite dieses Gleichgewichts. Er bezeichnet das Problem mit dem Kunstwort *Synaptoporose*.

Deshalb wollte Dr. Bredesen herausfinden, was diesen Prozess steuert – was Alzheimer-Patienten auf die falsche Seite des Gleichgewichts bringt und wie wir mit dieser Information das „Zuschlagen" von Alzheimer verhindern können, bevor es zu spät ist. Wie sich mit einem umfassenden Programm der funktionellen Medizin der Gedächtnisverlust umkehren lässt, hat Dr. Bredesen in einer ersten kleinen Studie bereits veröffentlicht.[22]

Die Alzheimererkrankung und das APOE-Gen in Zahlen

- APOE4 ist verantwortlich für ungefähr 20 Prozent der Alzheimerfälle.[18]

- Wenn Sie eine Kopie (von einem Elternteil) des APOE4-Gens erben, verdreifacht sich Ihr Alzheimerrisiko, wenn Sie hingegen zwei Kopien (von beiden Elternteilen) des APOE4-Gens erben, liegt Ihr Risiko 8- bis 15-fach höher.[19] Etwa 2 Prozent der Amerikaner haben zwei e4-Kopien geerbt.[20]

- Frauen, die das APOE4-Gen haben, erkranken mit höherer Wahrscheinlichkeit an Alzheimer als Männer.

- Kein APOE4-Gen zu haben, garantiert nicht, dass Sie von der Krankheit nicht betroffen sein werden.

- APOE4 führt zu einem massiven Rückgang von SIRT1 und zu einer Überproduktion von mTOR, zwei der Langlebigkeits-Gene.[21]

- Falls Sie zwei Kopien des APOE2-Gens geerbt haben, haben Sie ein geringeres Alzheimerrisiko.

Eine seiner ersten Patientinnen war eine 67-jährige Frau mit einem seit zwei Jahren fortschreitenden Gedächtnisverlust. Er bezeichnete sie als Patientin Null. Sie spielte mit dem Gedanken, ihre recht anspruchsvolle Arbeit aufzugeben, bei der sie Daten analysieren und Berichte schreiben musste. Wenn Sie beim Lesen am Ende einer Seite ankam, musste sie wegen ihres schlechten Kurzzeitgedächtnisses wieder oben anfangen. Sie begann, sich mit dem Auto zu verfahren und verwechselte die Namen ihrer Haustiere.

Die Mutter von Patientin Null hatte beginnend mit Anfang 60 einen ähnlichen fortschreitenden kognitiven Abbau gezeigt, wurde stark dement und verstarb mit 80. Als die Patientin sich an ihren Arzt wandte, sagte er ihr, sie habe das gleiche Problem wie ihre Mutter und er könne nichts dagegen tun. Er schrieb *Gedächtnisprobleme* in ihre Akte, deshalb wurde ihr Antrag auf Langzeitpflege abgelehnt. Weil sie wusste, dass es nach wie vor keine wirksame Behandlung gab und sie keine Langzeitpflege bekommen konnte, beschloss sie, sich das Leben zu nehmen. Sie rief eine Freundin an, um ihr Leid zu klagen, und diese empfahl ihr, sich bei Dr. Bredesen eine zweite Meinung einzuholen.

Sie begann mit dem Bredesen-Programm und konnte sich an einige, aber nicht an alle Elemente halten. Sie konnte ihren Hausarzt nicht überreden, ihr bioidentische Hormone zu verschreiben; sie nahm zwar kein Gluten mehr zu sich, jedoch andere Getreide wie braunen Reis, und es fiel ihr schwer, mehr als sieben Stunden zu schlafen. Doch nach drei Monaten waren alle ihre Symptome zurückgegangen – sie konnte problemlos vertraute Straßen befahren, sich an Telefonnummern erinnern und Informationen lesen und sich merken. Als sie sich erkältete, vernachlässigte sie das Programm und erlebte einen Rückfall, doch als sie das Programm wieder aufnahm, fühlte sie sich normal.

Formen der Alzheimererkrankung

Dr. Bredesen unterscheidet drei verschiedene Arten von Alzheimer.[23] Die erste ist die „heiße" oder entzündliche Form, die meist bei Personen mit einer Kopie oder zwei Kopien des APOE4-Allels vorkommt. Die zweite ist die „kalte" oder nicht-entzündliche Form. Frauen entwickeln häufiger die zweite Version. Wie Bredesen feststellte, können Betroffene mit Typ 1 oder Typ 2 noch eine ganze Zeit lang weiter in ihrem Beruf arbeiten, weil das Hauptproblem das Gedächtnis ist und sie dafür Ausgleichsmöglichkeiten finden. Ein Zahnarzt etwa kann weiter bohren und Ärzte können immer noch Herzen abhören, solange sie gute Helfer haben, die sie leiten. Typ 3 oder der „toxische" Typ resultiert aus der Belastung mit bestimmten Toxinen – am häufigsten Schimmel – als Manifestation einer chronischen Entzündungsreaktion (CIRS). Dieser Typ befällt jüngere Menschen und schädigt den Kortex umfassender. Sie büßen den *zerebralen Kortex* ein, das ist die gefaltete graue Substanz im Gehirn, die für das Bewusstsein wichtig ist. Das bedeutet, sie haben keinen Zugriff mehr auf alte Erinnerungen, sie funktionieren im Alltag nicht mehr, können Stress nicht mehr bewältigen und müssen früh aus dem Arbeitsleben ausscheiden.

Verhaltensweisen, die Ihrem Gehirn und Geist schaden können (und Ihr Alzheimerrisiko erhöhen)

Obwohl 60 bis 80 Prozent Ihres Alzheimerrisikos mit genetischen Faktoren zusammenhängen, ist das Risiko nur zur Hälfte durch APOE4 bedingt.[24] (Andere Proteine wie APP können Alzheimer hervorrufen, doch das ist sehr selten.[25]) Darüber hinaus können Sie Ihr Risiko verringern durch eine reduzierte Belastung durch Umweltgifte und andere Anpassungen im Lebensstil, von denen viele bereits vorgestellt wurden.[26] Wie in der Einleitung besprochen, erhöhen die fünf Faktoren, die zum Entzündungsaltern beitragen, auch das Risiko eines kognitiven Abbaus und das Alzheimerrisiko.[27] Wird ein Hormonungleichgewicht korrigiert, so profitiert davon auch das Gehirn, und davon wiederum der Geist und letztlich Sie.

Andere Übeltäter sind:

Schlechter Schlaf

– Auswirkung auf Ihr *Gehirn*: Ihr glymphatisches System (siehe Kapitel 6) kann Sie nicht vollständig „reinigen", darum fühlen Sie sich bleiern und wie vergiftet.

– Ihre Blutzuckerwerte könnten erhöht sein, was das Gehirn „benebelt". Vielleicht fühlen Sie sich sogar deprimiert oder ängstlich. In einer landesweiten Umfrage aus dem Jahr 2005 schliefen Menschen mit diagnostizierter Depression oder Angst mit höherer Wahrscheinlichkeit weniger als sechs Stunden pro Nacht.[28]

– Auswirkung auf Ihren *Geist*: Sie sind abgespannt, schlecht gelaunt und Ihre Sicherungen brennen leichter durch. Ihre Cortisolwerte sind erhöht, weshalb der Stress das Ruder übernehmen kann.

Mangelnde Anregung

- Auswirkung auf Ihr *Gehirn*: Was Sie nicht trainieren, verkümmert. Das gilt für Muskeln genauso wie fürs Gehirn.[29] Anregung durch Erwachsenenbildung verringert das Demenzrisiko um 75 Prozent.[30] Wenn Sie sich nicht mehr kognitiv stimulierenden Beschäftigungen widmen, wie dem Lösen von Kreuzworträtseln, Spielen, Backen, Gartenarbeit, oder bei aktuellen Ereignissen nicht mehr versuchen, auf dem Laufenden zu bleiben, kann es mit Ihrem Gehirn bergab gehen. Solche Betätigungen wieder aufzunehmen, kann helfen, leichte bis mittelschwere Alzheimersymptome umzukehren.[31] Mein Schwiegervater ist ein wunderbares Beispiel für andauerndes Lernen: Mit 84 bestand er mehrere Prüfungen der Küstenwache und wurde der örtliche Flottillenkommandeur. Weiter so, Ira!

- Auswirkung auf Ihren *Geist*: Dieselbe Studie der Cochrane Collaboration stellte zwar keinen Nutzen für die Stimmung fest, doch es ist klar, dass lebenslange mentale Beschäftigung einen wachen Geist erhält. Humor ist, wenn man trotzdem lacht, denn er verbessert das Gedächtnis![32]

Fehlende Sozialkontakte

- Auswirkung auf Ihr *Gehirn*: Der Austausch mit Menschen regt das Gehirn an und erhält Ihren Scharfsinn. Engere soziale Bindungen senken erwiesenermaßen den Blutdruck und fördern die Langlebigkeit. Keine sozialen Bindungen zu haben, ist ein eigenständiger Risikofaktor für kognitiven Abbau. Nur zehn Minuten am Tag mit einem anderen Menschen zu sprechen, verbessert das Gedächtnis und auch die Testergebnisse.[33] Je höher das Niveau des sozialen Austausches ist, desto besser sind die kognitiven Funktionen. Wie Wissenschaftler feststellten, erlebten Menschen mit mindestens fünf sozialen Bindungen – in der Kirche oder sozialen Gruppen, durch regelmäßige Besuche oder Telefonate mit Familienmitgliedern und Freunden – mit geringerer Wahrscheinlichkeit einen kognitiven Abbau als Menschen ohne soziale Kontakte.[34]

– Auswirkung auf Ihren *Geist*: Der Umgang mit anderen Menschen kann eine Herausforderung darstellen, doch er ist eine bedeutsame Art und Weise, Sinn zu stiften und Isolation zu verringern. Ja, mein Freund und Kollege Dr. Mark Hyman sagt: „Die Kraft der Gemeinschaft kann weitaus mehr zur Gesundheit beitragen als jeder Arzt, jede Praxis und jedes Krankenhaus." Dem stimme ich zu. Wenn eine Gemeinschaft verlässlicher Partner die Gewichtsabnahme verdoppelt oder verdreifacht, dann malen Sie sich aus, was eine positive Gemeinschaft für Ihre Gesundheitsspanne bewirken kann! Kontakte zu pflegen, kann genauso wirkungsvoll sein wie ein anderer Denksport, wenn es darum geht, das Gedächtnis und die intellektuelle Leistungsfähigkeit zu verbessern. Und zusätzlich macht es einfach auch *mehr Spaß*!

Schlechtes Mikrobiom (Darmflora)

– Auswirkung auf Ihr *Gehirn*: Es hat schon seinen Grund, warum der Darm als das „zweite Gehirn" betrachtet wird. Er ist neun Meter lang, verfügt über 500 Millionen Nervenzellen, zeichnet sich durch 30 wichtige Neurotransmitter aus und er ist ein Hauptverbündeter Ihres Nervensystems. Probleme mit der Darmflora werden mit Autismus, Angst und Depressionen in Zusammenhang gebracht. Andererseits kann ein gutes Mikrobiom mit reichlich Lactobacillus und Bifidobakterien den Wachstumsfaktor BDNF erhöhen.[35]

– Auswirkung auf Ihren *Geist*: Ich kann es nicht besser formulieren als die Zeitschrift *The Atlantic*: Ihre Darmbakterien wollen, dass Sie ein Stück Torte essen.[36] Wenn Ihre Darmmikroben und ihre DNA aus dem Gleichgewicht sind, haben Sie möglicherweise Heißhunger auf Süßes, um die Unruhe stiftenden Mikroben zu füttern. So setzen Sie einen Teufelskreis in Gang aus immer mehr Heißhunger und mehr schlechten Mikroben.

Vorausdenken

Die beste Nachricht ist jedoch trotz allem, dass sich der kognitive Abbau mit gezielten Änderungen im Lebensstil korrigieren lässt. Und Frauen sind dabei im Vorteil, wenn sie nicht schon zu alt sind, weil sie ihre Hormone auf natürlichem Weg ins Gleichgewicht bringen können.

Wollen Sie wissen, was Patientin Null unternahm? Genau das, was Sie in den vergangenen Wochen bereits in einer gestrafften Version praktiziert haben. Jetzt nehmen wir noch einige weitere Grundsätze in das Programm für diese Woche mit auf.

– Sie verzichtete auf alle raffinierten Kohlenhydrate, auf glutenhaltige, verarbeitete und abgepackte Nahrungsmittel.

– Sie ergänzte ihre Ernährung um Gemüse, Obst und Fisch aus Wildfang.

– Sie fastete drei Stunden zwischen Abendessen und Bettzeit und mindestens zwölf Stunden zwischen Abendessen und Frühstück.

– Sie kaufte sich eine elektrische Zahnbürste und Zahnseide und benutzte beides regelmäßig.

– Sie begann mit Yoga und wurde schließlich Yogalehrerin. Sie macht mindestens fünf Mal wöchentlich 60 bis 90 Minuten Yoga.

– Sie praktizierte zwei Mal täglich 20 Minuten lang Transzendentale Meditation.

– Sie nahm abends Melatonin ein und schlief dann statt nur 4 bis 5 Stunden pro Nacht 7 oder 8 Stunden. Weitere Nahrungsergänzungsmittel waren: Methylcobalamin 1 mg/Tag; Fischöl 2000 mg/Tag; Vitamin D_3 2000 IE/Tag; Coenzym Q 10 200 mg/Tag.

– Sie absolvierte vier bis sechs Mal pro Woche ein aerobes Ausdauertraining zu je 30 bis 45 Minuten.

Patientin Null zeigt im Alter von 70 weiterhin keine Symptome eines kognitiven Abbaus und arbeitet Vollzeit, manchmal bis zu zehn Stunden am Tag, und unternimmt auch noch Auslandsreisen. Sie fühlt sich besser als vor 30 Jahren, sogar ihre Libido ist stark. Sie ernährt sich nach wie vor glutenfrei und trinkt gelegentlich ein Glas Rotwein.

Einen kognitiven Abbau umzukehren oder ihm vorzubeugen, erfordert eine Umstellung in den Bereichen Ernährung, Bewegung, Stress, Schlaf, geistige Anregung und Nahrungsergänzungsmitteln. Bei Alzheimer-Patienten liegen häufig Entzündungen, Insulinresistenz, abnorme Vitamin-D-Werte und ein Hormonungleichgewicht sowie toxische Belastungen vor.

Wie bereits in den letzten Wochen nehmen Sie auch in Woche 7 bewährte Änderungen vor, um Ihr genetisches oder epigenetisches Alzheimerrisiko zu senken. Wesentlich ist eine Intervention, bevor sich das Fenster schließt – idealerweise innerhalb von zehn Jahren nach dem Auftreten der ersten Symptome (wie bei meiner Großmutter, als sie sich auf bekannten Straßen verfuhr), wenn noch ausreichend Zeit ist, um die aus dem Gleichgewicht geratenen Signale umzukehren. Noch besser wäre jedoch, bereits einzugreifen, lange bevor irgendwelche Symptome auftreten.

Mehr vom Guten

Sie sollten anfangen, den Input für Ihr Gehirn so bald wie möglich zu optimieren, also *jetzt*. Warten Sie nicht, bis Sie erhebliche Schwierigkeiten haben, denn das ist eines der größten Probleme bei Demenz. Wir könnten weltweit die Last der Demenz drastisch senken, wenn die Menschen nur früher beginnen würden, etwas für ihr Gehirn zu tun. Wenn Sie also, wie Dr. Bredesen andeutete, mindestens 36 Optimierungen für das Nervenwachstum vornehmen, können Sie den kognitiven Abbau umkehren und verhindern. Diese Optimierungen ergänzen sich in ihrer Wirkung und verbessern die Signalübertragung im Gehirn vom Kalzium zu den Mitochondrien, zu den Hormonen (wie Östrogen, Progesteron und Testosteron), sodass Sie das APP auf die „Erinnern-Seite" der Gleichung kippen. Stellen Sie es sich so vor, als würden Sie der „Osteoporose des Gehirns" vorbeugen, denn Sie beugen gerade der *Synaptoporose* vor. Sie müssen sich nur an eine Vorgehensweise halten, die nachweislich einen Unterschied bewirkt.

Epigenetische Auswirkungen machen zwischen einem Drittel und der Hälfte aller Alzheimerfälle aus.[37] Diese epigenetischen Auswirkungen resultieren aus Umweltfaktoren, die den Ausbruch der Demenz beschleunigen: traumatische Gehirnverletzung, Alterung, Diabetes, Bluthochdruck, Fettleibigkeit, sitzende Lebensweise, Rauchen, niedriges Bildungsniveau und Schlaganfall.[38]

Da Sie nun vor Schreck erstarrt sind und verhindern wollen, dass Sie an Alzheimer erkranken, folgt hier eine kurze Liste mit all den guten Dingen, mit deren Hilfe Sie Alzheimer vorbeugen können.

Zusammenfassung: So beugen Sie Alzheimer vor

1. Essen Sie vollwertige, unverarbeitete Lebensmittel. Nehmen Sie gesunde Fette zu sich, wie mittelkettige Triglyceride und Omega-3-Fettsäuren.

2. Vermeiden Sie hohe Blutzuckerwerte (der Nüchternzucker sollte bei 70 bis 85 mg/dl liegen).

3. Schlafen Sie nachts 7 bis 8 ½ Stunden.

4. Bewegen Sie sich regelmäßig und intensiv.

5. Praktizieren Sie Yoga (oder eine andere Methode, bei der Sie Ihre Gedanken beobachten und Ihr Nervensystem beruhigen).

6. Bringen Sie Ihre Hormone ins Gleichgewicht, holen Sie sich bei Bedarf ein Rezept für eine bioidentische Hormontherapie. (Lesen Sie mein erstes Buch *Die Hormonkur*, um weitere Einzelheiten zu erfahren.) Ob Ihre Hormone im Gleichgewicht sind, erkennen Sie an festem Schlaf, starker Libido, gleichbleibender Energie und einem schlanken Körper.

7. Fasten Sie intermittierend, idealerweise zwei Mal pro Woche.

8. Füllen Sie Nährstofflücken auf, etwa einen Mangel an Zink und den B-Vitaminen (inklusive methyliertes Folat).

9. Reinigen Sie die Luft bei sich zu Hause und am Arbeitsplatz. Lassen Sie sich untersuchen und treffen Sie gegebenenfalls Vorkehrungen gegen Schimmel, eine häufige Ursache von Typ-3-Alzheimer und chronischem Entzündungsreaktions-Syndrom (CIRS). Behalten Sie die Luftfilter bei und wechseln Sie sie monatlich oder nach Bedarf für eine optimale Funktion.

10. Nehmen Sie Nahrungsergänzungsmittel mit neurotropher und anti-oxidativer Wirkung ein.

11. Regen Sie Ihr Gehirn an, Neues zu lernen.[42]

12. Sanieren Sie Ihren Darm, indem Sie eine Barrierestörung der Darm-schleimhaut korrigieren und nahrhafte Lebensmittel für das Mikro-biom zu sich nehmen. (Anzeichen für das sogenannte Leaky-Gut-Syndrom sind chronische Blähungen, Völlegefühl, Verstopfung, Durchfall, Kopfschmerzen, Erschöpfung, Nährstoffmangel, Infekt-anfälligkeit, Gedächtnisverlust und Nahrungsmittelunverträglich-keiten.)

Eine der besten Möglichkeiten, um Ihr Gehirn zu schützen und seine Funktion zu verbessern, ist regelmäßige Bewegung, wahrscheinlich weil sie die Gehirnplastizität erhöht, ebenso die Bildung von Nervenzellen (Neurogenese), den Stoffwechsel und die Funktionsfähigkeit der Ge-fäße, was zur Ausschüttung von Wachstumsfaktoren wie BDNF führt sowie zu einem besseren Gedächtnis und besserem Lernen.[43] Körperli-che Bewegung beugt der Neurodegeneration vor und verhindert, dass Ihr Hippocampus schrumpft und Ihre kognitiven Fähigkeiten nachlassen, selbst wenn Sie genetisch vorbelastet sind.[44]

Gut fürs Gehirn ist auch gut fürs Gewicht

Alzheimer mag der am meisten beängstigende Grund sein, etwas für Ihr Gehirn und Ihren Geist zu tun, doch auch andere psychische Gesund-heitsprobleme wirken sich auf das Altern aus.

Jetzt ist es an der Zeit, darauf einzugehen, wie die Genetik Ihr Essver-halten und folglich Ihr Gewicht beeinflussen kann, und es ist an der Zeit, diese Tendenzen auszugleichen. Falls viele Ihrer Familienmitglieder übergewichtig oder fettleibig sind (oder unablässig daran arbeiten, es nicht zu werden), dann hören Sie jetzt bitte gut zu, denn das betrifft auch die Gehirnfunktion. (Die vollständigen Namen der nachstehend aufge-führten Gene finden Sie im Anhang.)

Art, Intensität und Dauer der Bewegung

In einer Studie, die an mehreren akademischen Zentren durchgeführt wurde (darunter der University of Maryland und der Cleveland Clinic), wurden 97 kognitiv gesunde ältere Menschen im Alter von 65 bis 89 Jahren in vier Gruppen eingeteilt: hohes genetisches Risiko (APOE4) und geringe körperliche Aktivität; niedriges genetisches Risiko (kein APOE4) und geringe körperliche Aktivität; hohes genetisches Risiko und hohe körperliche Aktivität und niedriges genetisches Risiko und hohe körperliche Aktivität. Geringe körperliche Aktivität bezog sich auf Teilnehmer, die sich zwei Mal in der Woche oder seltener mit geringer Intensität bewegten (langsames Gehen, leichte Hausarbeit). Hohe körperliche Aktivität bedeutete einen oder mehrere der unten genannten Punkte, und das an drei oder mehr Tagen in der Woche:

- 15 Minuten lang flott gehen, joggen oder schwimmen

- 45 Minuten lang mäßig schwierige Hausarbeiten erledigen

- Regelmäßig 30 Minuten oder länger joggen, laufen, Rad fahren oder schwimmen

- 60 Minuten oder länger Sport treiben, z. B. Tennis

Nach 18 Monaten zeigte nur die Gruppe mit hohem genetischen Risiko und geringer körperlicher Aktivität ein Schrumpfen des Hippocampus.[39]

In einer anderen faszinierenden Untersuchung, diesmal von der Cooper Clinic in Dallas, Texas, senkten ein hohes Fitnessniveau und eine hohe Intensität der Bewegung das Risiko für Demenz, Diabetes, Schlaganfall und Gesamtmortalität.[40] Hier beobachteten die Wissenschaftler 19 458 Menschen von 1971 bis 2009; und die Teilnehmer im höchsten Fitness-Quintil hatten ein um 36 Prozent niedrigeres Demenzrisiko.[41] 26 Prozent dieser Gruppe waren Frauen. Also, meine Damen, los geht's mit dem Bewegungsprogramm.

- *ANKK1/DRD2* erhöht Essverlangen, Überessen und Suchtverhalten. Finden Sie andere Vergnügen, lassen Sie sich z. B. regelmäßig massieren, riechen Sie frische Blumen im Haus, nehmen Sie ein heißes

Bad, machen Sie Yoga oder meditieren Sie und trinken Sie grünen Tee (der den Dopaminspiegel im Gehirn erhöht). Führen Sie ein Esstagebuch, um auf Kurs zu bleiben, damit der innere Schweinehund nicht wieder den Laden übernimmt.

– *MC4R* ist eine Genvariante, die einen übermäßig oft zwischen den Hauptmahlzeiten essen lässt. Sobald Sie damit anfangen, kann das Aufhören sehr schwierig sein, es ist wie eine Lawine. Wer diese Genvariante hat, nickt jetzt. Das Gen wird im Hungerzentrum im Gehirn exprimiert und mit Fettleibigkeit in Verbindung gebracht. Ich gehe folgendermaßen damit um: Ich esse meine erste Mahlzeit an den meisten Tagen gegen 7.30 Uhr, dann vier bis sechs Stunden später mein Mittagessen und wieder vier bis sechs Stunden später das Abendessen. Dann faste ich drei Stunden, bevor ich ins Bett gehe. (Ich esse ab 19 Uhr nichts mehr.) Ich esse also drei Mal am Tag, aber keine Snacks zwischendurch. (Wenn ich intermittierend faste, esse ich meine erste Mahlzeit gegen 12 Uhr, und eine weitere vier bis sechs Stunden später.)

– *Das Fatso-Gen* (FTO) erschwert das Sättigungsgefühl, wie bereits besprochen. Für mich ist das so, als hätte jemand die Verbindung zwischen meinem Magen und meinem Gehirn gekappt, deshalb weiß ich nicht, wann ich aufhören soll, zu essen. Eine intuitive Vorgehensweise funktioniert einfach nicht. In meinem Fall funktioniert es am besten, wenn ich das Essen abwiege und mich im Voraus für die Art und Menge entscheide, meist am Abend vorher. Ich weiß, was Sie sagen wollen … – aber es kann Sie davor bewahren, sich zu überessen. Überraschend daran ist, dass dieses Vorgehen mir und einigen meiner Patienten zu mehr innerem Frieden verhilft. Es gibt kein Feilschen oder Überlegen, ob ich vielleicht Hunger habe.

– *SLCA2* ist eine Genvariante, die bei manchen meiner Patientinnen dazu führt, dass sie gerne Süßigkeiten naschen. Diese Frauen essen mit höherer Wahrscheinlichkeit Süßes, das direkt an der Taille ansetzt und für ein „benebeltes" Gehirn sorgt. Der Ausgleich besteht darin, genügend Obst in den Speiseplan mit aufzunehmen.[45]

Die Integration von Geist und Körper verlängert die Gesundheitsspanne

Um Ihr Denken zu verbessern und die Gesundheitsspanne zu verlängern, ist auch noch wesentlich, das COMT-Gen zu aktivieren. Ihr Ziel besteht darin, das Worrier-Gen, also das Sorgen-Gen, abzuschalten und das Gen, das Sie nach Ihren eigenen Regeln leben lässt, anzuschalten. Fangen Sie deshalb an, Ihre Gedanken wahrzunehmen und regelmäßig die negativen ausfindig zu machen. Ein objektiver Beobachter Ihrer Gedanken zu werden, ist unerlässlich. Und zwar deshalb, weil das Selbstgespräch häufig negativ und kontraproduktiv ist und leicht zu einem Muster von Neurotizismus oder negativer Emotionalität beitragen kann.[46] Das ist wie bei einem eingeschalteten Autopiloten; es passiert einfach.

Selbstgespräche können entweder zu Neurotizismus führen oder zu Heilung, sie können also schädlich oder gesundheitsfördernd sein. Neurotizismus bezeichnet die Neigung, auf Bedrohung, Verlust oder Frustration mit negativen Emotionen zu reagieren. Neurotische Menschen reagieren häufig negativ und unverhältnismäßig für die jeweilige Situation. Es wird Sie nicht weiter überraschen, dass neurotische Züge das Risiko für eine schlechte Gesundheitsspanne und Lebenserwartung erhöhen, weil sie Angst, Depressionen, Schlaflosigkeit und Herzkrankheiten hervorrufen können.[47] Früher witzelte ich, ich könne mich in ein Hormonungleichgewicht hineindenken. Schlaflosigkeit hängt besonders eng mit Internalisierung, Perfektionismus und einem ängstlichen oder depressiven Bewältigungsstil zusammen.[48]

Der Geist ist ein guter Diener, aber ein schlechter Herr. Negative Gedanken fühlen sich vertraut an, wie eine Schmusedecke, darum gewöhnen wir uns an sie – doch das macht sie deswegen nicht gut oder gesund. Sie sind wie das Verliebtsein in einen Terroristen … irgendwann geht's schief.

Ohne Einsicht geht es nicht, um mit der emotionalen, psychischen und spirituellen Dimension Ihrer Erfahrung arbeiten zu können, und diese beginnt mit dem Ansetzen an der körperlichen Basis. Wenn es darum geht, den Geist umzutrainieren, so sind nur sehr wenige Menschen in Hinblick

297

auf ihre Nährstoffversorgung und ihren Hormonzustand in einem ausrei-
chenden Gleichgewicht, um von der Psychotherapie oder einem Coaching
überhaupt profitieren zu können. Wenn Sie einen Mangel an Omega-3-
Fettsäuren, B-Vitaminen und Geschlechtshormonen haben, werden Sie
sich nur schwerlich auf Ihren Geist und Ihre Seele konzentrieren können.
Vernunft und Bewusstwerdung zusammen helfen uns, uns selbst zu verstehen. Mein Rat: Korrigieren Sie mit dem Programm für diese Woche
zuerst die Ungleichgewichte und gehen Sie dann die negativen Gedanken
mit den in Kapitel 10 besprochenen Meditationsmethoden an. Sie werden
merken, dass Sie Ihre Gedanken und ihre Auswirkungen auf die Gesundheitsspanne stärker beeinflussen können, als Sie das vielleicht glauben.

Mit 74 Psychoanalytikerin werden?

Rita Sussman hat einen geisteswissenschaftlichen Doktortitel, ist
Kinderpsychologin und jetzt Psychoanalytikerin, und sie hat ihre
wahre Freude an Menschen und Geschichten. Sie arbeitet Teilzeit
als Psychotherapeutin und Psychoanalytikerin für Kinder und
Erwachsene und konzentriert sich dabei auf das Zusammenspiel
von emotionaler Entwicklung und Lernen. Während Dr. Sussman
ihre Kinder großzog, eines davon ist meine enge Freundin Jo,
machte sie eine Ausbildung und wurde 1979 promoviert. In ihrer
Doktorarbeit ging es um Neugier und Forschen, „zwei Beschäftigungen, die ihr Leben maßgeblich bestimmen" und ebenfalls
Langlebigkeit vorhersagen.[49] Dr. Sussman ist ein häufiger Gast bei
ihrer Tochter Jo in Berkeley, ganz bei mir in der Nähe, denn sie
verbringt liebend gerne Zeit mit ihren Enkelkindern. Ihre Arbeit
mit den Patienten beendet sie am Donnerstagnachmittag und
fliegt dann nach Oakland, um das Wochenende hier zu verbringen. Während Jo und ich die üblichen Klagen über das
anstrengende Leben als berufstätige Mutter vorbringen – schwierige Kinder, doppelte Anforderungen von Arbeit und Familie,
Gereiztheit über den unmöglich zu bewältigenden Arbeitsum-
fang –, hört Dr. Sussman ruhig zu und hat immer ein freundliches
Wort parat, umgeben von einer ruhigen Präsenz und Weisheit,
die ihr reiches Innenleben widerspiegeln.

Programm für Woche 7: Denken

Jetzt ist es an der Zeit, dass Sie sich mit Ihrem Gehirn und Geist verbünden. Die meisten von uns wissen nicht, welche APOE-Variante bei uns selbst vorliegt, wesentlich ist deshalb, so zu tun, als wären Sie von APOE4 betroffen, und sich den Lebensstil-Interventionen zu verpflichten, die dieses Gen abschalten. Das sorgt für Optimierungen und kann Ihr Gehirn „entaltern", und Sie erweitern dabei gleichzeitig Ihre Gesundheitsspanne.

Vergangenes Jahr schloss Dr. Sussman mit 74 die zehnjährige Ausbildung zur Psychoanalytikerin ab. „Dadurch, dass ich mich mit meinen Träumen beschäftigte, mit der Zeitlosigkeit des Unbewussten und so viele Aspekte der Fragmentierung in meinem Leben durcharbeitete, konnte ich nach und nach ein Gefühl von Robustheit und Lebendigkeit entwickeln. Weil ich eine Beziehung zu meinem zweiten Analytiker einging, konnte ich mich über meine Leistungen freuen – ja, sie hinausposaunen – und ich hatte die wunderbare Gelegenheit, an die Entwicklung meines eigenen Selbst als ein unabhängiges, eigenständiges Wesen zu glauben, mit anderen verbunden, ohne mich von ihnen oder ihrem Gefühl mir gegenüber kontrollieren lassen zu müssen."

Dr. Sussman plant nicht, in den Ruhestand zu gehen. Ihre Bereitschaft zu lebenslangem Lernen, zu Neugier und dazu, ihren Kindern, Enkelkindern und Patienten zu dienen, hält ihren Geist scharf und jung: „Ich *akzeptiere* bereitwilliger, wo ich bin, und erkenne, was ich nicht tue, und ich erkenne, dass ich jetzt tatsächlich lebe, *wer ich bin,* und nicht, wer ich sein will." Ich hoffe, Sie können sich ähnlich mit der Zeitlosigkeit Ihres Unbewussten verbinden. Ich wünsche Ihnen, dass Sie eine neue Idee oder Leidenschaft finden, der Sie sich verschreiben können, um Ihren Geist jung und agil zu erhalten.

Wissen Sie, was das Beste daran ist? Viele dieser Grundlagen setzen Sie bereits erfolgreich um!

– Schlafen Sie weiterhin 7 bis 8 ½ Stunden pro Nacht und machen Sie einen Tagesschlaf, falls Sie nachts kürzer schlafen. Schlaf regt das glymphatische System an, um Beta-Amyloid-Plaques und andere Abfallprodukte aus dem Gehirn zu beseitigen.

– Bewegen Sie sich weiterhin an vier bis sechs Tagen in der Woche mindestens 30 bis 40 Minuten lang bei mäßiger Geschwindigkeit, und bauen Sie dabei mehrere hochintensive Intervalle mit ein, um den Wachstumsfaktor BDNF zu erhöhen, die Nervenbildung anzuregen und den Blutzucker zu senken.[50]

– Verwenden Sie weiterhin zwei Mal täglich Zahnseide und putzen sich drei Mal täglich die Zähne mit einer elektrischen Zahnbürste? Ja, auch das beugt kognitivem Abbau vor (siehe Kapitel 5).

– Verbessern Sie die Funktion Ihrer Mitochondrien weiter, indem Sie mehr Gemüse essen, Ihre Antioxidanzien-Speicher auffüllen und indem Sie Kohlenhydrate meiden und intermittierend fasten, um die Langlebigkeits-Gene zu aktivieren.

– Nehmen Sie weiterhin täglich Vitamin D_3 und Fischöl zu sich.

Als Nächstes nehmen wir weitere wichtige Maßnahmen hinzu, um den Zustand Ihres Gehirns zu verbessern.

Grundlegende Rituale

– Die Ernährung ist am wichtigsten: Die Wahl Ihrer Nahrungsmittel beeinflusst die Gehirnfunktion und hilft, die Gehirnfeinde Diabetes und Alzheimer abzuwehren.

  • Cashewnüsse enthalten viel Magnesium (das den Schlaf fördern und verspannte Muskeln verhindern kann) und Zink (das das Gedächtnis unterstützt). Nehmen Sie täglich eine Handvoll davon als Vorspeise oder geben Sie zehn in einen grünen Shake, der eine Mahlzeit ersetzt.

- Quinoa ist eine uralte Pflanze, deren Samen ebenfalls viel Zink und Folat enthalten, die Demenz vorbeugen helfen können. Essen Sie diese Woche mindestens zwei Mal Quinoa.

- Die Gelbwurz- oder Kurkuma-Pflanze wirkt entzündungshemmend; schneiden Sie sie klein und essen Sie sie diese Woche mindestens zwei Mal zusammen mit Quinoa. Falls Sie keine Kurkumawurzel bekommen, streuen Sie stattdessen Kurkumapulver über Ihr Essen.

- Kokosöl[51] – eine Einzelportion an mittelkettigen Triglyceriden (das Fett, das hauptsächlich in Kokosöl vorkommt) verbessert die kognitive Funktion bei Patienten mit Gedächtnisproblemen.[52] Wie eine kleine randomisierte Studie zeigte, verbesserte eine Menge von gut 50 g pro Tag die kognitive Beeinträchtigung. Verwenden Sie diese Woche mindestens zwei Mal einen Teelöffel pro zubereiteter Portion, vielleicht wenn Sie Quinoa mit Kurkuma machen.

- Essen Sie diese Woche zu mindestens zwei Mahlzeiten Lebensmittel, die viele Probiotika enthalten – wie Kefir, Joghurt, Kimchi, Kombucha und Miso.

– Lassen Sie diese Woche Restaurant- und Imbissbesuche aus. Wenn Sie 11 bis 14 Mahlzeiten zu Hause essen, senkt das Ihr Risiko für Diabetes und Fettleibigkeit, die dem Gehirn zusetzen![53] Denn zu Hause haben Sie mehr Kontrolle über die Zutaten und die Mengen. Hoffentlich verwenden Sie zum Kochen keine industriell verarbeiteten Öle; und Sie hören wahrscheinlich auch eher auf zu essen, wenn Sie satt sind.

– Entwickeln Sie neue Nervenbahnen, indem Sie mit Ihrer nicht-dominanten Hand zum Beispiel essen, schreiben und sich die Zähne putzen. Je mehr neue Nervenbahnen Sie bilden, desto besser funktioniert Ihr Gedächtnis in dem Gleichgewicht zwischen Erinnern und Vergessen.

– Bereiten Sie Knochenbrühe zu. Diese hilft, die Löcher in Ihrem Darm zu versiegeln, sodass Sie die richtige Menge jener chemischen

Stoffe bilden können, die das Gehirn glücklich machen. Ich verwende Knochenbrühe, um einfache Suppen herzustellen: Ich bringe etwa einen Liter Hähnchen-Knochenbrühe mit einem zerkleinerten Kopf Blumenkohl zum Kochen und lasse alles 20 Minuten simmern, dann püriere ich es mit Brunnenkresse in meinem Mixer, gebe etwas Meersalz und gemahlenen Pfeffer dazu und garniere das Ganze mit mildem Chilipulver. Das Rezept finden Sie im Anhang.

– Sie haben das Ölziehen aus Kapitel 5 noch nicht probiert? Hier kommt Ihre zweite Chance, weil es so wirksam ist. Machen Sie das mindestens einmal diese Woche, um das Mikrobiom in Ihrem Mund auf eine neue Grundlage zu stellen. Einen Zusatzpunkt bekommen Sie, wenn Sie es täglich durchführen. Schwelgen Sie in wohlverdientem Stolz, wenn Ihr Zahnarzt fragt, was Sie getan haben, weil Ihre Zahnfleischentzündung weg ist und Sie nur wenig Zahnbelag haben.

– Riechen Sie etwas Essenzielles. Erwiesenermaßen verändern ätherische Öle die Biochemie Ihres Nervensystems wirkungsvoll. Manche Öle wirken anregend, andere beruhigend. Wenn Sie niedergeschlagen und demotiviert sind, versuchen Sie einen anregenden Duft einzuatmen, z. B. Grapefruit, schwarzen Pfeffer oder Fenchel, die Ihr sympathisches Nervensystems gleichsam doppelt aktiv werden lassen.[54] Wenn Sie sich beruhigen müssen, probieren Sie es mit Lavendel- oder Rosenöl.[55] Oder Sie kaufen einen Strauß duftender Rosen und atmen das Aroma eine Woche lang ein. Duftende Rosen verbessern nachweislich die körperliche und die seelische Entspannung.[56]

Nahrungsergänzungsmittel

Nehmen Sie genügend Methylcobalamin ein, um Ihren Serumspiegel bei ungefähr 500 pg/ml oder höher zu halten – üblicherweise ist das bei den meisten Menschen die Menge von 1 mg/Tag, so war es auch bei Patientin Null. In Europa oder Japan liegt der empfohlene Serumspiegel bei 500–550 pg/ml, doch in den USA gelten erst 200 pg/ml als Grenzwert für einen Mangel.[57] Kein Wunder, dass es in Amerika mehr Demenzfälle gibt. So gibt es auch zunehmend Probleme mit grenzwertigen B_{12}-Serumspiegeln. 39 Prozent der Menschen zwischen 26 und 83 haben einen Wert in diesem unteren Normbereich, der mit Erschöpfung, Gedächtnisproblemen und anderen neurologischen Symptomen einhergeht.[58] Diese niedrigen Werte treten besonders bei Vegetariern und Veganern auf.[59] Der Körper braucht Methylcobalamin für die DNA-Synthese, die Bildung roter Blutkörperchen und für die Knochenstärke. Befragen Sie hierzu einen erfahrenen Kliniker, weil es bei der Interpretation der Werte und Ihrer individuellen Verstoffwechselung von Vitamin B_{12} noch viel mehr Feinheiten zu beachten gibt.

Fortgeschrittene Projekte

Sie erinnern sich an die 36 Löcher im Dach, die wir zu stopfen versuchen. Je mehr Sie diese Woche unternehmen, desto wahrscheinlicher werden Sie Alzheimer verhindern oder umkehren können.

– Probieren Sie diese Woche eine neue Bewegungsform aus. Nutzen Sie dieses Programm, um aus alten Fitnessmustern auszubrechen – so können sich neue Nervenbahnen bilden. Anregungen: Hüpfen Sie mit dem Springseil, besuchen Sie einen Spinning-Kurs, absolvieren Sie ein Training an der Ballettstange oder einen Pilateskurs. Vereinbaren Sie einen Termin mit einem Trainer und machen Sie hochintensives Intervalltraining mit Gewichten. Nur kurz zur Erinnerung: Hochintensive Bewegung verringert Ihr Alzheimerrisiko.

– Nehmen Sie weitere Nahrungsergänzungsmittel ein.

  • Citicolin (CDP-Cholin) ist ein Nahrungsergänzungsmittel, das in Europa häufig eingenommen wird. Es kann bei unterdurchschnittlicher mentaler Leistungsfähigkeit helfen.[61] Bereits eine einzige Gabe kann die Verarbeitungsgeschwindigkeit, das Arbeitsgedächtnis, das verbale Lernen und die exekutiven Funktionen bei gesunden Menschen mit einer kognitiven Funktion am unteren Ausgangswert verbessern. Bei Personen mit mittleren Werten wirkte es jedoch nicht und bei Menschen mit hohen Werten behinderte es die geistige Leistungsfähigkeit. Bis man mehr weiß, sollten Sie dieses Mittel nur einnehmen, wenn Sie eine kognitive Beeinträchtigung haben, etwa aufgrund einer Demenz, eines akuten ischämischen Schlaganfalls oder einer akuten

Gehirnerschütterung; die Dosis beträgt 500 bis 1000 mg. (Bei akutem ischämischem Schlaganfall beträgt sie 2000 mg.[62])

- Coenzym Q 10 nährt Ihre Mitochondrien; nehmen Sie 100 bis 200 mg pro Tag ein.

– Sprechen Sie mit einem Arzt, der funktionell oder ganzheitlich arbeitet, einem Hormonexperten oder einem Gynäkologen, ob es in Ihren Fall angebracht ist, Ihre Hormone ins Gleichgewicht zu bringen. Insbesondere sollten Östradiol, Progesteron und Testosteron im gesunden Bereich sein. Bei richtiger Behandlung können Sie Ihr Gedächtnis, Ihre Libido und Ihre Energie verbessern, während Sie gleichzeitig Ihr Risiko verringern, an Alzheimer zu erkranken.

– Suchen Sie sich aus der nachstehenden Liste eine neue kognitiv anregende Tätigkeit aus und widmen Sie sich der Aufgabe diese Woche mindestens zwei Mal 45 Minuten lang.

- Lernen Sie eine neue Sprache.

- Backen oder kochen Sie (Rezepte, die dem Gehirn guttun, finden Sie im Anhang.)

- Erlernen Sie ein neues Musikinstrument.

- Machen Sie ein Kreuzworträtsel.

– Lassen Sie Ihre Methylierungsfähigkeit untersuchen – Ihre Fähigkeit, Gene zu methylieren, um sie abzuschalten. Vielleicht methylieren Sie zu viel oder zu wenig.

– Lassen Sie Ihre Darmflora untersuchen.

– Versuchen Sie sich an NeuroRacer; dieses therapeutische Videospiel wurde von Professor Adam Gazzaley von der University of California in San Francisco entwickelt. Videospiele sind nicht mehr nur etwas für Jugendliche. Gazzaley entwickelte NeuroRacer, um mithilfe von Neurofeedback und TES (Transkranielle Elektrostimulation) den altersbedingten mentalen Abbau zu bekämpfen und das Gehirn in Schwung zu bringen. Bei dem Spiel müssen Sie ein virtuelles Fahrzeug lenken, während Sie gleichzeitig andere Aufgaben erledigen. Nach nur 12-stündigem Spielen (nicht am Stück!) waren ältere

Was Sie nach einer Gehirnverletzung einnehmen können

Nach meiner Schädelhirnverletzung empfahl mir der funktionell arbeitende Neurologe Dr. Jay Lombard folgende Behandlung:

– CDP-Cholin, ein Nahrungsergänzungsmittel, das wie ein Nervenwachstumsfaktor wirkt.

– Allopregnanolon, ein Hormonmetabolit von Progesteron (das Sie sublingual einnehmen müssen, denn wenn Sie es schlucken, gelangt es nicht in den Körper).

– Zofran (Wirkstoff: Ondansetron; verschreibungspflichtig), wenn Sie so „ticken" wie ich und Übelkeit auf eine Gehirnentzündung hinweist.

– Depakote (Wirkstoff: Divalproex), ein verschreibungspflichtiges Mittel gegen Krampfanfälle.

Menschen so gut trainiert, dass sie 20-jährige Anfänger hinter sich ließen. Das Spiel unterstützt vor allem das Arbeitsgedächtnis und die Aufmerksamkeitsspanne, und die verbesserten Fertigkeiten ließen sich ins reale Leben übertragen.[63] (Einzelheiten finden Sie in den Ressourcen.)

– Schließen Sie sich einer Gemeinschaft an oder bauen Sie eine auf rund um Ihre Interessen. Ich habe eine Yoga-Gemeinschaft, eine Schulgemeinschaft rund um die Schulen meiner Töchter, eine Gemeinschaft für funktionelle Medizin, und, ganz faszinierend, eine wachsende Gemeinschaft rund um das *10 Jahre-jünger*-Programm. Wie Sie vielleicht im Abschnitt zur Wissenschaft gelesen haben, ist eine Gemeinschaft ein wirksamer Hebel für das Erinnern und die Gesunderhaltung von Gehirn und Geist, wenn Sie älter werden.

– Versuchen Sie eine ernährungsbedingte Ketose mit viel Fett (70 Prozent), mäßig Eiweiß (20 Prozent) und wenig Kohlenhydraten (10 Prozent) zu erreichen. Meiner Meinung nach wirkt diese ernährungsbedingte Ketose bei Männern besser als bei Frauen, zudem kann sie die Schilddrüsen- und Nebennierenfunktion verschlechtern.

Ich empfehle Ihnen, die ernährungsbedingte Ketose in Zusammenarbeit mit einem erfahrenen Gesundheitsexperten auszuprobieren, der Ihre Werte mit Auge behalten und bei der Entscheidung helfen kann, ob diese Ernährungsform für Sie geeignet ist.

Zusammenfassung: Vorteile von Woche 7

Innerhalb von einer Woche erleben Sie vielleicht, wie sich Ihr Gedächtnis, Ihre Konzentration und Ihre mentale Schärfe verbessern. Wenn Sie diese Veränderungen langfristig beibehalten, können Sie damit rechnen, dass dadurch Ihr Risiko für vermehrten oxidativen Stress und andere ungünstige Abläufe der Neurodegeneration verringert werden, sodass Sie den kognitiven Abbau umkehren oder verhindern und das Risiko für einen vorzeitigen Tod verringern können.

Quintessenz

Der Evolutionsbiologe Richard Dawkins sagt, Gene hätten uns erschaffen, und zwar Körper und Geist. Es stimmt, sie sind der Schlüssel zu Ihrer Vergangenheit, Gegenwart und Zukunft. Doch sie sind nicht der einzige Faktor. Sobald Sie geboren sind und Entscheidungen treffen, ist es Ihr Gleichgewicht von Input und Output, das für ein Gehirn und einen Geist sorgt, die fit sind für eine lange Gesundheitsspanne. Auch wenn Ihre Gene gut gerüstet für das Leben sind, so können Sie die Wechselwirkung zwischen der Umgebung und Ihren Genen jedoch verändern. Ihre körperliche Gesundheitsspanne wird niemals optimal sein, wenn Ihr Gehirn, Ihr Geist und Ihr Nervensystem nicht in Bestform sind. Wenn Sie rund um Ihren Kopf alles auf Vordermann bringen, können Sie genau jenen Menschen erschaffen, der Sie in diesem Moment sein wollen, und sich Ihren scharfen Verstand jahrelang erhalten. Und nur so können Sie sich immer wieder für die besten Maßnahmen entscheiden, die den Alterungsprozess in Schach halten.

KAPITEL 12

Integrieren

„Die Herausforderungen in der Medizin verschieben sich von
‚Den Brand löschen, wenn das Haus in Flammen steht‘ zu
‚Den Ausbruch von Feuer vermeiden‘. "

Elizabeth Blackburn

Die Hunger-Gene erwähnte ich bereits, doch die wahre Geschichte des Hungers und seiner Langzeitfolgen kennt man erst jetzt. Aus einer schrecklichen Leidenszeit ergab sich etwas wissenschaftlich Atemberaubendes. Ich spreche hier nicht über den leichten Hunger meiner Erfahrung im Mutterleib, sondern über einen schwerwiegenden Kalorienmangel, den 4,5 Millionen Menschen während einer Hungersnot in den Niederlanden erlitten, die als „Hongerwinter" (Hungerwinter) bekannt ist.

Im von den Deutschen besetzten Westen der Niederlande setzte im November 1944 eine Kälteperiode ein. Durch die deutschen Transportblockaden verschlechterte sich die Lebensmittelversorgung katastrophal. Mit 30 Prozent ihrer normalen Kalorienration überlebten die Menschen gerade so. Sie waren so verzweifelt, dass sie die Tulpenzwiebeln ausgruben, um sie zu essen. In Amsterdam lag die Ration manchmal bei weniger als 400 Kalorien am Tag.

Als die Alliierten das Gebiet im Mai 1945 befreiten, waren 20 000 Menschen an der Hungersnot gestorben. Wenngleich dies eine Katastrophe war, so ermöglicht jedoch diese Hungersnot einen Einblick in die Hungerepigenetik, weil zu jenem bestimmten Zeitraum und Ort akribische Gesundheitsdaten vorliegen. Frauen, die vor, während oder unmittelbar nach der Hungersnot schwanger waren, und ihre Partner wurden und werden sorgfältig beobachtet – mittlerweile seit über 70 Jahren – und ebenso die 2 414 Babys der Hungersnot.

Wie die wissenschaftlichen Untersuchungen ergeben, hatten die Babys, die diese Frauen zur Welt brachten, ein normales Geburtsgewicht, das davon abhing, wann in der Schwangerschaft sie dem Hunger ausgesetzt waren. Doch ihre Nachkommen (also die Enkelkinder der Betroffenen der Hungersnot) zeigten häufiger eine neonatale Adipositas (sie waren also dickere Babys) und litten später im Leben unter schlechterer Gesundheit. Die epigenetischen Veränderungen der Eltern wirkten sich auf die Gene ihrer Kinder und Enkelkinder aus[1], ähnlich dem, was Prof. Rachel Yehuda über die seelischen Wunden durch den Holocaust und die Anschläge vom 11. September (siehe Kapitel 10) herausfand.

Und als genügten die seelischen Wunden einer humanitären Katastrophe noch nicht, so beschleunigte die Hungerexposition nach Ansicht der Experten die Alterung des Gehirns, als diese Babys das mittlere Lebensalter erreichten.[2] Diese 300 untersuchten Erwachsenen schnitten bei den Aufmerksamkeitstests und Tests zur fortschreitenden Alterung 60 Jahre nach der Hungersnot schlechter ab im Vergleich zur Kontrollgruppe. Die Männer, jedoch nicht die Frauen, zeigten eine schwächere Greifkraft, also ein Anzeichen beschleunigten Alterns und des Muskelfaktors, und waren gebrechlicher.[3]

Wie sich herausstellt, ist eine Hungerbelastung in den ersten zehn Schwangerschaftswochen am gefährlichsten, sie wird mit maximaler DNA-Methylierung in Verbindung gebracht.[4] Wie Sie sich vielleicht aus Kapitel 3 erinnern, gleicht die Methylierung einer Haftnotiz, die der DNA Anweisungen erteilt, etwas anders zu machen, etwa Fett zu speichern oder Blutzuckerprobleme zu entwickeln.

Eine weitere Studie untersuchte die unterernährten Väter der Hungersnot und stellte fest, dass die Väter eine Neigung zu Fettleibigkeit weitergaben, was nahelegt, dass entweder die mütterliche oder die väterliche Epigenetik eine Haftnotiz auf der DNA des Kindes hinterlassen könnte.[5] Insgesamt brachten die unterernährten Mütter eine Generation Kinder zur Welt, die fettleibiger sowie körperlich und seelisch weniger gesund waren und früher starben als Kinder, die keine Hungersnot im Mutterleib erlebten.[6]

Erinnern Sie sich an Audrey Hepburn? Die Schauspielerin erhielt einen Oscar für den Film *Ein Herz und eine Krone*; außerdem zeigte sie großes humanitäres Engagement. 1929 kam sie in Belgien zur Welt, wuchs aber in England und den Niederlanden auf, wo sie Ballettunterricht nahm. Hepburn überlebte den Hungerwinter und war als Kurier für den holländischen Widerstand tätig. Später litt sie, obwohl sie eine Stil- und Film-Ikone war, ihr Leben lang unter einer schlechten Gesundheit und starb 1993 mit nur 64 an Krebs.

Das ist die Wirkung der Epigenetik. Doch genau wie die Genetik keine lebenslange Freiheitsstrafe ist, so ist es auch die Epigenetik nicht. Die zeitmessenden Telomere der Babys der niederländischen Hungersnot waren zum Beispiel normal lang, nicht verkürzt, wie man hätte erwarten können.[7] Irgendwie konnte ihr Körper den potenziellen Schaden teilweise abwenden. Der Mensch ist erstaunlich anpassungsfähig und widerstandsfähig. Darum ist es so wichtig, dass Sie die Hebelwirkung der Epigenetik für Ihre Gesundheitsspanne nutzen.

Die Punkte verbinden, um das Altern auszutricksen

Das Problem bei den meisten Menschen ist, dass wir keine Verbindung herstellen zwischen unseren täglichen Lebensstil-Entscheidungen und unserer Genexpression, deshalb wissen wir nicht einmal, was wir uns zunutze machen können. Wir bringen unser Handeln nicht immer mit dem Geschehen in unserem Körper in Zusammenhang. Wir verbinden das exzessive Trinken in unseren Vierzigern und Fünfzigern nicht mit dem möglichen erhöhten Östrogenwert und einem Brustkrebsrisiko. Uns ist nicht klar, dass Stress zu hohen Cortisolwerten führt und irgendwann zu Depression, Schlaflosigkeit und Bluthochdruck. Wir assoziieren das digitale Lesen eines guten Buches bis tief in die Nacht hinein nicht mit einer gestörten inneren Uhr und gestörtem Schlaf und, wieder, erhöhtem Brustkrebsrisiko. Wir halten dieses „unschuldige" Handeln lediglich für einen Bestandteil eines erfüllten Lebens und für Lebensgenuss.

Es ist also kein Wunder, dass wir nur unzureichend verstehen und sogar ein wenig leugnen, wie wir unserer Epigenetik und der Art unserer DNA-Expression schaden. Leider summieren sich diese Entscheidungen und verschlimmern gesundheitliche Probleme, beschleunigen das

Altern und stellen Ihnen die Falle einer beängstigenden künftigen Diagnose. Selbst nach einer schwerwiegenden Diagnose hält man Frauen selten dazu an, die Grundursache oder die Details des Lebensstils anzugehen, die sie in diese Situation gebracht haben.

Wir altern und sterben alle, doch die unterschiedliche Geschwindigkeit und die Lebensqualität haben mit Ihren Entscheidungen zu tun – den epigenetischen Veränderungen, die in Ihrer Macht stehen. Meine Freundin Sandy ist ein leuchtendes Beispiel dafür.

Sollten wir alle nach Marin County ziehen?

Sandy und ich kommen nach 90 Minuten schweißgebadet aus dem Vinyasa-Yoga-Studio. Heute haben wir unsere Lieblingsverabredung: heißes Power-Yoga und anschließend eine Tasse Tee und ein reger Austausch zum Thema Gesundheit.

Wenn man Sandy so anschaut, könnte man meinen, sie sei in meinem Alter: Sie sieht bezaubernd aus mit ihrem langen, dicken, blonden Haar und wirkt mindestens zehn Jahre jünger als sie ist – ihr chronologisches Alter ist 60. Ihre Punktzahl in der Gesundheitsspanne liegt bei herausragenden 82. Sie lebt in Marin County in Kalifornien. Dem Institut für Gesundheitskriterien und Evaluation an der University of Washington zufolge leben die Menschen in Marin landesweit mit am längsten: Männer, die in Marin County leben, haben die höchste Lebenserwartung aller Männer in den USA (81,6 Jahre). Frauen, die in Marin leben, haben die zweithöchste Lebenserwartung aller Frauen in den USA (85,1 Jahre) auf der Grundlage von Schätzungen zwischen 1989 und 2009.[8] (Wollen Sie wissen, wo die Frauen am längsten leben? In Collier County in Florida: 85,8 Jahre.) In Marin County bewegen sich mehr Menschen sportlich als irgendwo anders im Land. Sie ernähren sich gesünder, rauchen weniger und werden dafür mit einer langen Gesundheitsspanne belohnt. Eine von ihnen ist Sandy. Sie hat immer schon regelmäßig Sport getrieben und Vinyasa-Yoga ist genau ihr Ding für die Harmonisierung von Körper und Geist.

Sandys wesentliche Motivation, ihren Kurs zu ändern, liegt in ihrer Familiengeschichte begründet. Trotz genetischer Veranlagung für hormonbedingten Krebs – ihre Mutter erkrankte im Alter von 42 Jahren an Brustkrebs, ihr Vater litt an Prostatakrebs –, ist Sandy beeindruckend gesund und nimmt keine Medikamente. Tatsächlich ist sie davon überzeugt, dass es gar keine Tablette gibt, die Gesundheitsprobleme lösen kann. Sandys Mutter wurde 90 Jahre alt, hatte aber lange mit neurologischer Degeneration zu kämpfen. Irgendwann konnte sie nicht mehr laufen und war an den Rollstuhl gefesselt. Sie hatte chronische Schmerzen und konnte erst nach einem Aufenthalt in einer Reha-Klinik die Schmerzmedikation absetzen. Sie verlor sogar die Kontrolle über ihre Gesichtsmuskeln. Als sie in ihren Vierzigern war, musste Sandy den Verfall ihrer Mutter mit ansehen und beschloss, dass das nicht ihr Schicksal werden würde.

Sandys Mutter überlebte den Brustkrebs, aber sie war nicht sportlich. Aufgewachsen war sie in New Jersey, seinerzeit bestand die Ernährung aus viel Fleisch und Kartoffeln neben industriell verarbeiteter Nahrung. Ihre Ursprungsfamilie war der Ansicht, Gesundheitsprobleme seien im Alter unvermeidlich und gehörten allesamt zum Älterwerden. Sandy ist anderer Ansicht. Aus ihrer Sicht spielt es sehr wohl eine Rolle, was man sich in den Mund schiebt und Essen kann weitaus mehr, als nur satt machen. Aus dem gleichen Grund blieb Sandy auch die einzige in ihrer Familie, die Sport trieb.

In ihren Vierzigern erlebte sie einen Weckruf. Sie wollte nicht altern wie ihre Mutter. Damals ging sie regelmäßig in feine Restaurants und aß, was sie wollte. Viel Gemüse war nicht dabei. Sie ging zu Spinning-Kursen in ihrem Fitnessstudio, praktizierte jedoch kein Yoga und meditierte auch nicht. Sie hatte kleine Kinder und wachte regelmäßig um 3 Uhr morgens auf und begann dann auch ihren Tag. Ihr Arzt ließ ihre Telomere messen und befand sie für kurz. Dann ließ Sandys Gedächtnis langsam nach und sie begann, mehr über das Altern nachzudenken und darüber, wie das nach ihrem Wunsch für sie aussehen sollte: „Was mir meine Mutter vor Augen führte, gefiel mir nicht, und ich glaubte, dass mir nicht der gleiche Weg vorherbestimmt war. Damals ging ich zu einem Anti-Aging-Arzt, wir schauten mein Blutbild an und ich erkannte die Notwendigkeit, meinen Körper im Gleichgewicht zu halten, mich richtig zu ernähren und ausreichend zu schlafen."

Sandy änderte den Verlauf ihres eigenen Alterungsprozesses. Sie aß gewissenhaft mehr Gemüse, saisonal und aus biologischem Anbau. Sie besuchte Weiterbildungen in den Bereichen Medizin und Ernährung und wurde zu einer glühenden Verfechterin gesunder Ernährung. Mithilfe der bioidentischen Hormontherapie brachte sie ihre Hormone wieder ins Gleichgewicht; Nahrungsergänzungsmittel nahm sie auf der Grundlage ihrer Laborwerte ein. Ihr Gedächtnis verbesserte sich; ihr Gewicht ging nach unten. Sie fühlte sich in ihren Fünfzigern besser als jemals in ihren Vierzigern.

Ja, Sandy genießt jetzt die gleiche innige Beziehung zum Essen, die ich bei Betty Fussell erlebt habe. „Ich halte die Ernährung für einen entscheidenden Bestandteil dieses Prozesses. Ich habe alle industriell verarbeiteten Nahrungsmittel gestrichen und die Toxine aus meiner Ernährung verbannt. Ich esse hauptsächlich Gemüse, Obst, Nüsse und Samen und kleine Mengen tierisches Eiweiß (Fleisch von Weidetieren aus biologischer Haltung ohne Genfutter und Fisch aus Wildfang). Ich verwende viele frische Kräuter. Ich koche zu Hause, damit ich die Qualität der Lebensmittel kenne, die ich zu mir nehme. Wenn ich außer Haus esse, esse ich so viel Gemüse, wie ich auf der Speisekarte finde. Ich halte mein Gewicht, und meine Energie ist den ganzen Tag über gut. Ich meide raffinierten Zucker. Und wenn ich etwas Süßes will, esse ich dunkle Schokolade, aber auch nicht viel davon. Ich sehe viele Frauen meines Alters, die am Bauch fünf bis zehn Kilo zugenommen haben. Sie sehen aufgebläht aus – das kommt von der Entzündung, die die falschen Nahrungsmittel hervorrufen können. Ich halte mich von Gluten fern und esse nicht viele Milchprodukte. Doch meine Philosophie lautet: Wenn ich etwas wirklich essen will, dann esse ich es auch. Ich stecke mit meiner Ernährung in keiner Zwangsjacke."

Was ist Sandys größte Angst? Kognitiver Abbau. Sie ist sich durchaus bewusst, wie sie diesen vermeiden kann, und räumt dem hohe Priorität ein, dass sie jede Nacht volle acht Stunden schläft. Sie fastet nachts intermittierend 12 bis 14 Stunden. Sie nimmt regelmäßig Vitamine ein und kümmert sich um eine ausreichende Versorgung mit Antioxidanzien, um Entzündungen zu vermeiden. Ihre Hormone sind im Gleichgewicht. Sie nimmt transdermal (auf die Haut aufgetragen) bioidentisches Östrogen und Testosteron und zusätzlich oral Progesteron (in Tablettenform) ein, um eine Wucherung der Gebärmutterschleimhaut zu verhindern (was Gebärmutterschleimhautkrebs vorbeugt). Diese Nahrungsergänzungsmittel nimmt sie derzeit zu sich:

- Multivitamine und Mineralien

- Vitamin-B-Komplex

- Vitamin D_3

- Vitamin E (nicht jeder braucht das, es hängt von den Genen ab)

- Indol-3-Carbinol (ähnlich dem in Kapitel 3 erwähnten Diindolmethan, DIM)

- Trimethylglycin, um die schlechten Östrogene wegzumethylieren (inaktivieren)

- Alpha-Liponsäure, ein wirkungsvolles Antioxidans

- Fischöl

- Borretschöl

- Ubiquinol, um den Coenzym-Q 10-Speicher aufzufüllen

- Phosphatidylserin, um Stress zu lindern

- L-Methionin, um die Glutathion-Bildung zu fördern und um über die Leber zu entgiften

- Probiotika, um das Mikrobiom (Darmflora) zu unterstützen

Sandy schaltet die Gene für Brustkrebs ab und die Langlebigkeits-Gene an. Ich bin beeindruckt, wie Sandy die Änderungen in ihrem Lebensstil durchzieht, die das Abnehmen ermöglichten, und wie sie dadurch ihr Brustkrebsrisiko reduziert und einem frühen Tod vorbeugt. Bisher (toi, toi, toi) vermeidet Sandy ein Feuer in ihrem Haus, um Professor Elizabeth Blackburn zu zitieren, die zu Beginn des Kapitels zitierte Nobelpreisträgerin. Jetzt ist es an der Zeit, Ihr Sieben-Wochen-Programm zu einem Programm fürs Leben zu machen.

Warum das wichtig ist

Die Hauptfrage dieses Buches lautet: Wie können wir so leben, dass unsere Lebensweise die Gene für die beste Gesundheitsspanne aktiviert? Mittlerweile wissen Sie, dass Ihre Lebensweise für die Gesundheitsspanne wichtiger ist, als es die Gene sind.

In den Vereinigten Staaten werden immer mehr Menschen hundert Jahre alt. Ihre Zahl ist seit 1980 um 66 Prozent gestiegen; sie sind in den USA die am schnellsten wachsende Bevölkerungsgruppe. Gehören Sie dazu!

Hier sind meine besten Ratschläge, wie Sie Ihre Gesundheitsspanne auch weiterhin erfolgreich erweitern können:

– Halten Sie sich an das siebenwöchige *10-Jahre-jünger*-Programm. Verlängern Sie Ihre Gesundheitsspanne dadurch, wie Sie essen, trinken, schlafen, sich bewegen, loslassen, welche Umweltgifte Sie meiden, welche Nahrungsergänzungsmittel Sie einnehmen, wie Sie Stress abbauen und denken.

– Füllen Sie den Fragebogen von S. 70 erneut aus, nachdem Sie das Programm sieben Wochen lang durchgeführt haben. Und machen Sie den Test nach sechs Monaten noch einmal, um festzustellen, ob Sie das Programm wiederholen sollten (falls Sie dann weniger Punkte haben). Versuchen Sie Ihre Punktzahl jedes Jahr zu erhöhen.

– Behalten Sie dieses veränderte Verhalten bei. Laden Sie eine Gesundheits-App auf Ihr Smartphone oder Tablet, um Gewicht, Körperfett, Aktivität und Ernährungsverhalten im Auge zu behalten.

– Essen Sie zu Hause. Meiden Sie Restaurants; die meisten verwenden industriell verarbeitete Pflanzenöle, die Entzündungen im Körper fördern.

– Putzen Sie sich zwei Mal täglich die Zähne mit einer elektrischen Zahnbürste und verwenden Sie zwei Mal täglich Zahnseide.

– Bleiben Sie wachsam gegenüber Verhaltensweisen und Stoffen in der Umwelt, die Ihren Genen schaden können: Umweltverschmutzung, Schimmel, Ozon, Pestizide, Hautpflegemittel, Reinigungsmittel, übermäßiges Sitzen (mehr als drei Stunden).

– Tun Sie sich mit einer Freundin, einem Freund zusammen, um motiviert zu bleiben.

– Meditieren Sie täglich.

– Gehen Sie regelmäßig in die Sauna, so oft es Ihnen guttut.

– Beruhigen Sie Ihre Gene mit regelmäßigem Dehnen und, wenn Ihr Budget es erlaubt, gehen Sie regelmäßig zur Massage.

– Investieren Sie in ein Stehpult oder in einen Laufbandschreibtisch.

Falls Ihnen die meisten Schritte im Programm neu sind, überlegen Sie, ob Sie nicht den ersten Durchgang nur mit den grundlegenden Ritualen durchführen. Wiederholen Sie dann das Programm nach vier bis sechs Monaten, aber nehmen Sie nun eines oder mehrere der fortgeschrittenen Projekte hinzu. Die Gesundheitsspanne ist eine komplexe Gleichung mit vielen Variablen. Indem Sie das Grundprogramm befolgen (die Schritte werden einfacher, wenn sie zu Gewohnheiten werden), gehen Sie auf die wichtigsten Variablen ein und entwickeln eine Art „10-Jahre-jünger-Kodex" für würdevolles Altern. (Suchen Sie sich einen Gesundheitsexperten für funktionelle Medizin, falls Sie nicht die erhofften Ergebnisse erzielen oder wenn Sie Ihre Fortschritte genauer verfolgen wollen.)

Ihr Tagesplan

Im Folgenden sehen Sie Sandys Tagesplan, um Ihnen eine weitere Möglichkeit zu zeigen, wie sich das Programm gestalten lässt. Passen Sie es entsprechend an, um Ihre Gesundheitsspanne erfolgreich zu verlängern.

Es ist an der Zeit, unsere Einstellung zum Altern zu ändern

Zusätzlich zu den zahlreichen Veränderungen, die Sie in den vergangenen sieben Wochen bereits vollzogen haben, möchte ich ein weiteres wesentliches mentales Element ansprechen. Vielleicht muss man erst 50 werden, um all die negativen Stereotypen über das Altern wahrzunehmen, aber wir werden überflutet damit. In Werbung, Gesundheitsratgebern, Fernsehshows und Alltagsgesprächen wimmelt es nur so von schlechten

Assoziationen: *alt* ist gebrechlich, dement, hilflos, inkompetent, unerwünscht, unattraktiv. Traurigerweise können diese Botschaften für Alte und Junge gleichermaßen zu sich selbst erfüllenden Prophezeiungen werden.

Meine Mutter sagte kürzlich etwas sehr Scharfsinniges. Sie meinte, in der heutigen Zeit der hoch-glamourösen und höchst privaten Darstellungen im Internet (denken Sie an die prominenten Familien im Fernsehen und in den sozialen Medien) und der extrem jungen Magermodels in den Modezeitschriften, fühlen sich ältere Menschen abqualifiziert, unsichtbar, an den Rand gedrängt und entfremdet. Meine Mutter fragte mich: „Wann hast du das letzte Mal eine Sechzigjährige auf dem Titel der *Vogue* gesehen?" Mir fiel Hillary Clinton ein, doch das war sicher eine Ausnahme für die Glamour-Zeitschrift. Meine Mutter sprach da etwas Wichtiges an: Ältere Menschen werden zwar in den Medien nicht positiv dargestellt, doch sie haben die Kaufkraft. „Wir werden von Ärzten und der Boulevardpresse links liegen gelassen. Es ist wichtig, das zu ändern. Wir geben nicht auf, wir lassen uns nicht mundtot machen und wir spielen eine Rolle." Etwas in mir ging mit der überzeugenden Tirade meiner Mutter in Resonanz und regte mich an, mich weiter damit zu beschäftigen.

Die Wissenschaft bestätigt ihre Beobachtung: Durch unsere derzeitige Überflutung mit negativen Alters-Stereotypen fühlen sich ältere Menschen schlecht, und diese Stereotypen wiederum prognostizieren eine schlechtere Körperfunktion – ein schlechteres Gedächtnis und geringere kognitive Fähigkeiten inbegriffen.[9] Kurz gesagt, schlechte Stereotypen über das Altern in den Medien machen ältere Menschen tatsächlich gebrechlicher und vergesslicher. Frauen sind von negativen Vorstellungen zum Altern stärker betroffen als Männer. Schauen Sie die *Esquire*-Titelseiten der letzten Jahre an: Clint Eastwood, Robert De Niro, Michael Keaton, Liam Neeson – alle sind über 60. Frauen sind beim Altern die Dummen. Das ertrage ich nicht.

Können wir diesen Schaden mit all seinen Folgen für das Exposom wiedergutmachen? Yes, we can – ja, das können wir. Ich bin auf eine faszinierende Studie gestoßen, die feststellte, dass indirekte positive

Stereotypen in Bezug auf das Alter die Körperfunktionen stärker verbessern als Bewegung![10] Wie kann das sein? Die unerschrockene Gruppe, die die Studie durchführte, hatte festgestellt, dass das Aufzeigen positiver Stereotypen in Bezug auf das Alter die Überzeugungen infrage stellte in Hinblick auf die eigene Körperfunktion der älteren Menschen.[11] Zeigte man älteren Menschen positive Bilder von ihnen selbst, förderte man damit wiederum etwas Wichtiges: ihre Vorliebe für noch mehr positive Bilder.[12]

Seit ihrer ersten Studie haben diese Wissenschaftler auch Folgendes entdeckt: Zeigte man das Altern in einem positiven Licht, so umging man damit internalisierte negative Stereotypen älterer Menschen, man verbesserte deren eigene Stereotypen zum Altern und man wertete ihre Selbstwahrnehmung und Körperfunktion auf. Die Autoren selbst formulieren es am besten: „Diese Ergebnisse legen nahe, dass die Intervention faktisch wie ein indirektes Fitnessstudio wirkte." Wow! Positive Bilder verbesserten buchstäblich ihre Kraft, ihren Gang und ihr Gleichgewicht!

Im Grunde genommen müssen wir die Stereotypen ändern und ein neues und positives „Fitnessstudio" erschaffen. Altern kann wunderschön, gesund und kraftvoll sein. Lassen Sie uns wieder mehr Frauen aus der Generation von Betty Fussell und Ida Keeling in der *Vogue* sehen, die auch meinen eigenen Stereotypen und Einstellungen zum Altern trotzen. Ich würde mir mehr Fotos von Frauen wie Madonna, die zu der Zeit, als dieses Buch geschrieben wurde, 57 war, und von ihren Altersgenossinnen in Werbekampagnen wünschen, wie wir sie für Versace und Louis Vuitton sehen. Wir brauchen mehr Fotos der Kultautorin Joan Didion, die derzeit 82 ist, und die einige für das Model des Jahres 2015 halten, über das am meisten diskutiert wird (in einer Werbung für die französische Marke Céline). Ein Journalist drückt es so aus: „Weil das Modehaus die Schriftstellerin zum Star seiner neuen Anzeigen macht, setzt er Köpfchen mit Schönheit gleich. Hurra!"[14]

Menschen mit einer optimistischen Wahrnehmung des Alters leben acht Jahre länger.[15] Ganz zu schweigen davon, dass ihr Geist und ihr Herz profitieren, wenn sie die Weisheit und Klarheit der zusätzlichen Jahre willkommen heißen.

Ein normaler Tag
im *10-Jahre-jünger*-Programm: Sandy

6:05   Einen Kollagen-Kaffee mit grünem Tee zubereiten und trinken

7:00   Aufwachen und Zähne mit elektrischer Zahnbürste putzen, Schilddrüsenmedikamente nehmen

7:20   Entweder Zitronensaft und warmes Wasser zubereiten oder einen Mandelmilch-Cappuccino (mit selbst gemachter Mandelmilch) oder Ingwersaft (selbst gemacht mit Zitrone in warmem Wasser)

8:00   Beeren und Kefir-Chia-Pudding oder Nüsse essen

9:00   Hot Yoga (Bikram Yoga) und Wasser trinken

10:30   Nach dem Duschen Östrogen und Testosteron auftragen, Vitamin B_{12} nehmen

12:30   Mittagessen: entweder Reste vom Vortag oder Salat oder Suppe mit Salat

13:00   Arbeiten

17:30   Abendessen zubereiten (meistens Gemüse, etwas Eiweiß, gewöhnlich Fisch oder Hühnchen)

18:30/   Abendessen
19:00

21:00   In Epsom-Salz baden, entspannen, Progesteron und Nahrungsergänzungsmittel einnehmen (sie nimmt sie abends, weil sie sie dann nicht vergisst und sie magenverträglicher findet)
Zähne putzen, Zahnseide verwenden und Reinigung. (Sandy verwendet natürliche Zahncreme und ein biologisches Reinigungsmittel; sie benutzt generell nur biologische Körperpflegeprodukte. Für den Körper verwendet sie Sesamöl, für das Gesicht eine Creme mit Vitamin C und Vitamin E und natürliches Make-up.)

23:00   Zu Bett gehen

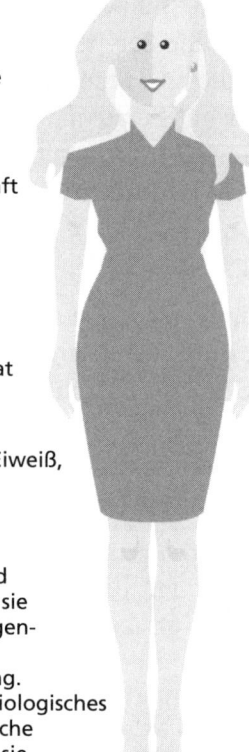

Quintessenz

Wie wir nun wissen, sind es nicht allein die Gene, die Sie gesund ins hohe Alter bringen. Ihre Gene können Sie zwar nicht verändern, doch Sie können ändern, wie die Umgebung mit Ihren Genen in Wechselwirkung tritt, um zu entscheiden, wer Sie im Moment und an jedem einzelnen neuen Tag sind. Denn die Epigenetik ist veränderlich und umkehrbar. Doch Sie brauchen einen wirksamen Plan, der sich ebenfalls ändern kann, wenn Sie älter werden und wenn Forscher weitere Entdeckungen zum Wechselspiel zwischen Genen und Umgebung machen. In Ihren Vierzigern entdecken Sie vielleicht mehr graue Haare und spielen mit dem Gedanken, sie färben zu lassen; oder Sie betrachten Ihr Gesicht kritisch und überlegen, ob Sie sich Ihre Falten unterspritzen lassen sollten. Doch wenn Sie beim Älterwerden folgenden Faktoren höhere Priorität einräumen – Schlaf, Bewegung, Zahnseide, Sinnfindung und die Pflege von Verbindungen, Neugierde, Antioxidanzien und Sauna – dann sind das in Wirklichkeit die weit besseren Entscheidungen.

Ihre Bedürfnisse und Empfindlichkeiten verändern sich mit dem Alter. Was Ihnen mit 40 guttut, ist vielleicht nicht das, was Ihnen mit 50 oder 60 oder 70 noch guttut. Deshalb hoffe ich, dass Sie im *10-Jahre-jünger*-Programm genügend Möglichkeiten finden, die Sie für sich anpassen können. Wichtig ist die von Dr. Rita Sussman geäußerte Ansicht: „Wenn man Glück hat, kann das Altern weiterhin außergewöhnliche Freuden und neue Beschäftigungen bescheren und man kann mit dem eigenen Geist und Herzen weiterhin anderen helfen und zutiefst Lebensfreude im eigenen Leben empfinden." *Amen.*

Es ist mein größter Wunsch, dass aus diesen Leitlinien grundlegende Gewohnheiten für Sie werden. Ich habe das Programm so konzipiert, dass Sie es zwei oder drei Mal im Jahr durchführen können, das zweite und die weiteren Male ergänzt um die fortgeschrittenen Projekte.

Wenn Sie sich ein Jahr an das Programm gehalten haben, werden Sie eine neue Homöostase, ein neues körperliches Gleichgewicht, erlangt haben, zwischen den Kräften, die Sie altern lassen, und den Kräften, die die Alterung verlangsamen. Sie werden sich jedes Jahr neu anpassen müssen, um die Biologie des Alterns auch weiterhin auf Ihrer Seite zu haben. Das ist die Herausforderung und das Versprechen der funktionellen Medizin: Sie können Ihre Umgebung und Ihren Lebensstil anpassen in Übereinstimmung mit Ihrer sich stets wandelnden Ausgangsposition.

Um leichter mit dem Konzept der Gesundheitsspanne verbunden zu bleiben und täglich danach zu leben, wiederholen Sie den Gesundheitsspannen-Test, verfolgen Sie Ihre Ergebnisse über die Zeit hinweg und machen Sie sich daran, Ihre Punktzahl jedes Jahr zu steigern.

Zum Abschluss des Buches möchte ich eine weitere Weisheit von Sandy aus Marin vorstellen. Ich sprach mit ihr über Angst und den Tod und fragte sie nach ihrem *Warum,* nach dem Grund dafür, warum sie ihre Gesundheitsspanne erweitern wolle. Darauf antwortete sie: „Ich denke nicht an meinen Tod. Ich denke jedoch an meine Lebensqualität und die Zeit, die noch übrig ist. Meine Philosophie ist, dass ich versuche, jetzt im Moment zu sein, einen tieferen Grund für das Sein zu finden und meine Leidenschaft zu leben."

Denken Sie daran, sich mit Ihrem *Warum* zu verbinden, warum Sie Ihre Gesundheitsspanne verlängern wollen. Genau wie sich das, was Ihnen jetzt körperlich guttut, von all dem unterscheiden kann, was Ihnen vor fünf Jahren gutgetan hat, so kann sich auch Ihr *Warum* im Laufe der Zeit ändern. Was ist Ihr *Warum?* Leben Sie es jeden Tag? Kümmern Sie sich genug um sich selbst – genug, um jetzt eine lange Gesundheitsspanne abdecken zu können?

Behalten Sie Ihre Belohnung im Auge – nutzen Sie die Epigenetik und die 90/10-Regel zu Ihren Gunsten. Nutzen Sie die Veränderungen dieses Programms, um in der Nachbarschaft Ihrer Gene aufzuräumen, damit Sie freudig, frei von Krankheiten, in einem Hormongleichgewicht und voll von jugendlichem Elan leben können.

Rezepte

Nahrungsmittel sind Informationen für Ihre DNA, gleichzeitig sollen sie auch gut schmecken und nahrhaft sein. Diese Rezepte sollen Ihre Gesundheitsspanne verlängern und sind auch für Vielbeschäftigte leicht zuzubereiten. Jedes davon wurde in meiner Küche sorgfältig getestet und optimiert.

Die Shakes des *10-Jahre-jünger*-Programms   322

Andere Getränke des *10-Jahre-jünger*-Programms   323

Größere Projekte   326

Salate   332

Hauptgerichte   339

Desserts   346

Anmerkung des Verlags:
Die von der Autorin hier genannte „Tasse" ist eine in den USA übliche Maßeinheit. Das englische Wort dafür – cup – bezeichnet eine Art Messbecher mit einem Inhalt von 236 ml. Diese Messbecher gibt es in verschiedenen Größen zu kaufen, auch hierzulande. In der Regel sind sie in einem Fünfer-Set zu haben.

Die Shakes des *10-Jahre-jünger*-Programms

Dr. Gottfrieds 10-Jahre-jünger-Frühstücks-Shake

1 Tasse geeister grüner Tee oder Matcha (S. 323), nehmen Sie bei Bedarf entkoffeinierten grünen Tee

½ Tasse ungesüßte Mandel- oder Kokosmilch

2 Messlöffel Dr. Gottfrieds Reset-360-Proteinpulver mit Vanille- oder Erdbeergeschmack[1] (oder ein ähnliches Erbsenproteinpulver)

1 EL MCT-Öl

2 EL Hanfsamen

1 TL frisch gemahlener Leinsamen

1 Messlöffel Dr. Gottfrieds Super-Greens-Powder[2] (oder ein ähnliches grünes Pulver)

1–2 TL Maca-Pulver

6–8 Eiswürfel

Alle Zutaten in einem leistungsstarken Standmixer bis zur gewünschten Konsistenz mixen.

Dr. Gottfrieds Denk-Shake

1 Tasse ungesüßte Kokosmilch mit Kokoscreme

1 TL mittelkettiges Trigylcerid-Öl (MCT-Öl)

2 Messlöffel Dr. Gottfrieds Reset-360-Proteinpulver mit Vanille- oder Schokogeschmack[1] (oder ein ähnliches Erbsenproteinpulver)

½ Avocado

5 Paranüsse

1 TL Hanfsamen

1 Tasse Brokkolisprossen (eine Anleitung zum Züchten der Sprossen finden Sie auf S. 326)

1–2 Tassen gefrorener Spinat

Alle Zutaten in einem Standmixer mixen.

---

1 Es handelt sich hierbei um ein in den USA erhältliches Proteinpulver, das auch zahlreiche Vitamine usw. enthält. Die genaue Zusammensetzung können Sie der Website *www.saragottfriedmd.com* entnehmen.

2 Auch hierbei handelt es sich um ein Pulver, dessen genaue Zusammensetzung Sie der o.g. Internetseite entnehmen können.

Dr. Gottfrieds Cashew-Kakao-Shake

240 ml ungesüßte, vollfette Bio-Cashewmilch

2 Messlöffel Dr. Gottfrieds Reset-360-Proteinpulver mit Schokogeschmack[1] (oder ein ähnliches Erbsenproteinpulver)

½ Tasse Grünkohl, Spinat und / oder Brokkolisprossen

5 Eiswürfel

1 TL Kakaonibs zum Verzieren (optional)

Alle Zutaten in einem leistungsstarken Standmixer mischen, nach Wunsch
mit Kakaonibs bestreuen.

Andere Getränke des *10-Jahre-jünger*-Programms

Kokosmilch-Kaffee mit Avocadoscheiben

1 Tasse frisch gebrühter, toxinarmer Kaffee

2 TL Kokoscreme

½ Avocado in Scheiben geschnitten

Kaffee und Kokoscreme in einem leistungsstarken Standmixer mixen
und mit den Avocadoscheiben in einem Glas oder Becher anrichten.

(Inspiriert von Kopi Kopi in Greenwich Village, New York)

Matcha

Bei Matcha trinken Sie tatsächlich das ganze grüne Teeblatt, nicht nur das
Teewasser; das ist einer der vielen Gründe, warum die Nährstoffdichte in
Matcha-Tee weit höher ist als in normalem grünem Tee. Matcha-Tee enthält viele Antioxidanzien, Aminosäuren und Chlorophyll, das ihm seine
unverwechselbare hellgrüne Farbe verleiht. Matcha ist besonders reich an
der Aminosäure L-Theanin; sie erhöht den Serotonin-, Dopamin- und
GABA-Spiegel und wirkt bekanntlich beruhigend auf Körper und Geist
(wahrscheinlich trinken Mönche deshalb traditionell Matcha-Tee). Der
Koffeingehalt fördert konzentrierte Energie ohne Zittrigkeit.

1 TL Matcha-Teepulver

½ Tasse heißes Wasser (nicht kochend)

½ Tasse ungesüßte Kokosmilch

Einige Tropfen Stevia nach Geschmack (optional)

Matcha-Teepulver in der Matcha-Schale oder in Ihrer Lieblingstasse in etwas heißes Wasser geben. Mit einem Bambusbesen (oder einem kleinen Schneebesen aus Metall) in raschen Bewegungen (wie ein „M") zu einer dicken, grünen Paste verrühren. Dann die heiße Kokosmilch und das übrige Wasser in die Paste gießen und umrühren. Nach Wunsch das Getränk jetzt mit Stevia süßen. Matcha wird sich rasch und leicht auflösen. Wenn Sie einen Milchschäumer verwenden, halten Sie ihn oben in den Matcha-Cappuccino und schalten ihn erst dann ein. Schäumen Sie das Getränk so lange auf, bis es die gewünschte Konsistenz hat.

Sie können auch Mandelmilch verwenden oder Zimt darüber streuen. Genießen Sie den Matcha-Cappuccino heiß, warm oder gekühlt!

Grüntee-Frappuccino

½ Tasse Kokosmilch oder andere Milch Ihrer Wahl

½ Tasse Wasser

1 Tasse Eis

2 TL Matcha-Grünteepulver

1–2 TL Xylit oder ein anderes Süßungsmittel Ihrer Wahl

½ TL reinen Vanilleextrakt oder reine Vanilleschote

Alle Zutaten in einem Mixer glatt verrühren.

Goldene Milch (Kurkuma Latte)

4 TL rohe Cashewnüsse

4 TL ungesüßte Kokosraspeln

1 Tasse Wasser

1 TL Kokosöl

½ TL Zimt

1 TL Kurkuma

1 Prise Nelke

1 Prise grobes Meersalz

1 Prise Zimt

Cashewnüsse und Kokosraspeln mit Wasser pürieren, bis sie cremig sind. Durch einen Nussmilchbeutel streichen und die breiige Masse wegwerfen (jetzt haben Sie Cashewmilch). Die Flüssigkeit mit den übrigen Zutaten wieder in den Standmixer gießen und alles noch einmal kurz durchmischen. Die Flüssigkeit in einen Topf gießen und auf dem Herd zum Kochen bringen (oder vorsichtig lauwarm erwärmen), vom Herd nehmen und warm mit einem Hauch Zimt servieren.

Hinweis: Statt Cashewmilch können Sie auch Kokosmilch verwenden.

Dr. Gottfrieds Schönheits-Tonic

2 Stangen Sellerie

½ Gurke

2 Tassen Grünkohl

2 cm großes Stück Ingwerwurzel

½ Tasse Petersilie

¼ Tasse Heidelbeeren

½ Avocado

1 Prise gemahlener Zimt

1 Prise Matcha-Tee

1 TL frischer Zitronensaft

1 TL Chia-Samen

2 Messlöffel Dr. Gottfrieds Reset-360 Proteinpulver mit Vanillegeschmack (oder ein ähnliches Erbsenproteinpulver)

Wasser und Eis nach Geschmack

Das Gemüse gründlich waschen und alle Zutaten in einem leistungsstarken Standmixer glatt verrühren. Sofort servieren.

Sexy Sangria

Fangen Sie alle freien Radikale, die das Altern beschleunigen, mit Antioxidanzien ab.

1 Flasche Rotwein (vorzugsweise Bio-Wein)
3 Orangen, in dünne Scheiben geschnitten
1 TL geriebene Zitronenschale
1 Zitrone, in dünne Scheiben geschnitten
1 Limette, in dünne Scheiben geschnitten
¼ Tasse Granatapfelkerne
½ Tasse Himbeeren
1–2 Liter spritziges Mineralwasser (optional)
Rosmarinzweige oder zerstoßene rosa Pfefferkörner zum Verzieren

Alle Zutaten in einem großen Krug mischen. Im Kühlschrank kühlen und Eis dazugeben. Sangria mit Rosmarinzweigen und zerstoßenen rosa Pfefferkörnern verzieren.

Größere Projekte

Brokkolisprossen

(ergibt ca. 4 Tassen)
2 TL Bio-Brokkolisamen
1 Liter-Keimglas mit Siebdeckel
Gefiltertes Wasser

Die Samen in das Glas geben und einige Zentimeter hoch mit warmem Wasser bedecken. Über Nacht an einem warmen, dunklen Ort einweichen. Nach etwa 8 bis 10 Stunden das Wasser abgießen. Vier bis fünf Tage lang die Samen 2–3 Mal täglich mit frischem Wasser abspülen. Das Glas soll in dieser Zeit an einem warmen, dunklen Ort stehen. Achten Sie darauf, das Wasser nach jedem Abspülen ganz abzugießen, damit die Sprossen nicht verderben. Wahrscheinlich brauchen die Sprossen zwei bis drei Tage, bis sie sich öffnen und zu keimen beginnen, seien Sie also geduldig. Sobald die Sprossen etwa 2–3 cm lang sind und klar erkennbare gelbe Blätter haben, das Keimglas an einen Ort bringen, wo es etwas Sonnenlicht bekommt. So können die Sprossen das Licht nutzen und schnell wachsen. Denken Sie daran, sie weiterhin zu spülen, denn in einer sehr warmen Umgebung können sie rasch austrocknen. Wann die Sprossen „fertig" sind, erkennen Sie am dunkleren Grün der Blätter und an deren Größe (sie sind dann ungefähr 2–3 cm lang). Machen Sie sich keine Sorgen, ob Sie sie zu früh essen; sobald sie grün sind, sind sie für den Verzehr geeignet.

(Tom Malterre, nachgedruckt von https://wholelifenutrition.net/articles/recipes/how-make-broccoli-sprouts)

Basenbrühe mit Kollagen

Gönnen Sie sich eine Gesichtsstraffung direkt aus Ihrem Kühlschrank.

1–2 Tassen von drei der folgenden Gemüsesorten:

Sellerie

Fenchel

Grüne Bohnen

Zucchini

Spinat

Grünkohl

Sauerampfer

Mangold

Karotten

Zwiebel

Knoblauch

Kohl

Frische oder getrocknete Kräuter (z. B. Kreuzkümmel und Kurkuma)

1 TL Kollagen-Proteinpulver

Gemüse und Kräuter in einen großen Suppentopf geben, mit gefiltertem Wasser bedecken, zum Kochen bringen und 45 Minuten simmern lassen. Dann die Brühe abgießen und das Gemüse anderweitig verwenden. Das Kollagen-Proteinpulver einrühren.

Fermentierte Versuchungen

Überlegen Sie, ob Sie nicht fermentierte Nahrungsmittel wie Kimchi zu einer Mahlzeit hinzunehmen wollen. Kimchi ist eine scharfe koreanische Version von Sauerkraut, die üblicherweise aus fermentiertem Kohl, Zwiebeln, Knoblauch und Pfeffer besteht. Kimchi senkt erwiesenermaßen den Nüchternzucker, es enthält viel Vitamin C und Karotin sowie zusätzlich die Vitamine A, B_1, B_2, außerdem Kalzium, Eisen und nützliche Milchsäurebakterien. Fermentiertes Gemüse ist hervorragend für die Verdauung und um die Darmflora mit nützlichen Bakterien zu besiedeln, die für die Gesundheit wichtig sind.

Fischfond

In der Chinesischen Medizin werden die Nebennieren als Teil des Nierensystems betrachtet. Knochenbrühe entgiftet und nährt die Nieren. Fischfond mit Fischköpfen stärkt die Schilddrüse.

3 Liter gefiltertes Wasser

1 kg Fischköpfe und Fischkarkassen (Fischköpfe allein genügen auch)*

¼ Tasse Bio-Apfelweinessig

Himalajasalz oder Keltisches Meersalz nach Geschmack

Wasser und Fischköpfe / Fischkarkassen in einen großen Suppentopf geben und langsam zum Kochen bringen, währenddessen den Essig einrühren. Sobald das Wasser zu kochen beginnt, den aufsteigenden Schaum abschöpfen. Das ist wichtig, denn der Schaum enthält Unreinheiten und unerwünschte Geschmacksstoffe. Die Hitze reduzieren und die Brühe mindestens 4, jedoch nicht länger als 24 Stunden simmern lassen. Dann abkühlen lassen und in entsprechende Behältnisse gießen. Was Sie nicht innerhalb einer Woche aufbrauchen, sollten Sie einfrieren.

---

* Verwenden Sie keinen fetten Fisch wie Lachs für den Fischfond, sonst riecht das ganze Haus nach Fisch! Nehmen Sie nur mageren Fisch wie Seezunge, Steinbutt, Klippenbarsch oder, meinen Lieblingsfisch, Snapper.

328

Hühnerbrühe

1 Hähnchen (Hühnerkarkassen, Hühnerfüße, Hühnerhälse)
2 kleine Zwiebeln oder Schalotten
1 ganze Knoblauchknolle
1 TL Pfefferkörner
1 oder 2 Lorbeerblätter
2 TL Meersalz
2 TL Apfelweinessig
4 Liter gefiltertes Wasser
1 Bund frische Bio-Kräuter (z. B. Estragon)

Alle Zutaten außer den frischen Kräutern in einen großen Suppentopf geben und eine Stunde stehen lassen. Das Ganze zum Kochen bringen und dabei den Schaum abschöpfen, der sich oben absetzt. Die Brühe auf sehr kleiner Flamme 8–12 Stunden simmern lassen. Das Fleisch (falls vorhanden) von den Knochen lösen und die Brühe abgießen. Die frischen Bio-Kräuter gründlich waschen. Eine Portion der abgegossenen Brühe auf die gewünschte Temperatur erhitzen (nicht kochen!). Eine große Handvoll Kräuter hinzugeben (für zusätzliche Mineralien und zusätzlichen Geschmack).

Kollagen-stärkende Hühnersuppe

(ergibt 6 Portionen als Mahlzeit)

Brühe

1 ganzes Freilandhuhn (idealerweise Weidehähnchen)
4 Liter kaltes, gefiltertes Wasser
2 EL Essig
2 große Zwiebeln, grob gehackt
3 Karotten, geschält und grob gehackt
4 Selleriestangen mit Blättern, grob gehackt
4 geschälte Knoblauchzehen
2 gründlich geputzte Stangen Lauch, grob gehackt
3 Pastinaken, grob gehackt

3 Lorbeerblätter

4–5 Zweige frischer Thymian oder 2 TL getrockneter Thymian

10 ganze schwarze Pfefferkörner

1 Bund Petersilie

Suppe

2 Liter Hühnerbrühe

2 Tassen gekochtes Hähnchen

2 Zwiebeln, gehackt

3 Tassen Sellerie, gehackt

3 Karotten, geschält und in Scheiben geschnitten

1 Tasse grüne Bohnen

3 Tassen frischer Spinat

6 Knoblauchzehen, fein gehackt

1 TL getrockneter Thymian

2 TL Meersalz

½ TL frisch gemahlener schwarzer Pfeffer

Das Hähnchen mit Essig und allen anderen Zutaten außer der Petersilie in einen großen Topf mit dem Wasser geben und 30 Minuten bis 1 Stunde stehen lassen. Alles zum Kochen bringen und den Schaum entfernen, der sich an der Oberfläche absetzt. Dann die Hitze zurückschalten und zugedeckt 6 bis 24 Stunden simmern lassen. Je länger die Brühe auf dem Herd steht, desto gehaltvoller und geschmacksintensiver wird sie. Etwa 10 Minuten vor Ende der Kochzeit die Petersilie zugeben, das verleiht der Brühe zusätzliche Mineralien. Das Hähnchen herausnehmen und abkühlen lassen. Nun das Fleisch von den Knochen lösen und für die Suppe bereitstellen.

Die Brühe abgießen und in den Kühlschrank stellen, bis sich das Fett an der Oberfläche absetzt und fest wird. Dieses Fett abschöpfen und die Brühe in Behältnissen mit Deckeln in den Kühlschrank oder Tiefkühler stellen.

Für die Suppe 2 Liter Hühnerbrühe zum Kochen bringen und wiederum den Schaum abschöpfen. Fleisch, Gemüse und Gewürze hinzugeben und köcheln lassen, bis das Gemüse bissfest ist, etwa 5 bis 10 Minuten.

Nun die Suppe abschmecken. Denken Sie daran, Sie können die Brühe wie Tee trinken. Besonders angenehm ist das im Winter oder wenn Sie sich nicht ganz wohlfühlen. Da Brühe gleichzeitig energetisierend und beruhigend wirkt, kann sie an die Stelle des Morgenkaffees oder des Nachmittagstees treten oder sogar ein Schlummertrunk sein. Nehmen Sie Ihre Lieblingsknochenbrühe in einer Thermoskanne mit und trinken Sie sie im Laufe des Tages. Dann erkennen Sie die wahre Bedeutung von „Seelennahrung"!

Rinderknochenbrühe

1 kg (oder mehr) Markknochen vom Weiderind oder Knochen unbedenklicher Herkunft

2 Hühnerfüße für zusätzliche Gelatine (optional)

1 Zwiebel

2 Karotten

2 Stangen Sellerie

2 TL Apfelweinessig

2 Knoblauchzehen

1 Bund Petersilie, 1 TL oder mehr Meersalz, 1 TL Pfefferkörner, zusätzlich Kräuter oder Gewürze nach Geschmack (optional)

Falls Sie rohe Knochen und besonders Rinderknochen verwenden, verbessert es den Geschmack, wenn Sie sie erst im Ofen rösten. Ich lege sie in eine Pfanne und röste sie 30 Minuten lang bei 180 Grad.

Dann die Knochen in einen sehr großen Liter-Suppentopf legen und mit gefiltertem Wasser und dem Essig übergießen; 20 bis 30 Minuten in dem kühlen Wasser stehen lassen. Die Säure fördert die Bioverfügbarkeit der Nährstoffe in den Knochen.

Das Gemüse (außer der Petersilie und dem Knoblauch, falls Sie ihn verwenden) grob hacken und ebenfalls in den Topf geben. Dann mit Salz, Pfeffer, Gewürzen oder Kräutern würzen. Jetzt die Brühe zum Knochen bringen und kräftig aufkochen lassen, die Hitze reduzieren und auf kleiner Flamme simmern lassen, bis alles gar ist.

In den ersten Stunden des Köchelns die Unreinheiten entfernen, die an die Oberfläche aufsteigen. Es kann sich eine Schaumschicht bilden, die sich leicht mit einem großen Löffel abschöpfen lässt. Werfen Sie den Schaum weg. In den ersten zwei Stunden schaue ich in der Regel alle 20 Minuten nach, um Schaum abzuschöpfen. Weiderind und gesunde Tiere produzieren viel weniger Schaum als konventionell gezüchtete.

In den letzten 30 Minuten den Knoblauch und gegebenenfalls die Petersilie hinzugeben.

Den Kopf vom Herd nehmen und die Brühe leicht abkühlen lassen. Dann die Brühe durch ein feines Sieb gießen, sodass alle Knochen- und Gemüsereste entfernt werden. Wenn die Brühe genügend abgekühlt ist, in einen großen Glasbehälter gießen; darin ist sie im Kühlschrank bis zu fünf Tagen haltbar. Frieren Sie sie ein, falls Sie sie erst später verwenden wollen.

Salate

Grüne Salate oder Gemüse mit *10-Jahre-jünger*-Ranch-Dressing

Meine Familie liebt dieses Dressing über gegrillten Romanaherzen oder als Dip für Gurkenscheiben. Das Zerreißen des Salats erhöht die Nährstoffdichte.

Als Salatgrundlage

2 bis 8 Köpfe gezupfter Romanasalat, Grünkohl, Spinat oder andere Grüngemüse

Mayonnaise

1 Tasse Avocadoöl, Olivenöl oder eine Mischung daraus
1 Eigelb
1 TL Dijon-Senf
Saft einer ½ Zitrone
½ TL Salz

10-Jahre-jünger-Ranch-Dressing

1 Tasse milchfreie Mayonnaise (Zubereitung siehe unten)
¼ Tasse Kokosmilch
1 TL Apfelweinessig
½ TL Zwiebelpulver
½ TL Knoblauchpulver
1 TL frischer Dill oder 1 TL getrockneter Dill
2 TL getrocknete Petersilie oder 2 TL fein gehackte frische Petersilie
1 TL getrockneter Schnittlauch oder 3 TL fein gehackter frischer Schnittlauch
Salz und Pfeffer nach Geschmack.

Mayonnaise

Alle Zutaten in ein schmales Gefäß oder einen Becher geben. Ich verwende den Mischbecher, der bei meinem Pürierstab mitgeliefert wurde, doch ein 200-ml-Becher geht auch. Den Kopf des Pürierstabs an den Boden des Gefäßes halten und das Gerät einschalten. Der Inhalt am Boden sollte rasch emulgieren (Sie sehen, wie er weiß und dick wird). Den Pürierstab langsam im Gefäß nach oben führen, während die Mischung emulgiert. Falls wieder Öl nach unten läuft, den Pürierstab einfach wieder nach unten führen, um das Öl einzumischen, und dann wieder langsam nach oben ziehen, bis alles Öl aufgenommen und die Mischung dick ist. Dieser Vorgang dauert höchstens 1–2 Minuten.

Zugedeckt hält sich diese Mayonnaise im Kühlschrank bis zu einer Woche. Sie ist wunderbar für Hähnchen-Salat oder Sandwich mit Ei, auf Sandwiches oder in cremigen Salatdressings.

10-Jahre-jünger-Ranch-Dressing

Die zusätzlichen Zutaten für das Dressing zur Mayonnaise geben und rühren, bis alles gut vermischt ist. Nach Bedarf noch Kokosmilch zugeben, um die Mischung zu verdünnen (sie dickt im Kühlschrank automatisch etwas ein). Das Dressing abschmecken und nach Wunsch mit Salz und Pfeffer nachwürzen. Das Dressing über den gezupften Salat und das gezupfte Gemüse gießen und mischen.

Zugedeckt hält sich das Ranch-Dressing im Kühlschrank eine Woche.

333

Algensalat

Algen enthalten sehr viele lebenswichtige Mineralien, die Ihre Schilddrüse natürlich anregen, darunter Jod, Kalzium, Eisen, Kupfer, Magnesium, Mangan, Molybdän, Phosphor, Kalium, Selen, Vanadium und Zink. Manche fertig zu kaufenden Algensalate enthalten fragwürdigen Zucker oder wenig empfehlenswerte Öle und Essigarten. Hier ist ein „sauberer" Salat, Sie können ihn also essen wie eine Meerjungfrau.

Salat

    60 g getrocknete Wakame (oder eine Algenmischung)

    1 kleiner Daikon-Rettich, gestiftelt

    ½ Schlangengurke, gestiftelt

Dressing

    1 TL Sesamöl

    Saft einer halben Limette oder Zitrone

    2 TL frischer Ingwersaft

    1 EL Tamari

    4 EL Walnuss- oder Avocadoöl

    ½ TL Stevia oder nach Geschmack

    1 Prise Meersalz

    Geröstete Sesamsamen (optional)

    Zerkrümelte, geröstete Nori (optional)

    Gewürfelte Avocado (optional)

Die Algen ungefähr 5 Minuten in kaltem Wasser einweichen, bis sie sich vollgesogen haben und nicht mehr hart sind. Zu lange Stücke einfach grob hacken. Die Zutaten für das Dressing in einer kleinen Schüssel vermischen. Algen, Gurken und Rettich mischen.

Algen-Mischung mit dem Dressing anmachen und einige Minuten ziehen lassen, bis das Dressing aufgenommen ist. Nach Wunsch garnieren und den Salat mit Essstäbchen servieren.

Grünkohl und Caesar Salad

„Roher Parmesan"

½ Tasse Macadamia- oder Cashewnüsse, nicht eingeweicht

1 TL Nährhefe (oder mehr, je nach Geschmack)

1 Prise Knoblauchpulver (optional)

Dressing

½ Tasse Cashewnüsse, 2 Stunden oder länger eingeweicht

¼ Tasse Hanf

¼ Tasse Nährhefe

Saft von 2 Zitronen

1 Knoblauchzehe, zerstoßen

½ TL Meersalz oder rosa Himalajasalz

⅔ Tasse gefiltertes Wasser

Salat und Gemüse

1 Bund Schwarzkohl

2 Köpfe Romanasalat

1 Tasse Kirschtomaten, halbiert

Die Nüsse für den „rohen Parmesan" in einer Küchenmaschine mahlen oder verarbeiten. Die übrigen Zutaten hinzugeben und verarbeiten, bis sie eine homogene Masse ergeben.

Für das Dressing die Cashewnüsse kurz abspülen und abtropfen lassen. Die übrigen Dressing-Zutaten hinzufügen und alles mixen, bis es glatt verrührt ist.

Den Schwarzkohl von den Stängeln zupfen und die Blätter fein hacken, dann waschen und in einer Salatschleuder trocken schleudern. In eine sehr große Schüssel geben. Den Romanasalat in mundgerechte Stücke zupfen, ebenfalls waschen, schleudern und zum Kohl in die Schüssel geben. Sie sollten jetzt ungefähr 2 bis 3 Tassen gehackten Kohl und 4 bis 6 Tassen gezupften Romanasalat haben.

Das Dressing über den Salat gießen und mischen, bis alles mit Dressing überzogen ist. Mit einer Prise Salz würzen und erneut mischen. Das Dressing hält sich im Kühlschrank bis zu einem Tag.

Jungbrunnen-Salat

(ergibt 2 große oder 4 kleine Portionen)

Wenn Sie genug von diesem Salat essen, werden Sie vielleicht wieder nach Ihrem Ausweis gefragt!

Kohlsalat

1 Kopf Schwarzkohl

¼ Tasse Kürbiskerne

1 Granny-Smith-Apfel, in dünne Scheiben geschnitten

Cremiges Dressing

2 TL Macadamia- oder Sesamöl

Saft von einer Zitrone

1 große, reife Avocado

1 TL Tahin (Sesampaste)

1 TL Hanfsamen

1 TL fein gehackter Knoblauch

2 TL Wasser (oder mehr, falls Sie es zum Verdünnen brauchen)

¼ Tasse frische Korianderblätter

Rosa Himalajasalz und frisch gemahlener Pfeffer

Den Kohl waschen, die dicken Stängel entfernen, die Blätter in Streifen schneiden und in einer großen Schüssel beiseitestellen. Für das Dressing Öl, Zitronensaft, eine halbe Avocado, Tahin und Hanfsamen in eine Küchenmaschine geben und mixen, bis die Zutaten glatt und cremig sind. Nach Geschmack das rosa Himalajasalz und den Pfeffer hinzufügen. Das Dressing über die Schüssel mit geschnittenem Kohl gießen.

Mit den Händen das Dressing 2–3 Minuten lang in den Kohl reiben, bis die Blätter ganz weich und seidig sind. Die Kürbiskerne und die Apfelscheiben dazugeben und gründlich mischen. Den Kohlsalat sofort servieren. In einem luftdicht verschlossenen Behälter hält sich der Salat im Kühlschrank 2–3 Tage.

Ein Hinweis zu Ölen

An Macadamiaöl schätze ich, dass es Olivenöl insofern ähnelt, als dabei das nützliche Fett ohne industrielle Lösungsmittel oder komplexe Vorgänge extrahiert werden kann. Macadamiaöl enthält nur wenig gesättigte Fettsäuren, ist aber reich an den hervorragenden einfach und mehrfach ungesättigten Fettsäuren, die es so gesund für das Herz machen. Außerdem ist das Verhältnis von Omega-3- zu Omega-6-Fettsäuren in Macadamiaöl sehr ausgewogen.

Endivien-, Fenchel- und Birnensalat mit Walnüssen

Ich erinnere mich noch, als ich das erste Mal in den 1990er-Jahren in Alice Waters Kult-Restaurant *Chez Panisse* Endiviensalat aß. Dieser Salat sieht auf dem Teller wunderschön aus und zeichnet sich durch eine einmalige Textur und einen ebensolchen Geschmack aus.

½ Tasse Olivenöl

2 TL Zitronensaft

Meersalz nach Geschmack

1 TL fein gehackte Schalotten

2 TL frischer Thymian oder 1 TL getrockneter Thymian

2 Boscs-Flaschenbirnen (nach Wunsch geschält)

1 mittelgroße Fenchelknolle

220 g Endivie

¼ Tasse Walnüsse, geröstet

1 Handvoll Granatapfelkerne (optional)

In einer großen Schüssel Olivenöl, Zitronensaft, Meersalz, Schalotten, Thymian und eine Prise Salz verquirlen und das Dressing stehen lassen, damit sich der Geschmack entwickelt.

Die Birne in dünne Scheiben schneiden; den Fenchel vierteln und entweder mit der Hand oder mit einem Gemüsehobel möglichst dünn schneiden bzw. hobeln. Die Endivienblätter teilen. Das Dressing verquirlen und Birne, Fenchel und Endivie behutsam damit mischen. Auf Salattellern und mit darüber gestreuten Walnüssen (und optional Granatapfelkernen) servieren.

Lachs-Avocado-Salat mit Miso-Dressing

(ergibt 4 Portionen)

Mit diesem Salat, der das Zeug hat, Ihre Cortisolwerte zu regulieren, fühlen Sie sich wie eine strahlende Göttin.

Salat

Olivenöl

Etwa 150 g Lachsfilets (oder Regenbogenforelle, die ähnlich schmeckt)

1–2 Zitronen

6 Tassen gezupfter Romanasalat

1 Avocado, gewürfelt

¾ Tasse Gurken, in Scheiben geschnitten

½ rote Paprikaschote, dünn geschnitten

¼ Tasse Walnüsse, geröstet

Miso-Dressing

2 TL frischer Limettensaft

2 TL helle Misopaste

2 TL Wasser

¼ TL gemahlener Pfeffer

3 EL Olivenöl, extra vergine

Den Backofengrill vorheizen, den Rost mit etwa 15 cm Abstand hineinschieben. Ein Backblech mit Backpapier belegen und dieses leicht mit Olivenöl einstreichen.

Die Lachsfilets mit der Haut nach oben auf das Blech legen, mit Limettensaft und Olivenöl einreiben und mit Meersalz würzen. Die Filets grillen, bis der Lachs gerade so durch ist, etwa 7 bis 10 Minuten (je nach Dicke der Filets). Die Haut der Filets abziehen und den Fisch in großzügige, mundgerechte Stücke schneiden.

Während der Lachs gart, das Dressing vorbereiten: In einer kleinen Schüssel Limettensaft, Misopaste, Wasser und Pfeffer verquirlen, währenddessen langsam das Olivenöl dazugeben.

Romanasalat, Avocado, Lachs, Gurke und rote Paprika in eine große Schüssel geben und mischen. Den Salat auf vier Teller verteilen und über jede Portion einen Teelöffel Miso-Dressing träufeln. Die Walnüsse über den Salat streuen und servieren.

Hauptgerichte

Gebackene Eier in Avocados

Große Avocados

Eier (1 Ei pro Avocadohälfte)

Chilisauce (optional)

Salz und Pfeffer nach Geschmack

Koriander, Schalotten und scharfe Peperoni zum Verzieren (optional)

Eine Avocado halbieren und den Stein entfernen. Einen Teil des Fruchtfleisches herauslöffeln (etwa 1 TL), damit das Ei hineinpasst. Mit den übrigen Avocados genauso verfahren.

Die Avocados eng nebeneinander in eine kleine Auflaufform stellen, damit sie nicht umkippen. Mit getrockneten Hülsenfrüchten oder grobem Salz „fixieren", damit sie gut stehen bleiben. Profitipp: Ein paar

Tropfen Chilisauce oder eine Sauce Ihres Geschmacks in die Vertiefung träufeln, bevor das rohe Ei hineinkommt. Die Eier einzeln in ein kleines Auflaufförmchen oder Glas aufschlagen und vorsichtig jeweils eines in die Vertiefung in jeder Avocadohälfte gleiten lassen. Die Avocadohälften salzen und pfeffern und nach Wunsch würzen. Ich mag hier gern etwas Pesto oder Chimichurri. Die Avocadohälften mit Ei bei 230 Grad etwa 10–12 Minuten backen, bis das Eiweiß fest und der Dotter noch leicht flüssig ist.

Mit Kräutern oder anderen Garnituren bestreuen (Koriander, Frühlingszwiebel und scharfe Peperoni sind köstliche Varianten)!

Buddha-Fettuccine Alfredo

„Fettuccine"

2 extra-große Steckrüben (Butterrüben), spiralförmig geschnitten

Geraspelte Karotten (Menge nach Wunsch; ich mag 1 Tasse)

Geraspelter Schwarzkohl ohne dicke Stängel (Menge nach Wunsch; ich mag 2 Tassen)

Paranuss-Sauce

6 EL Paranussbutter (kann auch durch ½ Tasse Paranüsse ersetzt werden)

6 EL Wasser

2 TL Apfelweinessig

2 TL Tamari

Meersalz nach Geschmack

Alle Zutaten in einem leistungsstarken Standmixer bei voller Leistung mixen. Ungefähr ¼ Tasse über die Gemüse gießen, gegebenenfalls auch mehr, wenn Sie sie gleichmäßig mit der Sauce überziehen wollen.

Fajitas mit Gemüse

(ergibt 2 ½ Tassen)

Linsen-Walnuss-Füllung

  1 Tasse ungekochte Puy-Linsen (oder 1 ¾ Tassen gekochte Puy-Linsen)

  1 Tasse gehackte Walnüsse

  1 ½ TL getrockneter Oregano

  1 ½ TL gemahlener Kreuzkümmel

  1 ½ TL Chilipulver

  ½ TL fein gemahlenes Meersalz; mehr oder weniger, je nach Geschmack

  1 ½ EL Olivenöl extra vergine

  2 EL Wasser

Garnierungen / Wraps

  1–2 Paprika, dünn geschnitten (ich habe nur eine genommen; nächstes Mal nehme ich zwei, damit mehr übrig bleibt)

  ½–1 große Zwiebel, dünn geschnitten (ich habe nur eine halbe genommen; nächstes Mal nehme ich eine ganze, damit mehr übrig bleibt)

  Cashew Sour Cream (S. 342)

  Gewürfelte Tomaten oder Salsa

  Lauchzwiebeln und frischer Limettensaft zum Verzieren

  Salatblätter zum Einwickeln (großer Romanasalat, Eisberg- oder Kopfsalat)

  Andere Varianten zum Garnieren sind in Scheiben geschnittene Avocado, scharfe Sauce, Koriander usw.

Die Linsen in einem feinmaschigen Sieb abspülen und mit einigen Tassen Wasser in einen mittelgroßen Topf geben. Die Linsen zum Kochen bringen, die Hitze reduzieren und 20–25 Minuten lang köcheln lassen, bis sie weich sind (die Kochzeit hängt von der Linsensorte ab, die Sie verwenden, falls Sie keine Puy-Linsen nehmen). Das überschüssige Wasser abgießen.

Den Backofen auf 150 Grad vorheizen. Die Walnüsse auf ein tiefes Backblech legen und 10–12 Minuten lang rösten, bis sie goldbraun sind und duften. Einige Minuten zum Abkühlen beiseitestellen.

½–1 TL Öl in eine große Bratpfanne oder einen Wok geben und darin die Zwiebeln und Paprika bei mittlerer Hitze unter häufigem Rühren ungefähr 15–20 Minuten garen, bis sie glasig sind; bei Bedarf die Hitze reduzieren.

1 ¾ Tassen gekochte Linsen (es werden welche übrig bleiben) und alle gerösteten Walnüsse in eine Küchenmaschine geben und hacken (nicht zu fein, damit die Konsistenz erhalten bleibt). Oregano, Kreuzkümmel, Chilipulver und Salz untermischen. Öl und Wasser einrühren und mischen, bis sich alles verbunden hat.

Die übrigen Gemüse-Garnierungen vorbereiten; die Salatblätter waschen und trocknen.

Richten Sie ein großes Salatblatt auf einem Teller an, darauf kommen die Linsen-Walnuss-Füllung (Ihr Fleischersatz sozusagen), die gedünsteten Paprika und Zwiebeln und Ihre übrigen bevorzugten Garnierungen.

(Aus: *Oh She Glows* von Angela Liddon)

Cashew Sour Cream

> 1 Tasse rohe Cashewnüsse
>
> 2 TL Apfelessig
>
> 1 TL Zitronensaft
>
> ⅛ TL feines Meersalz

Die Cashewnüsse in eine Tasse oder eine kleine Schüssel geben, etwa 1 cm hoch mit kochendem Wasser bedecken und 30 Minuten einweichen. Das Wasser abgießen und die Nüsse mit Essig, Zitrone, Salz und etwa ¼ Tasse Wasser in einen Standmixer geben. Vorsichtig mischen und bei Bedarf Wasser hinzugießen, um die Mischung zu pürieren.

Geschwärzter Cajun-Lachs

Lachs ist reich an gesunden Omega-3-Fettsäuren, die die antioxidative Kapazität fördern sowie Depressionen, Alterung und Arthritis entgegenwirken. Lachs ist außerdem köstlich und unglaublich vielseitig.

1 TL Kokosöl

2 Lachs- oder Regenbogenforellen-Filets

Cajun-Gewürzmischung

½ TL Oregano

½ TL Thymian

¼ TL Cayennepfeffer

¼ TL geräuchertes Paprikapulver

¼ TL Zwiebelsalz

¼ TL Knoblauchsalz

¼ TL schwarzer Pfeffer

Das Kokosöl bei mittlerer Hitze in einer Brat- oder Grillpfanne erhitzen. Die Gewürze mischen und auf einem Teller verteilen. Die Lachsfilets auf beiden Seiten in der Gewürzmischung „panieren" und in die heiße Pfanne legen; die Temperatur herunterschalten. Die Garzeit hängt von der Dicke des Lachses ab. Bei dünnen Fischstücken mit zwei Minuten pro Seite beginnen, bei dickeren mit drei oder vier Minuten. Den Fisch mit Kartoffeln und einem grünen Gemüse servieren.

Kohlenfisch (Black Cod) mit Miso

(ergibt 2 Portionen)

1 EL Olivenöl

3 EL Tamari

½ Tasse helle Misopaste

1 TL Erythrit oder einige Tropfen Stevia (optional)

450 g Kohlenfisch (2 bis 3 Filets)

Olivenöl mit der hellen Misopaste, Tamari und (gegebenenfalls) dem Süßungsmittel in einem Gefäß mischen und beiseitestellen. Die Filets waschen und trocken tupfen. Den Fisch in das Gefäß legen, mit der Marinade bestreichen und zugedeckt über Nacht in den Kühlschrank stellen.

Den Backofen auf 200 Grad vorheizen. Den Fisch aus dem Kühlschrank nehmen und die Marinade abschaben. Eine Grillpfanne mit Olivenöl einstreichen und erhitzen. Den Fisch hineinlegen und ungefähr 2 Minuten braten, bis er auf beiden Seiten gebräunt ist.

Die Filets in den Backofen schieben und circa 10 Minuten backen, bis sie schön blättrig sind.

Geschmortes Kurkuma-Zimt-Hähnchen

(ergibt 4 bis 6 Portionen)

> 1 ganzes Hähnchen, in 8 Teile zerlegt
>
> Meersalz
>
> Frisch gemahlener Pfeffer
>
> Zimtpulver
>
> 1 TL Kurkuma
>
> Olivenöl
>
> 1 mittelgroße bis große Küchenzwiebel, gehackt
>
> 4 Knoblauchzehen, gehackt
>
> 2 Zimtstangen
>
> 2 Dosen (400 g) geschälte italienische Tomaten
>
> ½ Tasse Hühnerbrühe (oder Knochenbrühe, wenn Sie welche haben!)
>
> Frische Minze und Petersilie zum Verzieren

Das Hähnchen waschen und trocknen, mit Salz und Pfeffer würzen und auf beiden Seiten leicht mit Zimt und Kurkuma bestreuen.

Das Olivenöl in einen großen Topf geben und erhitzen. Die Hähnchenstücke auf jeder Seite etwa 1 Minute anbraten, bis die Haut gebräunt ist. Das Hähnchen aus dem Topf nehmen und beiseitestellen.

Die Temperatur auf mittlere Hitze zurückschalten und die Zwiebeln in die Pfanne geben. Eine Minute lang rühren, bis sie weich sind, dann den Knoblauch dazugeben. Beides eine weitere Minute garen, bis die Zwiebeln glasig sind. Dann Zimtstangen, Tomaten und Brühe hinzugeben, mit Salz und Pfeffer würzen. Alles unter Rühren zum Köcheln bringen. Die Hähnchenstücke wieder in den Topf und in die Flüssigkeit legen. Etwa zwei Stunden ohne Deckel leicht köcheln lassen, dabei die Hähnchenstücke im Topf immer wieder schwenken, bis sich das Fleisch von den Knochen löst.

Mit Minze und / oder Petersilie bestreuen und mit Blumenkohlreis und gedünstetem Spinat servieren.

Profi-Tipp: Das Entscheidende sind die zwei Stunden Köcheln. Lassen Sie sich bei dem Rezept Zeit: Slow Food!

Rindfleisch-Gemüse-Eintopf mit Fleisch vom Weiderind

1 kg Suppenfleisch vom Weiderind

1 große süße Zwiebel

5 große Karotten

5–7 Stangen Sellerie

450 g Süßkartoffeln oder Butternusskürbis

8 Knoblauchzehen

3 EL Kokosöl (mit der Expeller-Methode gepresst)

1 Tasse Rotwein (vorzugsweise Bio-Wein)

1–2 TL Bio-Tomatenmark

6 Lorbeerblätter

3 Zweige frischer Thymian

1 Zweig frischer Rosmarin oder 1 TL getrockneter Rosmarin (je nach Geschmack mehr oder weniger)

½ TL geräuchertes Paprikapulver

2 l Rinderbrühe (die hausgemachte ist am besten)

Meersalz und Pfeffer nach Geschmack

345

Das Fleisch in mundgerechte Stücke schneiden und beiseitestellen.

Zwiebeln, Sellerie, Karotten und Süßkartoffeln oder Kürbis in mundgerechte Stücke schneiden und ebenfalls beiseitestellen. Den Knoblauch fein hacken.

Das Kokosöl in einem schweren Suppentopf bei mittlerer Hitze erwärmen, Fleisch und Knoblauch dazugeben und anbraten, bis das Fleisch gebräunt ist; achten Sie darauf, dass der Knoblauch nicht verbrennt. Das Gemüse dazugeben und alles verrühren, bis sich Gemüse und Fleisch gut vermischt haben (eventuell noch etwas Öl hinzufügen). Mit Rotwein übergießen und alles 5 bis 8 Minuten kochen lassen, damit der Alkohol verdunstet. Tomatenmark und Gewürze hinzufügen und rühren, bis sich alles vermischt hat. Dann die Rinderbrühe dazugeben.

Das Ganze zugedeckt zum Köcheln bringen, die Temperatur reduzieren. Eine Stunde simmern lassen, abschmecken und nach Geschmack salzen und würzen. Falls Sie einen sämigeren Eintopf wollen, können Sie ihn jetzt mit Pfeilwurzelstärke andicken. Zu diesem Zeitpunkt kann der Eintopf bereits gegessen werden (vorausgesetzt, das Gemüse ist gar), doch am besten schmeckt er, wenn er vor dem Servieren bei sehr niedriger Temperatur 3–4 Stunden simmern kann.

Desserts

Kokos-Kugeln ohne Backen

3 Tassen ungesüßte Kokosraspeln

6 TL Kokosöl

½ Tasse Xylit oder Erythrit

2 TL Vanilleextrakt (ich empfehle eine frische Vanilleschote oder Vanilleextrakt ohne Alkohol, da Sie nicht backen)

½ TL Meersalz

Optional zum Garnieren: Kokosraspel, Kakao- oder Carobpulver, fein gehackte Nüsse, dunkle Schokolade (80 Prozent), geschmolzen, zum Darüberträufeln

Alle Zutaten (außer der Garnitur) in einer Küchenmaschine oder einem Standmixer mixen, bis sie sich verbunden haben und zusammenkleben. (Hinweis: Einen sehr leistungsstarken Mixer besser nicht auf höchster Geschwindigkeit laufen lassen.) Die Mischung aus der Küchenmaschine oder dem Standmixer nehmen und in die gewünschte Form bringen. Ich mache meist Kugeln mit einem Kugelausstecher.

Nach Wunsch mit Kokosraspeln, Kakao- oder Carobpulver, mit gehackten Nüssen oder geschmolzener Schokolade garnieren. Ich verwende dafür ein Plastiktütchen mit einem Loch in der Ecke.

Bei Raumtemperatur auf einem Teller oder einer anderen harten Unterlage fest werden lassen.

Kokos-Pudding mit dunkler Schokolade

2 Tassen Kokosmilch

100 g dunkle Schokolade (80 Prozent Kakao oder mehr), in kleine Stücke gehackt

1 TL qualitativ hochwertige Gelatine (eine Form von Kollagen, die sich nur in heißem Wasser auflöst)

½ TL Vanilleextrakt

1 Prise Meersalz

Die Kokosmilch in einem Topf mit dickem Boden auf mittlerer Hitze erwärmen. Die Gelatine (nach Packungsanleitung) einweichen. Die dunkle Schokolade zur Kokosmilch geben und unter ständigem Rühren schmelzen lassen.

Sobald die Schokolade geschmolzen ist, die Gelatine unter ständigem Rühren langsam zur Kokos-Schokoladen-Mischung geben. (Falls Sie die ganze Gelatine auf einmal hineingeben, gibt es Klumpen.) Vom Herd nehmen und den Vanilleextrakt hineinrühren.

Den Pudding in kleine Schalen oder Becher gießen und mindestens zwei Stunden kühlen, bis er fest ist.

Leitfaden für Gene

Sie haben ungefähr 24 000 Protein-codierende Gene im Körper; dieser Leitfaden geht nur auf einige wenige ein, nämlich jene, von denen in diesem Buch die Rede ist. Nutzen Sie den Leitfaden zum Nachschlagen und um sich die Namen, Abkürzungen und Funktionen der einzelnen Gene wieder ins Gedächtnis zu rufen.

Gene, Fachbegriff und Funktion

Alzheimer- und Herzschwäche-Gen

Fachbegriff: Apolipoprotein E (APOE)

Funktion: Das APOE-Gen weist die Zellen an, ein Protein mit der Bezeichnung Apolipoprotein-A herzustellen, das sich mit dem Fett im Körper verbindet und in dieser Verbindung Cholesterin zur Leber zurücktransportiert, damit es über den Stuhl ausgeschieden wird. APOE ist polymorph mit den drei Hauptallelen: APOEZ, APOE3 und APOE4.

Antioxidanzien

Fachbegriffe:

- Glutathion-S-Transferase M 1 (GSTM1), ein Gen, das für Glutathion codiert.
- Glutathion-Peroxidase-1 (GPX1), die Wasserstoffperoxid entgiftet, ein Sauerstoffradikal.
- Superoxid-Dismutase-2 (SOD2, auch: MnSOD für Mangan-abhängige Superoxid-Dismutase), unterstützt die Mitochondrien, sich von oxidativem Stress zu erholen.
- Katalase (CAT), ein Gen, das Sie vor oxidativen Schäden schützt.
- NAD(P)H, Dehydrogenase, Chinon 1 (NQO1) beinhaltet Coenzym Q 10

Funktion: Codieren für Gene, die oxidative Schäden bekämpfen und dadurch die Alterung verlangsamen, sowie Krebs, Alzheimer und Leberschäden vorbeugen.

Bewegung

Fachbegriffe:

- Peroxisom-Proliferator-aktivierter γ-Rezeptor (PPARγ)
- Lipoprotein-Lipase (LPL)
- Hepatische Lipase (LIPC)
- Andere wie MMP3, PPARGC-1-alpha, PDK4

Funktion: verschiedene

Bluthochdruck

Fachbegriff: Endothelin-1 (EDN1)

Funktion: Codiert für Endothelin-1, das stark gefäßverengend wirkt. Meine Variante des Gens EDN1 gefährdet mich stärker für Bluthochdruck, wenn ich sportlich nicht aktiv bin.

Blutzucker und Diabetes

Fachbegriffe:

- Glucose-6-Phosphatase, katalytisch 2 (G6PC2)
- Transkriptionsfaktor 7-like 2 (TCF7L2)
- Solute-Carrier-Familie 30 (Zink-Transporter), Mitglied 8 (SLC30A8)
- Hepatische Lipase (LIPC)
- Viele weitere Bezeichnungen

Funktion: Viele Gene codieren für den Blutzucker; und eine oder mehr Genvarianten zu haben, bedeutet nicht, dass Sie auch erhöhten Blutzucker haben. Doch möglicherweise sind Sie aufgrund einer Insulinresistenz stärker für hohen Blutzucker gefährdet (Nüchternzucker und Blutzucker nach dem Essen).

Brustkrebs

Fachbegriffe:

- Brust- und Eierstockkrebs-Anfälligkeits-Protein 1 und 2 (BRCA1, BRCA2)
- Tumor-Suppressor-Protein p53 (TP53)
- Phosphatase and Tensin homolog (PTEN)
- Checkpoint-Kinase 2 (CHEK2)
- ATM Serin / Threonin-Kinase
- Partner und Localizer von BRCA2 (PALB2)
- Viele weitere Bezeichnungen

Funktion: Die BRCA-Gene gehören zu einer Klasse der Tumor-Suppressor-Gene, die Zellschäden reparieren und Brustzellen weiterhin normal wachsen lassen. Das TP53-Gen codiert für das Tumor-Suppressor-Protein p53, das auch die Zellteilung steuert, indem es Zellen daran hindert, zu schnell oder unkontrolliert zu wachsen. Neben den hier erwähnten gibt es mindestens 100 weitere Brustkrebs-Gene.

Corporate Warrior

Fachbegriff: Brenzcatechin-O-Methyltransferase (COMT)

Funktion: Sie können sich unter Stress konzentrieren, weil dieses Gen bestimmte Neurotransmitter im Gehirn deaktiviert, zum Beispiel Dopamin, Adrenalin und Noradrenalin. Die normale Genvariante macht Sie deshalb zu einem „Kämpfer" (Corporate Warrior) und lässt Sie nach Ihren eigenen Regeln leben. Der Polymorphismus macht Sie hingegen zu jemandem, der sich viele Sorgen macht (Worrier); beide Strategien haben ihre eigenen Vor- und Nachteile. COMT verstoffwechselt bestimmte Östrogene, das heißt, Östrogene verbleiben im Körper und erhöhen das Brustkrebsrisiko. COMT spielt auch in die Schmerzwahrnehmung mit hinein.

Entgiftung

Fachbegriffe:

– Methylen-Tetrahydrofolat-Reduktase (MTHFR), um verwertbares B_9 herzustellen und Alkohol abzubauen

– Epoxidhydrolase (EPHX)

– Glutathion-S-Transferase M 1 (GSTM1)

– Andere wie CRP, CYP1A1, CYP1B1, CYP2A6, Schimmel (HLA DR), MMP1

Funktion: Diese Gene lassen Sie chemische Substanzen, Toxine und Umwelthormone entgiften.

Essverhalten

Fachbegriffe:

– β_2-adrenerges Oberflächenrezeptor-Gen (ADRB2)

– Ankyrin repeat and kinase domain containing 1 (ANKK1/DRD2 oder Essverlangen; kann die Dopaminaktivität beeinflussen und hängt eng mit der Expression des Dopamin-2-Rezeptor-Gens zusammen)

– Fettmasse- und Übergewichts-assoziiertes Gen (FTO oder Fatso)

– Melanocortin-4-Rezeptor (MC4R) oder „Oversnacker", also Menschen, die permanent zwischendurch essen

– Solute-Carrier-Familie 2, Glukose-Transporter Mitglied 1 (SLCA2 oder Naschkatze)

Funktion: verschiedene

Fatso

Fachbegriff: Fettmasse- und Übergewichts-assoziiertes Gen (FTO)

Funktion: Das Gen wird stark mit dem Body-Mass-Index (BMI) in Zusammenhang gebracht und dadurch mit dem Risiko für Fettleibigkeit und Diabetes. Sind Sie von der Variante betroffen, ist die Leptin-Kontrolle gestört, ein für die Sättigung zuständiges Hormon. Mit anderen Worten, Sie haben ständig Hunger.

Fettleibigkeit, Gewichtszunahme, Jojo-Effekt

Fachbegriffe:

- Adiponektin (verschiedene)
- ADRB2
- FTO
- Andere wie ADIPOQ (Jojo-Effekt), APOA2, APOA5, GNPDA2, MC4R, PCSK1

Funktion: Diese Gene tragen zu Fettleibigkeit und Fetteinlagerung bei, wenn sie mit zu viel Nahrung, schlechter Nahrungsauswahl und zu wenig Bewegung in Wechselwirkung treten.

Fisch / Meeresfrüchte

Fachbegriff: Peroxisom-Proliferator-aktivierter γ-Rezeptor (PPARγ)

Funktion: PPARγ reguliert die Fettzellen und spielt in die Entwicklung von Fettleibigkeit, Diabetes, Krebs und Herzkrankheiten mit hinein. Wenn das Gen abgeschaltet ist, sollten Sie es wieder anschalten, damit Sie durch die richtige Verstoffwechselung von Fetten abnehmen können, andernfalls besteht die Gefahr eines erhöhten BMI.

Gehirn

Fachbegriffe:

- Wachstumsfaktor BDNF (Brain Derived Neurotrophic Factor)
- Fettsäureamid-Hydrolase (FAAH)

- Klotho
- Amyloid-Vorläuferprotein (APP)
- Viele weitere Bezeichnungen

Funktion: verschiedene

Gewichtszunahme

→ Fettleibigkeit

Glücksgefühl

Fachbegriff: Fettsäureamid-Hydrolase (FAAH)

Funktion: Codiert für das Enzym, das auf Anandamid einwirkt, unser natürliches Cannabinoid-Molekül für Wohlbefinden.

Haut und Falten

Fachbegriffe:

- Pyrrolin-5-Carboxylat-Reduktase 1 (PYCR1)
- Matrix-Metalloproteasen; steuern die Kalziumsignale und den Kollagenabbau (MMP1)
- 1500 andere Gene

Funktion: Diese Gene bestimmen, wie lange Sie faltenfrei bleiben. Wenn Sie die normale Variante haben, bleibt Ihr Kollagen jung und gesund.

Koffeinstoffwechsel

Fachbegriff: Cytochrome p450, Familie 1, Unterfamilie A, Polypeptid 2 (CYP1A2)

Funktion: Codiert für ein Enzym, das Koffein und andere chemische Substanzen abbaut. Mehr als die Hälfte der Bevölkerung verstoffwechseln Koffein langsam und vertragen nicht mehr als 200 mg ohne Nebenwirkungen.

Kurzer Schlaf

Fachbegriff: hDEC2-P385R (kurz: DEC2)

Funktion: Dieser Genpolymorphismus wird mit kurzem Schlaf und Schwierigkeiten bei Schlafentzug mit weniger als sechs Stunden Schlaf pro Nacht in Verbindung gebracht. Nur 3 Prozent der Bevölkerung haben diese Variante.

Langlebigkeit

Fachbegriffe:

– Mechanistisches (oder Säugetier-)Ziel von Rapamycin (mTOR)-Gen

– Sirtuin (SIRT1)

– Forkhead-Box-Proteine / Winged-Helix-Box-Proteine, Gruppe 3 (FOXO3)

Funktion: Diese Gene steuern Langlebigkeit und Autophagie (normaler physiologischer Vorgang der Zellzerstörung und Zellerneuerung)

Methylierung

Fachbegriffe:

– Methylen-Tetrahydrofolat-Reduktase-Gen (MTHFR, einschließlich C677T und A1298C)

– Cystathionin-β-Synthase (CBS)

– Brenzcatechin-O-Methyltransferase (COMT)

– Andere wie MTR, MTRR, VDR

Funktion: Diese Gene – mehr als ein Dutzend – sind am Methylierungszyklus im Körper beteiligt. Zur Erinnerung: Methylierung bedeutet, eine Methylgruppe bindet sich an ein Gen und kann letztlich die Genexpression verändern.

354

Sprinter

Fachbegriff: α_3-Actinin (ACTN3)

Funktion: Codiert für die Bildung eines Proteins namens Aktin, das in den schnell zuckenden Muskelfasern vorkommt, die für die Schnellkraft sorgen.

Stress

Fachbegriffe:

- FK506 Bindungsprotein 5 (FKBP5)
- Cytochrom p450, Familie 1, Unterfamilie A, Polypeptid 2 (CYP1A2)
- Mineralokortikoidrezeptor (MR)
- Tyosin-Hydroxylase (TH)
- Kidney and brain expressed protein (KIBRA) oder WW-domain-containing protein 1 (WWC1)

Funktion: Mehrere Gene steuern Ihr Stressreaktions-System, darunter Amygdala, Hypothalamus, Hypophyse und Hippocampus, der Teil des Gehirns, der Emotionen, Gedächtnis und autonomes Nervensystem steuert. Andere Gene steuern die Kommunikation zwischen Gehirn und Nebennieren, in denen das Cortisol hergestellt wird.

Tiefschlaf

Fachbegriff: Adenosin-Desaminase (ADA)

Funktion: Steuert ein Enzym (ebenfalls als Adenosin-Desaminase bezeichnet), das die Verbindung Adenosin in eine andere Verbindung mit der Bezeichnung Inosin umwandelt. Adenosin ist wichtig für die Steuerung des Schlafes. Die häufigen Allele werden mit weniger Tiefschlaf in Verbindung gebracht, die Varianten mit mehr Tiefschlaf.

Uhr

Fachbegriff: Circadian Locomotor Output Cycles Kaput (Uhr)

Funktion: Steuert den Tages- oder den 24-stündigen natürlichen Schlaf-Wach-Rhythmus. Falls Sie die schlechte Variante des Gens haben, liegt ein erhöhter Ghrelin-Wert im Blut vor (das Hormon, das Sie Hunger haben lässt), und Sie haben Schwierigkeiten mit der Gewichtsabnahme. Dieser Rhythmus beeinflusst auch andere Hormone, die nach dem Tagesrhythmus ausgeschüttet werden.

Vitamin D

Fachbegriffe:

- Vitamin-D-Rezeptor (VDR)
- Andere, wie Vitamin D 25-Hydroxylase, Fok1, Taql, CYP2RI

Funktion: Im angeschalteten Zustand codiert VDR für die Struktur und Funktion des nukleären Hormonrezeptors für Vitamin D_3, wodurch Ihre Zellen Vitamin D resorbieren können. Wenn VDR abgeschaltet ist, leiden Sie mit höherer Wahrscheinlichkeit unter Osteoporose.

Die sieben wichtigsten Gene: Was Sie tun können

Wenn Sie wissen wollen, ob bei Ihnen die normale Kopie oder der Polymorphismus eines Gens vorliegt, dann können Sie überlegen, ob Sie einen Gentest* durchführen lassen wollen, jedoch mit den in diesem Buch genannten Vorbehalten was Genauigkeit und Vertraulichkeit anbelangt.

Falls Sie bereits Ihren Genotyp kennen, können Sie anhand dieses Abschnitts die nächsten möglichen hilfreichen Schritte entscheiden.

In den USA ansässige Firmen (wie *23andMe.com*) können aufgrund der Auflagen durch die Gesundheitsbehörden nur eingeschränkte Informationen liefern, doch die Befunde sind kostengünstig (ca. 199 US $) und sie liefern die Rohdaten. Um zusätzliche, leichter zu interpretierende Ergebnisse zu erhalten, können Sie Ihre Rohdaten bei (bei den englischsprachigen Anbietern) *Promethease.com* oder *MTHFRSupport.com* hochladen. Diese sekundären Dienstleister sind eine kostengünstige Möglichkeit, mehr über eventuelle Krankheitsrisiken zu erfahren.

Beachten Sie, dass die Basenpaar-Buchstaben manchmal vertauscht sind, je nach Ausrichtung des Gens in dem Labor, für das Sie sich entscheiden – manchmal werden Gene vorwärts ausgelesen und manchmal rückwärts, je nach Gepflogenheit.[1] Ein Beispiel: G=C; A=T. GG ist gleichbedeutend mit CC. Wenn Ihr Vater homozygot (reinerbig) ist in Bezug auf die C677T-Mutation von MTHFR, dann würde beispielsweise *23andMe.com* das als rs1801133 AA protokollieren.

---

* Anm. d. Verlages: Voraussagende genetische Untersuchungen, die Endkunden (Patienten) zu medizinischen Zwecken direkt angeboten werden (z. B. über den Versand einer Speichelprobe in einem speziellen Test-Kit), sind in Deutschland verboten. Hierzulande ist eine genetische Untersuchung nur zusammen mit einer Beratung bei einem Humangenetiker (Arzt) zulässig. Auch in Österreich und der Schweiz muss eine ärztliche Verordnung vorliegen. Davon ausgenommen sind Untersuchungen zu Ernährungsprofilen, Verwandtschaftstests usw.

Gene, Fachbegriffe / SNPs, Vorgehensweise

Alzheimer- und Herzschwäche-Gen

Fachbegriffe / SNPs:

Apolipoprotein E (APOE) ist ein eher komplexes Gen wegen der vielfältigen Variationen der zwei SNPs, rs429358 und rs7412. Es gibt vier Allele, aber eines ist selten (E1). Das häufigste Allel ist APOE3/3; hierbei erben Sie das APOE3-Allel von jedem Elternteil (als Genoset bezeichnet oder Kombination von SNPs, gs246). Dies sind die sechs verbreiteten Vererbungsmuster:

Gen	rs429358	rs7412	Genoset	Anmerkung
APOE2/2	(T;T)	(T;T)	gs268	Homozygot; verringertes Alzheimerrisiko
APOE2/3	(T;T)	(C;T)	gs269	
APOE2/4	(C;T)	(C;T)	gs270	
APOE3/3	(T;T)	(C;C)	gs246	Normal, am meisten verbreitet
APOE3/4	(C;T)	(C;C)	gs141	
APOE4/4	(C;C)	(C;C)	gs216	Homozygot; erhöhtes Alzheimerrisiko

Bei 25 Prozent der Menschen liegt APOE4 vor, was ihr Alzheimerrisiko verdoppelt oder verdreifacht.

Was Sie tun können: Falls Sie eine oder zwei Kopien des APOE4-Allels haben (wenn Sie also heterozygot oder homozygot sind), halten Sie sich an die Empfehlungen in Kapitel 11. Am wichtigsten ist Folgendes:

– Optimieren Sie Ihre Ernährung: wenig Kohlenhydrate, wenig oder kein Getreide.

– Fasten Sie intermittierend 12 bis 18 Stunden.

– Schlafen Sie 7 bis 8 ½ Stunden pro Nacht.

– Bewegen Sie sich 30 bis 60 Minuten am Tag, 4–6 Mal in der Woche (Minimum 150 Minuten).

– Verringern Sie Entzündungen (CRP < 1, Homocystein < 7).

– Reduzieren Sie Stress, regen Sie Ihr Gehirn an.

Brustkrebs

Fachbegriffe / SNPs:

BRCA1 (mindestens 122 SNPs)

BRCA2 (mindestens 129 SNPs)

Was Sie tun können: Falls Sie von einer Variante betroffen sind, die Ihr Brustkrebsrisiko erhöht, erwägen Sie folgende Maßnahmen:

– Gewichtsabnahme, falls Ihr BMI ≥ 25 ist.

– Trinken Sie weniger als drei Gläser Alkohol pro Woche oder gar keinen Alkohol.

– Gehen Sie regelmäßig zur Früherkennung.

– Mögliche Medikamente, um das Risiko zu senken (Tamoxifen, Raloxifen, Aromatasehemmer).

– Mögliche vorbeugende Operation, falls angebracht (Entfernung der Brüste und/oder der Eierstöcke).

Uhr

Fachbegriffe / SNPs:

– Circadian Locomotor Output Cycles Kaput (Uhr) rs1801260
  - Normal (C;C)
  - Heterozygot (C;T)
  - Homozygot (T;T)

Was Sie tun können:

– Bei Varianten liegen höhere Ghrelin-Werte (Hunger-Hormone) im Blut vor und es kommt zu Schwierigkeiten bei der Gewichtsabnahme.

– Schlafen Sie jede Nacht 8 Stunden, um abzunehmen.

– Halten Sie Ihre innere Uhr mit einem durchgängigen Schlaf-Wach-Rhythmus so gleichmäßig wie möglich.

Fatso

Fachbegriffe / SNPs:

- Fettmasse- und Übergewichts-assoziiertes Gen (FTO) / rs 9939609
  - Normal (T;T)
  - Heterozygot (A;T) hat ein 1,3-fach erhöhtes Risiko für Typ-2-Diabetes und ein erhöhtes Risiko für Fettleibigkeit
  - Homozygot (A;A) hat ein 3-fach erhöhtes Risiko für Fettleibigkeit und ein 1,6-fach erhöhtes Risiko für Typ-2-Diabetes

Was Sie tun können:

- Falls Sie sich ungesund ernähren, haben Sie ein erhöhtes Risiko für Fettleibigkeit.
- Beobachten Sie Ihren Nüchternzucker und Hämoglobin A1c, reduzieren Sie die Kohlenhydratportionen bei den Mahlzeiten.
- Bewegung und eine kohlenhydratarme Ernährung sind hilfreich.

Langlebigkeit

Fachbegriffe / SNPs: Mechanistisches (oder Säugetier-)Ziel von Rapamycin (mTOR) / multiple SNPs

Was Sie tun können:

- Schalten Sie mTOR ab mit intermittierendem Fasten, mit ernährungsbedingter Ketose und gesunden Fetten. Zusätzliche nützliche Nahrungsergänzungsmittel sind Diindolmethan (DIM), N-Acetylcystein, Resveratrol, Liponsäure

Fachbegriffe / SNPs: Sirtuin (SIRT1), verschiedene SNPs

Was Sie tun können:

- Schalten Sie SIRT1 ein mit intermittierendem Fasten, ernährungsbedingter Ketose und gesunden Fetten.
- Erhöhen Sie insbesondere DHA durch den Verzehr von Kaltwasser-Fischen oder nehmen Sie ein Nahrungsergänzungsmittel ein.

– Kontrollieren Sie Ihren Blutzucker genauer (halten Sie den Nüchternzucker bei 70–85 mg/dl) und den Wert zwei Stunden nach dem Essen auf unter 120 mg/dl).

– Gehen Sie in die finnische Sauna oder Infrarotsauna.

– Bewegen Sie sich regelmäßig, besonders geeignet sind Intervalltraining oder adaptive Bewegung (Yoga, Pilates, Tai Chi).

– Reduzieren Sie oxidativen Stress.

Fachbegriffe / SNPs:

– Forkhead-Box-Proteine / Winged-Helix-Box-Proteine, Gruppe 03, (FOXO3) / rs2802292 (plus verschiedene andere SNPs)

- Normal (T;T)

- Heterozygot (G;T) wird assoziiert mit einer 1,5- bis 2-fach erhöhten Wahrscheinlichkeit, 100 Jahre alt zu werden.

- Homozygot (G;G) wird assoziiert mit einer zwischen 1,5- bis 2,7-fach erhöhten Wahrscheinlichkeit, 100 Jahre alt zu werden.

Was Sie tun können: Setzen Sie sich vier Mal in der Woche 20 Minuten lang in eine heiße, trockene Sauna, um dieses Gen anzuschalten.

Methylierung

Fachbegriffe / SNPs:

– Methylen-Tetrahydrofolat-Reduktase (MTHFR) / rs1801133 (es gibt mehrere)

- Normal (G;G)

- Heterozygot (A;G) hat eine um 35 bis 40 Prozent geringere MTHFR-Enzymaktivität.

- Homozygot (A;A) hat eine um 80 bis 90 Prozent geringere MTHFR-Enzymaktivität.

Was Sie tun können: Falls Sie eine Variante eines oder mehrerer dieser SNPs haben, haben Sie vielleicht einen erhöhten Homocystein-Spiegel im Blut sowie wenig Vitamin B_{12} und Folsäure. Dann verstoffwechseln Sie Folsäure mit höherer Wahrscheinlichkeit schlecht. Besprechen Sie die Mengen mit Ihrem Arzt oder Heilpraktiker auf der Grundlage Ihrer Methylierungsaktivität und des Gesamtzusammenhangs. Erwägen Sie eine Supplementierung mit 5-Methylfolat (oder L5MTHF), Methylcobalamin (Vitamin B_{12}) und Riboflavin, um die Genaktivität auszugleichen; beobachten Sie den Homocystein-Spiegel im Blut.

Vitamin-D-Rezeptor

Fachbegriffe /SNPs:

- VDR / rs1544410

  - Normal (T;T)

  - Heterozygot (G;T)

  - Homozygot (G;G)

Was Sie tun können:

- Halten Sie den Vitamin-D-Spiegel bei 60–90 ng/ml für eine optimale Gesundheitsspanne.

Glossar

Adiponektin: Auch bezeichnet als apM1, AdipoQ, Acrp30 und GBP-28. Adiponektin wird vom ADIPOQ-Gen codiert und von Fettzellen ausgeschüttet. Es reguliert Blutzucker und Fettverbrennung.

Adrenalin: Ein Hormon mit Neurotransmittern, das im Nebennieren-mark gebildet wird und Ihnen hilft, sich zu konzentrieren und Probleme zu lösen. Es stellt reichlich Glukose und Fettsäuren bereit, die der Körper in Stresszeiten oder bei Gefahr als Treibstoff nutzen kann, wenn erhöhte Wachsamkeit oder Anstrengung gefordert sind.

Adrenokortikotropes Hormon (ACTH): Auch als Corticotropin bezeichnet; ein vom Hypophysenvorderlappen im Gehirn abge-gebenes Hormon. ACTH ist ein wichtiger Bestandteil der Hypo-thalamus-Hypophysen-Nebennierenrinden-Achse, weil es die Corti-sol-Produktion in den Nebennieren erhöht. ACTH wird als Reaktion auf Stress produziert, und mit der Messung des ACTH-Wertes im Blut lassen sich Erkrankungen feststellen, diagnostizieren und beobachten, die mit zu hohem oder zu niedrigem Cortisolspiegel im Körper assoziiert werden.

Allel: Ein Allel ist eine Genvariante. An jedem Genort in Ihrem Chro-mosom haben Sie zwei Allele. Sie erben ein Allel (eine Kopie eines Gens) von Ihrer Mutter und ein Allel von Ihrem Vater. Wenn die Allele, die Sie erben, gleich sind, sind Sie bei diesem Gen homo-zygot. Sind die Allele unterschiedlich, sind Sie heterozygot.

Antidiuretisches Hormon (ADH; Vasopressin, AVP): Ein Hormon, das der Hypothalamus als Reaktion auf eine belastende Bedrohung aus-schüttet. Es hält Wasser im Körper zurück und verengt die Blut-gefäße.

Beta-Amyloid: Klebrige Peptide oder Gruppen von Aminosäuren, die sich zusammenballen und Amyloid-Plaques bilden können. Diese Peptide stammen von einem größeren Vorläufer-Protein (Amyloid-Vorläufer-Protein oder APP), das gespalten wird und so Beta-Amyloid bildet. Es beeinträchtigt die Struktur und Funktion der Gewebe, sammelt sich im Gehirn und ist für Nervenzellen toxisch, was das Alzheimerrisiko erhöht.

Corticotropin-releasing-Hormon (CRH): Ein am Stressreaktionssystem beteiligtes Hormon. Es wird vom Hypothalamus ausgeschüttet und regt die Hirnanhangsdrüse zur Herstellung von Corticotropin (ACTH) an. Übermäßiger Stress und zu viel Sport erhöhen den CRH-Spiegel, was die Durchlässigkeit der Darmwand wie auch die Durchlässigkeit der Lungen, der Haut und der Blut-Hirn-Schranke erhöhen kann. CRH kann auch außerhalb des Zentralnervensystems gebildet werden, etwa in der Haut, wo es Entzündungen hervorrufen kann.

Desoxyribonukleinsäure (DNA): Ein sich wiederholendes Muster vier chemischer Basen: Adenin (A), Cytosin (C), Guanin (G), Thymin (T). Diese Basen bilden das Alphabet, in dem Ihr genetischer Code geschrieben ist. Die Basen tun sich zusammen – und zwar A mit T und C mit G – und bilden jeweils Basenpaare. Ihre DNA gleicht einer Leiter, bei der die Basen die Sprossen bilden. (Die Holme der Leiter setzen sich aus Zucker und Phosphat zusammen.) Sie haben drei Milliarden Basen in Ihrem Genom, und 99,5 Prozent davon sind bei allen Menschen gleich.

Einzelnukleotid-Polymorphismus (SNP, vom engl. Single-nucleotide polymorphism, ausgesprochen „snip"): SNPs sind leichte Genvariationen. Bei dieser Variation ist die Sequenz eines einzelnen Nukleotids – eines DNA-Bausteins – verändert.

Epigenetik: Bezeichnet die Veränderungen in der Genexpression, die durch andere Mechanismen als die DNA-Sequenz ausgelöst werden. Bestimmte Auslöser können Ihre Genexpression aufheben, ein schlechtes Gen stumm schalten oder ein gutes Gen anregen.

Gen: Ihre Gene sind Ansammlungen von Basenpaaren, die die Rezepte für die Herstellung bestimmter Proteine liefern, etwa von Enzymen. Jedes Gen liefert das Rezept für ungefähr drei Proteine. Die Abfolge der Basen teilt Ihrem Körper mit, wie er sich selbst aufbauen, wiederherstellen und erhalten kann. Sie erben eine Kopie eines Gens von Ihrer Mutter und eine Kopie eines Gens von Ihrem Vater. Die einzelnen Kopien bezeichnet man als Allele. Wenn Sie die normale Kopie des Gens von jedem Elternteil erben, sind Sie der Normal- oder Wildtyp. Wenn Sie eine Kopie des normalen Gens und eine Kopie des Polymorphismus erben, sind Sie heterozygot. Wenn Sie zwei Kopien desselben Polymorphismus erben, sind Sie homozygot. Probleme treten meistens dann auf, wenn jemand heterozygot oder homozygot ist.

Genetik: Bezeichnet die Funktion und Anordnung der Gene.

Genomik: Bezeichnet die gesamte Genexpression im Körper.

Genregulation: Bezeichnet die Mechanismen, mit denen die Zelle steuert, welche Gene exprimiert werden, und mit deren Hilfe sie die Herstellung von RNA und Proteinen erhöht oder verringert.

Glukokortikoide: Glukokortikoide werden in der Nebennierenrinde gebildet und steuern den Glukosestoffwechsel; chemisch werden sie als Steroide eingestuft. Cortisol ist das wichtigste natürliche Glukokortikoid.

Hypothalamus-Hypophysen-Nebennierenrinden-Achse (HPA-Achse): Eine Feedback-Schleife, über die Signale vom Gehirn aus die Ausschüttung von Hormonen anregen, die für die Stressreaktion gebraucht werden. Wegen ihrer Funktion wird die HPA-Achse manchmal auch als Stressachse bezeichnet.

Insulin: Befördert Glukose als Treibstoff in die Zellen und speichert Fett. Chronisch hohe Insulinwerte erhöhen die Östrogen- und Östronspiegel und steigern vor allem die Insulinresistenz der Zellen.

Irisin: Ein Hormon, das Muskeln als Reaktion auf Bewegung ausschütten. Es bringt weißes Fett durch einen Trick dazu, sich wie braunes Fett zu verhalten, es baut Muskeln auf, regt den Gewichtsverlust an und hemmt Diabetes.

Kollagen: Eine leicht verdauliche Proteinform, die Haut, Haare und Nägel verbessert. Wenn Sie älter werden, bauen Sie mehr Kollagen ab, als Sie bilden, was zu schlaffer Haut, brüchigen Fingernägeln, stumpfem Haar und Falten führt.

Leptin: Ein Hormon, das den Hunger und den Stoffwechsel steuert und uns Nahrung als Treibstoff oder Fett verwenden lässt.

Maximale Herzfrequenz: Die höchste Herzfrequenz, die Sie bei maximaler körperlicher Anstrengung erreichen können. Um sie zu errechnen, ziehen Sie Ihr Lebensalter von 220 ab. So oft sollte Ihr Herz maximal pro Minute schlagen, während Sie sportlich aktiv sind.

Melatonin: Ein von der Zirbeldrüse im Gehirn ausgeschüttetes Hormon, das zur Steuerung anderer Hormone beiträgt und den Tag-Nacht-Rhythmus des Körpers aufrechterhält. Melatonin steuert auch den Zyklus und die Ausschüttung der weiblichen Fortpflanzungshormone mit.

Methylfolat: Das Enzym Methylen-Tetrahydrofolat-Reduktase (MTHFR) wandelt Folat (Vitamin B_9) in Methylfolat (L5-MTHF) um. Aktiviertes Methylfolat ist maßgeblich am biochemischen Prozess der Methylierung beteiligt. Die Methylierung ist die treibende Kraft des Entgiftungs-, Bildungs- und Schutzsystems der DNA, auf das fast jede Zelle Ihres Körpers angewiesen ist.

Mitochondriale Dysfunktion: Dazu kommt es, wenn die Mitochondrien nicht in der Lage sind, ihre Aufgabe zu erfüllen; sie zählt zu den Alterungsanzeichen der Zelle. Die Ursachen sind Nährstoffmängel und -überschüsse, Toxinbelastung, oxidativer Stress und mikrobielle Infektion (oder eine Dysbiose). Müde Mitochondrien können dafür sorgen, dass Sie sich während und nach dem Training erschöpfter fühlen, oder sie können Muskelschmerzen hervorrufen.

Myokine: Kleine Proteine, die ausgeschüttet werden, wenn die Muskeln kontrahieren. Diese Proteine gelangen in den Blutstrom und steigen zu Beginn und nach Abschluss des Trainings an. Mehr Myokine in der Haut werden mit jünger aussehender Haut in Verbindung gebracht.

Myostatin: Ein Wachstumsfaktor, der die Muskelgröße reguliert und verhindert, dass zu viel Muskelmasse gebildet wird. Ein Mangel an Myostatin führt zu übermäßigem Muskelwachstum. Myostatin kann auch den Verlust von Muskelmasse bei älteren Frauen beeinflussen.

Nebennieren: Endokrine Drüsen, die Hormone produzieren, etwa die Geschlechtshormone und Cortisol, die Sie auf Stress reagieren lassen; daneben haben sie noch viele andere Funktionen. Auf jeder Niere sitzt eine Nebenniere.

Nervenwachstumsfaktor: Ein neurotropher Faktor (Teil derselben Proteinfamilie wie BDNF) und ein Neuropeptid. Er steuert Wachstum, Erhalt, Vermehrung und Überleben bestimmter Neuronen. Yoga wird mit einem höheren Nervenwachstumsfaktor in Verbindung gebracht.

Noradrenalin: Ein im Nebennierenmark hergestellter Neurotransmitter, der Ihnen hilft, sich zu konzentrieren und Probleme zu lösen. Er wirkt im Nervensystem als Neuromodulator und im Blut als Hormon.

Oxidativer Stress: Bezeichnet ein Ungleichgewicht zwischen der Bildung von Sauerstoffradikalen (freie Radikale) und Antioxidanzien. Freie Radikale sind sauerstoffhaltige Moleküle mit einem oder mehreren ungepaarten Elektronen, die die DNA, Proteine, Fette und andere Zellbestandteile beeinträchtigen und destabilisieren können. Antioxidanzien neutralisieren freie Radikale und wirken deren schädlichen Auswirkungen entgegen.

Oxytocin: Sowohl ein Hormon als auch ein Neurotransmitter; es wirkt daher wie eine im Gehirn gebildete chemische Substanz, die Informationen von Nerv zu Nerv überträgt. Es wird auch „Liebeshormon" genannt, weil es beim Orgasmus sowohl bei Männern als auch bei Frauen im Blut ansteigt. Oxytocin wird auch ausgeschüttet, wenn sich der Muttermund öffnet, was die Wehentätigkeit anregt, und wenn die Brustwarzen einer Frau stimuliert werden, was das Stillen unterstützt und die Bindung zwischen Mutter und Kind fördert.

Schilddrüse: Eine Drüse, die den Stoffwechsel im Gleichgewicht erhält; sie gibt Ihnen Energie, behagliche Wärme und ein verkraftbares Gewicht.

Synaptoporose: Bezeichnet ein Problem von Alzheimerpatienten, das Gleichgewicht zwischen aktivem Erinnern und Vergessen von Informationen aufrechtzuerhalten. Dafür ist das Amyloid-Vorläufer-Protein (APP) im Gehirn zuständig. Bei Alzheimerpatienten ist das empfindliche Gleichgewicht völlig gestört.

Transkriptionsfaktoren: Proteine, die bei der Umwandlung oder Transkription von DNA in RNA mitwirken. Sie binden sich an spezielle DNA-Sequenzen und steuern so die Transkriptionsgeschwindigkeit.

Vagotonus: Bezeichnet die Reagibilität des Vagusnervs. Ein verminderter Vagotonus bedeutet, dass der Vagusnerv seine Aufgaben nicht vollständig erfüllt; das kann zu vielfältigen Problemen führen. Meditation kann den Vagotonus erhöhen.

Vagusnerv: Der wichtigste Nerv und das Tor zum parasympathischen Nervensystem. Wenn Ihr Vagusnerv beeinträchtigt ist, sind Sie nicht gesund und altern mit höherer Wahrscheinlichkeit schneller.

Vitamin D: Gebildet aus Cholesterol und Sonnenlichtexposition. Es kann auch über die Nahrung eingenommen werden, doch es ist kein essenzielles Vitamin, weil Säugetiere es beim Aufenthalt im Freien selbst herstellen können. Es gilt als Vitamin und Hormon zugleich. Vitamin D ist enthalten in Eiern und Fisch; außerdem ist es als Nahrungsergänzungsmittel erhältlich.

Wachstumsfaktor (BDNF, Brain-Derived Neurotrophic Factor): Bestandteil der Proteinfamilie, die als neurotrophe Faktoren bekannt sind und zum Wachstum und Überleben von Nervenzellen beitragen. BDNF findet sich im Gehirn und Rückenmark und ist an den Verbindungen zwischen Nervenzellen aktiv, den sogenannten Synapsen. BDNF fördert die synaptische Plastizität, die Nervenreparatur sowie Lernen und Gedächtnis.

Ressourcen

Gentests

Anmerkung des Verlages: Voraussagende genetische Untersuchungen, die Endkunden (Patienten) zu medizinischen Zwecken direkt angeboten werden (z. B. über den Versand einer Speichelprobe in einem speziellen Test-Kit), sind in Deutschland nicht erlaubt. Hierzulande ist eine genetische Untersuchung nur zusammen mit einer Beratung bei einem Humangenetiker (Arzt) zulässig. Auch in Österreich und der Schweiz muss eine ärztliche Verordnung vorliegen. Davon ausgenommen sind Untersuchungen zu Ernährungsprofilen, Verwandtschaftstests, Familienstammbaum usw.

In den USA (und auch in manchen Ländern Europas, etwa in den Niederlanden, in Irland, Dänemark, Schweden, Finnland) sehen die gesetzlichen Richtlinien anders aus. Die im Folgenden genannten Dienstleister bieten humangenetische Untersuchungen mittels einer Speichelprobe an.

- *23andMe*: Bei dieser vielleicht bekanntesten Firma für Gentests beginnen Sie die Erforschung Ihrer Gene online mit der Bestellung eines Test-Kits für 199 Dollar (Preisänderungen vorbehalten). Nach der abgeschlossenen Registrierung erhalten Sie ein Teströhrchen, in das Sie Ihre Speichelprobe abgeben, anschließend dauert es sechs bis acht Wochen, bis die Ergebnisse vorliegen. Sobald der Test abgeschlossen ist, können Sie mit zusätzlichen Angeboten der Firma etwas über Ihr Krankheitsrisiko in Erfahrung bringen, wenn Sie etwa zusätzlich Personen suchen lassen, die mit Ihnen verwandt sind.

Anmerkung des Verlages: Da sich die Aufgaben in diesem Teil spezifisch auf die USA beziehen, wurde hier eine entsprechende Anpassung an den europäischen Markt vorgenommen. Diese Übersicht ist als Anregung gedacht und im Internet finden sich zahlreiche weiterführende Informationen.

- *Pathway*: Der PathwayFit-Test erlaubt Ihnen einen Einblick in Ihren genetischen Code und analysiert Ihren Stoffwechsel, Ihre Essgewohnheiten und die Reaktion Ihres Körpers auf Bewegung. Mithilfe des Tests – in Verbindung mit einem Fragebogen zu Ihrem Lebensstil – erfahren Sie, wie Sie Ihre Ernährung, Ihr Trainingsprogramm und Ihren Lebensstil für einen leistungsfähigen Stoffwechsel optimieren können.

- *SmartDNA*: SmartDNA bietet Gentests in Zusammenarbeit mit registrierten ärztlichen Behandlern. Deren Genomic Wellness Test umfasst mehr als 100 DNA-Veränderungen und bietet eine umfassende Analyse mit Maßnahmen für ein individuell optimales Wellnessprogramm.

- *Gene by Gene*: Die von diesem Unternehmen angebotenen Tests kosten zwischen 195 Dollar für ein DNA-Profil, das nicht gerichtlichen Anforderungen entspricht, und 950 Dollar für einen gerichtlich verwertbaren Vaterschaftstest. Die angebotenen Untersuchungen zielen auf spezifische Umstände ab wie Vaterschaftsnachweis, Zwillings-Zygotie und komplexe Familienrekonstruktionen.

- *DNA Ancestry*: Dieser DNA-Test für 99 Dollar, ein neuer Service von Ancestry.com, konzentriert sich auf die Herkunft Ihrer Familie. Das Unternehmen rühmt sich seiner Datenbank mit insgesamt zig-Milliarden Einträgen und 34 Millionen Familienstammbäumen. Während bei anderen Tests gesundheitliche Aspekte im Vordergrund stehen, richtet dieser sein Augenmerk auf die familiäre Herkunft.

Weitere im Buch erwähnte Untersuchungen

Psychomotorischer Vigilanztest

- Im Play Store von Google finden sich (kostenlose) Anwendungen zum Download, wenn man nach „Vigilanztest" sucht.

- Auch in Schlaflaboren werden diese Tests durchgeführt, z. B bei Verdacht auf Narkolepsie.

- Es gibt auch eine Trainingssoftware zur Vorbereitung auf Eignungstests für die Fluglotsen-Ausbildung; diese ist jedoch sehr speziell, kann aber ebenfalls käuflich erworben werden (www.skytest.de).

Methylierungsanalysen

- In Deutschland kann eine Methylierungsanalyse nicht von Privatpersonen angefordert werden, das Angebot richtet sich ausschließlich an Mitglieder medizinischer Einrichtungen und Berufe.

- In den USA sind die Richtlinien zu genetischen Untersuchungen anders. Das Methylierungsprofil von Doctor's Data liefert eine funktionelle Beurteilung der phänotypischen Expression der Methylierungs-SNPs im Plasma (*www.doctorsdata.com/methylation-profile-plasma*).

- Das Health Diagnostics und Research Institute HDRI bietet eine Untersuchung der Methylierungswege an (*www.hdri-usa.com/tests/methylation*).

Mikrobiom

- (Genomische) Stuhluntersuchungen oder Mikrobiomanalysen (Beschreibung aller Bakterienarten im Dickdarm) sind auch hierzulande gängig, bitte besprechen Sie sich mit Ihrem behandelnden Arzt oder Heilpraktiker.

Schwermetallbelastungen

- Untersuchungen zum Nachweis einer (chronischen) Schwermetallbelastung (etwa Quecksilberbelastungen durch Amalgamfüllungen) werden von speziellen Labors durchgeführt. Die Aussagekraft von selbst durchführbaren Heimtests ist umstritten. Bitte besprechen Sie sich mit Ihrem behandelnden Arzt oder Heilpraktiker.

Empfohlene Labortests

Blutbild

Blutuntersuchungen sprechen die Sprache der Schulmediziner, deshalb beginne ich üblicherweise mit der Blutanalyse (und versuche eine Brücke zu bauen). Bitten Sie Ihren Arzt, folgende Untersuchungen zu veranlassen:

- Cholesterinwerte: LDL, HDL, VLDL und Lipoprotein (a)
- Ferritin
- Schilddrüse: TSH, freies T3 (fT3), reverses T3 (rT3)
- Nebennieren: Cortisol, DHEA
- Geschlechtshormone: Östradiol, Progesteron, DHEA; freies, bioverfügbares und Gesamt-Testosteron
- Leberfunktion: ALT, AST, Gesamtbilirubin
- Nüchternblutzucker
- Hämoglobin A1c (HbA1c)
- Homocystein
- Hochsensitives C-reaktives Protein (hsCRP)
- Bei Übergewicht: Leptin, Insulin, IFG-1 (Wachstumshormon)

Fettsäureprofil (Omega-3 zu Omega-6)

Es gibt mehrere Anbieter für Fettsäureanalysen aus dem Blut für zu Hause (mit Test-Kit). Befragen Sie auch Ihren Arzt oder Heilpraktiker hierzu. Falls Sie in der Perimenopause erstmals ADS-Symptome (Aufmerksamkeits-Defizit-Syndrom) bei sich feststellen, lassen Sie diesen Test durchführen. Omega-3-Fettsäuren haben sich als wirksam erwiesen, doch das Verhältnis von aufgenommenen Omega-3- zu Omega-6-Fettsäuren ist bei den meisten Menschen nicht optimal.

Zusätzliches Hormonprofil

Falls Ihr Arzt aufgeschlossen ist, ziehen Sie vielleicht auch eine der folgenden Untersuchungen in Erwägung:

– Der DUTCH-Test der US-Firma Precision Analytical (*www.dutchtest.com*; auch international verfügbar) untersucht den getrockneten Urin, der das umfassendste Hormonprofil liefert. Dieser Test gibt Aufschluss über die Gesundheit Ihrer Nebennieren und über Ihren Östrogen-Stoffwechsel (das heißt, ob Sie eine veränderbare Neigung zu Brustkrebs haben).

– Die verschiedenen Analysen des US-Labors Genova (Hormone, Nährstoffe usw.) sind im deutschsprachigen Raum über das IFU-Institut für Umweltmedizin verfügbar (www.ifu-wolfhagen.de).

Schwermetalle

Quecksilber: Zu mir kommen häufig Frauen, die unter Erschöpfung, Haarausfall, Gewichtszunahme, schwacher Libido und einer Schilddrüsenunterfunktion leiden. Ich empfehle ihnen, sich auf Quecksilberbelastung testen zu lassen. Untersuchungen zum Nachweis einer Schwermetallbelastung werden von speziellen Labors durchgeführt. Bitte besprechen Sie sich mit Ihrem behandelnden Arzt oder Heilpraktiker.

Telomere

Für all meine Seelenverwandten, die gern ihr biologisches Alter quantifiziert hätten, sind die Telomere der beste Marker. Telomere sind die kleinen Kappen an den Enden der Chromosomen, die eine ähnliche Funktion haben wie die Stifte an Schnürsenkeln: Sie hindern die Chromosomen daran, sich „aufzutrennen". Die in Spanien ansässige Firma Life Length (*www.lifelength.com*) bietet diese Dienstleistung an, allerdings nicht für Privatkunden, sondern nur für Ärzte, d. h. es muss eine Verordnung vorliegen.

Nahrungsmittelunverträglichkeiten

Das US-Labor Cyrex bietet Antikörpersuchtests auf der Grundlage vieler Gewebe zur frühzeitigen Erkennung und zum Monitoring komplexer Autoimmunerkrankungen an, die den Alterungsprozess beschleunigen können. Es gibt verschiedene sogenannte Arrays; Array 2 kommt beim Leaky-Gut-Syndrom zum Einsatz, Array 3 bei einer Glutenempfindlichkeit, und Array 4 untersucht Kreuzreaktionen bei Nahrungsmittelempfindlichkeiten. Patienten in Europa können diese Untersuchungen nur über eine Klinik in Großbritannien (*www.kentnutritionclinic.co.uk*) veranlassen, sowohl als Privatkunde oder in Zusammenarbeit mit einem heimischen Arzt, der sich dort im Vorfeld registrieren lassen muss.

Wie das Smartphone beim Entspannen hilft

Es gibt zahlreiche Apps zum Thema Meditation, Achtsamkeit usw.; diese sind im Internet in entsprechenden App-Stores verfügbar. (Die Autorin empfiehlt verschiedene Apps, darunter auch „10 % Happier", die jedoch nicht alle auf Deutsch erhältlich sind. Die beiden folgenden sind jedoch verfügbar.)

- *Calm:* Hierunter verbirgt sich eine einfach App für Achtsamkeitsmeditation, die mehr Freude, Klarheit und inneren Frieden in Ihr Leben bringt.

- *Headspace*: Mithilfe dieser App lernen Sie Achtsamkeitsmeditation in nur zehn Minuten am Tag! Sie kann zehn Tage lang kostenlos genutzt werden.

- *Insight Meditation Timer*: Wer gut Englisch spricht, kann diese App herunterladen und sich der *10-Jahre-jünger*-Gruppe (im Original: *Younger*) anschließen. Meditieren Sie mit uns und teilen Sie uns Ihre Lieblingsvisualisierung und andere Methoden mit.

Coaching

Wenn Sie sich von einem Coach unterstützen lassen möchten, können Sie sich im Internet umschauen zum Thema Persönlichkeitsentwicklung usw. Es gibt auch verschiedene Verbände zu diesem Thema.

Getränke

Tee

– *Grüntee* steckt voller Antioxidanzien und Nährstoffe. Er kann die geistige Wachheit und das Denken verbessern und bietet unzählige Gesundheitsvorteile, er beugt z. B. Atherosklerose vor, senkt hohes Cholesterin und kontrolliert den Blutzuckerspiegel.

– *Weißer Tee* wird aus den Knospen und jungen Blättern hergestellt und ist nur sehr wenig verarbeitet. Er ist reich an Polyphenolen und wirkt entzündungshemmend und antioxidativ.

– *Oolong Tee* ist ein traditioneller chinesischer Tee, der aus den Blättern, Knospen und Stämmen der Pflanze *Camellia sinensis* gewonnen wird. Er wird eingesetzt, um die geistige Klarheit zu erhöhen.

Kaffee

– Bulletproof-Kaffee ist Hochlandkaffee aus Zentralamerika, der von Hand geerntet und sorgfältig verarbeitet ist, um die gesundheitsschädlichen Schimmeltoxine zu minimieren und um den Geschmack zu erhalten.

– Longevity-Kaffee ist reich an Antioxidanzien und hat einen intensiven Geschmack.

Kollagen (für Kollagen-Kaffee, S. 109)

– Das Kollagenpulver von Bulletproof (Collagen Protein) stammt von Weideкühen, die nicht mit Medikamenten oder Hormonen in

375

Berührung kamen. Vorteile sind unter anderem mehr Energie, raschere Genesung und ein gestärktes Immunsystem.

- Das Kollagenpulver von Great Lakes (Hydrolyzed Collagen) stammt ebenfalls von mit Gras gefütterten Rindern. Die hydrolysierte Kollagen-Gelatine kann rasch resorbiert werden und ist in kaltem Wasser löslich.

Regeneration

Füllen Sie Ihre Glykogen-Speicher nach einem Intervalltraining mit mindestens vier bis fünf Runden bei maximaler Anstrengung wieder auf und stellen Sie Ihre Muskeln mit einer Regenerationscreme wieder her. Mischen Sie dafür 2 Messlöffel Erbsenproteinpulver mit Schokogeschmack (siehe Rezepte; ich mag am liebsten Schokolade, andere Geschmacksrichtungen sind Vanille, Beere und Cappuccino) mit Kokoswasser, bis es die gewünschte Konsistenz hat. Nach Wunsch mit Stevia süßen und innerhalb von 45 Minuten nach dem Training einnehmen.

Nahrungsergänzungsmittel

- Die Dosis für Berberin beträgt 400 mg ein- oder zweimal täglich. Gesteigert wird die Wirksamkeit durch Mariendistel. Legen Sie nach zwei Monaten eine Pause ein und beginnen Sie später erneut mit der Einnahme, falls Ihr Nüchternzucker erhöht ist.
- Die Dosis für Resveratrol beträgt 200 mg pro Tag.
- Bei verzweigtkettigen Aminosäuren (BAAs) beträgt die Dosis etwa 3 bis 8 g während des oder kurz nach dem Training.

Blutzuckerwerte messen und neu einstellen

- *Häufigkeit*: Täglich; wenn Ihr Nüchternzucker und Ihr postprandialer Zucker (nach einer Mahlzeit) im optimalen Bereich liegen, reicht eine wöchentliche Messung.

- *Zubehör*: Ein Blutzuckermessgerät (rezeptfrei in der Apotheke erhältlich), Blutzuckerteststreifen, Stechhilfe, Lanzetten und eine Kontrolllösung (optional).

- *Anleitung*: Für die Blutzuckermessung gibt es zwei wichtige Zeiten. Die erste erfolgt morgens, nachdem Sie 8 oder 12 Stunden nichts gegessen haben, und die zweite 2 Stunden nach dem (Abend-)Essen.

Herzratenvariabilität

Wenn Sie Ihren Ihren Puls messen, erhalten Sie in der Regel eine einzelne Zahl, üblicherweise zwischen 60 und 90 Schlägen pro Minute. Doch das Herz schlägt nicht wie ein gleichbleibendes Metronom; die Abstände zwischen einem Herzschlag und dem nächsten variieren. Die Herzfrequenzvariabilität ist die Schwankung zwischen aufeinanderfolgenden Herzschlägen, wie sie im Elektrokardiogramm (EKG) zu erkennen ist.

Bei einem Ruhepuls von beispielsweise 62, schlägt Ihr Herz in Wirklichkeit in einem gewissen Bereich, etwa zwischen 56 und 67. Eine gesunde Herzfrequenz verändert sich immer, weil sich der physiologische und emotionale Zustand des Körpers ständig ändert. Beim Einatmen beschleunigt sich Ihr Herzschlag, beim Ausatmen verlangsamt er sich.

So messen Sie Ihre Herzratenvariabilität

Ihre Herzratenvariabilität (HRV oder HFV für Herzfrequenzvariabilität) können Sie zu Hause, unterwegs und beim Training auf vielerlei Arten verfolgen. Dafür brauchen Sie eine App auf einem Gerät wie einem Smartphone und ein Pulsmessgerät. Manche Pulsmesser sind am Handgelenk zu tragen, bei anderen tragen Sie einen Bluetooth-fähigen

377

Brustgurt. Ich empfehle die Variante mit dem Brustgurt, weil sie mit höherer Wahrscheinlichkeit eine klinische Messung bietet. Zwei empfehlenswerte Apps sind SweetBeat HRV von Sweet Water Health und das Inner Balance Transformation System von HeartMath (verfügbar in den entsprechenden App-Stores im Internet).

- Die *SweetBeat-HRV-App* ist ausgerichtet auf Stressabbau, Training und Herzfrequenzerholung. Sie macht Sie darauf aufmerksam, wenn Ihre HRV nicht im gesunden Bereich ist; dann fordert sie Sie zu einer Stressabbau-Maßnahme auf. Die Trainingskomponente schätzt ein, ob Sie mit voller Leistungsfähigkeit trainieren können oder ob Sie an diesem Tag weniger intensiv oder gar nicht trainieren sollten.

- Beim *Inner Balance Transformation System* von Herzintelligenz® (Heart Math) werden ein Sensor und ein Ohrstück mitgeliefert, das Ihren Puls am Ohrläppchen misst. Das System fordert Sie auf, ruhiger zu atmen und sich auf positive Emotionen zu konzentrieren, um negativen Stress zu verringern, die Entspannung zu fördern und Resilienz zu entwickeln. Indem Sie Ihre Atmung mit dem in der App vorgegebenen Rhythmus synchronisieren, kann Ihre Herzfrequenz gesünder oder kohärenter werden.

Favorisierte Bewegungsformen

- *ChiWalking und ChiRunning (www.chirunning.com)*
- *Forrest-Yoga* wurde von Ana Forrest entwickelt und ist eine intensive körperliche und nach innen gerichtete Methode *(www.forrestyoga. com)*
- *Kurse an der Ballettstange* sind eine Kombination aus Haltungen, die durch Ballett, Yoga und Pilates inspiriert sind. Die Ballettstange wird als Stütze für das Gleichgewicht während der Übungen genutzt. Informationen finden Sie im Internet.

Techniken zum Loslassen

- Die sogenannte Active Release Therapy (ART) ist eine von P. Michael Leahy entwickelte bewegungsbasierte Technik für das Weichteilgewebe. Ziel ist, Probleme mit Muskeln, Sehnen, Bändern, Faszien und Nerven zu behandeln. Weitere Informationen gibt es im Internet unter: *www.activerelease.de/techniken/art-international.html*

- Die Feldenkrais-Methode nutzt sanfte Bewegungen und die gerichtete Aufmerksamkeit, um die Bewegung sowie die menschlichen Funktionen zu verbessern. Feldenkrais verhilft unter anderem zu mehr Leichtigkeit, einem größeren Bewegungsradius sowie besserer Beweglichkeit und Koordination (*www.feldenkrais.de*).

- Die TRE-Technik (Tension and Trauma Releasing Exercises) nutzt sechs Übungen, um tiefe Verspannungen im Körper zu lösen, indem sie ein automatisches Zittern der Muskeln hervorruft, das auch als „neurogenes Zittern" bezeichnet wird (*www.tre-deutschland.de*).

- Die Anat-Baniel-Methode hilft bei chronischen Verspannungen in Nacken, Schultern und Brustkorb. Anat ist klinische Psychologin und Tänzerin, deren Fokus darauf liegt, wie sich das Gehirn durch Bewegung neu organisieren kann. Durch ihre subtile Arbeit habe ich gelernt, alte Spuren lang bestehender Verspannungen loszulassen. Informationen zur Methode in englischer Sprache finden Sie hier: *www.anatbanielmethod.com*

- Die Yamuna-Körperwalztechnik (Yamuna Body Rolling) ist eine von Yamuna Zake entwickelte Fitnessmethode. Sie kombiniert Heilung, Wellness und Verletzungsprävention in einem einzigen, einfachen Training. Mit Bällen in unterschiedlicher Größe und Festigkeit werden in Verbindung mit dem Körpergewicht und kleinen Bewegungen Verspannungen in Nacken, Rücken, Beinmuskulatur etc. aufgelöst Informationen in englischer Sprache finden Sie hier: *www.yamunausa.com* und *www.bodyrolling.eu*

- Jill Miller von Yoga Tune Up zufolge können Einengungen im Zwerchfell eine Beruhigung des Nervensystems erschweren. Sie rät, kleine rutschfeste Faszienbälle oder zwei Tennisbälle zu verwenden und auf mittlerer Höhe unter den Rücken zu legen.

– Sue Hitzmanns Melt-Methode (*Die Melt-Methode*, riva 2015)

Belastungen

Schimmel

Mehr über Schimmel erfahren Sie in englischer Sprache auf der Website von Dr. Ritchie Shoemaker (*www.survivingmold.com*).
Informationen in deutscher Sprache bietet das Umweltbundesamt unter *www.umwelt-bundesamt.de*; Rubrik: Themen → Gesundheit → Umwelteinflüsse auf den Menschen → Schimmel

Sichere Hautpflegeprodukte

– Annmarie Gianni: Annmarie Skin Care verkauft wirksame, biologische und tierversuchsfreie Schönheitsprodukte, die aus natürlichen Ölen und Kräutern hergestellt sind.

– Tarte Cosmetics sind ein führendes, sauberes und seriöses Unternehmen im Make-up-Bereich.

– Josie-Maran-Kosmetika sind aus natürlichen, biologischen, giftfreien und umweltfreundlichen Inhaltsstoffen hergestellt. Die Firma hat sich dem Motto verschrieben, Make-up zu verkaufen, das an Ihnen so gut aussieht, wie es auch für Sie ist.

– OSEA ist eine Marke für natürliche Hautpflege, die qualitativ hochwertige, ökologisch verantwortliche und natürliche Produkte anbietet. OSEA steht für „Ozean, Sonne, Erde und Atmosphäre"; die Firma ist den vier Elementen unseres Planeten verpflichtet und verwendet ausschließlich natürliche Zutaten für die reinsten und wirksamsten Produkte.

– Hairprint verpflichtet sich gesünderen Alternativen für das Haarefärben, die auf der sogenannten „Grünen Chemie" basieren. Die

Firma bietet eine ungiftige Methode, die grauem Haar wieder zu seiner natürlichen Farbe verhilft. Hairprint wirkt bei brünettem und dunklem Haar, nicht bei blondem, obwohl ich mit meinen hellbraunen Haaren gute Erfolge erziele.

Sauna

Saunieren fördert die Durchblutung, senkt den Blutdruck und wird mit Langlebigkeit in Verbindung gebracht. Es ist wie eine Mini-Trainingseinheit; durch die Hitze können Sie Toxine über die Haut ausschwitzen. Ich habe zu Hause eine Zwei-Personen-Sauna von Sunlighten. Meine Mann und ich lieben sie. Verbringen Sie einen gemeinsamen Abend in der Sauna! (Es gibt zahlreiche Anbieter für Saunen, bitte informieren Sie sich im Internet oder im Fachgeschäft.)

Toxinfreie Tampons und Alternativen

- Organyc Tampons
- Natracare Tampons
- DivaCup Menstruationstassen
- Lena Menstruationstassen

Alternativen zu Farben und Lacken
mit flüchtigen organischen Verbindungen (VOCs)

- Informationen zu schadstoffarmen Farben und Lacken sind beim Umweltbundesamt zu finden unter *www.umweltbundesamt.de*, Rubrik Themen → Gesundheit → Umwelteinflüsse auf den Menschen → Chemische Stoffe → Flüchtige organische Verbindungen
- Achten Sie auf den „Blauen Engel", ein Gütesiegel für emissionsarme Produkte und Materialien.

Spiele fürs Gehirn

NeuroRacer ist ein therapeutisches Videospiel, das Prof. Adam Gazzaley von der University of California in San Francisco entwickelt hat. Gazzaley entwickelte *NeuroRacer*, um den geistigen Abbau zu bekämpfen und um mithilfe von Neurofeedback und TES (Transkranielle Elektrostimulation) die Intelligenz zu fördern. Das Spiel unterstützt vor allem das Arbeitsgedächtnis und die Aufmerksamkeitsspanne; diese verbesserten Fertigkeiten lassen sich in die reale Welt übertragen. Weitere (englischsprachige) Informationen finden Sie auf der Website von Prof. Gazzaleys Labor:
http://gazzaleylab.ucsf.edu/neuroscience-projects/neuroracer
(Einen kurzen Film von *Spiegel TV* finden Sie unter:
www.spiegel.de/video/gehirn-training-videospiel-neuroracer-macht-senioren-fit-video-1293659.html)

Fitness- und Schlaf-Tracker

Wenn Sie Ihre Fitness und Ihren Schlaf überwachen möchten, empfehle ich Ihnen die Anschaffung eines sogenannten Fitness-Trackers.

Sehtest und Verbesserung der Sehfähigkeit

– Es gibt viele Arten von Augentraining und Sehschulen, bitte informieren Sie sich im Internet oder fragen Sie bei Ihrem Augenarzt oder Optiker nach.

– Zahlreiche Anwendungen (Apps) für das Smartphone sind ebenfalls erhältlich, suchen Sie nach „Augentraining" in den entsprechenden App-Stores.

Literaturverzeichnis

Einführung

1. Rappaport, S. M. "Implications of the exposome for exposure science." Journal of Exposure Science and Environmental Epidemiology 21, no. 1 (2011): 5–9; Rappaport, S. M., et al. "Using the blood exposome to discover causes of disease." Agilent Technologies, September 15, 2015, accessed February 9, 2015, www.agilent.com/cs/library/technicaloverviews/ Public/ 5991–3418EN.pdf; Harmon, K. "Sequencing the exposome: Researchers take a cue from genomics to decipher environmental exposure's links to disease." Scientific American, October 21, 2010, accessed February 2, 2016, www.scientificamerican.com/article/ environmental-exposure.

2. "Vital Statistics Rapid Release." Centers for Disease Control and Prevention, accessed April 11, 2016, www.cdc.gov/nchs/products/vsrr/mortality-dashboard.htm; Ludwig, D. S. "Lifespan weighed down by diet." JAMA (2016).

3. Vincent, G. K., et al. The Next Four Decades: The Older Population in the United States: 2010 to 2050 (U.S. Department of Commerce, Economics and Statistics Administration, U.S. Census Bureau, 2010).

4. Hebert, L. E., et al. "Annual incidence of Alzheimer disease in the United States projected to the years 2000 through 2050." Alzheimer Disease and Associated Disorders 15, no. 4 (2001): 169–73; Alzheimer's Association, "2015 Alzheimer's disease facts and figures." Alzheimer's and Dementia: Journal of the Alzheimer's Association 11, no. 3 (2015): 332.

5. "U.S. breast cancer cases expected to increase by as much as 50 percent by 2030." American Association for Cancer Research, accessed April 30, 2015, www.aacr.org/Newsroom/Pages/News-Release-Detail.aspx?ItemID=708#.VUJ pv61VhBc; Brown, E. "Breast cancer cases in U.S. projected to rise as much as 50% by 2030." Los Angeles Times, April 20, 2015, accessed April 30, 2015, www.latimes.com/science/sciencenow/la-sci-sn-breast-cancer-cases-2030–20150420-story.html.

6. van Drielen, K., et al. "Disentangling the effects of circulating IGF-1, glucose, and cortisol on features of perceived age." Age 37, no. 3 (2015): 1–10.

7. Krøll, J. "Correlations of plasma cortisol levels, chaperone expression and mammalian longevity: a review of published data." Biogerontology 11, no. 4 (2010): 495–99; van Drielen, K., et al. "Disentangling the effects of circulating IGF-1, glucose, and cortisol"; Christensen, K, et al. "Perceived age as clinically useful biomarker of ageing: cohort study." British Medical Journal 339 (2009): b5262; Noordam, R., et al. "Serum insulin like growth factor 1

383

and facial ageing: high levels associate with reduced skin wrinkling in a cross?sectional study." British Journal of Dermatology 168, no. 3 (2013): 533–38; Noordam, R., et al. "Cortisol serum levels in familial longevity and perceived age: the Leiden longevity study." Psychoneuroendocrinology 37, no. 10 (2012): 1669–75.

Kapitel 1

1. "Cleveland Clinic's Center for Functional Medicine: A Test Kitchen for Healthcare's Future," Holistic Primary Care, https://holisticprimarycare.net/topics/topics-a-g/functional-medicine/1680-cleveland-clinic-s-center-for-functional-medicine-a-test-kitchen-for-healthcare-s-future.html; http://my.clevelandclinic.org/services/center-for-functional-medicine

2. Gifford, B. Spring Chicken: Stay Young Forever (or Die Trying) (New York: Grand Central, 2015), 37. Data are from 2012.

3. "Top five cosmetic surgical procedures of 2013." PlasticSurgery.org, accessed April 10, 2015, www.plasticsurgery.org/news/plastic-surgery-statistics/2013/top-five-cosmetic-surgery-procedures.html.

4. Furnham, A., et al. "Factors that motivate people to undergo cosmetic surgery." Canadian Journal of Plastic Surgery 20, no. 4 (2012): e47.

5. "Get your bolder on. We can all use a little motivation." GrowingBolder.com, accessed June 25, 2015, www.growingbolder.com/quotes/#.

6. Goodstein, G. "Ida Keeling still setting records, examples at 100." Bronx Times, May 8, 2015, accessed June 25, 3015, www.bxtimes.com/stories/2015/19/19-ida-2015-05-08-bx.html.

7. Arem, H., et al. "Leisure time physical activity and mortality: A detailed pooled analysis of the dose-response relationship." JAMA Internal Medicine 175, no. 6 (2015): 959–67.

Kapitel 2

1. Memisoglu, A., et al. "Interaction between a peroxisome proliferator-activated receptor ? gene polymorphism and dietary fat intake in relation to body mass." Human Molecular Genetics 12, no. 22 (2003): 2923–29.

2. Walsh, T., et al. "Ten genes for inherited breast cancer." Cancer Cell 11, no. 2 (2007): 103–5; Walsh, T., et al. "Spectrum of mutations in BRCA1, BRCA2, CHEK2, and TP53 in families at high risk of breast cancer." JAMA 295, no. 12 (2006): 1379–88; Aloraifi, F., et al. "Gene analysis techniques and susceptibility gene discovery in non-BRCA1/BRCA2 familial breast cancer." Surgical Oncology 24, no. 2 (2015): 100–109; Lee, D. S. C., et al. "Comparable frequency of BRCA1, BRCA2 and TP53 germline mutations in a multi-ethnic Asian cohort suggests TP53 screening should be offered together with BRCA1/2 screening to early-onset breast cancer patients." Breast Cancer

Research 14, no. 2 (2012): R66. For lay audiences, these citations may be helpful: "Genetics," BreastCancer.org, accessed February 13, 2016, www.breastcancer.org/risk/factors/genetics; "Inherited gene mutations," Komen.org, accessed February 13, 2016, http://ww5.komen.org/BreastCancer/InheritedGenetic Mutations.html; "Breast cancer genes," Cancer Research UK, accessed February 13, 2016, www.cancerresearchuk.org/about-cancer/type/breast-cancer/about/risks/breast-cancer-genes

3. Winkler, T. W., et al. "The influence of age and sex on genetic associations with adult body size and shape: A large-scale genome-wide interaction study." PLoS Genetics 11, no. 10 (2015): e1005378.

4. "Orientation," SNPedia, August 15, 2015, accessed October 20, 2015, http://snpedia.com/index.php/Orientation.

5. Miller, J. W., et al. "Vitamin D status and rates of cognitive decline in a multiethnic cohort of older adults." JAMA Neurology (2015); Wilson, V. K., et al. "Relationship between25-hydroxyvitamin D and cognitive function in older adults: The health, aging and body composition study." Journal of the American Geriatrics Society 62, no. 4 (2014): 636–41; Chei, C. L., et al. "Vitamin D levels and cognition in elderly adults in China." Journal of the American Geriatrics Society 62, no. 11 (2014): 2125–29; Littlejohns, T. J., et al. "Vitamin D and the risk of dementia and Alzheimer disease." Neurology 83, no. 10 (2014): 920–28;Annweiler, C., et al. "Vitamin D-mentia: randomized clinical trials should be the next step." Neuroepidemiology 37, nos. 3–4 (2011): 249–58.

Kapitel 3

1. Siddhartha Mukherjee, The Gene: An Intimate History (New York: Scribner: 2016), 400.

2. Audergon, P., et al. "Restricted epigenetic inheritance of H3K9 methylation." Science 348, no. 6230 (2015): 132–35.

3. Shapira, I., et al. "Evolving concepts: How diet and the intestinal microbiome act as modulators of breast malignancy." ISRN Oncology 2013 (2013); Xuan, C., et al. "Microbial dysbiosis is associated with human breast cancer." PloS One 9, no. 1 (2014): e83744; Sheflin, A. M., et al. "Cancer-promoting effects of microbial dysbiosis." Current Oncology Reports 16, no. 10 (2014): 1–9; Kwa, M., et al. "The intestinal microbiome and estrogen receptor– positive female breast cancer." Journal of the National Cancer Institute 108, no. 8 (2016): djw029; Plottel, C. S., et al. "Microbiome and malignancy." Cell Host & Microbe 10, no. 4 (2011): 324-35.

4. Cummings S. R., et al. "Prevention of breast cancer in postmenopausal women: Approaches to estimating and reducing risk." Journal of the National Cancer Institute 101, no. 6 (2009): 384–98.

5. Jolie, A. "My medical choice," New York Times, May 14, 2013, www.nytimes.com/2013/05/14/opinion/my-medical-choice.html?_r=0.

6. Jolie, A. "Diary of a surgery," New York Times, March 24, 2015, www.nytimes.com/2015/03/24/opinion/angelina-jolie-pitt-diary-of-a-surgery.html.

7. "The human genome project completion: Frequently asked questions." National Human Genome Research Institute, www.genome.gov/11006943; "Talking glossary of genetic terms," National Human Genome Research Institute, www.genome.gov/Glossary.

8. Shamovsky, I., et al. "New insights into the mechanism of heat shock response activation," Cellular and Molecular Life Sciences 65, no. 6 (2008): 855–61; Miozzo, F., et al. "HSFs, stress sensors and sculptors of transcription compartments and epigenetic landscapes," Journal of Molecular Biology 427, no. 24 (2015): 3793–3816; and Santoro, M. G. "Heat shock factors and the control of the stress response," Biochemical Pharmacology 59, no. 1 (2000): 55–63.

9. Yamashita, H., et al. "A glucose-responsive transcription factor that regulates carbohydrate metabolism in the liver," Proceedings of the National Academy of Sciences 98, no. 16 (2001): 9116–21.

10. Osborne, C. K., et al. "Estrogen receptor: current understanding of its activation and modulation," Cancer Research 7, no. 12 (2001): 4338s–42s; Halachmi, S., et al. "Estrogen receptor-associated proteins: possible mediators of hormone-induced transcription," Science 264, no. 5164 (1994): 1455–58; and Marino, M., et al. "Estrogen signaling multiple pathways to impact gene transcription," Current Genomics 7, no. 8 (2006): 497–508.

11. Audergon, P., et al. "Restricted epigenetic inheritance."

12. Sun, C., et al. "Potential epigenetic mechanism in non-alcoholic fatty liver disease." International Journal of Molecular Sciences 16, no. 3 (2015): 5161–79.

13. Er, T. K., et al. "Targeted next-generation sequencing for molecular diagnosis of endometriosis-associated ovarian cancer." Journal of Molecular Medicine (2016): 1–13; Wiegand, K. C., et al. "ARID1A mutations in endometriosis-associated ovarian carcinomas." New England Journal of Medicine 363, no. 16 (2010): 1532–43; Ayhan, A., et al. "Loss of ARID1A expression is an early molecular event in tumor progression from ovarian endometriotic cyst to clear cell and endometrioid carcinoma." International Journal of Gynecological Cancer: Official Journal of the International Gynecological Cancer Society 22, no. 8 (2012): 1310; Takeda, T., et al. "ARID1A gene mutation in ovarian and endometrial cancers (Review)." Oncology Reports 35, no. 2 (2016): 607–13.

14. Cao-Lei, L., et al. "DNA methylation signatures triggered by prenatal maternal stress exposure to a natural disaster: Project ice storm." PLoS One 9, no. 9 (2014).

Kapitel 4

1. Volpato, S., et al. "Cardiovascular disease, interleukin-6, and risk of mortality in older women the women's health and aging study." Circulation 103, no. 7 (2001): 947–53; Harris, T. B., et al. "Associations of elevated interleukin-6 and C-reactive protein levels with mortality in the elderly." American Journal of Medicine 106, no. 5 (1999): 506–12; Ferrucci, L., et al. "Serum IL-6 level and the development of disability in older persons." Journal of the American Geriatrics Society 47, no. 6 (1999): 639–46.

2. Lin, H., et al. "Whole blood gene expression and interleukin-6 levels." Genomics 104, no. 6 (2014): 490–95.

3. Barron, E., et al. "Blood-borne biomarkers of mortality risk: systematic review of cohort studies." PloS One 10, no. 6 (2015): e0127550.

4. www.nhlbi.nih.gov/health/educational/lose_wt/BMI/bmicalc.htm.

5. Curtis, B. M., et al. "Autonomic tone as a cardiovascular risk factor: the dangers of chronic fight or flight." Mayo Clinic Proceedings, 77, no. 1 (2002): 45–54; Thayer, J. F., et al. "The role of vagal function in the risk for cardiovascular disease and mortality." Biological Psychology 74, no. 2 (2007): 224–42.

6. Kleiger, R. E., et al. "Heart rate variability: measurement and clinical utility." Annals of Noninvasive Electrocardiology 10, no. 1 (2005): 88–101; Dekker, J. M., et al. "Low heart rate variability in a 2-minute rhythm strip predicts risk of coronary heart disease and mortality from several causes The ARIC Study." Circulation 102, no. 11 (2000): 1239–44; Galinier, M. A., et al. "Depressed low frequency power of heart rate variability as an independent predictor of sudden death in chronic heart failure." European Heart Journal 21, no. 6 (2000): 475–82.

7. Buettner, D. "The island where people forget to die," New York Times, October 24, 2012, accessed August 17, 2015, www.nytimes.com/2012/10/28/magazine/the-island-where-people-forget-to-die.html?_r=1.

8. Panagiotakos, D. B., et al. "Sociodemographic and lifestyle statistics of oldest old people (> 80 years) living in Ikaria island: the Ikaria study." Cardiology Research and Practice (2011); Chrysohoou, C., et al. "Four-year (2009–2013) All cause and cardiovascular disease mortality and its determinants: The Ikaria study." Journal of the American College of Cardiology 63, no. 12_S (2014); Stefanadis, C. I., "Aging, genes and environment: lessons from the Ikaria study." Hellenic Journal of Cardiology 54, no. 3 (2013): 237–38; Trichopoulou, A., et al. "Anatomy of health effects of Mediterranean diet: Greek EPIC prospective cohort study." British Medical Journal 338 (2009).

9. Buettner, D. The Blue Zones: 9 Lessons for Living Longer from the People Who've Lived the Longest, 2nd ed. (Washington, DC: National Geographic, 2012).

10. Chilton, S. N., et al. "Inclusion of fermented foods in food guides around the world." Nutrients 7, no. 1 (2015): 390–404.

11. Timmers, S., et al. "Calorie restriction–like effects of 30 days of resveratrol supplementation on energy metabolism and metabolic profile in obese humans." Cell Metabolism 14, no. 5 (2011): 612–22; Morselli, E., et al. "Caloric restriction and resveratrol promote longevity through the Sirtuin-1-dependent induction of autophagy." Cell Death and Disease 1, no. 1 (2010): e10; Baur, J. A., et al. "Resveratrol improves health and survival of mice on a high- calorie diet." Nature 444, no. 7117 (2006): 337–42.

12. Pérez-Rubio, K. G., et al. "Effect of berberine administration on metabolic syndrome, insulin sensitivity, and insulin secretion." Metabolic Syndrome and Related Disorders 11, no. 5 (2013): 366–69; Pirillo, A., et al. "Berberine, a plant alkaloid with lipid-and glucose-lowering properties: From in vitro evidence to clinical studies." Atherosclerosis 243, no. 2 (2015): 449–61; Pang, B., et al. "Application of berberine on treating type 2 diabetes mellitus." International Journal of Endocrinology 2015 (2015).

13. Yarla, N. S., et al. "Targeting arachidonic acid pathway by natural products for cancer prevention and therapy." Seminars in Cancer Biology (2016); Zarei, A., et al. "A quick overview on some aspects of endocrinological and therapeutic effects of Berberis vulgaris L." Avicenna Journal of Phytomedicine 5, no. 6 (2015): 485; Caliceti, C., et al. "Potential benefits of berberine in the management of perimenopausal syndrome." Oxidative Medicine and Cellular Longevity (2015); Yang, J., et al. "Berberine improves insulin sensitivity by inhibiting fat store and adjusting adipokines profile in human preadipocytes and metabolic syndrome patients," Evidence-Based Complementary and Alternative Medicine 2012 (2012); and Hu, Y., et al. "Lipid-lowering effect of berberine in human subjects and rats," Phytomedicine 19, no. 10 (2012): 861–67.

14. Guo, Y., et al. "Repeated administration of berberine inhibits cytochromes P450 in humans," European Journal of Clinical Pharmacology 68, no. 2 (2012): 213–17.

Kapitel 5

1. Clark, M. "Still blazing trails," New York Times, August 4, 2014, accessed October 7, 2015, www.nytimes.com/2014/08/06/dining/still-blazing-trails.html.

2. Fussell, B. "Earning her food," New York Times, March 26, 2010, accessed September 20, 2015, www.nytimes.com/2010/03/28/magazine/28lives-t.html?_r=1.

3. Bergen, H. R., et al. "Myostatin as a mediator of sarcopenia versus homeostatic regulator of muscle mass: Insights using a new mass spectrometry-based assay." Skeletal Muscle 5, no. 1 (2015): 1.

4. Willer, C. J., et al. "Six new loci associated with body mass index highlight a neuronal influence on body weight regulation." Nature Genetics 41, no. 1 (2009): 25–34; Wang, J., et al. "Study of eight GWAS-identified common variants for association with obesity-related indices in Chinese children at puberty." International Journal of Obesity 36, no. 4 (2012): 542–47; Speakman, J. R. "Functional analysis of seven genes linked to body mass index and adiposity by genome-wide association studies: a review." Human Heredity 75, nos. 2–4 (2013): 57–79; Fawcett, K. A., et al. "The genetics of obesity: FTO leads the way." Trends in Genetics 26, no. 6 (2010): 266–74.

5. Donaldson, C. M., et al. "Glycemic index and endurance performance." International Journal of Sport Nutrition and Exercise Metabolism 20, no. 2 (2010): 154–65; Bornet, F. R. J., et al. "Glycaemic response to foods: impact on satiety and long-term weight regulation." Appetite 49, no. 3 (2007): 535–53; Philippou, E., et al. "The influence of glycemic index on cognitive functioning: a systematic review of the evidence." Advances in Nutrition: An International Review Journal 5, no. 2 (2014): 119–30; Vraneši? Bender, D., et al. "Nutritional and behavioral modification therapies of obesity: facts and fiction." Digestive Diseases 30, no. 2 (2012): 163–67; Mediano, M. F. F., et al. "Insulin Resistance Predicts the Effectiveness of Different Glycemic Index Diets on Weight Loss in Non-Obese Women." Obesity Facts 5, no. 5 (2012): 641–47; Sichieri, R., et al. "An 18-mo randomized trial of a low-glycemic-index diet and weight change in Brazilian women." American Journal of Clinical Nutrition 86, no. 3 (2007): 707–13.

6. Martins, M. L., et al. "Incidence of microflora and of ochratoxin A in green coffee beans (Coffea arabica)." Food Additives and Contaminants 20, no. 12 (2003): 1127–31; Studer-Rohr, I., et al. "The occurrence of ochratoxin A in coffee." Food and Chemical Toxicology 33, no. 5 (1995): 341–55.

7. Frankenfeld, C.L., et al. "High-intensity sweetener consumption and gut microbiome content and predicted gene function in a cross-sectional study of adults in the United States." Annals of Epidemiology 25, no. 10 (2015): 736–42; Burke, M. V., et al. "Physiological mechanisms by which non-nutritive sweeteners may impact body weight and metabolism." Physiology and Behavior (2015); Pepino, M. Y., "Metabolic effects of non-nutritive sweeteners." Physiology and Behavior (2015).

8. Chen, W. Y., et al. "Moderate alcohol consumption during adult life, drinking patterns, and breast cancer risk." JAMA 306, no. 17 (2011): 1884–90.

9. Iwai, K., et al. "Identification of food-derived collagen peptides in human blood after oral ingestion of gelatin hydrolysates." Journal of Agricultural and Food Chemistry 53, no. 16 (2005): 6531–36.

10. Choonpicharn, S., et al. "Antioxidant and antihypertensive activity of gelatin hydrolysate from Nile tilapia skin." Journal of Food Science and Technology 52, no. 5 (2014): 3134–39; Ao, J., et al. "Amino acid composition and antioxidant activities of hydrolysates and peptide fractions from porcine

collagen." Food Science and Technology International 18, no. 5 (2012): 425–34.

11. Choonpicharn et al. "Antioxidant and antihypertensive activity"; Ngo, D. H., et al. "Angiotensin-I converting enzyme inhibitory peptides from antihypertensive skate (Okamejei kenojei) skin gelatin hydrolysate in spontaneously hypertensive rats." Food Chemistry 174 (2015): 37–43.

12. Leem, K. H., et al. "Porcine skin gelatin hydrolysate promotes longitudinal bone growth in adolescent rats." Journal of Medicinal Food 16, no. 5 (2013): 447–53.

13. Costanzo, S., et al. "Wine, beer or spirit drinking in relation to fatal and non-fatal cardiovascular events: a meta-analysis." European Journal of Epidemiology 26, no. 11 (2011): 833–50.

14. Park, K., et al. "Acute and subacute toxicity of copper sulfate pentahydrate (CuSO45 H2O) in the guppy (Poecilia reticulata)." Journal of Veterinary Medical Science 71, no. 3 (2009): 333–36; Hébert, C. D., et al. "Subchronic toxicity of cupric sulfate administered in drinking water and feed to rats and mice." Fundamental and Applied Toxicology 21, no. 4 (1993): 461–75; Sinkovi?, A., et al. "Severe acute copper sulphate poisoning: a case report." Archives of Industrial Hygiene and Toxicology (2008): 31–35.

15. "All 48 fruits and vegetables with a pesticide residue data," Environmental Working Group, accessed June 15, 2015, www.ewg.org/foodnews/list.php.

16. Costanzo et al. "Wine, beer or spirit drinking in relation"; Streppel, M. T., et al. "Long-term wine consumption is related to cardiovascular mortality and life expectancy independently of moderate alcohol intake: the Zutphen Study." Journal of Epidemiology and Community Health 63, no. 7 (2009): 534–40.

17. Chen et al. "Moderate alcohol consumption"; Strumylaite, L., et al. "The association of low-to-moderate alcohol consumption with breast cancer subtypes defined by hormone receptor status." PloS One 10, no. 12 (2015): e0144680; Williams, L. A., et al. "Alcohol intake and invasive breast cancer risk by molecular subtype and race in the Carolina Breast Cancer Study." Cancer Causes and Control 27, no. 2 (2016): 259–69; Cao, Y., et al. "Light to moderate intake of alcohol, drinking patterns, and risk of cancer: results from two prospective US cohort studies." British Medical Journal (2015): h4238.

18. Goldberg, D. M., et al. "A global survey of trans-resveratrol concentrations in commercial wines." American Journal of Enology and Viticulture 46, no. 2 (1995): 159–65; Crandall, J. P., et al. "Pilot study of resveratrol in older adults with impaired glucose tolerance." Journals of Gerontology Series A: Biological Sciences and Medical Sciences (2012): glr235; Zamora-Ros, R., et al. "High urinary levels of resveratrol metabolites are associated with a reduction in the prevalence of cardiovascular risk factors in high-risk patients." Pharmacological Research 65, no. 6 (2012): 615–20; Brasnyó, P., et al. "Resveratrol improves insulin sensitivity, reduces oxidative stress and activates the Akt pathway in type 2 diabetic patients." British Journal of Nutrition 106,

no. 3 (2011): 383–89; Marchal, J., et al. "Resveratrol in mammals: effects on aging biomarkers, age-related diseases, and life span." Annals of the New York Academy of Sciences 1290, no. 1 (2013): 67–73.

19. Semba, R. D., et al. "Resveratrol levels and all-cause mortality in older community-dwelling adults." JAMA Internal Medicine 174, no. 7 (2014): 1077–84; Yoshino, J., et al. "Resveratrol supplementation does not improve metabolic function in non-obese women with normal glucose tolerance." Cell Metabolism 16 (2012): 658–64; Bitterman, J. L., et al. "Metabolic effects of resveratrol: addressing the controversies." Cellular and Molecular Life Sciences 72, no. 8 (2015): 1473–88.

20. Timmers, S., et al. "Calorie restriction-like effects of 30 days of resveratrol supplementation on energy metabolism and metabolic profile in obese humans." Cell Metabolism 14, no. 5 (2011): 612–22; Morselli, E., et al. "Caloric restriction and resveratrol promote longevity through the sirtuin-1-dependent induction of autophagy." Cell Death and Disease 1, no. 1 (2010): e10; Baur, J. A., et al. "Resveratrol improves health and survival of mice on a high- calorie diet." Nature 444, no. 7117 (2006): 337–42.

21. Friedlander, B. "New York red wines show higher levels of resveratrol, a Cornell University study finds." Cornell Chronicle, February 2, 1998, accessed September 1, 2015. www.news.cornell.edu/stories/1998/02/ ny-red-wines-show-more-resveratrol.

22. Paganini-Hill, A., et al. "Dental health behaviors, dentition, and mortality in the elderly: the leisure world cohort study." Journal of Aging Research (2011).

23. Olsen, I. "Update on bacteraemia related to dental procedures." Transfusion and Apheresis Science 39, no. 2 (2008): 173–78.

24. Akaji, E. A., et al. "Halitosis: a review of the literature on its prevalence, impact and control." Oral Health and Preventative Dentistry 12 (2014): 297–304.

25. Desvarieux, M., et al. "Periodontal microbiota and carotid intima-media thickness the oral infections and vascular disease epidemiology study (INVEST)." Circulation 111, no. 5 (2005): 576–82.

26. Yaacob, M., et al. "Powered versus manual toothbrushing for oral health." Cochrane Database of Systematic Reviews 6 (2014).

27. Desvarieux, M., et al. "Gender differences in the relationship between periodontal disease, tooth loss, and atherosclerosis." Stroke 35, no. 9 (2004): 2029–35; Wu, T., et al. "Periodontal disease and risk of cerebrovascular disease: the first national health and nutrition examination survey and its follow-up study." Archives of Internal Medicine 160, no. 18 (2000): 2749–55.

28. Peedikayil, F. C., et al. "Effect of coconut oil in plaque related gingivitis-A preliminary report." Nigerian Medical Journal: Journal of the Nigeria Medical Association 56, no. 2 (2015): 143; Asokan, S., et al. "Effect of oil pulling on plaque induced gingivitis: A randomized, controlled, triple-blind study." Indian

Journal of Dental Research 20, no. 1 (2009): 47; Roldan, S., et al. "Biofilms and the tongue: therapeutical approaches for the control of halitosis." Clinical Oral Investigations 7, no. 4 (2003): 189–97; Asokan, S., et al. "Effect of oil pulling on Streptococcus mutans count in plaque and saliva using Dentocult SM Strip mutans test: A randomized, controlled, triple-blind study." Journal of Indian Society of Pedodontics and Preventive Dentistry 26, no. 1 (2008): 12.

29. Sambunjak, D., et al. "Flossing for the management of periodontal diseases and dental caries in adults." Cochrane Database of Systematic Reviews 12 (2011).

Kapitel 6

1. He, Y., et al. "The transcriptional repressor DEC2 regulates sleep length in mammals." Science 325, no. 5942 (2009): 866–70.

2. Gooley, J. J. "Circadian regulation of lipid metabolism." The Proceedings of the Nutrition Society (2016): 1–11; Gooley, J. J., et al. "Diurnal regulation of lipid metabolism and applications of circadian lipidomics." Journal of Genetics and Genomics 41, no. 5 (2014): 231–50; Horne, J. "The end of sleep: 'sleep debt' versus biological adaptation of human sleep to waking needs." Biological Psychology 87, no. 1 (2011): 1–14; Jackson, M. L., et al. "Cognitive components of simulated driving performance: sleep loss effects and predictors." Accident Analysis & Prevention 50 (2013): 438–44; McGrath, E., et al. "Sleep to lower elevated blood pressure: A randomized controlled trial (Slept)." Journal of Hypertension 34 (2016): e48; Wehr, T. A. "The durations of human melatonin secretion and sleep respond to changes in daylength (photoperiod)." Journal of Clinical Endocrinology & Metabolism 73, no. 6 (1991): 1276–80; Weintraub, K. "Ask well: Catching up on lost sleep," New York Times, July 24, 2015, accessed October 22, 2015, http://well.blogs.nytimes.com/2015/07/24/ask-well-catching-up-on-lost-sleep/?_r=0.

3. Archer, S. N., et al. "How sleep and wakefulness influence circadian rhythmicity: effects of insufficient and mistimed sleep on the animal and human transcriptome." Journal of Sleep Research 24, no. 5 (2015): 476–93.

4. Archer, S. N., et al. "Mistimed sleep disrupts circadian regulation of the human transcriptome." Proceedings of the National Academy of Sciences 111, no. 6 (2014): E682–91.

5. Archer et al. "How sleep and wakefulness influence circadian rhythmicity."

6. Tworoger, S. S., et al. "The association of self-reported sleep duration, difficulty sleeping, and snoring with cognitive function in older women." Alzheimer Disease and Associated Disorders 20, no. 1 (2006): 41–48.

7. Ferrie, J. E., et al. "Change in sleep duration and cognitive function: findings from the Whitehall II Study." Sleep 34, no. 5 (2011): 565.

8. Horne, J. "The end of sleep: 'sleep debt' versus biological adaptation of human sleep to waking needs." Biological Psychology 87, no. 1 (2011): 1–14.

9. Panagiotakos, D. B., et al. "Sociodemographic and lifestyle statistics of oldest old people (> 80 years) living in Ikaria island: the Ikaria study." Cardiology Research and Practice 2011 (2011).

10. Spiegel, K., et al. "Brief communication: Sleep curtailment in healthy young men is associated with decreased leptin levels, elevated ghrelin levels, and increased hunger and appetite." Annals of Internal Medicine 141, no. 11 (2004): 846–50; Taheri, S., et al. "Short sleep duration is associated with reduced leptin, elevated ghrelin, and increased body mass index." PLoS Medicine 1, no. 3 (2004): 210; Nedeltcheva, A. V., et al. "Sleep curtailment is accompanied by increased intake of calories from snacks." American Journal of Clinical Nutrition 89, no. 1 (2009): 126–33; Hart, C. N., et al. "Changes in children's sleep duration on food intake, weight, and leptin." Pediatrics 132, no. 6 (2013): e1473–80; Kjeldsen, J. S., et al. "Short sleep duration and large variability in sleep duration are independently associated with dietary risk factors for obesity in Danish school children." International Journal of Obesity 38, no. 1 (2014): 32–39; Leger, D., et al. "The role of sleep in the regulation of body weight." Molecular and Cellular Endocrinology (2015); Capers, P. L., et al. "A systemic review and meta-analysis of randomized controlled trials of the impact of sleep duration on adiposity and components of energy balance." Obesity Reviews 16, no. 9 (2015): 771–82; Broussard, J. L., et al. "Elevated ghrelin predicts food intake during experimental sleep restriction." Obesity (2015).

11. Kim, T. W., et al. "The impact of sleep and circadian disturbance on hormones and metabolism." International Journal of Endocrinology (2015).

12. Spira, A. P., et al. "Self-reported sleep and ?-amyloid deposition in community-dwelling older adults." JAMA Neurology 70, no. 12 (2013): 1537–43; Lim, A.S.P., et al. "Modification of the relationship of the apolipoprotein E ?4 allele to the risk of Alzheimer disease and neurofibrillary tangle density by sleep." JAMA Neurology 70, no. 12 (2013): 1544–51.

13. Kripke, D. F., et al. "Hypnotics' association with mortality or cancer: a matched cohort study." British Medical Journal Open 2, no. 1 (2012): e000850; Kripke, D. F. "Mortality risk of hypnotics: strengths and limits of evidence." Drug Safety (2015): 1–15; Mallon, L., et al. "Is usage of hypnotics associated with mortality?" Sleep Medicine 10, no. 3 (2009): 279–86.

14. Huedo-Medina, T. B., et al. "Effectiveness of non-benzodiazepine hypnotics in treatment of adult insomnia: meta-analysis of data submitted to the Food and Drug Administration." British Medical Journal 345 (2012): e8343.

15. Cedernaes, J., et al. "Acute sleep loss induces tissue-specific epigenetic and transcriptional alterations to circadian clock genes in men." Journal of Clinical Endocrinology and Metabolism 100, no. 9 (2015): E1255–61.

16. Jackson, M. L., et al. "Cognitive components of simulated driving

performance: sleep loss effects and predictors." Accident Analysis and Prevention 50 (2013): 438–44.

17. Rattue, G. "Night shift working 'A probable human carcinogen.'" Medical News Today, October 28, 2011, accessed February 2, 2016. www.medicalnewstoday.com/articles/236731.php; "IARC monographs programme finds cancer hazards associated with shiftwork, painting and firefighting," International Agency for Research on Cancer December 5, 2007, accessed February 2, 2016, www.iarc.fr/en/media-centre/pr/2007/pr180. html; "Shiftwork," IARC Monographs on the Evaluation of Carcinogenic Risks to Humans 98 (2010), http://monographs.iarc.fr/ENG/Monographs/vol98/mono98–8.pdf.

18. Becker-Krail, D., et al. "Implications of circadian rhythm and stress in addiction vulnerability." F1000Research 5 (2016).

19. Roehrs, T., et al. "Caffeine: sleep and daytime sleepiness." Sleep Medicine Reviews 12, no. 2 (2008): 153–62.

20. Filipski, E., et al. "Effects of chronic jet lag on tumor progression in mice." Cancer Research 64, no. 21 (2004): 7879–85.

21. Wirz-Justice, A., et al. "Circadian disruption and psychiatric disorders: the importance of entrainment." Sleep Medicine Clinics 4, no. 2 (2009): 273–84; Davies, G., et al. "A systematic review of the nature and correlates of sleep disturbance in early psychosis." Sleep Medicine Reviews (2016).

22. Cajochen, C., et al. "Evening exposure to a light-emitting-diode (LED) backlit computer screen affects circadian physiology and cognitive performance." Journal of Applied Physiology 110, no. 5 (2011): 1432–38; Gooley, J. J., et al. "Exposure to room light before bedtime suppresses melatonin onset and shortens melatonin duration in humans." Journal of Clinical Endocrinology and Metabolism 96, no. 3 (2010): E463–72; Vinogradova, I. A., et al. "Circadian disruption induced by light-at-night accelerates aging and promotes tumorigenesis in rats." Aging 1, no. 10 (2009): 855.

23. Mallis, M. M., et al. "Circadian rhythms, sleep, and performance in space." Aviation, Space, and Environmental Medicine 76, no. Supplement 1 (2005): B94–B107.

24. Altevogt, B. M., et al., eds. Sleep Disorders and Sleep Deprivation: An Unmet Public Health Problem (Washington, DC: National Academies Press, 2006).

25. Copinschi, G. "Metabolic and endocrine effects of sleep deprivation." Essential Psychopharmacology 6, no. 6 (2004): 341–47.

26. Cohen, S., et al. "Sleep habits and susceptibility to the common cold." Archives of Internal Medicine 169, no. 1 (2009): 62–67; Opp, M. R. "Sleep and psychoneuroimmunology." Immunology and Allergy Clinics of North America 29, no. 2 (2009): 295–307; Krueger, J. M., et al. "Sleep, microbes and cytokines." Neuroimmunomodulation 1, no. 2 (1994): 100–109.

27. Hill, S. M., et al. "Melatonin: an inhibitor of breast cancer." Endocrine-Related Cancer (2015): ERC-15.

28. Stevens, R. G., et al. "Breast cancer and circadian disruption from electric lighting in the modern world." CA: A Cancer Journal for Clinicians 64, no. 3 (2014): 207–18; Hansen, J., et al. "Case–control study of shift-work and breast cancer risk in Danish nurses: impact of shift systems." European Journal of Cancer 48, no. 11 (2012): 1722–29; Knutsson, A., et al. "Breast cancer among shift workers: results of the WOLF longitudinal cohort study." Scandinavian Journal of Work, Environment and Health 39, no. 2 (2013): 170–77; Rabstein, S., et al. "Night work and breast cancer estrogen receptor status-results from the German GENICA study." Scandinavian Journal of Work, Environment and Health 39, no. 5 (2013): 448; Megdal, S. P., et al. "Night work and breast cancer risk: a systematic review and meta-analysis." European Journal of Cancer 41, no. 13 (2005): 2023–32.

29. Kamdar, B. B., et al. "Night-shift work and risk of breast cancer: a systematic review and meta-analysis." Breast Cancer Research and Treatment 138, no. 1 (2013): 291–301.

30. Maltese, F., et al. "Night shift decreases cognitive performance of ICU physicians." Intensive Care Medicine (2015): 1–8.

31. Bøggild, H., et al. "Shift work, risk factors and cardiovascular disease." Scandinavian Journal of Work, Environment & Health (1999): 85–99; Kawachi, I., et al. "Prospective study of shift work and risk of coronary heart disease in women." Circulation 92, no. 11 (1995): 3178–82; Vetter, C., et al. "Association Between Rotating Night Shift Work and Risk of Coronary Heart Disease Among Women." Journal of the American Medical Association 315, no. 16 (2016): 1726–34; Wang, A., et al. "Shift work and 20-year incidence of acute myocardial infarction: results from the Kuopio Ischemic Heart Disease Risk Factor Study." Occupational and Environmental Medicine (2016): oemed-2015.

32. Brown, D. L., et al. "Rotating night shift work and the risk of ischemic stroke." American Journal of Epidemiology (2009): kwp056.

33. Knutsson, A., et al. "Shift work and diabetes-A systematic review." Chronobiology International 31, no. 10 (2014): 1146–51; Pan, A., et al. "Rotating night shift work and risk of type 2 diabetes: two prospective cohort studies in women." PLoS Medicine 8, no. 12 (2011): 1660.

34. Bhatti, P., et al. "Nightshift work and risk of ovarian cancer." Occupational and Environmental Medicine 70, no. 4 (2013): 231–37; Hammer, G. P., et al. "Shift work and prostate cancer incidence in industrial workers: A historical cohort study in a German chemical company." Deutsches Ärzteblatt International 112, no. 27–28 (2015): 463; Hansen, J., et al. "Nested case-control study of night shift work and breast cancer risk among women in the Danish military." Occupational and Environmental Medicine 69, no. 8 (2012): 551–56; Heikkila,

K., et al. "Long working hours and cancer risk: a multi-cohort study." British Journal of Cancer 114, no. 7 (2016): 813–18; Lin, X., "Night-shift work increases morbidity of breast cancer and all-cause mortality: a meta-analysis of 16 prospective cohort studies." Sleep Medicine 16, no. 11 (2015): 1381–87; Papantoniou, K., et al. "Increased and mistimed sex hormone production in night shift workers." Cancer Epidemiology Biomarkers & Prevention 24, no. 5 (2015): 854–63; Rao, D., et al. "Does night-shift work increase the risk of prostate cancer? a systematic review and meta-analysis." OncoTargets and Therapy 8 (2015): 2817; Reszka, E., et al. "Circadian genes in breast cancer." Advances in Clinical Chemistry (2016).

35. Hansen et al. "Case–control study of shift-work and breast cancer risk."

36. Phipps, A. I., et al. "Sleep duration and quality may impact cancer survival rate." Sleep 38 (2015).

37. Guarnieri, B., et al. "Sleep and cognitive decline: A strong bidirectional relationship. It is time for specific recommendations on routine assessment and the management of sleep disorders in patients with mild cognitive impairment and dementia." European Neurology 74, nos. 1–2 (2015): 43–48.

38. Blackwell, T., et al. "Poor sleep is associated with impaired cognitive function in older women: the study of osteoporotic fractures." Journals of Gerontology Series A: Biological Sciences and Medical Sciences 61, no. 4 (2006): 405–10.

39. Mander, B. A., et al. "Beta-amyloid disrupts human NREM slow waves and related hippocampus-dependent memory consolidation." Nature Neuroscience (2015).

40. Musiek, E. S., et al. "Sleep, circadian rhythms, and the pathogenesis of Alzheimer Disease." Experimental and Molecular Medicine 47, no. 3 (2015): e148.

41. Adan, A., et al. "Gender differences in morningness–eveningness preference." Chronobiology International 19, no. 4 (2002): 709–20.

42. Duffy, J. F., et al. "Sex difference in the near-24-hour intrinsic period of the human circadian timing system." Proceedings of the National Academy of Sciences 108, no. Suppl. 3 (2011): 15602–08; Lim, A. S. P., et al. "Sex difference in daily rhythms of clock gene expression in the aged human cerebral cortex." Journal of Biological Rhythms 28, no. 2 (2013): 117–29.

43. Roenneberg, T., et al "Epidemiology of the human circadian clock." Sleep Medicine Reviews 11, no. 6 (2007): 429–38.

44. Gominak, S. C., et al. "The world epidemic of sleep disorders is linked to vitamin D deficiency." Medical Hypotheses 79, no. 2 (2012): 132–35.

45. Gray, M. G., et al. "Multiple integrated complementary healing approaches: Energetics and light for bone." Medical Hypotheses 86 (2016): 18–29.

46. Shiue, I. "Low vitamin D levels in adults with longer time to fall asleep: US NHANES, 2005–2006." International Journal of Cardiology 41 (2013): 20–21.

396

47. Grandner, M. A., et al. "Relationships among dietary nutrients and subjective sleep, objective sleep, and napping in women." Sleep Medicine 11, no. 2 (2010): 180–84.

48. Massa, J., et al. "Vitamin D and actigraphic sleep outcomes in older community-dwelling men: the MrOS sleep study." Sleep 38, no. 2 (2014): 251–57.

49. Beydoun, M. A., et al. "Serum nutritional biomarkers and their associations with sleep among US adults in recent national surveys." PloS One 9, no. 8 (2014): e103490; Grandner, M. A., et al. "Sleep symptoms associated with intake of specific dietary nutrients." Journal of Sleep Research 23, no. 1 (2014): 22–34.

50. Shipton, E. A., et al. "Vitamin D and pain: Vitamin D and its role in the aetiology and maintenance of chronic pain states and associated comorbidities." Pain Research and Treatment 2015 (2015).

51. Balaban, H., et al. "Serum 25-hydroxyvitamin D levels in restless legs syndrome patients." Sleep Medicine 13, no. 7 (2012): 953–57; Wali, S. et al. "The effect of vitamin D supplements on the severity of restless legs syndrome." Sleep and Breathing 19, no. 2 (2015): 579–83; Gupta, R., et al. "Restless legs syndrome and pregnancy: prevalence, possible pathophysiological mechanisms and treatment." Acta Neurologica Scandinavica (2015).

52. Beydoun et al. "Serum nutritional biomarkers."

53. Xie, L., et al. "Sleep drives metabolite clearance from the adult brain." Science 342, no. 6156 (2013): 373–77; Jessen, N.A., et al. "The glymphatic system: A beginner's guide." Neurochemical Research (2015): 1–17; Tarasoff-Conway, J. M., et al. "Clearance systems in the brain—implications for Alzheimer disease." Nature Reviews Neurology 11, no. 8 (2015): 457–70; Mendelsohn, A. R., et al. "Sleep facilitates clearance of metabolites from the brain: glymphatic function in aging and neurodegenerative diseases." Rejuvenation Research 16, no. 6 (2013): 518–23.

54. Lee, H., et al. "The effect of body posture on brain glymphatic transport." Journal of Neuroscience 35, no. 31 (2015): 11034–44.

55. Wang, T. J., et al. "Common genetic determinants of vitamin D insufficiency: a genome-wide association study." Lancet 376, no. 9736 (2010): 180–88.

56. Ross, A. C., et al., eds. Dietary reference intakes for calcium and vitamin D (Washington, DC: National Academies Press, 2010).

57. Crowley, S. J., et al. "Increased sensitivity of the circadian system to light in early/mid- puberty." Journal of Clinical Endocrinology and Metabolism 100, no. 11 (2015): 4067–73.

58. Tamakoshi, A., et al. "Self-reported sleep duration as a predictor of all-cause mortality: results from the JACC study, Japan." Sleep 27, no. 1 (2004): 51–54; Hublin, C., et al. "Sleep and mortality: a population-based 22-year follow-up

study." Sleep 30, no. 10 (2007): 1245; Gallicchio, L., et al. "Sleep duration and mortality: a systematic review and meta analysis." Journal of Sleep Research 18, no. 2 (2009): 148–58.

59. Youngstedt, S. D., et al. "Long sleep and mortality: rationale for sleep restriction." Sleep Medicine Reviews 8, no. 3 (2004): 159–74.

60. Sofer, S., et al. "Greater weight loss and hormonal changes after 6 months diet with carbohydrates eaten mostly at dinner." Obesity 19, no. 10 (2011): 2006–14; Sofer, S., et al. "Changes in daily leptin, ghrelin and adiponectin profiles following a diet with carbohydrates eaten at dinner in obese subjects." Nutrition, Metabolism and Cardiovascular Diseases 23, no. 8 (2013): 744–50.

61. Richards, J., et al. "Higher serum vitamin D concentrations are associated with longer leukocyte telomere length in women." American Journal of Clinical Nutrition 86, no. 5 (2007): 1420–25; Liu, J. J., et al. "Plasma vitamin D biomarkers and leukocyte telomere length." American Journal of Epidemiology (2013): kws435.

62. Satlin, A., et al. "Bright light treatment of behavioral and sleep disturbances in patients with Alzheimer's disease." American Journal of Psychiatry 149 (1992): 1028–32; Mishima, K., et al. "Morning bright light therapy for sleep and behavior disorders in elderly patients with dementia." Acta Psychiatrica Scandinavica 89, no. 1 (1994): 1–7; Stewart, K. T., et al. "Light treatment for NASA shiftworkers." Chronobiology International 12, no. 2 (1995): 141–151; Mishima, K., et al. "Randomized, dim light controlled, crossover test of morning bright light therapy for rest-activity rhythm disorders in patients with vascular dementia and dementia of Alzheimer's type." Chronobiology International 15, no. 6 (1998): 647–54; Lyketsos, C. G., et al. "A randomized, controlled trial of bright light therapy for agitated behaviors in dementia patients residing in long-term care." International Journal of Geriatric Psychiatry 14, no. 7 (1999): 520–25; Yamadera, H., et al. "Effects of bright light on cognitive and sleep–wake (circadian) rhythm disturbances in Alzheimer-type dementia." Psychiatry and Clinical Neurosciences 54, no. 3 (2000): 352–53; Ancoli-Israel, S., et al. "Increased light exposure consolidates sleep and strengthens circadian rhythms in severe Alzheimer's disease patients." Behavioral Sleep Medicine 1, no. 1 (2003): 22–36; Fetveit, A., et al. "Bright light treatment improves sleep in institutionalised elderly—an open trial." International Journal of Geriatric Psychiatry 18, no. 6 (2003): 520–26.

63. Lockley, S. W., et al. "High sensitivity of the human circadian melatonin rhythm to resetting by short wavelength light." Journal of Clinical Endocrinology and Metabolism 88, no. 9 (2003): 4502–05; Sasseville, A., et al. "Wearing blue-blockers in the morning could improve sleep of workers on a permanent night schedule: a pilot study." Chronobiology International 26, no. 5 (2009): 913–25; Wood, B., et al. "Light level and duration of exposure determine the impact of self-luminous tablets on melatonin suppression." Applied Ergonomics 44, no. 2 (2013): 237–40; van der Lely, S., et al. "Blue

blocker glasses as a countermeasure for alerting effects of evening light-emitting diode screen exposure in male teenagers." Journal of Adolescent Health 56, no. 1 (2015): 113–19.

64. Duffy, J. F., et al. "Sex difference in the near-24-hour intrinsic period of the human circadian timing system." Proceedings of the National Academy of Sciences 108, no. Supplement 3 (2011): 15602–8.

Kapitel 7

1. "Health risks of physically strenuous work," European Observatory of Working Life, March 8, 2005, accessed November 2, 2015, www.eurofound. europa.eu/observatories/ eurwork/articles/working-conditions/ health-risks-of-physically-strenuous-work; Künzler, G., et al. "Arme sterben früher: soziale Schicht, mortalität und rentenalterspolitik in der Schweiz." Vol. 11. Caritas-Verlag (2002); "National census of fatal occupational injuries in 2014," Bureau of Labor Statistics, US Department of Labor, September 17, 2015, accessed November 2, 2015, www.bls.gov/news.release/pdf/cfoi.pdf; Raley, D. "New NFL goal: A longer life," Seattle Pi, May 8, 2008, accessed November 2, 2015, www.seattlepi.com/news/article/ New-NFL-goal-A-longer-life-1272886.php.

2. Matthews, C. E., et al. "Amount of time spent in sedentary behaviors in the United States, 2003–2004." American Journal of Epidemiology 167, no. 7 (2008): 875–81.

3. Patel, A. V., et al. "Leisure-time spent sitting and site-specific cancer incidence in a large US cohort." Cancer Epidemiology Biomarkers and Prevention 24, no. 9 (2015): 1350–59.

4. Shibata, A., et al. "Physical activity, television viewing time and 12-year changes in waist circumference." Medicine and Science in Sports and Exercise (2015); Chastin, S.F.M., et al. "Combined effects of time spent in physical activity, sedentary behaviors and sleep on obesity and cardio-metabolic health markers: A novel compositional data analysis approach." PloS One 10, no. 10 (2015): e0139984.

5. Chastin et al. "Combined effects of time spent in physical activity"; Lamb, M. J. E., et al. "Prospective associations between sedentary time, physical activity, fitness and cardiometabolic risk factors in people with type 2 diabetes." Diabetologia 59, no. 1 (2016): 110–20.

6. Wilmot, E. G., et al. "Sedentary time in adults and the association with diabetes, cardiovascular disease and death: systematic review and meta-analysis." Diabetologia 55 (2012): 2895–05; Warburton, D., et al. "Health benefits of physical activity: the evidence." Canadian Medical Association Journal 174, no. 6 (2006): 801–09.

7. Owen, N., et al. "Too much sitting: a novel and important predictor of chronic disease risk?" British Journal of Sports Medicine 43, no. 2 (2009): 81–83;

Bauman, A., et al. "Leisure?time physical activity alone may not be a sufficient public health approach to prevent obesity—a focus on China." Obesity Reviews 9, no. s1 (2008): 119–26.

8. Chastin et al. "Combined effects of time spent in physical activity."

9. Samitz, G, et al. "Domains of physical activity and all-cause mortality: systematic review and dose–response meta-analysis of cohort studies." International Journal of Epidemiology 40, no. 5 (2011): 1382–1400; Hu, G., et al. "The effects of physical activity and body mass index on cardiovascular, cancer and all-cause mortality among 47 212 middle-aged Finnish men and women." International Journal of Obesity 29, no. 8 (2005): 894–902. Schnohr, P., et al. "Longevity in male and female joggers: the Copenhagen City Heart Study." American Journal of Epidemiology 177, no. 7 (2013): 683–89.

10. Oguma, Y., et al. "Physical activity and all-cause mortality in women: a review of the evidence." British Journal of Sports Medicine 36, no. 3 (2002): 162–72.

11. Gregg, E. W., et al. "Relationship of changes in physical activity and mortality among older women." JAMA 289, no. 18 (2003): 2379–86.

12. Stanford, K. I., et al. "Exercise effects on white adipose tissue: Beiging and metabolic adaptations." Diabetes 64, no. 7 (2015): 2361–68.

13. Levine, H. J. "Rest heart rate and life expectancy." Journal of the American College of Cardiology 30, no. 4 (1997): 1104–6.

14. "Physical activity guidelines," Health.Gov, accessed December 7, 2015, http://health.gov/paguidelines.

15. Schnohr, P., et al. "Dose of jogging and long-term mortality: the Copenhagen City Heart Study." Journal of the American College of Cardiology 65, no. 5 (2015): 411–19.

16. Lavie, C. J., et al. "Effects of running on chronic diseases and cardiovascular and all-cause mortality." Mayo Clinic Proceedings 90, no. 11 (2015): 1541–52.

17. Day, S. M., et al. "Cardiac risks associated with marathon running." Sports Health: A Multidisciplinary Approach 2, no. 4 (2010): 301–6; Kim, J. H., et al. "Cardiac arrest during long-distance running races." New England Journal of Medicine 366, no. 2 (2012): 130–40; Hart, L. "Marathon-related cardiac arrest." Clinical Journal of Sport Medicine 23, no. 5 (2013): 409–10.

18. Du, M., et al. "Physical activity, sedentary behavior, and leukocyte telomere length in women." American Journal of Epidemiology (2012): kwr330.

19. Ibid.

20. Ibid.; Krishna, B. H., et al. "Association of leukocyte telomere length with oxidative stress in yoga practitioners." Journal of Clinical and Diagnostic Research: JCDR 9, no. 3 (2015): CC01.

21. Martyn–St. James, M., et al. "Meta-analysis of walking for preservation of bone mineral density in postmenopausal women." Bone 43, no. 3 (2008): 521–31.

22. Zhao, R., et al. "The effects of differing resistance training modes on the preservation of bone mineral density in postmenopausal women: a meta-analysis." Osteoporosis International 26, no. 5 (2015): 1605–18.

23. Patel, N. K., et al. "The effects of yoga on physical functioning and health related quality of life in older adults: a systematic review and meta-analysis." Journal of Alternative and Complementary Medicine 18, no. 10 (2012): 902–17; Phoosuwan, M., et al. "The effects of weight bearing yoga training on the bone resorption markers of the postmenopausal women." Chotmaihet Thangphaet [Journal of the Medical Association of Thailand] 92 (2009): S102–8.

24. Melov, S. et al. "Resistance exercise reverses aging in human skeletal muscle." PLoS One 2, no. 5 (2007): e465.

25. Lee, J. A., et al. "Effects of yoga exercise on serum adiponectin and metabolic syndrome factors in obese postmenopausal women." Menopause 19, no. 3 (2012): 296–301.

26. Watson, K., et al. "MTOR and the health benefits of exercise." Seminars in Cell and Developmental Biology, no. 36, (2014): 130–39.

27. Markofski, M. M., et al. "Effect of age on basal muscle protein synthesis and mTORC1 signaling in a large cohort of young and older men and women." Experimental Gerontology 65 (2015): 1–7.

28. Rönn, T., et al. "A six months exercise intervention influences the genome-wide DNA methylation pattern in human adipose tissue." PLoS Genetics 9, no. 6 (2013): e1003572.

29. Vimaleswaran, K. S., et al. "Physical activity attenuates the body mass index–increasing influence of genetic variation in the FTO gene." American Journal of Clinical Nutrition 90, no. 2 (2009): 425–28; Kilpeläinen, T. O., et al. "Physical activity attenuates the influence of FTO variants on obesity risk: a meta-analysis of 218,166 adults and 19,268 children." PLoS Medicine 8, no. 11 (2011): e1001116; Shengxu, L., et al. "Cumulative effects and predictive value of common obesity-susceptibility variants identified by genome-wide association studies." American Journal of Clinical Nutrition 91, no. 1 (2010): 184–90.

30. Kilpeläinen, T. O., et al. "Genome-wide meta-analysis uncovers novel loci influencing circulating leptin levels." Nature Communications 7 (2016).

31. Dupuis, J., et al. "New genetic loci implicated in fasting glucose homeostasis and their impact on type 2 diabetes risk." Nature Genetics 42, no. 2 (2010): 105–16; Strawbridge, R. J., et al. "Genome-wide association identifies nine common variants associated with fasting proinsulin levels and provides new insights into the pathophysiology of type 2 diabetes." Diabetes 60, no. 10 (2011): 2624–34; Teran-Garcia, M., et al. "Hepatic lipase gene variant—514C>T is associated with lipoprotein and insulin sensitivity response to regular exercise." Diabetes 54, no. 7 (2005): 2251–55.

32. Ahmad, T., et al. "Physical activity modifies the effect of LPL, LIPC, and CETP polymorphisms on HDL-C levels and the risk of myocardial infarction in women of European ancestry." Circulation: Cardiovascular Genetics 4, no. 1 (2011): 74–80.

33. Barres, R., et al. "Acute exercise remodels promoter methylation in human skeletal muscle." Cell Metabolism 15, no. 3 (2012): 405–11.

34. Hargreaves, M. "Exercise and Gene Expression." Progress in Molecular Biology and Translational Science 135 (2015): 457–69.

35. Bratman, G. N., et al. "The benefits of nature experience: Improved affect and cognition." Landscape and Urban Planning 138 (2015): 41–50.

36. Bratman, G. N., et al. "Nature experience reduces rumination and subgenual prefrontal cortex activation." Proceedings of the National Academy of Sciences 112, no. 28 (2015): 8567–72.

37. Song, C., et al. "Physiological and psychological responses of young males during spring- time walks in urban parks." Journal of Physiological Anthropology 33, no. 8 (2014); Song, C., et al. "Physiological and psychological effects of walking on young males in urban parks in winter." Journal of Physiological Anthropology 32, no. 1 (2013): 18; Song, C., et al. "Effect of forest walking
on autonomic nervous system activity in middle-aged hypertensive individuals: A pilot study." International Journal of Environmental Research and Public Health 12, no. 3 (2015): 2687–99.

38. Gammon, M. D., et al. "Recreational and occupational physical activities and risk of breast cancer." Journal of the National Cancer Institute 90, no. 2 (1998): 100–117.

39. Dorn, J., et al. "Lifetime physical activity and breast cancer risk in pre-and postmenopausal women." Medicine and Science in Sports and Exercise 35, no. 2 (2003): 278–85.

40. Patel, A. V., et al. "Recreational physical activity and risk of postmenopausal breast cancer in a large cohort of US women." Cancer Causes and Control 14, no. 6 (2003): 519–29.

41. Patel, A. V., et al. "Lifetime recreational exercise activity and risk of breast carcinoma in situ." Cancer 98, no. 10 (2003): 2161–69; Lu, Y., et al. "History of recreational physical activity and survival after breast cancer: the California Breast Cancer Survivorship Consortium." American Journal of Epidemiology (2015): kwu466; Warburton et al. "Health benefits of physical activity."

42. Lek, M., et al. "Analysis of protein-coding genetic variation in 60,706 humans." bioRxiv (2015): 030338.

43. Rankinen, T., et al. "Effect of endothelin 1 genotype on blood pressure is dependent on physical activity or fitness levels." Hypertension 50, no. 6 (2007): 1120–25; Li, T. C., et al. "Associations of EDNRA and EDN1 polymorphisms with carotid intima media thickness through interactions with

gender, regular exercise, and obesity in subjects in Taiwan: Taichung Community Health Study (TCHS)." BioMedicine 5, no. 2 (2015).

44. Yaffe, K., et al. "A prospective study of physical activity and cognitive decline in elderly women: women who walk." Archives of Internal Medicine 161, no. 14 (2001): 1703–8.

45. Weuve, J., et al. "Physical activity, including walking, and cognitive function in older women." JAMA 292, no. 12 (2004): 1454–61.

46. Zulfiqar, U., et al. "Relation of high heart rate variability to healthy longevity." American Journal of Cardiology 105, no. 8 (2010): 1181–85.

47. Blomstrand, A., et al. "Effects of leisure time physical activity on well-being among women in a 32-year perspective." Scandinavian Journal of Public Health (2009).

48. Crane, J. D., et al. "Exercise?stimulated interleukin?15 is controlled by AMPK and regulates skin metabolism and aging." Aging Cell (2015).

49. Li, F., et al. "Tai chi and self?rated quality of sleep and daytime sleepiness in older adults: A randomized controlled trial." Journal of the American Geriatrics Society 52, no. 6 (2004): 892–900.

50. Irwin, M. R., et al. "Tai chi, cellular inflammation, and transcriptome dynamics in breast cancer survivors with insomnia: a randomized controlled trial." Journal of the National Cancer Institute. Monographs 2014, no. 50 (2014): 295–301.

51. Buman, M. P., et al. "Does nighttime exercise really disturb sleep? Results from the 2013 National Sleep Foundation Sleep in America poll." Sleep Medicine 15, no. 7 (2014): 755–61; Qian-Chun, Y., et al. "Impact of evening exercise on college students' sleep quality." Zhonghua Yu Fang Yi Xue Za Zhi [Chinese Journal of Preventive Medicine] 47, no. 6 (2013): 542–46; Brand, S., et al. "High self-perceived exercise exertion before bedtime is associated with greater objectively assessed sleep efficiency." Sleep Medicine 15, no. 9 (2014): 1031–36. Alley, J. R., et al. "Effects of resistance exercise timing on sleep architecture and nocturnal blood pressure." Journal of Strength and Conditioning Research 29, no. 5 (2015): 1378–85.

52. Yang, P. Y., et al. "Exercise training improves sleep quality in middle-aged and older adults with sleep problems: a systematic review." Journal of Physiotherapy 58, no. 3 (2012): 157–63.

53. Fiatarone, M. A., et al. "High-intensity strength training in nonagenarians: effects on skeletal muscle." Journal of the American Medical Association 263, no. 22 (1990): 3029–34.

54. Poirier, P. "Exercise, heart rate variability, and longevity: the cocoon mystery?" Circulation 129 (2014): 2085–87; U.S. Department of Health and Human Services. Physical Activity Guidelines for Americans: Be Active, Healthy and Happy (Washington, DC: US Department of Health and Human Services, 2008); Myers, J., et al. "Exercise capacity and mortality among men referred

for exercise testing." New England Journal of Medicine 346, no. 11 (2002): 793–801; Gulati, M., et al. "The prognostic value of a nomogram for exercise capacity in women." New England Journal of Medicine 353, no. 5 (2005): 468–75.

55. Reynolds, G. "Walk hard. Walk easy. Repeat," New York Times, February 19, 2015, accessed September 20, 2015, http://well.blogs.nytimes.com/2015/02/19/walk-hard-walk-easy- repeat/?_r=0; Masuki, S., et al. "The factors affecting adherence to a long-term interval walking training program in middle-aged and older people." Journal of Applied Physiology 118, no. 5 (2015): 595–603.

56. Esmarck, B., et al. "Timing of post exercise protein intake is important for muscle hypertrophy with resistance training in elderly humans." Journal of Physiology 535, no. 1 (2001): 301–11.

57. Buchheit, M., et al. "Parasympathetic reactivation after repeated sprint exercise." American Journal of Physiology-Heart and Circulatory Physiology 293, no. 1 (2007): H133-H141; Bishop, P. A., et al. "Recovery from training: a brief review: brief review." Journal of Strength and Conditioning Research 22, no. 3 (2008): 1015–24; Gisselman, A. et al. "Musculoskeletal overuse injuries and heart rate variability: Is there a link?" Medical Hypotheses 87 (2016): 1–7; Mayo, X., et al. "Exercise type affects cardiac vagal autonomic recovery after a resistance training session." Journal of Strength and Conditioning Research / National Strength and Conditioning Association (2016); Vernillo, G., et al. "Postexercise autonomic function after repeated-sprints training." European Journal of Applied Physiology 115, no. 11 (2015): 2445–55.

58. Gupta, S., et al. "Cardiorespiratory fitness and classification of risk of cardiovascular disease mortality." Circulation 123, no. 13 (2011): 1377–83; Berry, J. D., et al. "Lifetime risks for cardiovascular disease mortality by cardiorespiratory fitness levels measured at ages 45, 55, and 65 years in men: the Cooper Center Longitudinal Study." Journal of the American College of Cardiology 57, no. 15 (2011): 1604–10.

59. Waygood, E., et al. "Active travel by built environment and lifecycle stage: case study of Osaka metropolitan area." International Journal of Environmental Research and Public Health 12, no. 12 (2015): 15900–24; Oja, P., et al. "Health benefits of cycling: a systematic review." Scandinavian Journal of Medicine and Science in Sports 21, no. 4 (2011): 496–509; Chiu, M, et al. "Moving to a Highly Walkable Neighborhood and Incidence of Hypertension: A Propensity-score Matched Cohort Study." Circulation 132, no. Suppl. 3 (2015): A11545.

60. Martin, A., et al. "Does active commuting improve psychological wellbeing? Longitudinal evidence from eighteen waves of the British Household Panel Survey." Preventive Medicine 69 (2014): 296–303; Gatersleben, B., et al. "Affective appraisals of the daily commute comparing perceptions of drivers,

cyclists, walkers, and users of public transport." Environment and Behavior 39, no. 3 (2007): 416–31.

Kapitel 8

1. Krishna, B. H., et al. "Association of leukocyte telomere length with oxidative stress in yoga practitioners." Journal of Clinical and Diagnostic Research: JCDR 9, no. 3 (2015): CC01; Balasubramanian, S., et al. "Induction of salivary nerve growth factor by Yogic breathing: a randomized controlled trial." International Psychogeriatrics 27, no. 1 (2015): 168–70; Bower, J. E., et al. "Yoga reduces inflammatory signaling in fatigued breast cancer survivors: a randomized controlled trial." Psychoneuroendocrinology 43 (2014): 20–29; Qu, S., et al. "Rapid gene expression changes in peripheral blood lymphocytes upon practice of a comprehensive yoga program." PloS One 8, no. 4 (2013): e61910; Sharma, H., et al. "Sudarshan Kriya practitioners exhibit better antioxidant status and lower blood lactate levels." Biological Psychology 63, no. 3 (2003): 281–91.

2. Inanir, A., et al. "Clinical symptoms in fibromyalgia are associated to catechol-O- methyltransferase (COMT) gene Val158Met polymorphism." Xenobiotica 44, no. 10 (2014): 952–56.

3. Vossen, H., et al. "The genetic influence on the cortical processing of experimental pain and the moderating effect of pain status." PLoS One 5, no. 10 (2010): e13641; Nijs, J., et al. "Brain- derived neurotrophic factor as a driving force behind neuroplasticity in neuropathic and central sensitization pain: a new therapeutic target?" Expert Opinion on Therapeutic Targets 19, no. 4 (2015): 565–76.

4. Forrest, A. Fierce Medicine (San Francisco: HarperOne, 2012).

5. For more information on Forrest yoga, visit www.forrestyoga.com.

6. Kogan, L. "Oprah's new workout and what happened when we tried it)." Oprah.com, January 2016, accessed January 26, 2016, www.oprah.com/health/Oprahs-New-Workout-and-What-Happened-When-We-Tried-It.

7. Bougea, A. M., et al. "Effect of the emotional freedom technique on perceived stress, quality of life, and cortisol salivary levels in tension-type headache sufferers: a randomized controlled trial." Explore: Journal of Science and Healing 9, no. 2 (2013): 91–99.

8. Church, D., et al. "The effect of emotional freedom techniques on stress biochemistry: a randomized controlled trial." Journal of Nervous and Mental Disease 200, no. 10 (2012): 891–96.

9. Brattberg, G. "Self-administered EFT (Emotional Freedom Techniques) in individuals with fibromyalgia: a randomized trial." Integrative Medicine 7, no. 4 (2008): 30–35.

10. Boath, E., et al. "A narrative systematic review of the effectiveness of Emotional Freedom Techniques (EFT)." Staffordshire University, CPSI Monograph, Centre for Practice and Service Improvement (2012).

11. Ibid.

12. Upledger, J. E., et al. CranioSacral Therapy: What It Is, How It Works (Berkeley: North Atlantic Books, 2008), 103.

13. Henschke, N., et al. "Stretching before or after exercise does not reduce delayed-onset muscle soreness." British Journal of Sports Medicine 45, no. 15 (2011): 1249–50.

14. Simic, L., N. et al. "Does pre?exercise static stretching inhibit maximal muscular performance? A meta?analytical review." Scandinavian Journal of Medicine and Science in Sports 23, no. 2 (2013): 131–48.

15. Cheatham, S. W., et al. "The effects of self-myofascial release using a foam roll or roller massager on joint range of motion, muscle recovery and performance: A systematic review." International Journal of Sports Physical Therapy 10, no. 6 (2015): 827.

16. Beardsley, C., et al. "Effects of self-myofascial release: A systematic review." Journal of Bodywork and Movement Therapies 19, no. 4 (2015): 747–58.

17. Chen, Y. H., et al. "Increased sliding of transverse abdominis during contraction after myofascial release in patients with chronic low back pain." Manual Th rapy (2015).

18. Bleakley, C., et al. "Cold-water immersion for preventing and treating muscle soreness after exercise." Cochrane Library (2012); Costello, J. T., et al. "Whole-body cryotherapy (extreme cold air exposure) for preventing and treating muscle soreness after exercise in adults." Cochrane Library (2015).

19. Bleakley, C. M., et al. "What is the biochemical and physiological rationale for using Cold Water Immersion in Sports Recovery? A Systematic Review." British Journal of Sports Medicine (2009): bjsm-2009.

20. Van der Kolk, B. The Body Keeps the Score (New York: Viking, 2014), 356.

21. Ferris, T. "Relax like a pro: 5 steps to hacking your sleep," The Tim Ferris Experiment, January 27, 2008, accessed February 1, 2016, http://fourhourworkweek.com/2008/01/27/relax-like-a-pro-5-steps-to-hacking-your-sleep.

22. Hamblin, J. "The benefits of being cold," Atlantic, January 2015, accessed February 1, 2016, www.theatlantic.com/magazine/archive/2015/01/does-global-warming-make-me-look-fat/383509.

23. Zhornitsky, S., et al. "Cannabidiol in humans—the quest for therapeutic targets," Pharmaceuticals 5, no. 5 (2012): 529–52; Welty, T. E., et al. "Cannabidiol: promise and pitfalls," Epilepsy Currents 14, no. 5 (2014): 250–52; and Fasinu, P. S., et al. "Current status and prospects for cannabidiol preparations as new therapeutic agents," Pharmacotherapy: The Journal of Human Pharmacology and Drug Therapy (2016).

Kapitel 9

1. Gore, A. C., et al. "Executive summary to EDC-2: The Endocrine Society's second scientific statement on endocrine-disrupting chemicals." Endocrine Reviews 36, no. 6 (2015): 593–602.

2. Christensen, K., et al. "Ageing populations: the challenges ahead." Lancet 374, no. 9696 (2009): 1196–1208.

3. Wild, C. P. "Complementing the genome with an 'exposome': the outstanding challenge of environmental exposure measurement in molecular epidemiology." Cancer Epidemiology Biomarkers and Prevention 14, no. 8 (2005): 1847–50.

4. Coughlin, S. S., et al. "The impact of the natural, social, built, and policy environments on breast cancer." Journal of Environment and Health Sciences 1, no. 3 (2015); Land, C. E. "Studies of cancer and radiation dose among atomic bomb survivors: the example of breast cancer." JAMA 274, no. 5 (1995): 402–7; Hancock, S. L., et al. "Breast cancer after treatment of Hodgkin's disease." Journal of the National Cancer Institute 85, no. 1 (1993): 25–31.

5. Inspired in part by the International Living Future Institute's red list of building materials that contain harmful substances. "Materials red list," International Living Future Institute, accessed February 6, 2016, http://living-future.org/topic/materials-red-list.

6. Kojima, H., et al. "In vitro endocrine disruption potential of organophosphate flame retardants via human nuclear receptors." Toxicology 314, no. 1 (2013): 76–83.

7. Liu, X., et al. "Endocrine disruption potentials of organophosphate flame retardants and related mechanisms in H295R and MVLN cell lines and in zebrafish." Aquatic Toxicology 114 (2012): 173–81.

8. Su, G., et al. "Rapid in vitro metabolism of the flame retardant triphenyl phosphate and effects on cytotoxicity and mRNA expression in chicken embryonic hepatocytes." Environmental Science and Technology 48, no. 22 (2014): 13511–19.

9. Mendelsohn, E., et al. "Nail polish as a source of exposure to triphenyl phosphate." Environment International 86 (2016): 45–51.

10. Calle, E. E., et al. "Organochlorines and breast cancer risk." CA: A Cancer Journal for Clinicians 52, no. 5 (2002): 301–9; Hertz-Picciotto, I., ed. Breast Cancer and the Environment: A Life Course Approach (National Academies Press, 2012); Ekenga, C. C., et al. "Breast cancer risk after occupational solvent exposure: The influence of timing and setting." Cancer Research 74, no. 11 (2014): 3076–83; Labrèche, F., et al. "Postmenopausal breast cancer and occupational exposures." Occupational and Environmental Medicine 67, no. 4 (2010): 263–69; Millikan, R., et al. "Dichlorodiphenyldichloroethene,

polychlorinated biphenyls, and breast cancer among African-American and white women in North Carolina." Cancer Epidemiology Biomarkers and Prevention 9, no. 11 (2000): 1233–40; Krieger, N., et al. "Breast cancer and serum organochlorines: a prospective study among white, black, and Asian women." Journal of the National Cancer Institute 86, no. 8 (1994): 589–99.

11. Kochan, D. Z., et al. "Circadian disruption and breast cancer: An epigenetic link?" Oncotarget 6, no. 19 (2015): 16866.

12. Heikkinen, S., et al. "Does hair dye use increase the risk of breast cancer? A population- based case-control study of Finnish women." PloS One 10, no. 8 (2015): e0135190.

13. Rollison, D. E., et al. "Personal hair dye use and cancer: a systematic literature review and evaluation of exposure assessment in studies published since 1992." Journal of Toxicology and Environmental Health, Part B 9, no. 5 (2006): 413–39.

14. Takkouche, B., et al. "Personal use of hair dyes and risk of cancer: a meta-analysis." JAMA 293, no. 20 (2005): 2516–25.

15. Takkouche, B., et al. "Risk of cancer among hairdressers and related workers: a meta- analysis." International Journal of Epidemiology 38, no. 6 (2009): 1512–31.

16. "Progress cleaning the air and improving people's health," United States Environmental Protection Agency, accessed February 7, 2016, www.epa.gov/clean-air-act-overview/ progress-cleaning-air-and-improving-peoples-health.

17. "Southern California air regulators fail to make decision on methane gas leak," Fox News, January 17, 2016, accessed February 7, 2016, www.foxnews.com/us/2016/01/17/southern-california-air-regulators-fail-to-ma ke-decision-on-methane-gas-leak.html; "Methane from massive gas leak in Porter Ranch is boosting global warming: Experts," Los Angeles Times, January 24, 2016, accessed February 7, 2016, http://ktla.com/2016/ 01/24/methane-from-massive-gas-leak-in-porter-ranch-is-boosting-global-warming-experts/; "As California methane leak displaces thousands, will U.S. regulate natural gas sites nationwide," Democracy Now, January 14, 2016, accessed February 7, 2016, www.democracynow. org/2016/1/14/ as_california_methane_leak_displaces_thousands.

18. "Erin Brockovich: California methane gas leak is worst U.S. environmental disaster since BP oil spill," Democracy Now, December 30, 2015, accessed February 7, 2016, www.democracy now.org/2015/12/30/ erin_brockovich_california_methane_gas_leak.

19. Bell, M. L., et al. "Ozone and short-term mortality in 95 US urban communities, 1987–2000." JAMA 292, no. 19 (2004): 2372–78; Gryparis, A., et al. "Acute effects of ozone on mortality from the 'air pollution and health: a European approach' project." American Journal of Respiratory and

Critical Care Medicine 170, no. 10 (2004): 1080–87; Bell, M. L., et al. "A meta-analysis of time-series studies of ozone and mortality with comparison to the national morbidity, mortality, and air pollution study." Epidemiology 16, no. 4 (2005): 436; Levy, J. I., et al. "Ozone exposure and mortality: an empiric bayes metaregression analysis." Epidemiology 16, no. 4 (2005): 458–68; Ito, K., et al. "Associations between ozone and daily mortality: analysis and meta-analysis." Epidemiology 16, no. 4 (2005): 446–57; Zanobetti, A., et al. "Mortality displacement in the association of ozone with mortality: an analysis of 48 cities in the United States." American Journal of Respiratory and Critical Care Medicine 177, no. 2 (2008): 184–89; Katsouyanni, K., et al. "Air pollution and health: a European and North American approach (APHENA)." Research Report (Health Effects Institute) 142 (2009): 5–90; Samoli, E., et al. "The temporal pattern of mortality responses to ambient ozone in the APHEA project." Journal of Epidemiology and Community Health 63, no. 12 (2009): 960–66.

20. Pope III, C. A., et al. "Health effects of fine particulate air pollution: lines that connect." Journal of the Air and Waste Management Association 56, no. 6 (2006): 709–42; Seaton, A., et al. "Particulate air pollution and acute health effects." Lancet 345, no. 8943 (1995): 176–78; Kim, J. J. "Ambient air pollution: health hazards to children." Pediatrics 114, no. 6 (2004): 1699–1707; "Health effects of ozone and particle pollution," State of the Air, accessed December 28, 2015, www.stateoftheair.org/2013/health-risks.

21. Calderón-Garcidueñas, L., et al. "Mexico City normal weight children exposed to high concentrations of ambient PM 2.5 show high blood leptin and endothelin-1, vitamin D deficiency, and food reward hormone dysregulation versus low pollution controls. Relevance for obesity and Alzheimer disease." Environmental Research 140 (2015): 579–92.

22. Morris, B. J., et al. "FOXO3: A major gene for human longevity—a mini-review." Gerontology (2015); Singh, R., et al. "Anti-inflammatory heat shock protein 70 genes are positively associated with human survival." Current Pharmaceutical Design 16, no. 7 (2010): 796.

23. Laukkanen, T., et al. "Association between sauna bathing and fatal cardiovascular and all- cause mortality events." JAMA Internal Medicine 175, no. 4 (2015): 542–48.

24. Kenttämies, A., et al. "Death in sauna." Journal of Forensic Sciences 53, no. 3 (2008): 724–29.

25. Scoon, G. S., et al. "Effect of post-exercise sauna bathing on the endurance performance of competitive male runners." Journal of Science and Medicine in Sport 10, no. 4 (2007): 259–62.

26. Stanley, J., et al. "Effect of sauna-based heat acclimation on plasma volume and heart rate variability." European Journal of Applied Physiology 115, no. 4 (2015): 785–94.

27. Krause, M., et al. "Heat shock proteins and heat therapy for type 2 diabetes: pros and cons." Current Opinion in Clinical Nutrition and Metabolic Care 18, no. 4 (2015): 374–80.

28. Kukkonen-Harjula, K., et al. "Haemodynamic and hormonal responses to heat exposure in a Finnish sauna bath." European Journal of Applied Physiology and Occupational Physiology 58, no. 5 (1989): 543–50.

29. Gryka, D., et al. "The effect of sauna bathing on lipid profile in young, physically active, male subjects." International Journal of Occupational Medicine and Environmental Health 27, no. 4 (2014): 608–18; Pilch, W., et al. "Changes in the lipid profile of blood serum in women taking sauna baths of various duration." International Journal of Occupational Medicine and Environmental Health 23, no. 2 (2010): 167–74; van der Wall, E. E. "Sauna bathing: a warm heart proves beneficial." Netherlands Heart Journal 23, no. 5 (2015): 247.

30. Tomiyama, C., et al. "The effect of repetitive mild hyperthermia on body temperature, the autonomic nervous system, and innate and adaptive immunity." Biomedical Research 36, no. 2 (2015): 135–42.

31. Hooper, L. V. "You AhR what you eat: linking diet and immunity." Cell 147, no. 3 (2011): 489–91.

32. Li, Y., et al. "Exogenous stimuli maintain intraepithelial lymphocytes via aryl hydrocarbon receptor activation." Cell 147, no. 3 (2011): 629–40.

33. Nishi, K., et al. "Immunostimulatory in vitro and in vivo effects of a water-soluble extract from kale." Bioscience, Biotechnology, and Biochemistry 75, no. 1 (2011): 40–46.

34. Haddad, E. H., et al. "Effect of a walnut meal on postprandial oxidative stress and antioxidants in healthy individuals." Nutrition Journal 13, no. 1 (2014): 1.

35. Cominetti, C., et al. "Associations between glutathione peroxidase-1 Pro198Leu polymorphism, selenium status, and DNA damage levels in obese women after consumption of Brazil nuts." Nutrition 27, no. 9 (2011): 891–96.

36. Song, J. M., et al. "Antiviral effect of catechins in green tea on influenza virus." Antiviral Research 68, no. 2 (2005): 66–74; Hsu, S. "Compounds derived from epigallocatechin-3- gallate (EGCG) as a novel approach to the prevention of viral infections." Inflammation and Allergy-Drug Targets 14, no. 1 (2015): 13–18; Rowe, C. A., et al. "Specific formulation of Camellia Sinensis prevents cold and flu symptoms and enhances ?? T cell function: a randomized, double-blind, placebo-controlled study." Journal of the American College of Nutrition 26, no. 5 (2007): 445–52.

37. Mak, J.C.W. "Potential role of green tea catechins in various disease therapies: progress and promise." Clinical and Experimental Pharmacology and Physiology 39, no. 3 (2012): 265–73; Apetz, N., et al. "Natural compounds and plant extracts as therapeutics against chronic inflammation in Alzheimer's disease-a translational perspective." CNS and Neurological Disorders-Drug

Targets (Formerly Current Drug Targets-CNS and Neurological Disorders) 13, no. 7 (2014): 1175–91; Chen, G., et al. "Nutraceuticals and functional foods in the management of hyperlipidemia." Critical Reviews in Food Science and Nutrition 54, no. 9 (2014): 1180–1201; Johnson, R., et al. "Green tea and green tea catechin extracts: an overview of the clinical evidence." Maturitas 73, no. 4 (2012): 280–87. "Green tea extract for external anogenital warts." Drug and Therapeutics Bulletin 53, no. 10 (2015): 114–16; Gupta, A. K., et al. "Sinecatechins 10% ointment: A green tea extract for the treatment of external genital warts." Pain 46 (2015): 14–15; Tatti, S., et al. "Sinecatechins, a defined green tea extract, in the treatment of external anogenital warts: a randomized controlled trial." Obstetrics and Gynecology 111, no. 6 (2008): 1371–79.

38. Marinac, C. R., et al. "Frequency and circadian timing of eating may influence biomarkers of inflammation and insulin resistance associated with breast cancer risk." PloS One 10, no. 8 (2015): e0136240; Marinac, C. R., et al. "Prolonged nightly fasting and breast cancer risk: Findings from NHANES (2009–2010)."Cancer Epidemiology Biomarkers and Prevention 24, no. 5 (2015): 783–89.

39. Beitner, H. "Randomized, placebo?controlled, double blind study on the clinical efficacy of a cream containing 5% ??lipoic acid related to photoageing of facial skin." British Journal of Dermatology 149, no. 4 (2003): 841–49.

40. Moura, F. A., et al. "Lipoic acid: its antioxidant and anti-inflammatory role and clinical applications." Current Topics in Medicinal Chemistry 15, no. 5 (2015): 458–83; Patel, M. K., et al. "Can ?-lipoic acid mitigate progression of aging-related decline caused by oxidative stress?" Southern Medical Journal 107, no. 12 (2014): 780–87.

41. Maczurek, A., et al. "Lipoic acid as an anti-inflammatory and neuroprotective treatment for Alzheimer's disease." Advanced Drug Delivery Reviews 60, no. 13 (2008): 1463–70.

42. Roberts, J. L., et al. "Emerging role of alpha-lipoic acid in the prevention and treatment of bone loss." Nutrition Reviews 73, no. 2 (2015): 116–25.

43. Kouzi, S. A., et al. "Natural supplements for improving insulin sensitivity and glucose uptake in skeletal muscle." Frontiers in Bioscience 7 (2014): 94–106; Lee, T., et al. "Nutritional supplements and their effect on glucose control." Advances in Experimental Medicine and Biology 771, (2012): 381–95.

44. Huerta, A. E., et al. "Effects of ??lipoic acid and eicosapentaenoic acid in overweight and obese women during weight loss." Obesity 23, no. 2 (2015): 313–21.

45. Carbonelli, M. G., et al. "?-Lipoic acid supplementation: a tool for obesity therapy?" Current Pharmaceutical Design 16, no. 7 (2010): 840–46.

46. Koh, E. H., et al. "Effects of alpha-lipoic acid on body weight in obese subjects." American Journal of Medicine 124, no. 1 (2011): 85-e1.

47. Natural Resources Defense Council, "What's on Tap?" last revised 2/6/2012, www.nrdc.org/water/drinking/uscities/pdf/chap04.pdf, accessed February 15,

411

2016. See also www.nrdc.org/health/safe-drinking-water.asp. You can also look up your drinking water on the Environmental Working Group website, www.ewg.org/tap-water/whats-in-yourwater.php, accessed February 15, 2016.

Kapitel 10

1. Epel, E. S., et al. "Accelerated telomere shortening in response to life stress." Proceedings of the National Academy of Sciences of the United States of America 101, no. 49 (2004): 17312–15.

2. Bonini, L. "The Extended Mirror Neuron Network Anatomy, Origin, and Functions." Neuroscientist (2016): 1073858415626400; Caramazza, A., et al. "Embodied cognition and mirror neurons: a critical assessment." Annual Review of Neuroscience 37 (2014): 1–15; Cook, R., et al. "Mirror neurons: from origin to function." Behavioral and Brain Sciences 37, no. 2 (2014): 177–92.

3. Acharya, S., et al. "Mirror neurons: Enigma of the metaphysical modular brain." Journal of Natural Science, Biology and Medicine 3, no. 2 (2012): 118.

4. Yehuda, R., et al. "Holocaust exposure induced intergenerational effects on FKBP5 methylation." Biological Psychiatry (2015).

5. Yehuda, R., et al. "Gene expression patterns associated with posttraumatic stress disorder following exposure to the World Trade Center attacks." Biological Psychiatry 66, no. 7 (2009): 708–11.

6. Dias, B. G., et al. "Parental olfactory experience influences behavior and neural structure in subsequent generations." Nature Neuroscience 17, no. 1 (2014): 89–96.

7. McEwen, B. S., et al. "Protective and damaging effects of stress mediators." New England Journal of Medicine 338, no. 3 (1998): 171–79; Jiang, W., et al. "Mental stress–induced myocardial ischemia and cardiac events." JAMA 275, no. 21 (1996): 1651–56; Deanfield, J. E., et al. "Silent myocardial ischaemia due to mental stress." Lancet 324, no. 8410 (1984): 1001–5; Rozanski, A., et al. "Mental stress and the induction of silent myocardial ischemia in patients with coronary artery disease." New England Journal of Medicine 318, no. 16 (1988): 1005–12; Nabi, H., et al. "Increased risk of coronary heart disease among individuals reporting adverse impact of stress on their health: the Whitehall II prospective cohort study." European Heart Journal (2013): eht216; Arnold, S. V., et al. "Perceived stress in myocardial infarction: long-term mortality and health status outcomes." Journal of the American College of Cardiology 60, no. 18 (2012): 1756–63; Richardson, S., et al. "Meta-analysis of perceived stress and its association with incident coronary heart disease." American Journal of Cardiology 110, no. 12 (2012): 1711–16; Deedwania, P. C. "Editorial comment: Mental stress, pain perception and risk of silent ischemia." Journal of the American College of Cardiology 25, no. 7

(1995): 1504–6; Steptoe, A., et al. "Stress and cardiovascular disease." Nature Reviews Cardiology 9, no. 6 (2012): 360–70; Alevizos, M., et al. "Stress triggers coronary mast cells leading to cardiac events." Annals of Allergy, Asthma and Immunology 112, no. 4 (2014): 309–16; Chida, Y., et al. "A bidirectional relationship between psychosocial factors and atopic disorders: a systematic review and meta-analysis." Psychosomatic Medicine 70, no. 1 (2008): 102–16; Theoharides, T. C., et al. "Critical role of mast cells in inflammatory diseases and the effect of acute stress." Journal of Neuroimmunology 146, no. 1 (2004): 1–12; Wright, R., et al. "The impact of stress on the development and expression of atopy." Current Opinion in Allergy and Clinical Immunology 5, no. 1 (2005): 23–29; Slattery, M. J. "Psychiatric comorbidity associated with atopic disorders in children and adolescents." Immunology and Allergy Clinics of North America 25, no. 2 (2005): 407–20; Seiffert, K., et al. "Psychophysiological reactivity under mental stress in atopic dermatitis." Dermatology 210, no. 4 (2005): 286293; Chen, E., et al. "Stress and inflammation in exacerbations of asthma." Brain, Behavior, and Immunity 21, no. 8 (2007): 993–99; Theoharides, T. C., et al. "Contribution of stress to asthma worsening through mast cell activation." Annals of Allergy, Asthma and Immunology 109, no. 1 (2012): 14–19.

8. Judge, T. A., et al. "Genetic influences on core self-evaluations, job satisfaction, and work stress: A behavioral genetics mediated model." Organizational Behavior and Human Decision Processes 117, no. 1 (2012): 208–20.

9. Ising, M., et al. "Genetics of stress response and stress-related disorders." Dialogues in Clinical Neuroscience 8, no. 4 (2006): 433.

10. Slominski, A. T., et al. "Key role of CRF in the skin stress response system." Endocrine Reviews 34, no. 6 (2013): 827–84.

11. Ising, M., et al. "Polymorphisms in the FKBP5 gene region modulate recovery from psychosocial stress in healthy controls." European Journal of Neuroscience 28, no. 2 (2008): 389–98.

12. Zuhl, M., et al. "Exercise regulation of intestinal tight junction proteins." British Journal of Sports Medicine (2012): bjsports-2012.

13. Piacentini, M. F., et al. "Stress related changes during a half marathon in master endurance athletes." Journal of Sports Medicine and Physical Fitness 55, no. 4 (2015): 329–36; Brisswalter, J., et al. "Neuromuscular factors associated with decline in long-distance running performance in master athletes." Sports Medicine 43, no. 1 (2013): 51–63; Lac, G., et al. "Changes in cortisol and testosterone levels and T/C ratio during an endurance competition and recovery." Journal of Sports Medicine and Physical Fitness 40, no. 2 (2000): 139.

14. Lamprecht, M., et al. "Exercise, intestinal barrier dysfunction and probiotic supplementation." Medicine and Sport Science (2012): 47–56; Lamprecht, M., et al. "Probiotic supplementation affects markers of intestinal barrier,

oxidation, and inflammation in trained men; a randomized, double-blinded, placebo-controlled trial." Journal of the International Society of Sports Nutrition 9, no. 1 (2012): 45.

15. Delarue, J., et al. "Fish oil prevents the adrenal activation elicited by mental stress in healthy men." Diabetes and Metabolism 29, no. 3 (2003): 289–95.

16. Peters, E. M., et al. "Vitamin C supplementation attenuates the increases in circulating cortisol, adrenaline and anti-inflammatory polypeptides following ultramarathon running." International Journal of Sports Medicine 22, no. 7 (2001): 537–43; Peters, E. M., et al. "Attenuation of increase in circulating cortisol and enhancement of the acute phase protein response in vitamin C-supplemented ultramarathoners." International Journal of Sports Medicine 22, no. 2 (2001): 120–26.

17. Bryant, E. F. The Yoga Sutras of Patanjali: A New Edition, Translation, and Commentary (New York: North Point Press, 2009).

18. Luders, E., et al. "The underlying anatomical correlates of long-term meditation: larger hippocampal and frontal volumes of gray matter." Neuroimage 45, no. 3 (2009): 672–78.

19. Slagter, H. A., et al. "Theta phase synchrony and conscious target perception: impact of intensive mental training." Journal of Cognitive Neuroscience 21, no. 8 (2009): 1536–49.

20. Albert, E. After Birth (Boston: Houghton Mifflin Harcourt, 2015), 112.

21. Porges, S. W. "The polyvagal theory: new insights into adaptive reactions of the autonomic nervous system." Cleveland Clinic Journal of Medicine 76, Suppl. 2 (2009): S86; Danner, D. D., et al. "Positive emotions in early life and longevity: findings from the nun study." Journal of Personality and Social Psychology 80, no. 5 (2001): 804.

22. Mäkinen, T. M., et al. "Autonomic nervous function during whole-body cold exposure before and after cold acclimation." Aviation, Space, and Environmental Medicine 79, no. 9 (2008): 875–82.

23. Lu, W. A., et al. "Foot reflexology can increase vagal modulation, decrease sympathetic modulation, and lower blood pressure in healthy subjects and patients with coronary artery disease." Alternative Therapies in Health and Medicine 17, no. 4 (2011): 8–14.

24. Yang, J. L., et al. "Comparison of effect of 5 recumbent positions on autonomic nervous modulation in patients with coronary artery disease." Circulation Journal 72, no. 6 (2008): 902–08.

25. Vickhoff, B., et al. "Music structure determines heart rate variability of singers." Frontiers in Psychology 4 (2013).

26. Richards, D., et al. "Stimulation of auricular acupuncture points in weight loss." Australian Family Physician 27 (1998): S73–7; Yang, S. B., et al. "Efficacy comparison of different points combination in the treatment of

menopausal insomnia: a randomized controlled trial." Zhongguo Zhen Jiu [Chinese Acupuncture and Moxibustion] 34, no. 1 (2014): 3–8; da Silva, M.A.H., et al. "Neuroanatomic and clinical correspondences: acupuncture and vagus nerve stimulation." Journal of Alternative and Complementary Medicine 20, no. 4 (2014): 233–40; He, W., et al. "Auricular acupuncture and vagal regulation." Evidence-Based Complementary and Alternative Medicine (2012).

27. Girsberger, W., et al. "Heart rate variability and the influence of craniosacral therapy on autonomous nervous system regulation in persons with subjective discomforts: a pilot study." Journal of Integrative Medicine 12, no. 3 (2014): 156–61.

28. Kabat?Zinn, J. "Mindfulness?based interventions in context: past, present, and future." Clinical Psychology: Science and Practice 10, no. 2 (2003): 144–56.

29. Davidson, R. J. "Affective style, psychopathology, and resilience: brain mechanisms and plasticity." American Psychologist 55, no. 11 (2000): 1196; Davidson, R. J., et al. "Alterations in brain and immune function produced by mindfulness meditation." Psychosomatic Medicine 65, no. 4 (2003): 564–70.

30. Fredrickson, B. L., et al. "Open hearts build lives: positive emotions, induced through loving- kindness meditation, build consequential personal resources." Journal of Personality and Social Psychology 95, no. 5 (2008): 1045; Kalyani, B. G., et al. "Neurohemodynamic correlates of 'OM' chanting: a pilot functional magnetic resonance imaging study." International Journal of Yoga 4, no. 1 (2011): 3; Mason, H., et al. "Cardiovascular and respiratory effect of yogic slow breathing in the yoga beginner: what is the best approach?" Evidence-Based Complementary and Alternative Medicine (2013); Khalsa, D. S., et al. "Cerebral blood flow changes during chanting meditation." Nuclear Medicine Communications 30, no. 12 (2009): 956–61; Chang, R. Y., et al. "The effect of t'ai chi exercise on autonomic nervous function of patients with coronary artery disease." Journal of Alternative and Complementary Medicine 14, no. 9 (2008): 1107–13.

31. Leung, M.K., et al. "Increased gray matter volume in the right angular and posterior parahippocampal gyri in loving-kindness meditators." Social Cognitive and Affective Neuroscience (2012): nss076; Kang, D. H., et al. "The effect of meditation on brain structure: cortical thickness mapping and diffusion tensor imaging." Social Cognitive and Affective Neuroscience 8, no. 1 (2013): 27–33; Lazar, S. W., et al. "Meditation experience is associated with increased cortical thickness." Neuroreport 16, no. 17 (2005): 1893.

32. Macartney, M. J., et al. "Intrinsic heart rate recovery after dynamic exercise is improved with an increased omega-3 index in healthy males." British Journal of Nutrition 112, no. 12 (2014): 1984–92; Ninio, D. M., et al. "Docosahexaenoic acid-rich fish oil improves heart rate variability and heart rate responses to exercise in overweight adults." British Journal of Nutrition 100, no. 05 (2008): 1097–1103; Sjoberg, N. J., et al. "Dose-dependent

increases in heart rate variability and arterial compliance in overweight and obese adults with DHA-rich fish oil supplementation." British Journal of Nutrition 103, no. 2 (2010): 243–48; Xin, W., et al. "Short-term effects of fish-oil supplementation on heart rate variability in humans: a meta-analysis of randomized controlled trials." American Journal of Clinical Nutrition 97, no. 5 (2013): 926–35; Noreen, E. E., et al. "Effects of supplemental fish oil on resting metabolic rate, body composition, and salivary cortisol in healthy adults." Journal of the International Society of Sports Nutrition 7, no. 31 (2010); Delarue et al. "Fish oil prevents the adrenal activation."

33. Keating, T. Intimacy with God: An Introduction to Centering Prayer (Spring Valley, NY: Crossroad, 2009); Bourgeault, C. Centering Prayer and Inner Awakening (Lanham, MD: Rowman and Littlefield, 2004).

34. Hölzel, B. K., et al. "Stress reduction correlates with structural changes in the amygdala." Social Cognitive and Affective Neuroscience (2009): nsp034.

Kapitel 11

1. Stone, A. A., et al. "A snapshot of the age distribution of psychological well-being in the United States." Proceedings of the National Academy of Sciences 107, no. 22 (2010): 9985–90.

2. O'Donohue, J. Beauty: The Invisible Embrace (New York: HarperCollins, 2004).

3. Brach, T. "Working with Difficulties: The Blessings of RAIN," TaraBrach.com, accessed March 24, 2016. www.tarabrach.com/articles-interviews/ rain-workingwithdifficulties.

4. Tippett, K. "John O'Donohue—the inner landscape of beauty," On Being with Krista Tippett, August 6, 2015, accessed February 10, 2016. www.onbeing.org/program/ john-o-donohue-the-inner-landscape-beauty/203.

5. Dadhania, V. P., et al. "Nutraceuticals against neurodegeneration: A mechanistic insight." Current Neuropharmacology (2016).

6. Amor, S., et al. "Inflammation in neurodegenerative diseases." Immunology 129, no. 2 (2010): 154–69.

7. Fischer, R., et al. "Interrelation of oxidative stress and inflammation in neurodegenerative disease: role of TNF." Oxidative Medicine and Cellular Longevity (2015); Hooshmand, B., et al. "Homocysteine and holotranscobalamin and the risk of Alzheimer disease a longitudinal study." Neurology 75, no. 16 (2010): 1408–14; Laurin, D., et al. "Midlife C-reactive protein and risk of cognitive decline: a 31-year follow-up." Neurobiology of Aging 30, no. 11 (2009): 1724–27; Komulainen, P., et al. "Serum high sensitivity C-reactive protein and cognitive function in elderly women." Age and Ageing 36, no. 4 (2007): 443–48; Alcolea, D., et al. "Amyloid precursor

protein metabolism and inflammation markers in preclinical Alzheimer disease." Neurology 85, no. 7 (2015): 626–33.

8. Duchen, M. R. "Mitochondria and calcium: from cell signalling to cell death." Journal of Physiology 529, no. 1 (2000): 57–68; Marambaud, P., et al "Calcium signaling in neurodegeneration." Molecular Neurodegeneration 4, no. 20 (2009): 6–5; Bezprozvanny, I. B. "Calcium signaling and neurodegeneration." Acta Naturae 2, no. 1 (2010): 72.

9. Toescu, E. C., et al. "The importance of being subtle: small changes in calcium homeostasis control cognitive decline in normal aging." Aging Cell 6, no. 3 (2007): 267–73.

10. Sun, A. Y., et al. "Oxidative stress and neurodegenerative disorders." Journal of Biomedical Science 5, no. 6 (1998): 401–14; López-Armada, M. J., et al. "Mitochondrial dysfunction and the inflammatory response." Mitochondrion 13, no. 2 (2013): 106–18.

11. Lane, R. K., et al. "The role of mitochondrial dysfunction in age-related diseases." Biochimica et Biophysica Acta (BBA)-Bioenergetics 1847, no. 11 (2015): 1387–1400.

12. Lin, M. T., et al. "Mitochondrial dysfunction and oxidative stress in neurodegenerative diseases." Nature 443, no. 7113 (2006): 787–95; Petrozzi, L., et al. "Mitochondria and neurodegeneration." Bioscience Reports 27 (2007): 87–104; Kaminsky, Y. G., et al. "Critical analysis of Alzheimer's amyloid-beta toxicity to mitochondria." Frontiers in Bioscience 20 (2015): 173–97; Lionaki, E., et al. "Mitochondria, autophagy and age-associated neurodegenerative diseases: New insights into a complex interplay."Biochimica et Biophysica Acta (BBA)-Bioenergetics (2015).

13. Alzheimer's Association. "2015 Alzheimer's disease facts and figures." Alzheimer's and Dementia: Journal of the Alzheimer's Association 11, no. 3 (2015): 332.

14. "What we know today about Alzheimer's Disease," Alzheimer's Association, accessed January 9, 2016, www.alz.org/research/science/ alzheimers_disease_causes.asp.

15. Kuro-o, M. "Klotho as a regulator of oxidative stress and senescence." Biological Chemistry 389, no. 3 (2008): 233–41; Mitobe, M., et al. "Oxidative stress decreases klotho expression in a mouse kidney cell line." Nephron Experimental Nephrology 101, no. 2 (2005): e67–e74; Yamamoto, M., et al. "Regulation of oxidative stress by the anti-aging hormone klotho." Journal of Biological Chemistry 280, no. 45 (2005): 38029–34; Troyano-Suárez, N., et al. "Glucose oxidase induces cellular senescence in immortal renal cells through ILK by downregulating klotho gene expression." Oxidative Medicine and Cellular Longevity (2015); Kim, J. H., et al. "Biological role of anti-aging protein klotho." Journal of Lifestyle Medicine 5, no. 1 (2015): 1.

16. Kuro-o, M., et al. "Mutation of the mouse klotho gene leads to a syndrome resembling ageing." Nature 390, no. 6655 (1997): 45–51.

17. "2015 Alzheimer's disease facts and figures," Alzheimer's Association.

18. Mayeux, R., et al. "Epidemiology of Alzheimer disease." Cold Spring Harbor Perspectives in Medicine 2, no. 8 (2012): a006239.

19. Blennow K., et al. "Alzheimer's disease." Lancet, 368, no. 9533 (2006): 387–403.

20. Loy, C. T., et al. "Genetics of dementia." Lancet 383, no. 9919 (2014): 828–40; Holtzman, D. M., et al. "Apolipoprotein E and apolipoprotein E receptors: normal biology and roles in Alzheimer disease." Cold Spring Harbor Perspectives in Medicine 2, no. 3 (2012): a006312.

21. Theendakara, V., et al. "Neuroprotective sirtuin ratio reversed by ApoE4." Proceedings of the National Academy of Sciences 110, no. 45 (2013): 18303–8; Tramutola, A., et al. "Alteration of mTOR signaling occurs early in the progression of Alzheimer disease (AD): analysis of brain from subjects with pre?clinical AD, amnestic mild cognitive impairment and late?stage AD." Journal of Neurochemistry 133, no. 5 (2015): 739–49.

22. Bredesen, D. E. "Reversal of cognitive decline: a novel therapeutic program." Aging 6, no. 9 (2014): 707; Bredesen, D. E., et al. "Reversal of cognitive decline in Alzheimer's disease." Aging 8, no. 6 (2016): 1250.

23. Bredesen, D. E. "Metabolic profiling distinguishes three subtypes of Alzheimer's disease." Aging 7, no. 8 (2015): 595; Bredesen, D. E. "Inhalational Alzheimer's disease: an unrecognized—and treatable—epidemic." Aging 8, no. 2 (2016): 304.

24. Gatz, M., et al. "Role of genes and environments for explaining Alzheimer disease." Archives of General Psychiatry 63, no. 2 (2006): 168–74; Kamboh, M. I., et al. "Genome-wide association study of Alzheimer's disease." Translational Psychiatry 2, no. 5 (2012): e117.

25. Sleegers, K., et al. "The pursuit of susceptibility genes for Alzheimer's disease: progress and prospects." Trends in Genetics 26, no. 2 (2010): 84–93.

26. Fraga, M. F., et al. "Epigenetic differences arise during the lifetime of monozygotic twins." Proceedings of the National Academy of Sciences of the United States of America 102, no. 30 (2005): 10604–9; Heyn, H., et al. "Distinct DNA methylomes of newborns and centenarians." Proceedings of the National Academy of Sciences 109, no. 26 (2012): 10522–27.

27. Bredesen, D. E., et al. "Next generation therapeutics for Alzheimer's disease." EMBO Molecular Medicine 5, no. 6 (2013): 795–98; Yaffe, K., et al. "Estrogen use, APOE, and cognitive decline evidence of gene–environment interaction." Neurology 54, no. 10 (2000): 1949–54.

28. "2005 adult sleep habits and styles," National Sleep Foundation, accessed February 1, 2016, https://sleepfoundation.org/sleep-polls-data/sleep-in-america-poll/2005-adult-sleep-habits-and-styles.

29. Smith, G. E., et al. "A cognitive training program based on principles of brain plasticity: Results from the Improvement in Memory with Plasticity?Based

Adaptive Cognitive Training (IMPACT) Study." Journal of the American Geriatrics Society 57, no. 4 (2009): 594–603.

30. Hatch, S. L., et al. "The continuing benefits of education: adult education and midlife cognitive ability in the British 1946 birth cohort." Journals of Gerontology Series B: Psychological Sciences and Social Sciences 62, no. 6 (2007): S404–14.

31. Woods, B., et al. "Cognitive stimulation to improve cognitive functioning in people with dementia." Cochrane Database of Systematic Reviews 2 (2012).

32. Schmidt, S. R. "Effects of humor on sentence memory." Journal of Experimental Psychology: Learning, Memory, and Cognition 20, no. 4 (1994): 953.

33. Ybarra, O., et al. "Mental exercising through simple socializing: Social interaction promotes general cognitive functioning." Personality and Social Psychology Bulletin 34, no. 2 (2008): 248–59.

34. Bassuk, S. S., et al. "Social disengagement and incident cognitive decline in community- dwelling elderly persons." Annals of Internal Medicine 131, no. 3 (1999): 165–73.

35. Savignac, H. M., et al. "Prebiotic feeding elevates central brain derived neurotrophic factor, N-methyl-D-aspartate receptor subunits and D-serine." Neurochemistry International 63, no. 8 (2013): 756–64.

36. Beck, J. "Your gut bacteria want you to eat a cupcake," Atlantic August 19, 2014, accessed February 1, 2016, www.theatlantic.com/health/archive/2014/08/your-gut-bacteria-want-you-to-eat-a-cupcake/378702.

37. Kivipelto, M., et al. "Alzheimer disease: To what extent can Alzheimer disease be prevented?" Nature Reviews Neurology 10, no. 10 (2014): 552–53.

38. Ibid.; Kawas, C., et al. "Age-specific incidence rates of Alzheimer's disease: The Baltimore Longitudinal Study of Aging." Neurology 54, no. 11 (2000): 2072–77.

39. Smith, J., et al. "Physical activity reduces hippocampal atrophy in elders at genetic risk for Alzheimer's disease." Frontiers in Aging Neuroscience 6 (2014).

40. Sui, X., et al. "A prospective study of cardiorespiratory fitness and risk of type 2 diabetes in women." Diabetes Care 31, no. 3 (2008): 550–55; Blair, S. N., et al. "Physical fitness and all- cause mortality: a prospective study of healthy men and women." JAMA 262, no. 17 (1989): 2395–2401; Hooker, S. P., et al. "Cardiorespiratory fitness as a predictor of fatal and nonfatal stroke in asymptomatic women and men." Stroke 39, no. 11 (2008): 2950–57; Wei, M., et al. "The association between cardiorespiratory fitness and impaired fasting glucose and type 2 diabetes mellitus in men." Annals of Internal Medicine 130, no. 2 (1999): 89–96.

41. DeFina, L. F., et al. "The association between midlife cardiorespiratory fitness

levels and later-life dementia: a cohort study." Annals of Internal Medicine 158, no. 3 (2013): 162–68.

42. Smith, G. E., et al. "A cognitive training program based on principles of brain plasticity: Results from the Improvement in Memory with Plasticity?based Adaptive Cognitive Training (IMPACT) Study." Journal of the American Geriatrics Society 57, no. 4 (2009): 594–603.

43. Cotman, C. W., et al. "Exercise builds brain health: key roles of growth factor cascades and inflammation." Trends in Neurosciences 30, no. 9 (2007): 464–72; Aguiar, P., et al. "Rivastigmine transdermal patch and physical exercises for Alzheimer's disease: a randomized clinical trial." Current Alzheimer Research 11, no. 6 (2014): 532–37.

44. Etnier, J. L., et al. "A meta-regression to examine the relationship between aerobic fitness and cognitive performance." Brain Research Reviews 52, no. 1 (2006): 119–30; Angevaren, M., et al. "Physical activity and enhanced fitness to improve cognitive function in older people without known cognitive impairment." Cochrane Database System Review 3, no. 3 (2008); Erickson, K. I., et al. "Exercise training increases size of hippocampus and improves memory." Proceedings of the National Academy of Sciences 108, no. 7 (2011): 3017–22; Woodard, J. L., et al. "Lifestyle and genetic contributions to cognitive decline and hippocampal integrity in healthy aging." Current Alzheimer Research 9, no. 4 (2012): 436.

45. Eny, K. M., et al. "Genetic variant in the glucose transporter type 2 is associated with higher intakes of sugars in two distinct populations." Physiological Genomics 33, no. 3 (2008): 355–60.

46. Matthews, G., et al. Personality Traits (Cambridge: Cambridge University Press, 2003).

47. Harvey, C. J., et al. "Who is predisposed to insomnia: a review of familial aggregation, stress-reactivity, personality and coping style." Sleep Medicine Reviews 18, no. 3 (2014): 237–47; Smith, T. W., et al. "Hostility, anger, aggressiveness, and coronary heart disease: An interpersonal perspective on personality, emotion, and health." Journal of Personality 72, no. 6 (2004): 1217–70; Suarez, E. C., et al. "The relation of aggression, hostility, and anger to lipopolysaccharide-stimulated tumor necrosis factor (TNF)-? by blood monocytes from normal men." Brain, Behavior, and Immunity 16, no. 6 (2002): 675–84; Jylhä, P., et al. "The relationship of neuroticism and extraversion to symptoms of anxiety and depression in the general population." Depression and Anxiety 23, no. 5 (2006): 281–89.

48. Akram, U., et al. "Anxiety mediates the relationship between perfectionism and insomnia symptoms: A longitudinal study." PloS One 10, no. 10 (2015): e0138865; Vincent, N. K., et al. "Perfectionism and chronic insomnia." Journal of Psychosomatic Research 49, no. 5 (2000): 349–54; de Azevedo, M. H. P., et al. "Perfectionism and sleep disturbance." World Journal of Biological

Psychiatry 10, no. 3 (2009): 225–33; Azevedo, M. H., et al. "Longitudinal study on perfectionism and sleep disturbance." World Journal of Biological Psychiatry 11, no. 2 (2010): 476–85; van de Laar, M., et al. "The role of personality traits in insomnia." Sleep Medicine Reviews 14, no. 1 (2010): 61–68; Schramm, E., et al. "Mental comorbidity of chronic insomnia in general practice attenders using DSM?III?R." Acta Psychiatrica Scandinavica 91, no. 1 (1995): 10–17.

49. www.ncbi.nlm.nih.gov/pubmed/8893314; www.researchgate.net/profile/ Laura_Richman/publication/7701075_Positive_emotion_and_health_ Going_beyond_the_negative/ links/0046351a8c8c404c29000000.pdf.

50. Gold, S. M., et al. "Basal serum levels and reactivity of nerve growth factor and brain-derived neurotrophic factor to standardized acute exercise in multiple sclerosis and controls." Journal of Neuroimmunology 138, no. 1 (2003): 99–105; Rojas Vega, S., et al. "Acute BDNF and cortisol response to low intensity exercise and following ramp incremental exercise to exhaustion in humans." Brain Research 1121, no. 1 (2006): 59–65; Ferris, L. T., et al. "The effect of acute exercise on serum brain-derived neurotrophic factor levels and cognitive function." Medicine and Science in Sports and Exercise 39, no. 4 (2007): 728–34; Tang, S. W., et al. "Influence of exercise on serum brain-derived neurotrophic factor concentrations in healthy human subjects." Neuroscience Letters 431, no. 1 (2008): 62–65; Gustafsson, G., et al. "The acute response of plasma brain-derived neurotrophic factor as a result of exercise in major depressive disorder." Psychiatry Research 169, no. 3 (2009): 244–48; Schmolesky, M. T., et al. "The effects of aerobic exercise intensity and duration on levels of brain-derived neurotrophic factor in healthy men." Journal of Sports Science and Medicine 12, no. 3 (2013): 502; de Melo Coelho, F. G., et al. "Acute aerobic exercise increases brain-derived neurotrophic factor levels in elderly with Alzheimer's disease." Journal of Alzheimer's Disease 39, no. 2 (2014): 401; Saucedo-Marquez, C. M., et al. "High intensity interval training evokes larger serum BDNF levels compared to intense continuous exercise." Journal of Applied Physiology (2015): jap-00126.

51. Fernando, W., et al. "The role of dietary coconut for the prevention and treatment of Alzheimer's disease: potential mechanisms of action." British Journal of Nutrition (2015): 1–14; Rebello, C. J., et al. "Pilot feasibility and safety study examining the effect of medium chain triglyceride supplementation in subjects with mild cognitive impairment: A randomized controlled trial." BBA Clinical 3 (2015): 123–25.

52. Reger, M. A., et al. "Effects of beta-hydroxybutyrate on cognition in memory-impaired adults." Neurobiology of Aging 25, no. 3 (2004): 311–14.

53. Zong, G., et al. "Frequent consumption of meals prepared at home and risk of Type 2 diabetes among American men and women." Circulation 132, Suppl 3 (2015): A17285.

54. Haze, S., et al. "Effects of fragrance inhalation on sympathetic activity in normal adults." Japanese Journal of Pharmacology 90, no. 3 (2002): 247253.

55. Lee, I. S., et al. "Effects of lavender aromatherapy on insomnia and depression in women college students." Taehan Kanho Hakhoe Chi 36, no. 1 (2006): 136–43; Shiina, Y., et al. "Relaxation effects of lavender aromatherapy improve coronary flow velocity reserve in healthy men evaluated by transthoracic Doppler echocardiography." International Journal of Cardiology 129, no. 2 (2008): 193–97; Lytle, J., et al. "Effect of lavender aromatherapy on vital signs and perceived quality of sleep in the intermediate care unit: a pilot study." American Journal of Critical Care 23, no. 1 (2014): 24–29; Lillehei, A. S., et al. "A systematic review of the effect of inhaled essential oils on sleep." Journal of Alternative and Complementary Medicine 20, no. 6 (2014): 441–51.

56. Igarashi, M., et al. "Effect of olfactory stimulation by fresh rose flowers on autonomic nervous activity." Journal of Alternative and Complementary Medicine20, no. 9 (2014): 727–31.

57. World Health Organization, Nutritional Anemias: Report of a Scientific Group, World Health Organization Technical Report Series 405 (1968).

58. Tucker, K. L., et al. "Plasma vitamin B-12 concentrations relate to intake source in the Framingham Offspring Study," American Journal of Clinical Nutrition 71 (2000): 514–22.

59. Pawlak, R., et al. "How prevalent is vitamin B(12) deficiency among vegetarians?" Nutritional Review 71, no. 2 (February 2013): 110–17.

60. Tucker, "Plasma vitamin B-12 concentrations," and Tucker, K. L., et al. "Low plasma vitamin B12 is associated with lower BMD: The Framingham Osteoporosis Study," Journal of Bone and Mineral Research 20, no. 1 (January 2005): 152–58.

61. Knott, V., et al. "Neurocognitive effects of acute choline supplementation in low, medium and high performer healthy volunteers." Pharmacology Biochemistry and Behavior 131 (2015): 119–29.

62. Overgaard, K. "The effects of citicoline on acute ischemic stroke: A review." Journal of Stroke and Cerebrovascular Diseases 23, no. 7 (2014): 1764–69.

63. "Horizon: How video games can change your brain," BBC September 16, 2015, accessed January 21, 2016, www.bbc.com/news/technology-34255492; Churchland, P. "Videogames for seniors boost brainpower," Wall Street Journal, September 20, 2015, accessed January 21, 2016, www.wsj.com/articles/videogames-for-seniors-boost-brainpower-1443623158.

Kapitel 12

1. Painter, R. C., et al. "Transgenerational effects of prenatal exposure to the Dutch famine on neonatal adiposity and health in later life." BJOG: An

International Journal of Obstetrics and Gynaecology 115, no. 10 (2008): 1243–49.

2. de Rooij, S. R., et al. "Prenatal undernutrition and cognitive function in late adulthood." Proceedings of the National Academy of Sciences 107, no. 39 (2010): 16881–86.

3. www.ncbi.nlm.nih.gov/pubmed/27146370 Bleker 2016

4. Tobi, E. W., et al. "Early gestation as the critical time-window for changes in the prenatal environment to affect the adult human blood methylome." International Journal of Epidemiology (2015): dyv043.

5. Veenendaal, M.V.E., et al. "Transgenerational effects of prenatal exposure to the 1944–45 Dutch famine." BJOG: An International Journal of Obstetrics and Gynaecology 120, no. 5 (2013): 548–54.

6. Ekamper, P., et al. "Prenatal famine exposure and adult mortality from cancer, cardiovascular disease, and other causes through age 63 years." American Journal of Epidemiology 181, no. 4 (2015): 271–79.

7. de Rooij, S. R., et al. "Prenatal undernutrition and leukocyte telomere length in late adulthood: the Dutch famine birth cohort study." American Journal of Clinical Nutrition 102, no. 3 (2015): 655–60.

8. Halstead, R. "Study: Marin County men have the highest life expectancy in the nation, women rank no. 2," Marin Independent Journal, April 19, 2012, accessed January 31, 2016, www.marinij.com/article/ZZ/20120419/NEWS/120418529.

9. Levy, B. R., et al. "Association between positive age stereotypes and recovery from disability in older persons." JAMA 308, no. 19 (2012): 1972–73; Levy, B. R., et al. "Longitudinal benefit of positive self-perceptions of aging on functional health." Journals of Gerontology Series B: Psychological Sciences and Social Sciences 57, no. 5 (2002): P409–17; Sargent-Cox, K. A., et al. "The relationship between change in self-perceptions of aging and physical functioning in older adults." Psychology and Aging 27, no. 3 (2012): 750.

10. Levy, B.R., et al. "Subliminal strengthening improving older individuals' physical function over time with an implicit-age-stereotype intervention." Psychological Science 25, no. 12 (2014): 2127–35.

11. Levy, B. R., et al. "The stereotype-matching effect: greater influence on functioning when age stereotypes correspond to outcomes." Psychology and Aging 24, no. 1 (2009): 230.

12. Murphy, S. T., et al. "Additivity of nonconscious affect: combined effects of priming and exposure." Journal of Personality and Social Psychology 69, no. 4 (1995): 589.

13. Schneier, M. "Fashion's gaze turned to Joan Didion in 2015," New York Times, December 18, 2015, accessed December 26, 2015, www.nytimes.com/2015/12/20/fashion/joan-didion- celine-fashion-gaze.html.

423

14. Cooke, R. "Joan Didion as the new face of Celine? That's so smart," Guardian January 11, 2015, accessed December 26, 2015, www.theguardian.com/commentisfree/2015/jan/11/ joan-didion-new-face-celine-smart.

15. Levy, B. R., et al. "Longevity increased by positive self-perceptions of aging." Journal of Personality and Social Psychology 83, no. 2 (2002): 261.

Leitfaden für Gene

1. Read more at www.snpedia.com/index.php/orientation

Stichwortverzeichnis

A

Abbau, kognitiver 131, 163, 284 ff.
Acetylgruppe 62
Achilles-Gen (MMP3) 179, 349
ACTH 253, 259 f., 363
Adenin 58, 364
Adenosin-Desaminase 94, 355
Adiponektin 141, 158, 352, 363
ADIPOQ-Gen 158, 352, 363
ADRB2 150, 276, 351 f.
Adrenalin 174, 239, 256, 350, 363
Akne 256
Aktivkohle 249
Akupunktur 194, 208, 265
Alkohol 34, 94, 106 ff.
Alkylphenole 224
Allele 58 f., 363
Allergien 88, 247, 258
Alpha-Liponsäure (ALA) 245, 247, 313
ALS 281
Altersweitsichtigkeit 82
Alzheimer 34, 37, 88, 283 ff., 348, 358
Alzheimer- und Herzschwäche-Gen (APOE) 34, 37, 283 ff., 358
Aminosäuren, verzweigtkettige (BCAA) 172
AMP 94
Amygdala 272, 355
Amyloid-Vorläuferprotein (APP) 285, 353
Angst 62, 139, 195, 208, 254, 260, 288, 290
Angst, generationsübergreifende 256 f.
Angstlöser 88
Antibiotika 94
Antioxidanzien 61, 94, 116, 214 ff., 240 f., 246, 282, 313
APOA1-Gen 150
APOE-Gen, siehe ➜ Alzheimer- und Herzschwäche-Gen (APOE)

Arthritis 85, 192, 197, 232, 242
Asbest 225
Asthma 230 ff., 247
Aufmerksamkeit, fokussierte 266 f.
Autismus 63, 221, 290
Autoimmunerkrankungen 19, 62, 104, 242, 256, 374
AVP 259, 363

B

β-Glucuronidase 19
Bakterien im Mund 113 f.
Ballaststoffe 33, 108
Bauchfett 20, 98, 130, 158 f.
Bauchmuskeln 148, 184, 191, 198, 202 f.
Bauchspeicheldrüse 104, 149, 261
Bauchspeicheldrüsenkrebs 40
BDNF-Gen 46, 146, 180, 276, 290, 300, 352, 368
Beeren 112, 241
Benzol 216
Berberin 94, 376
Beschleunigtes Altern ab 40 16 ff.
Beta-Amyloid 18, 132, 135, 163, 283, 300, 363
Bewegungsmangel 88, 222
Biomarker 216, 219
Bio-Wein 109 ff.
Bipolare Störung 62
Bisphenol A (BPA) 224, 226
Blasenkrebs 228
Blaues Licht 135 ff.
Blei 223
Blutdruck 87, 109, 120, 161, 238, 256, 260, 289, 381
Bluthochdruck 34, 84, 143, 161, 175, 241, 256, 261, 349
Blutzucker 18, 60, 65, 94, 103 f., 117, 129, 159, 161, 219, 239, 242, 256, 260, 293, 349, 375, 377

Bod-Pod-Messung ➔ Ganzkörper-
Densitometrie
Body-Mass-Index (BMI) 71
Brennstoffe, fossile 225, 230
Brille mit orangefarben getönten Glä-
sern 142
Brustkrebs-Gene (BRCA1, BRCA2)
35, 37, 54, 350, 359

C

CAT-Gen 216, 253, 348
Catechine 241
CBD-Öl 208
Chemotherapie 19
Cholesterin, 34, 150, 159, 161, 348,
372
Chromatin-Remodellierung 63
Chromosomen 31, 58, 64 f., 363
Chronische Entzündungsreaktion
(CIRS) 287, 293
Chronotyp 133 f., 142
Citicholin 303
COMT-Gen 180, 275, 297, 350, 354
Cortisol 18, 122, 127, 129, 160, 195,
239, 256 ff., 262, 271, 353, 363 ff.,
372
Craniosacral-Therapie (CST) 190,
196, 199
C-reaktives Protein 69, 372
CRH 259 f., 262, 364
CYP1A2-Gen 108, 252, 260, 353, 355
Cytosin 58, 364

D

Darmbakterien 63, 290
Darmerkrankungen, entzündliche 23
Darmflora 42, 283, 290, 313, 328
Darmpermeabilität 262
DDT 271, 226
dehnen 191 ff., 204 f.
Demenz 47, 88, 123, 256, 289, 292,
295, 301 f.
Depression 34, 62, 138, 162, 195,
260, 290, 297

Dermis 164
Diabetes 33, 105, 112, 120, 149, 161,
223, 256, 349, 352, 360, 365
Dickdarm 136, 149, 371
Diindolmethan (DIM) 57, 313, 360
Dioxin 226
Disruptoren, endokrine 219
DNA 29, 39, 53, 58 ff.
Dopamin 180, 276, 296, 323, 350 f.
DRD2 276, 295, 351
Drüsen, endokrine 15, 219, 224, 367
Durchblutung 85, 149, 163, 183, 256,
381
Durst, übermäßiger 232
Dysbiose 63, 219, 236, 283
Dysfunktion, mitochondriale 17, 89,
108, 186, 236, 282, 366

E

EDN1-Gen 161, 349
EFT ➔ Klopfakupressur
Eierstockkrebs 35, 54, 63, 350
Einsamkeit 88
Eisprung 216
Ekzem 85, 256
Elektrolyte 186
Endorphine 155, 270
Entgiftung 61 f., 234 f., 241, 245, 351,
366
Entzündungen 20, 69, 97, 104, 219,
256, 281
Entzündungsaltern 16, 88, 97, 281, 288
Enzyme 29, 34, 38, 44, 51, 61, 63,
364
Epidermis 164
Epigenetik 49 ff., 29, 364
Erbanlagen 29
Evolution 10, 25, 32, 42, 146
Exposom 51 f., 66, 191, 216, 231, 239

F

FAAH-Gen 252, 260, 276, 352 f.
Fasten, intermittierendes 37, 86, 105,
117, 159, 293, 358, 360

Faszien 182 ff., 197 ff.
Faszientraining 197
Fatso-Gen (FTO) 33, 37, 160, 296, 351 f.
Fehlgeburt 62
Fernseher 82, 141
Fett, braunes 95, 150, 160, 365
Fett, weißes 95, 150, 160, 365
Fettleber 63, 241
Fettleibigkeit 33, 61, 105, 222, 296, 308, 352, 360
Fettverbrennung 168, 363
Fibromyalgie 180, 186, 195
Fisch- und Meeresfrüchte-Gen (PPAR-γ) 32, 97, 104, 352
FKBP5-Gen 252, 255 f., 260, 355
Flavonoide 86
Flüchtige organische Verbindungen (VOC) 226, 230 f., 381
Fluorid 224 f.
Folat 34, 293, 301, 366
Folsäure ➜ Folat
Formaldehyd 225
Fortpflanzungs-Gene 45
FOXO3-Gen 32, 36 f., 216, 237 f., 354, 361

G

Ganzkörper-Densitometrie 174
Gebärmutterschleimhautkrebs 55, 313
Geburtsgewicht, niedriges 271, 307
Gelenke 46, 94, 181 ff., 218
Genetik 29, 51, 365
Genexpression 26, 29, 33, 53, 63, 365
Genomik 29, 365
Gentests 39, 56, 369 ff.
Genvarianten 58 f., 363
Gerontogen 19
Gesamtmortalität, verringerte 238, 244, 295
Gesundheitsspannen-Test 69 ff.
Gewichtsabnahme 94, 141, 232, 247, 356, 359
Gewichtszunahme 100, 352, 373

Ghrelin 36, 46, 122, 141, 356, 359
Glücks-Gen 252, 276
Glutathion 61, 215, 240, 313, 348, 351
Gluten 55, 97, 104, 374
glymphatisches System 135, 288, 300
GPX1 215, 348
Grüner Tee ➜ Matcha
GSTM1 215, 348, 351
Guanin 58, 364
Guayusa 106 f., 116

H

Haarausfall 18, 218, 224, 373
Haare färben 227, 380
Haftnotizen 64 ff., 308
Haut 94, 110, 164 f., 216, 227, 353, 364 ff.
Hautpflegeprodukte 213, 223, 227, 245, 380
Herzfrequenz 81, 151 ff., 164 ff., 256, 366
Herzfrequenzvariabilität ➜ Herzratenvariabilität
Herzkrankheiten 18, 34, 40, 106, 112, 114, 120, 149 f., 223, 261, 352
Herzratenvariabilität 81, 174, 377
heterozygot (mischerbig) 59, 357 ff.
Hippocampus 17, 254, 278, 294 f., 355
Hirnanhangsdrüse ➜ Hypophyse
Histone 62 f.
Histonmodifikation 60, 62
Hitzeschock-Proteine 60, 237 f.
Hohlkreuz 148, 192
Homocystein 50, 359, 361 f., 372
Homöostase 181
homozygot (reinerbig) 59, 357 ff.
Hormone 18 ff., 130, 132, 218 f.
Hüftbeuger 148, 191 ff.
Hüfte 157, 182, 192, 197, 204
Humangenomprojekt 12
Hunger-Gene 43 ff., 307
Hypophyse 252, 259 f., 355, 363, 365

Hypothalamus 132, 252, 258 ff., 282, 355, 363 ff.
Hypothermie 186

I

Immunsystem 19, 256
Infektionen 186, 219, 231
Inflammaging → Entzündungsaltern
Insulin 18, 65, 98, 122, 459, 163, 365, 372
Insulinresistenz 45, 104, 163, 241, 292, 350, 365
Interleukin-6 (Il-6) 69, 99
Intervalltraining 156, 159 ff., 168 ff., 300, 376
Ischias 180, 182

K

Kadmium 225
Kaffee 106 ff., 139
Kaiserschnitt 41
Kältetherapie → Kryotherapie
Kalzium 85, 281, 292, 328, 334
Kalziumüberladung 281 f.
Kampf-oder-Flucht-System 210, 251
Ketose, ernährungsbedingte 305, 360
Klopfakupressur 194 f., 208 f.
Klotho 276, 284, 353
Knochenbrühe 94, 117, 301, 331
Knochendichte 109, 157 f., 256
Knochenschwund → Osteoporose
Koffein 106 ff., 129, 241, 252, 323, 353
Kohlenhydrate, langsam verstoffwechselte 93
Kokosöl 93, 110, 115 ff., 301
Kollagen 14, 94, 109 f., 164, 249, 327, 329, 353, 365
Kollagen-Kaffee 109 f.
Kopfschmerzen 232, 242, 256, 294
Körperzusammensetzung 174
Kortex, zerebraler 287
Kosmetika 223, 245
Krafttraining 157 f.

Kreuzblütler 57, 239 ff.
Kryotherapie 194, 199, 207
Kuhmilch 85
Kunstlicht 129, 141, 227
Kurzer-Schlaf-Gen (DEC2) 119, 354

L

Laktoseintoleranz 85
Langlebigkeit → FOXO3-Gen
Läuferknie 182
Leaky-Gut-Syndrom 256, 262, 294, 374
Lebenserwartung 15, 84, 220
Lebensstil 28 ff.
Leber 63, 108, 214, 226, 233 f., 240, 245, 256, 313, 348
Leptin 33, 98, 122, 141, 160, 231, 352, 366, 372
Libido 256, 293, 373
Lichttherapie 142
Limbisches System 258 f.
Lipopolysaccharide 61
Lordose → Hohlkreuz
Loslassen 177 ff.
Luftfilter 247
Luftverschmutzung 219, 222, 231
Lungenkrebs 225, 228

M

Magnesium 205, 300, 334
Massage 194, 199, 208, 265
Matcha 116, 323
MC4R-Gen 296, 351 f.
Medikamente 88, 94, 166, 219, 222, 359
Meditation 167, 264 ff., 270, 368
Meditation, transzendentale 266 ff.
Medizin, funktionelle 13, 22 f., 64, 87, 157
Melatonin 128 ff., 136, 142, 366
Metabolisches Äquivalent (MET) 173
Metaboliten 214, 234
Methylierung 34, 50, 60 ff., 160 f., 165, 234, 308, 354, 361, 366, 371

Methylierungs-Gen (MTHFR) 34, 37, 50, 63 f., 107, 118, 215, 354, 361
Migräne 180, 195
Mikrobiom 19, 101, 108, 290, 294, 313, 371
Mitochondrien 17, 37, 58, 97, 106, 179, 214 ff., 219, 235 ff., 247, 281 ff., 304, 348
Mittelkettige Triglyceride (MCT) 93, 105, 110
Mittelmeer-Ernährung 85
MMP-1 216, 351, 353
Morbus Menière 189
Mortalität, frühe
MR-Gen 260
mTOR-Gen 36 f., 105, 121, 159, 172, 186, 354, 360
Multiples Myelom 228
Mundhygiene → Zahnseide
Muskeldystrophie 186
Muskeln 16, 20, 98, 159, 161, 183 ff., 256, 300, 365
Muskelschwund 98
myofasziale Schmerzen 183 ff., 191, 193, 196 ff., 202
Myokine 165, 366
Myostatin 98, 367

N
Nachtschweiß 108, 139, 232
Nackenschmerzen 182, 204, 209, 379
Nägel 94, 110, 117, 218, 365
Nahrungsmittel, fermentierte 93, 328
Nahrungsmittel, verarbeitete 17, 88 f., 93, 103 ff., 293, 314
Natriumlaurylsulfat 224
Nebennieren 171, 252 f., 256, 259 f., 355, 363, 367, 372 f.
Nervenbahnen, Bildung neuer 279 f., 301, 303
Nervensystem, autonomes 163 f., 278, 355
Nervensystem, parasympathisches 163 f., 174, 197, 201, 210, 261, 268 f., 368

Nervensystem, sympathisches 174, 239, 254, 257, 268, 302
Nervenzellen → Neuronen
Neurodegeneration 135, 281 f., 294, 367
Neuronen 17, 254, 272, 281 ff., 294, 368
NeuroRacer 304, 382
Nieren 111, 225 f., 233 ff., 261, 367
Noradrenalin 174, 180, 350, 367
NQO1-Gen 216, 348
NREM-Schlaf 129
Nrf2 241
Nüchternblutzucker 94, 239, 242, 372
Nukleosome 63
Nukleotide 59, 142, 364
Nutrigenomik 103 ff.

O
Olivenöl 59, 85, 105, 115
Ölziehen 114, 117, 302
Omega-3-Fettsäuren 32, 89, 104, 115, 262, 271, 293, 298, 337, 372
Omega-6-Fettsäuren 32, 89, 337, 372
Organophosphate 225
Osteoporose 35, 218
Östrogen 14, 17 ff., 54 f., 57, 60 f., 180, 224, 292, 313, 351, 365, 373
Ozon 230, 314

P
Parabene 223 f.
Parkinson 244, 281
PCB 226
Perimenopause 17, 139, 372
Pestizide 111, 222, 234, 283, 314
Phosphorylierung 62
Phtalate 223
Pilates 157, 181, 193, 361
Plastik 219, 224, 226, 237, 248
Polymorphismus 32, 59, 119, 357, 364
Polyphenole 116, 241, 375
Presbyopie 242
Probiotika 262, 301, 313

Progesteron 126, 139, 304, 313, 372
Prostatakrebs 131, 244
Protein 17, 44, 51, 60 ff., 94, 135, 165, 283, 285, 348 ff., 363 ff.
Psoas 182 ff., 192
Psychiatrische Störungen 129
Psychomotorischer Vigilanztest 125, 370
Psychotherapie 298
PTBS 195, 255 f., 260
Pubertät 222
Putzmittel 237, 248

Q

Quecksilber 61, 104, 220, 248, 371, 373

R

Radikale, freie 17, 45, 89, 241, 216, 236, 247, 282
Rauchen 24, 293
REM-Schlaf 129 ff.
Restless-Legs-Syndrom 133
Resveratrol 112, 117, 360, 376
RNA 60, 63, 365, 368
Ruhepuls 81, 151 ff., 154, 159, 261

S

Sarkopenie ➜ Muskelschwund
Sauna 60, 237 f.
Savasana 140, 205
Schichtarbeit 128, 131
Schilddrüse 18, 171, 224, 241 f., 256, 305
Schimmel 107 f., 219, 231 ff., 247, 287, 293, 314, 351
Schlaf 119 ff.
Schlafarchitektur 129
Schlafmangel 18, 53, 120 ff., 130 ff.
Schlaftabletten 127
Schlaganfall 34, 114, 120, 131, 223, 295, 303
Schleimhaut 19, 240
Schulterschmerzen 182, 204, 379

Schwefel 85, 111, 283
Schwermetalle 61 f., 219, 248, 371, 373
Schwindel 189 f., 232
Sehkraft 82, 242
Sehtest 382
SIRT1-Gen 37, 96, 105, 109, 286, 354, 360
Sitzen, übermäßiges 148
SLCA2-Gen 296, 351
Smartphone 135 f., 242, 374
SOD2-Gen 215, 348
Sozialkontakte 289
Spiegelneuronen 254 f., 272
Sprinter-Gen 151
Stoffwechsel 16, 94, 108, 158, 219, 366, 368
Strahlung 222, 230, 243
Stress, oxidativer 17, 118, 160, 171, 178 f., 214 ff., 236, 282, 284, 367
Super-Sieben-Gene 31 ff.

T

Tageslicht 83, 128, 134, 142
Tag-Nacht-Rhythmus 119, 130, 366
Tagschlaf 86, 129
Tai Chi 167
Taillenumfang 158
Tamoxifen 55, 359
Telomere 38 ff., 156, 219, 256, 373
Testosteron 18 f., 98, 224, 239, 292, 304, 372
TH-Gen 253
Thymin 58, 364
Tiefschlaf-Gen 142
Tinnitus 189, 256
TNF-alpha 99, 104
Toxinbelastung 218, 235, 249, 366
TPHP 224
Traktion 194
Transfette 65, 105, 115
Transkriptionsfaktoren 60, 368
Trauma 202, 208, 215, 234, 255 ff., 263

Triglyceride 93, 105, 159, 293, 301
Trinkwasserschnelltest 247

U

Uhren-Gen 36 f., 46
Umwelttoxine 237, 240
Umweltverschmutzung 19, 244, 314
Unfruchtbarkeit 62, 222, 224
UV-Strahlung 19

V

Vagotonus 261, 264, 268, 270 f., 368
Vagusnerv 210, 261, 264, 270, 368
Verbundenheit 254
Verdauungsprobleme 182, 241
Verspannungen 177 ff.
Verstopfung 261, 294
Vitamin D 35 ff., 47, 88, 132 f., 141,
186, 300, 356
Vitamin-D-Rezeptor-Gen (VDR) 35 ff.,
97, 354, 356, 362

W

Wachstumshormon 18, 122, 129 f.,
143, 159 f., 239, 372
Wasser 116
Wasserlassen, häufiges 232, 261
Wechseljahre 222, 132
Wein → Bio-Wein
Weizen → Gluten

Widerstandstraining 157, 166
Wildtyp 59, 365
Wirbelsäule 149, 157, 181, 192, 198,
202, 210
Wortfindungsstörungen 17
WWC1-Gen 252, 260, 355

Y

Yams 94, 115
Yoga 157 f., 178, 188, 193, 201 ff.,
293, 367

Z

Zähne 114, 117, 300, 314
Zahnfleischentzündung 114, 218
Zahnseide 113 f., 300, 314
Zellabbau 15
Zellalterung 219
Zellen 17, 31, 38, 45, 58, 60, 236,
256, 259 f., 365
Zellkerne 58
Zellteilung 31, 37 f., 58, 350
Zerebrospinalflüssigkeit (CSF) 135
Ziegenmilch 85
Zink 293, 300 f., 334, 349
Zucker 55, 103 f., 106, 108
Zunge 114
Zwerchfell 182, 184, 198, 203, 210,
272
Zytokine 238

Über die Autorin

Sara Gottfried hat Medizin studiert und wurde in Harvard, am MIT in Boston und an der University of California in San Francisco ausgebildet. Sie praktiziert als Gynäkologin in eigener Praxis. Sie lebt mit ihrem Mann und ihren zwei Töchtern in Berkeley, Kalifornien.

Internet:
www.saragottfriedmd.com
www.facebook.com/saragottfriedmd

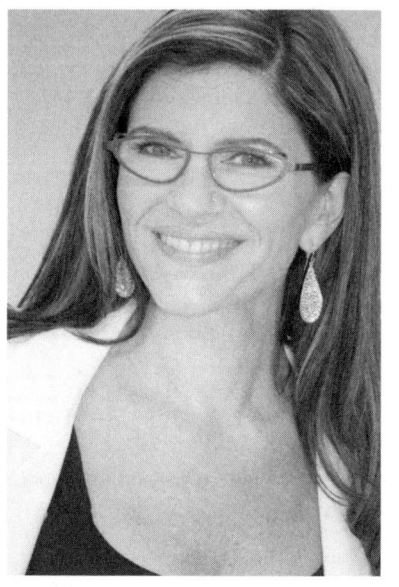

10/19.6.23